AF493622

BIBLIOTHÈQUE

DE

CHIRURGIE CONTEMPORAINE

PUBLIÉE SOUS LA DIRECTION

De A. RICARD et E. ROCHARD

CHIRURGIE

DU

GROS INTESTIN

DU RECTUM ET DE L'ANUS

CHIRURGIE

DU

GROS INTESTIN

DU RECTUM ET DE L'ANUS

PAR

GÉRARD-MARCHANT

Chirurgien de l'hôpital Boucicaut

Avec 39 figures dans le texte

PARIS

OCTAVE DOIN, ÉDITEUR

8, PLACE DE L'ODÉON, 8

1902

BIBLIOTHÈQUE

DE

CHIRURGIE CONTEMPORAINE

Publiée sous la direction de

A. RICARD	ET	**E. ROCHARD**
Professeur agrégé à la Faculté de médecine de Paris, Chirurgien de l'hôpital Saint-Louis		Chirurgien des Hôpitaux de Paris

---

1. **Infections, traumatismes et diathèses**, par P. VILLEMIN, Chirurgien des Hôpitaux de Paris.
2. **Les tumeurs**, par le Professeur Simon DUPLAY et CAZIN, Chef de laboratoire à la Faculté de Médecine de Paris.
3. **Chirurgie générale des muscles, des tendons, des bourses séreuses et de la peau**, par P. MAUCLAIRE, Professeur agrégé à la Faculté de Médecine de Paris, Chirurgien des Hôpitaux.
4. **Chirurgie des artères, des veines, des lymphatiques et des nerfs**, par J. BOUGLÉ, Chirurgien des Hôpitaux de Paris.
5. **Chirurgie générale des os**, par P. RICHE, Chirurgien des Hôpitaux de Paris.
6. — — **des articulations**, par MORESTIN, Chirurgien des Hôpitaux de Paris.
7. — **du crâne**, par A. DEMOULIN, Chirurgien des Hôpitaux de Paris.
8. — **de la face**, par A. GUINARD, Chirurgien de l'Hôpital d'Ivry.
9. — **du cou et du rachis**, par P. SÉBILEAU, Professeur agrégé à la Faculté de Médecine de Paris, Chirurgien des Hôpitaux.

10. **Chirurgie du thorax et des mamelles**, par WALTHER, Professeur agrégé à la Faculté de Médecine de Paris, Chirurgien de la Maison Municipale de Santé.

11. — **de l'abdomen en général, du pancréas et de la rate**, par P. MICHAUT, Chirurgien de l'Hôpital Broussais.

12. — **du foie**, par E. SCHWARTZ, Professeur agrégé à la Faculté de Médecine de Paris, Chirurgien de l'Hôpital Cochin.

13. — **de l'estomac et de l'intestin**, par TUFFIER, Professeur agrégé à la Faculté de Médecine de Paris. Chirurgien de l'Hôpital Lariboisière.

14. — **du gros intestin, du rectum et de l'anus**, par GÉRARD-MARCHANT, Chirurgien de l'Hôpital Boucicaut.

15. — **des hernies**, par E. ROCHARD, Chirurgien des Hôpitaux de Paris.

16 et 17. — **des voies urinaires**, 2 volumes, par P. BAZY, Chirurgien de l'Hôpital Beaujon.

18. — **de l'appareil génital de l'homme**, par J. ARROU, Chirurgien des Hôpitaux de Paris.

19. — **de l'utérus, du vagin et de la vulve**, par L.-G. RICHELOT, Professeur agrégé à la Faculté de Médecine de Paris, Chirurgien de l'Hôpital Saint-Louis.

20. — **des annexes de l'utérus**, par J.-L. FAURE, Professeur agrégé à la Faculté de Médecine de Paris, Chirurgien des Hôpitaux.

21. — **du membre supérieur**, par LYOT, Chirurgien des Hôpitaux de Paris.

22 et 23. — **du membre inférieur**, par RIEFFEL, Chef des Travaux anatomiques à la Faculté de Médecine de Paris, Chirurgien des Hôpitaux.

24 et 25. — **Technique chirurgicale**, par A. RICARD, Professeur agrégé à la Faculté de Médecine de Paris, Chirurgien de l'Hôpital Saint-Louis, et LAUNAY, Chirurgien des Hôpitaux de Paris.

VOLUMES PARUS AU 1er MAI 1902

E. SCHWARTZ. **Chirurgie du Foie.** 1 vol. de 550 pages, avec 58 figures dans le texte. . . . . 7 fr.

P. VILLEMIN. **Infections, Traumatismes et Diathèses.** 1 vol. de 550 pages, avec figures tirées en couleurs dans le texte. 7 fr.

J. BOUGLÉ. **Chirurgie des artères, des veines, des lymphatiques et des nerfs.** 1 vol. de 500 pages, avec 96 figures dans le texte . . . . 6 fr.

P. MAUCLAIRE. **Chirurgie générale des muscles, des tendons, des bourses séreuses et de la peau.** 1 vol. de 425 pages, avec 79 figures dans le texte. . . . . 6 fr.

J. ARROU. **Chirurgie de l'appareil génital de l'homme.** 1 vol. de 350 pages, avec figures dans le texte. . . . . 5 fr.

L.-G. RICHELOT. **Chirurgie de l'utérus, du vagin et de la vulve.** 1 vol. de 600 pages, avec 160 figures dans le texte. . 7 fr.

J.-L. FAURE. **Chirurgie des annexes de l'utérus.** 1 vol. de 475 pages, avec 222 figures dans le texte. . . . . . 6 fr.

GÉRARD-MARCHANT. **Chirurgie du gros intestin, du rectum et de l'anus.** 1 vol. de 450 pages, avec 39 figures dans le texte. 6 fr.

TOUS LES AUTRES VOLUMES DE LA BIBLIOTHÈQUE SONT EN COURS D'IMPRESSION OU DE RÉDACTION.

PRÉFACE

Affections du gros intestin, du rectum et de l'anus, tel est le titre de ce livre. Cette rubrique est nouvelle, mais elle est rationnelle — *anatomiquement*, puisque côlon et rectum ne font qu'un et qu'il y a conformité de structure; — *physiologiquement*, puisque le contenu du côlon est identique et que l'anus iliaque placé sur un point quelconque de ce conduit, n'amène aucun trouble dans l'absorption intestinale; mais c'est surtout au point de vue clinique que l'analogie est frappante et la synthèse naturelle. L'*invagination*, le *volvulus*, le *prolapsus* frappent un point quelconque du côlon.

Les *affections inflammatoires* n'échappent pas à cette loi, puisque les ulcérations et les rétrécissements consécutifs peuvent envahir simultanément rectum et côlon. La polypose se greffe sur tout le parcours du gros intestin.

Les sténoses par cancer ne sont pas non plus spéciales au rectum, et l'S iliaque, le côlon descendant, le cæcum en sont souvent le siège; et si l'index eût été assez long pour les atteindre et les diagnostiquer, la spécialisation des cancers du rectum ne serait peut-être pas née. Les signes fonctionnels sont similaires dans bien de ces variétés.

Aujourd'hui enfin que l'acte opératoire se fait par l'abdomen pour les épithéliomas du rectum, de l'S iliaque, du côlon, il est logique d'étudier ensemble ces affections.

Ainsi donc ce que l'anatomie a scindé, la clinique le confond, puisqu'il y a uniformité de lésions, de symptômes et même de conception thérapeutique.

Voilà pourquoi tout cet intéressant chapitre de pathologie du côlon, hier encore du domaine médical, est devenu et restera l'*apanage* du chirurgien.

Il m'est agréable de remercier mes collaborateurs MM. les Drs Robineau et Herbet, prosecteurs de l'amphithéâtre des hôpitaux, dont l'érudition et l'activité m'ont été précieuses.

GÉRARD-MARCHANT.

CHIRURGIE
DU
GROS INTESTIN, DU RECTUM
ET DE L'ANUS

PREMIÈRE PARTIE

CHIRURGIE DU GROS INTESTIN

I

L'INVAGINATION
ET LE VOLVULUS DU GROS INTESTIN

Le mot *invagination* s'applique aux déplacements de l'intestin dans lesquels une portion de ce conduit s'introduit dans celle qui lui fait suite, et s'y trouve engainée à la manière des deux segments d'une lorgnette fermée ; ce déplacement est absolument comparable au prolapsus complet du rectum. Le *volvulus* consiste dans la torsion d'une anse intestinale autour de son mésentère comme axe, de telle sorte que les deux extrémités ont respectivement changé de place ; cette torsion exige pour se produire la présence d'un méso suffisamment allongé, soutenant une anse dont les extrémités sont rapprochées.

Ces modes de déplacement peuvent s'observer sur toute la longueur du tube intestinal. Mais leur fréquence est infiniment plus grande au niveau du gros intestin. L'invagination occupe la région iléo-cæcale dans des proportions qui varient de 52 p. 100 avec LEICHTENSTERN, à 89 p. 100 avec WIGGIN ; le reste des cas appartient au côlon ou au grêle. Le volvulus siège d'après Trèves sur l'S iliaque dans les deux tiers des cas ; et pour le dernier tiers sur le cæcum, le côlon ascendant, enfin l'intestin grêle. Nous devons donc retenir que l'une et l'autre affection ne frappent que très rarement l'intestin grêle, et c'est ce qui nous a conduit à les décrire avec les maladies chirurgicales du gros intestin. Mais il nous faut donner les raisons de ce fait.

Mécanisme. — Pour que l'invagination se produise, il faut qu'un segment d'intestin soit poussé dans le suivant, et la contraction des fibres musculaires intestinales peut seule amener ce résultat ; mais encore faut-il que la portion invaginée soit assez inerte pour que l'onde péristaltique y soit arrêtée au lieu de se propager sur elle ; cette inertie résulte de différentes causes, mais principalement de la paralysie localisée de l'anse, qui dépend très souvent de l'accumulation de matières fécales durcies ; et l'on sait que leur siège exclusif est le gros intestin. En second lieu, un obstacle naturel, comme la valvule de Bauhin, ou pathologique comme un rétrécissement ou une tumeur, favorise la stagnation des matières, et par là même, l'invagination. De même un polype, qui joue le rôle d'un corps étranger fixé, ou un corps étranger libre, dont la migration se trouve entravée. En somme, les deux facteurs principaux de l'invagination sont d'une part les matières fécales dures, d'autre part un obstacle mécanique tel que la valvule iléo-cæcale ; ils nous expliquent donc son siège de prédilection.

Dans le volvulus, deux conditions sont encore nécessaires ; nous avons indiqué la première, la longueur du méso et le voisinage des deux extrémités de l'anse.

Cette disposition est normale au niveau du côlon ilio-pelvien (anse sygmoïde), au niveau des anses moyennes du grêle ; elle peut se voir au niveau du côlon ascendant, lorsque le cæcum, habituellement distendu par des amas de matières fécales, tombe dans le bassin sous l'influence de la pesanteur, en allongeant peu à peu par tractions, son méso. Et la deuxième condition du volvulus réside précisément dans l'augmentation du poids de l'anse, le plus souvent par l'accumulation des matières ; la moindre contraction, le moindre mouvement suffisent alors pour faire virer cette anse, et la pesanteur l'empêche de revenir à sa place.

Ces phénomènes mécaniques du déplacement étant exposés, nous décrirons successivement l'anatomie pathologique de l'invagination et du volvulus, puis d'ensemble leur étiologie et leur symptomatologie [1].

Anatomie pathologique de l'invagination. — Il n'est pas rare de rencontrer au cours d'une autopsie, surtout chez l'enfant, une ou plusieurs invaginations dites « agoniques », caractérisées par l'absence complète d'altérations de l'intestin, et la facilité extrême avec laquelle on les réduit. Elles n'ont d'autre intérêt que de permettre d'étudier la disposition respective des différents cylindres intestinaux.

On rencontre en effet au niveau de la tumeur formée par l'invagination, trois cylindres emboîtés l'un dans l'autre et que l'on distingue sous les noms d'externe, moyen et interne. Le cylindre externe, appelé aussi « LA GAINE », est la portion invaginante, et se continue en aval sans démarcation avec le reste de l'intestin ; en amont, il s'arrête à la racine de l'invagination, en formant un bourrelet circulaire, « LE COLLIER », par lequel il est réuni au cylindre moyen. Celui-ci ne peut se voir qu'après incision de la gaine ; il se présente avec sa face muqueuse en dehors, et s'étend depuis le collier, jusqu'à l'extrémité de la portion invaginée, qui a reçu le nom de « TÊTE DE L'INVAGINATION ». La tête est le point de continuité du cylindre moyen avec le cylindre interne qui y est renfermé ; aussi présente-t-elle un orifice qui conduit dans la cavité du cylindre intérieur. Celui-ci se continue à travers le collier avec l'intestin placé en amont ; sa face muqueuse est en dedans, sa face séreuse en dehors, accolée à la séreuse du cylindre moyen. Autrement dit, le cylindre moyen est le seul qui se soit retourné sur lui-même.

Les cylindres moyen et interne composent le « BOUDIN INVA-

[1] Voir le remarquable article de Jalaguier sur l'Invagination Intestinale. (*Traité des Maladies de l'Enfance*, t. II, p. 669.)

GINÉ » ; entre leurs surfaces séreuses adossées s'engage une certaine quantité de mésentère qui oppose le principal obstacle à la progression de l'invagination ; il se tend, retient le boudin invaginé et l'incurve ; aussi l'orifice de la tête de l'invagination est toujours déplacé du côté du mésentère.

Cependant il est possible de voir des invaginations considérables lorsque le collier n'est pas très serré, et que des adhérences ne se sont pas rapidement formées ; les grands déplacements s'observent surtout dans les cas chroniques, et sur le gros intestin. Exceptionnellement on a pu voir le cæcum retourné en doigt de gant, sortir par l'anus. A ce propos nous devons signaler certaines dispositions spéciales dans la région du cæcum : lorsque cet organe est le siège de l'invagination, il peut faire partie du boudin invaginé, et même en constituer la tête ; c'est l'invagination « iléo-cæcale », la plus commune. Mais il peut aussi former le cylindre engainant, l'intestin grêle ayant traversé sans l'entraîner, la valvule de Bauhin ; c'est alors l'invagination « iléo-colique » habituellement petite. Et l'appendice, toujours invaginé dans le premier cas, ne l'est que rarement dans le second.

Dans ce dernier cas aussi, les trois cylindres accolés peuvent à leur tour s'invaginer en bloc dans le côlon ascendant, et DUCHAUSSOY [1] a pu décrire les invaginations doublées, à cinq cylindres, et même les invaginations triplées, à sept cylindres.

Nous n'avons eu en vue jusqu'ici que des invaginations descendantes ; elles sont parfois rétrogrades, ou ascendantes, et résultent de la pénétration d'un segment de l'intestin dans le segment sus-jacent, par un mouvement de progression antipéristaltique.

Les *altérations secondaires* de l'invagination peuvent faire défaut ou presque, pendant longtemps ; il y a simple diminution du calibre par superposition des trois parois intestinales ; c'est « l'invagination chronique », remarquablement décrite par RAFI-

[1] DUCHAUSSOY, *Mém. de l'Acad. de Méd.*, 1860, t. XXIV, p. 99.

NESQUE[1]. S'il survient des accidents d'étranglement ou d'inflammation, il y a « invagination aiguë » et les désordres constatés sont nombreux; nous les étudierons d'abord.

INVAGINATION AIGUË. — C'est avec raison que la forme aiguë a été comparée à la hernie étranglée, et BESNIER a bien montré les phases et le mécanisme de l'étranglement de l'invagination. Le collier est l'agent de striction; il faut y ajouter la congestion avec augmentation de volume du boudin invaginé et du mésentère, introduit en coin entre le collier et le boudin, et enfin la pression sur le collier par les matières accumulées dans l'anse sus-jacente. Aussi observe-t-on d'abord l'œdème du boudin avec infiltration sanguine par stase veineuse, puis des ulcérations, et ces lésions frappent surtout le cylindre moyen; des adhérences se créent entre les deux surfaces séreuses accolées et fixent l'invagination. Bientôt, sur ce boudin gonflé, énorme, se montrent des plaques noires de sphacèle, amenant une mortification partielle ou totale; dans le premier cas, la gangrène siège plutôt sur le cylindre moyen, près de la tête et près du collier; dans le second, les deux cylindres prennent l'aspect feuille morte ou noirâtre, dans toute leur étendue, et se détachent avec le mésentère; si des adhérences solides existent au collier, si la gaine est peu altérée, la guérison en peut être le résultat. JALAGUIER a vu dans un cas le cylindre moyen se détacher avec une partie du cylindre interne, dont un segment nourri par le mésentère resta adhérent à la gaine.

Le cylindre externe présente souvent des altérations, mais moins prononcées. Il est dilaté par la compression exercée par le boudin augmenté de volume; ses parois s'épaississent, la séreuse péritonéale dépolie s'enflamme. Enfin la pression intérieure peut amener des ulcérations multiples de la muqueuse et même du sphacèle limité avec perforations multiples et petites.

Autour de l'invagination on observe souvent des lésions de

[1] RAFINESQUE. Étude sur les invaginations intestinales chroniques. Th. de Paris, 1878.

péritonite par propagation ou par perforation ; celle-ci résulte de la chute d'une escarre, ou se produit au niveau du collier quand les adhérences sont insuffisantes.

L'intestin au-dessus de l'invagination est toujours dilaté et congestionné, mais à un degré modéré d'ordinaire ; en effet les gaz et les matières liquides peuvent circuler si l'étranglement n'est pas absolu, et dans ce dernier cas le sphacèle et la perforation surviennent si vite, que l'intestin n'a pas le temps de se distendre beaucoup.

Cette question de l'*époque de la gangrène* est des plus importantes au point de vue opératoire, mais il est impossible de la préciser exactement ; elle apparaît en moyenne au bout de deux à trois jours, mais BROCA l'a constatée trente heures après le début des accidents, et JALAGUIER n'a pas vu de sphacèle le cinquième jour d'une invagination aiguë. C'est dire que les plus grands écarts peuvent s'observer.

INVAGINATION CHRONIQUE. — Toutes ces lésions de l'invagination aiguë se rencontrent lorsqu'elle fait suite à la forme chronique de la maladie ; mais celle-ci est caractérisée, comme le disait RAFINESQUE, par l'absence d'étranglement ; et pourtant l'intégrité absolue des tuniques de l'intestin est l'exception. On y voit en effet des désordres marqués du côté du boudin invaginé, et surtout de l'œdème avec tuméfaction inflammatoire ; il existe une véritable infiltration des parois intestinales, principalement du cylindre moyen considérablement hypertrophié ; la gaine est souvent congestionnée. On rencontre encore des ulcérations multiples et petites de la muqueuse ; rarement elles occupent une grande étendue. Enfin le sphacèle résultant de l'étranglement a des caractères spéciaux ; il se limite volontiers à la tête de l'invagination, et peut de là s'étendre au boudin qui se mortifie par segments et s'élimine peu à peu. Les complications du côté du péritoine s'observent en cas de perforation.

Dans l'invagination chronique, l'occlusion complète est l'exception ; les gaz, les liquides continuent à circuler. La diminution de calibre de l'intestin offre un obstacle seulement aux matières solides. Dans le bout inférieur de l'intestin on trouve donc des matières mêlées de sang ou de glaires qui proviennent de la muqueuse ulcérée. Le bout supérieur est peu distendu, ou ne le devient qu'à la longue.

Anatomie pathologique du volvulus. — Nous avons expliqué le mécanisme grâce auquel le volvulus se produisait. L'anse tordue sur son méso peut effectuer deux et même trois tours de spire; en effet, dès le premier enroulement, l'anse se présente comme une tumeur munie d'un pédicule étroit au niveau de l'étranglement; on comprend dès lors qu'elle puisse continuer sa rotation, à la manière des kystes de l'ovaire à petit pédicule. L'occlusion est constante et absolue, et les deux extrémités de l'anse enroulée sont étranglées l'une contre l'autre avec interposition d'un cordon mésentérique. Aussi cette anse se distend-elle d'une façon immodérée et progressivement croissante; elle refoule les anses grêles, les côlons, envahit l'abdomen, comprime l'estomac, le diaphragme.

L'S iliaque mesurait dans un cas 40 centimètres de circonférence. Aussi, le ventre ouvert, ne voit-on que cette anse dilatée, plongeant en bas dans le bassin, se perdant en haut sous le foie, s'étendant transversalement d'un côté à l'autre de l'abdomen; souvent on la prend pour un estomac énorme. On comprend quelles difficultés rencontre l'opérateur, et combien délicate est la conduite à tenir.

L'anse intestinale dilatée s'altère; la séreuse s'éraille, la musculeuse aussi; des plaques de sphacèle apparaissent et conduisent à des perforations. Enfin, le mésocôlon tordu, est violacé, boursouflé; des vaisseaux volumineux le sillonnent; il fixe solidement l'anse intestinale contre la paroi abdominale postérieure; au niveau de l'étranglement, il est souvent gangrené.

La péritonite s'observe presque toujours (15 fois sur les 17 observations de Trèves) par propagation à travers la paroi intestinale amincie et éraillée, ou quelquefois à cause d'une perforation, et alors avec les caractères de la péritonite suraiguë. L'intestin en amont de l'étranglement est d'habitude modérément distendu.

Telles sont les principales lésions observées au cours des opérations ou des autopsies pour volvulus. Il s'agit toujours d'accidents aigus, à marche rapide; et le fait capital est la distension énorme d'une anse bien fixée dans la profondeur ; nous retrouverons en clinique ce signe distinctif dont la valeur est grande.

Etiologie de l'invagination et du volvulus. — Les circonstances qui déterminent la production du volvulus du gros intestin sont assez obscures ; il faut surtout noter que la plupart des cas s'observent à l'âge adulte ou dans la vieillesse ; au contraire le volvulus des jeunes sujets occupe de préférence l'intestin grêle. On a incriminé parmi les causes la constipation, susceptible d'allonger le méso-côlon, et d'augmenter le poids de l'anse qui s'enroule. Mais comment se fait-il alors que les femmes soient bien moins atteintes que les hommes, dans la proportion de 1/4 (Trèves), alors qu'elles sont bien plus exposées à la constipation habituelle ? C'est tout ce que nous savons de précis sur ce sujet et qui s'explique en raison de la rareté relative de ce mode de déplacement du gros intestin.

Les faits sont mieux connus en ce qui concerne l'invagination. Son maximum de fréquence s'observe dans la première enfance, et surtout du quatrième au dixième mois ; elle diminue un peu, tout en restant élevée, jusqu'à cinq ans, puis reste la même jusque dans la seconde moitié de la vie. On a vu l'invagination à la naissance, et même sur un fœtus mort-né (Pigné). Cette notion de l'âge des sujets est par conséquent très nette, et des plus importantes au point de vue du diagnostic de l'occlusion. On a cherché à expliquer cette fréquence de l'invagination dans le plus jeune âge par la longueur du mésocæcum et sa mobilité, par la faiblesse relative de la musculature du gros intestin.

Le sexe a une certaine influence, et les statistiques signalent une prédominance marquée chez les garçons, atteints deux à trois fois plus souvent que les filles. De plus l'invagination, assez rare en France, est beaucoup plus commune en Angleterre, et Jalaguier se demande si ce fait ne tient pas au mode d'alimentation, et à certains traumatismes résultant, par exemple, de la façon de porter les enfants sur les bras.

En effet, parmi les causes déterminantes, on note en premier lieu l'entéro-côlite chronique, à cause des contractions énergiques de la paroi de l'intestin au moment des coliques ; et l'alimentation joue un rôle incontestable dans la genèse de cette inflammation chronique. On a aussi incriminé la dysenterie, mais elle est bien exceptionnelle chez l'enfant, et les signes dysentériques appartenant aussi à l'invagination, il est probable que les selles sanglantes observées relevaient de cette dernière affection. Les purgatifs énergiques déterminent aussi la production de l'invagination dans certaines circonstances.

En second lieu, tous les traumatismes peuvent occasionner l'invagination ; les efforts, la toux, les quintes de la coqueluche ont été signalés ; il en est de même des contusions, des pressions sur l'abdomen, par exemple lorsque l'enfant est porté sur les bras, plié, affaissé sur lui-même, les côtes venant presque au contact de la ceinture antérieure du bassin ; ou bien encore lorsque les parents font sauter les enfants dans leurs bras (Leichtenstern).

Enfin reste une cause fréquente d'invagination : c'est la présence sur l'intestin d'une tumeur et surtout de tumeurs pédiculées comme les polypes. Le poids de la tumeur tend à l'entraîner dans l'intestin, et comme elle crée un certain obstacle au cours des matières, l'intestin se contracte énergiquement au-dessus d'elle et l'invagine. C'est là le mode d'élection de l'invagination chez l'adulte, et Lejars a pu en relever onze observations ; chez l'enfant c'est au contraire l'exception.

Symptômes de l'invagination aiguë et du volvulus. — Les accidents éclatent brusquement, sans prodromes, ou bien ils ont été précédés par une phase de troubles digestifs, avec constipation, avec coliques, ou même par les signes nets de l'invagination chronique que nous décrirons plus loin. Et l'on assiste au tableau classique de l'occlusion aiguë de l'intestin, que nous rappellerons brièvement : arrêt absolu des matières et surtout des gaz, douleurs atroces sous forme de coliques avec contractions énergiques de l'intestin, vomissements alimentaires bilieux, puis fécaloïdes, ballonnement progressif du ventre, et altération grave de l'état général, — tels sont les symptômes cardinaux de la maladie. Le visage est tiré, les yeux s'excavent et expriment l'angoisse; la voix s'éteint; le pouls est misérable; la température, d'abord normale, tend à s'abaisser; des sueurs froides indiquent l'approche de la mort.

Mais ce tableau classique est le plus souvent modifié dans certains détails au cours de l'invagination et du volvulus. C'est ainsi que dans l'invagination la douleur, intense au début, s'atténue assez vite pour reparaître ensuite par intermittences. Les vomissements sont peu marqués, parfois ils renferment un peu de sang; rarement ils deviennent fécaloïdes; nous avons vu en effet que l'obstruction de l'intestin n'était pas toujours complète. Aussi, des matières liquides, des gaz peuvent encore passer; à cette diarrhée s'ajoutent le plus souvent des évacuations muco-sanguinolentes, glaireuses, dysentériformes, et dans les selles on peut retrouver au bout de quelques jours des lambeaux d'intestin sphacélé, noirâtre. De plus, il y a du ténesme, un besoin incessant d'aller à la garde-robe, avec efforts douloureux. Il est fréquent d'observer après quatre à cinq jours de maladie l'apparition de la péritonite sur laquelle nous allons insister à propos du volvulus.

Le volvulus entraîne au contraire une occlusion absolue de l'intestin, et le degré de striction est presque comparable à celui qu'on observe avec les brides. Les symptômes sont donc accentués dès le début; cependant le volvulus de l'S iliaque occasionne des vomissements peu abondants et assez tardifs à cause du siège très inférieur de l'occlusion; le ténesme existe souvent, mais ne s'accompagne d'aucune évacuation; aussi le rectum reste vide. Mais cet aspect clinique du début ne tarde pas à être modifié par l'apparition de la péritonite. La température peut s'élever un peu, fait insolite dans l'occlusion où elle a tendance à être basse; le pouls augmente considérablement de fréquence, plus qu'il ne devrait suivant le degré thermique observé, et devient filiforme. Les vomissements, plus fréquents, deviennent verdâtres, porracés. La douleur abdominale, diffusée, est incessante et la contracture musculaire rend la paroi rigide, dure comme du bois. Mais il faut pourtant savoir que tous ces symptômes méritent d'être étudiés avec soin, car ajoutés aux signes d'occlusion, ils manquent de netteté et de précision ; d'ailleurs, la péritonite par simple propagation n'est pas très intense, et peut ne se révéler que par l'ascension du thermomètre et les modifications du pouls ; la péritonite par perforation est plus évidente ; elle entraîne toujours au début une cessation presque complète de la douleur, un soulagement extrême, mais momentané, l'anse distendue trouvant à évacuer son contenu dans la cavité abdominale.

Le volvulus entraîne constamment la mort, si le malade n'est pas opéré à temps ; celle-ci survient en général au bout de quatre à cinq jours, par péritonite. L'invagination aiguë est susceptible de guérir spontanément ; dans les premières heures l'intestin peut se désinvaginer ; au bout de trois à quatre jours, le sphacèle élimine une quantité suffisante du boudin pour rétablir entièrement le cours des matières ; c'est alors une question de solidité d'adhérences, s'opposant ou non à la péritonite. Leichtenstern dit que la guérison spontanée s'observe dans un peu plus du quart des cas ; elle est bien plus fréquente lorsqu'il y a sphacèle intestinal que lorsque celui-ci fait défaut. Chez l'enfant la guérison doit être regardée comme très rare. La mort est due à la péritonite par propagation ou par perforation, quelquefois à l'occlusion de l'intestin, souvent aussi à des phénomènes d'auto-intoxication par résorptions septiques. Elle survient du sixième au dixième jour chez l'enfant, ou même plus tardivement.

Symptômes de l'invagination chronique. — Le début est habituellement insidieux et précédé de périodes de constipation avec troubles digestifs. Les digestions sont pénibles, l'appétit très diminué ou nul ; des débâcles de matières infectes viennent alterner avec les crises de constipation, mais ces dernières se prolongent de plus en plus ; les vomissements sont rares et ne s'établissent qu'avec l'occlusion vraie. Celle-ci se reconnaît à la constipation (incomplète, il est vrai), au ballonnement du ventre, modéré en général, à la douleur en coliques, aux vomissements alimentaires. C'est surtout à ce moment qu'apparaissent les selles diarrhéiques muco-sanguinolentes avec ténesme, que CRUVEILHIER regardait comme caractéristiques de l'invagination.

Pendant l'évolution de cette affection qui peut durer de deux à douze et quinze mois, l'état général est peu altéré; le malade mange peu et maigrit; les phénomènes douloureux sont peu intenses en dehors des crises de coliques. Une sorte de cachexie s'établit qui peut emporter le malade; la mort, presque constante, survient plus souvent par accidents aigus, ou par résorption septique au niveau de l'invagination ulcérée. Il est exceptionnel de constater la guérison spontanée par élimination du boudin invaginé, le sphacèle de ce boudin étant très rarement assez étendu, contrairement à l'invagination aiguë.

Signes physiques du volvulus. — A l'examen du ventre on constate un ballonnement énorme, dont le début se fait à gauche de l'ombilic si la torsion porte sur l'S iliaque; à gauche également paraît une tuméfaction mal limitée. La palpation permet, d'après VON WAHL, de sentir avec une certaine netteté l'anse distendue, résistante, immobile, car elle est fixée profondément, très douloureuse à la pression. La percussion dénote à ce niveau un tympanisme considérable, tout au moins une différence nette de tonalité avec les régions avoisinantes. Le toucher rectal montre que le conduit est vide; un lavement pénètre à peine et est aussitôt rejeté. En somme, ce n'est que la perception de l'anse intestinale surdistendue qui peut faire distinguer le volvulus des autres causes d'occlusion aiguë.

Signes physiques de l'invagination. — Deux ordres de phénomènes doivent ici être recherchés : c'est d'abord la tumeur abdominale avec sensibilité spéciale à la pression, et ensuite la migration de la tumeur dans le rectum ou à travers l'anus.

L'examen du ventre en cas d'accidents aigus doit être pratiqué en dehors des coliques douloureuses, l'abdomen devenant alors plus souple, la sensibilité ayant diminué; il faut savoir cependant que la compression de la paroi abdominale maintenue quelque temps, peut calmer les tranchées. Dans les cas chroniques, l'examen est toujours facile. On perçoit une tumeur dans près de la moitié des cas d'invagination aiguë, et dans beaucoup plus de la moitié des cas d'invagination chronique. Cette tumeur est arrondie ou allongée en boudin et alors habituellement incurvée; sa consistance est mollasse ou rénitente; sa mobilité variable. On trouve des différences d'un moment à l'autre, une crise de coliques pouvant augmenter l'étendue de l'invagination. Quelquefois une rétention passagère de gaz fait apparaître la tumeur qu'on avait cherchée vainement; la pression détermine alors un gargouillement très net. En somme, les mêmes lésions sont constatées dans les invaginations aiguës et chroniques; mais dans les premières l'examen plus délicat donne des renseignements moins complets.

La sensibilité de la tumeur à la pression ou la sensibilité d'une région fixe de l'abdomen est encore un signe de grande valeur.

Le toucher rectal permet d'atteindre beaucoup d'invaginations, surtout chez les enfants, dans les cas chroniques. Le doigt reconnaît une tumeur cônique, mollasse on même flasque, et comme fongueuse; il peut en faire tout le tour sans trouver de point d'union avec la paroi rectale; au sommet ou sur le côté il peut s'introduire dans l'orifice que porte la tête de l'invagination, et même dans deux orifices, si le cæcum est retourné en doigt de gant avec son appendice; l'orifice appendiculaire est élargi et plus grand d'habitude que la fente sensible sur la tête de l'invagination. Le doigt retiré ramène des matières ou des glaires infectes, du sang, des débris noirâtres de sphacèle. La tumeur est beaucoup plus flasque s'il y a gangrène. Enfin l'invagination peut être expulsée par l'anus, et l'on voit une tumeur rougeâtre, sanguinolente, à un ou deux orifices, avec ou sans plaques de gangrène. La réduction en est souvent possible, et peut au début être spontanée; après quelque temps la tumeur irréductible se sphacèle et s'élimine en même temps qu'il s'écoule des matières putrides et sanguinolentes, que l'étranglement au niveau de l'anus avait empêché de sortir.

Diagnostic. — Quelle que soit l'évolution aiguë ou chronique des accidents, le diagnostic de l'invagination et du volvulus est celui de l'occlusion de l'intestin en général, et nous ne rappellerons pas en présence de quelles difficultés se trouve souvent le chirurgien : reconnaître l'existence de l'occlusion n'est pas toujours commode ; mais il est encore plus délicat d'en préciser le siège exact et surtout la cause.

Cependant, en ce qui concerne le volvulus et l'invagination, le diagnostic peut souvent être affirmé avec quelque certitude. Par exemple, l'occlusion intestinale aiguë qui débute brusquement chez des personnes âgées avec une douleur intense dans la fosse iliaque gauche et qui détermine un ballonnement considérable et prédominant à gauche, a des chances pour être due à un volvulus ; on en sera certain si par la palpation on reconnaît l'anse distendue, fixée profondément, distincte du reste de l'intestin. Ce diagnostic repose sur ce double fait que le volvulus s'observe chez des malades avancés en âge, et que son lieu d'élection est l'S iliaque.

L'invagination aiguë est plus facile encore à reconnaître en se basant sur l'âge, les signes d'occlusion, l'apparition de selles diarrhéiques muco-sanguinolentes, avec ténesme, enfin la perception, dans la fosse iliaque droite surtout, d'une tumeur douloureuse, allongée en un boudin. Nous avons vu qu'elle est presque la seule cause de l'occlusion chez les enfants au-dessous de quatre à cinq ans, et c'est là une notion des plus importantes ; l'issue de matières liquides et fétides, mêlées de sang, ou de fragments d'intestin sphacélé, et survenant à la suite de symptômes d'occlusion, est aussi un renseignement de très grande valeur. La tumeur en boudin, douloureuse, mobile, augmentant au moment des coliques, indique presque à coup sûr une invagination. Enfin son apparition dans le rectum ou à l'anus lève tous les doutes, car on ne la confondrait pas avec un prolapsus complet du rectum.

Cependant, surtout chez de très jeunes enfants et dans les formes subaiguës de la maladie, certains de ces symptômes peuvent amener à formuler un autre diagnostic. La diarrhée fétide, les selles sanglantes, font penser à une *entéro-côlite*, à la *dysenterie*, qui s'accompagnent aussi de douleurs abdominales, de coliques et de vomissements, et altèrent rapidement l'état général. Il faut tenir compte surtout des conditions hygiéniques dans lesquelles les enfants sont élevés, du mode d'alimentation, des troubles digestifs antérieurs, diarrhée ou constipation, du climat, de la notion d'épidémie, etc. De plus, ni l'entéro-côlite, ni la dysenterie ne déterminent une douleur aussi localisée en un point fixe de l'abdomen avec intermittences, ni surtout une tuméfaction ou une vraie tumeur intestinale comme l'invagination.

Plus fréquente que l'invagination, l'*appendicite* est souvent difficile à distinguer, en raison des signes de pseudo-occlusion qui l'accompagnent et de sa localisation dans la fosse iliaque droite. L'élévation thermique, si elle existe, la constance de la douleur, la constipation absolue, enfin une tuméfaction fixe et mal limitée, sont autant de symptômes en faveur de l'inflammation de l'appendice. Il s'agit de péritonite et non d'occlusion.

L'invagination chronique s'accompagne des signes de l'occlusion chronique, et en outre de selles muco-sanguinolentes ; dans la majorité des cas on perçoit une tumeur dont il importe de reconnaître les caractères particuliers pour ne pas la confondre avec une *tumeur néoplasique*. Son diagnostic est possible chez l'enfant, mais souvent bien difficile chez l'adulte. De simples amas d'adhérences, des tumeurs de l'intestin, des *tumeurs stercorales*, ont été confondus avec elles. Il faut bien connaître ces dernières surtout, car une erreur de diagnostic peut conduire à une laparotomie inutile. L'occlusion par masses fécales s'observe surtout chez les constipés et spécialement les femmes ; la tumeur apparaît en même temps que le ventre se ballonne peu à peu ; après un temps très long seulement, surviennent des douleurs, des coliques et des vomissements alimentaires. La tumeur occupe un point du gros intestin ; elle est arrondie ou en boudin, mobile et de consistance pâteuse, gardant l'empreinte du doigt ; ou bien elle est constituée par des amas échelonnés le long de l'intestin, de matières petites, rondes ou allongées, d'une dureté remarquable. Il y a parfois des évacuations ; les matières sont très dures, ovillées, peu abondantes ; parfois, sous l'influence de l'irritation de la muqueuse intestinale, des matières liquides sont rendues, ou même une diarrhée glaireuse, qui ne peut cependant entraîner ou désagréger la tumeur. Ces masses stercorales disparaissent par le massage abdominal, l'électrisation et les grands lavages du côlon.

Dans le diagnostic de l'invagination comme du volvulus, il faut encore rechercher si des complications surajoutées ne vont pas augmenter les difficultés de l'intervention et en particulier s'il n'y a pas de péritonite, si l'intestin ne s'est pas perforé. Les signes en sont quelquefois assez nets, l'évolution de la maladie s'étant assez brusquement modifiée.

Le plus souvent il faut ouvrir le ventre pour arriver à se rendre un compte exact des désordres, et en même temps tâcher d'y porter remède.

Traitement. — Lorsque le diagnostic a été posé avec certitude, l'indication opératoire est des plus évidentes. Dans le volvulus ou l'invagination, on ne saurait songer à employer les moyens simples, qui réussissent parfois avec les autres causes d'occlusion et souvent avec les pseudo-étranglements. En l'absence de diagnostic étiologique certain, on commencera sans doute par administrer l'opium, pratiquer les grands lavages de l'intestin par l'anus, les lavements gazeux, et surtout les lavements électriques. Mais il ne faut pas s'attarder à ce traitement médical, et dès que son inefficacité sera reconnue, on ouvrira le ventre, toute perte de temps dans les cas aigus étant très préjudiciable pour le malade.

Nous devons cependant faire une exception pour l'invagination aiguë qui a pu guérir à l'aide de simples injections d'eau par le rectum, comme le recommande Fitz (de Boston), ou de gaz hydrogène d'après la méthode de Senn. Ce mode de traitement mérite d'être conservé à condition de l'appliquer dans les premières heures de l'invagination, et à condition de donner un lavement d'eau tiède, en utilisant un bock-laveur et une longue canule de caoutchouc, enfin en ne faisant passer le liquide que sous une pression très modérée (40 à 80 centimètres de hauteur). En effet, on peut espérer obtenir la désinvagination de l'intestin quand il n'y a pas d'adhérences, que le boudin n'est pas encore trop gros. Mais il faut bien savoir que cette manœuvre n'est pas exempte de dangers; sous une pression trop forte, avec une eau gazeuse, l'intestin distendu ou friable s'est plus d'une fois rompu, entrainant une péritonite mortelle.

Nous ne devons donc conserver ce moyen très simple que sous les réserves spécifiées ci-dessus ; chez de jeunes enfants il peut rendre de réels services. En cas d'échec il convient aussitôt de faire la laparotomie [1].

Nous devons distinguer les cas de volvulus et ceux d'invagination aiguë ou chronique.

Dans le volvulus, la laparotomie sera presque toujours médiane ; seuls les volvulus du cæcum, dont le siège a été diagnostiqué, sont plus faciles à attaquer par la voie latérale. Le premier devoir du chirurgien est de chercher à se rendre compte des lésions, et ce n'est pas toujours commode; d'où la nécessité d'une laparotomie très large avec éviscération plus ou moins complète. On peut alors reconnaitre le volvulus, et même, ce qui est plus difficile, mais indispensable, le sens de la torsion de l'intestin. Pour l'S iliaque, cas le plus commun, la torsion se fait presque toujours de droite à gauche, dans le sens des aiguilles d'une montre ; c'est le type « rectum en avant » décrit par Potain [2] ; elle peut aussi se faire en sens inverse (type rectum en arrière). Le chirurgien doit alors détordre l'anse, suivant une direction inverse de celle de la torsion, en agissant sur le volvulus en masse, et en le faisant tourner autant de fois qu'il est nécessaire. Il est bon de fixer l'anse détordue dans sa nouvelle position pour éviter la récidive du volvulus. Telle est l'opération type ; mais combien nombreuses sont les difficultés opératoires ! Il est déjà bien difficile de se rendre compte de l'existence du volvulus, tellement l'anse intestinale est énorme et encombrante, et du sens de la torsion. Et quand on veut la détordre, son volume seul suffit pour s'y opposer ; ou bien c'est le pédicule épaissi, infiltré, qui s'oppose à la mobilisation ; ou encore les adhérences trop solides de l'anse même, ou

[1] Dans un cas désespéré, Ouvry obtint un succès en cathétérisant avec une sonde de Nélaton une invagination accessible par l'anus.

[2] Potain. Clinique de l'hôpital Necker. *Gaz. médicale*, 1879.

du méso. Ces manœuvres doivent être très douces, et trop souvent encore la moindre pression suffira pour perforer l'intestin déjà éraillé.

Aussi a-t-on imaginé divers procédés pour venir à bout de la détorsion ; le plus commun est l'évacuation de l'anse par une incision temporaire sur son bord libre ; on espère la vider de son contenu, la rendre flasque et maniable. Ce procédé a le défaut d'exposer aux complications septiques ; il nécessite la suture d'une paroi intestinale altérée, et l'on sait quelle confiance il faut avoir en de telles sutures ; enfin il ne remplit pas constamment son but, car dans un cas la paroi de l'S iliaque était si rigide, comme cartonneuse, que l'incision ne permit que la sortie de quelques gaz, mais le contenu de l'anse ne put être évacué et son volume ne fut en rien diminué.

Aussi préférerions-nous, pour faciliter l'opération, agrandir l'ouverture abdominale, ce qui est moins dangereux, et cependant très efficace ; et nous réserverions l'incision de l'intestin aux cas où celui-ci menacerait de se rompre.

Malgré tout, la détorsion est parfois impossible ; ou bien des plaques de sphacèle obligent le chirurgien à modifier sa ligne de conduite. Deux partis se présentent : créer un anus contre nature, ou réséquer le volvulus. Il va de soi que la première de ces méthodes ne vaut rien ; l'anus artificiel au-dessus de l'occlusion ne remédiera pas au sphacèle existant ou à venir, et ne diminuera guère la distension de l'anse qui se trouve de fait exclue par une double striction.

L'anus sur l'anse malade a été pratiqué par des chirurgiens qui n'avaient pu reconnaître la lésion, et s'étaient contentés de fixer et d'ouvrir « l'anse distendue » qu'ils avaient rencontrée ; que pourrait faire un tel anus pour rétablir la circulation des matières ? La résection est donc le seul parti logique à prendre malgré ses dangers et ses difficultés ; et comme l'intervention est le plus souvent longue et épuisante, le mieux sera d'établir ensuite un anus artificiel et non de faire une entéro-anastomose.

Après ce que nous venons de dire, est-il nécessaire d'ajouter que le pronostic opératoire est des plus sombres ? Les statistiques estiment à 70 et 80 p. 100 la mortalité après détorsion du volvulus;

quant aux résections on peut compter les survies. Il faut tirer de là un enseignement pour la thérapeutique à suivre : faire un bon diagnostic, essayer les moyens médicaux pendant quelques heures, et après échec intervenir immédiatement, telle est la seule méthode qui nous permettra peut-être de sauver la vie de quelques malades.

Dans l'*invagination aiguë* la conduite est tout autre : la laparatomie est médiane ou latérale suivant le siège reconnu ou présumé de l'occlusion; il faut d'abord essayer de désinvaginer l'intestin, en l'empoignant à pleines mains, et en exerçant plutôt des pressions rétrogrades sur le boudin, que des tractions sur l'intestin. Ces manœuvres pratiquées en douceur sont inoffensives; elles ne sont possibles que dans les premières heures qui suivent l'invagination. Lyot leur doit un succès récent chez un enfant. Il est bon de compléter l'opération en fixant l'intestin pour empêcher la reproduction du déplacement.

Plus tard, ce sont les adhérences ou le gonflement du boudin qui s'opposent à la réduction. Enfin il va de soi qu'on ne cherchera pas à désinvaginer un boudin sphacélé ; mais il est alors toujours adhérent et irréductible.

Si la gaine est intacte, on peut se contenter de la fendre en long et de réséquer le boudin au voisinage du collier, ce dernier ayant été préalablement renforcé par une ligne de sutures séro-séreuses ; le boudin extirpé, quelques fils réunissent entre eux les deux cylindres internes et enserrent le mésentère (procédé de Jessett-Barker).

Si la gaine est elle-même en voie de gangrène il faut faire une résection typique de toute l'invagination. C'est encore le cas, si l'invagination est entraînée par une tumeur de l'intestin. La résection est suivie d'anus contre nature temporaire, plutôt que de l'anastomose intestinale, qui demande trop de temps.

De même que pour le volvulus, le simple anus contre nature au-dessus de l'obstacle, ne peut amener la guérison en général. Cependant il peut favoriser la guérison spontanée de l'invagination en supprimant l'accumulation des matières au-dessus d'elle; il faut alors espérer que des adhérences solides se créeront, que le boudin s'éliminera par sphacèle, et dès lors les matières pourront reprendre leur cours normal. C'est une chance à courir, et l'anus contre nature, opération palliative, ne saurait préserver ni de la gangrène ni de la perforation. Il sera donc réservé aux cas presque désespérés où l'anesthésie générale est impossible, où le malade ne supporterait pas une laparotomie, ni à plus forte raison une résection.

Les résultats opératoires ne sont pas toujours brillants. La désinvagination est de beaucoup le meilleur procédé, et dans ces dernières années a donné une mortalité estimée de 22 à 38 p. 100 ; il est vrai de dire qu'elle n'est possible que pratiquée de bonne heure. La résection est *presque* toujours fatale chez les jeunes enfants ; les succès sont rares dans l'adolescence ou à l'âge adulte : ils sont estimés en moyenne d'après les statistiques à 20 ou 30 p. 100 seulement. Nous devons donc encore insister sur ce fait que plus l'intervention sera précoce, plus elle aura de chances pour être bénigne et pour réussir. C'est la seule manière d'améliorer si possible le pronostic opératoire.

Quelques remarques doivent encore être faites à propos du traitement de l'*invagination chronique*. Comme rien ne presse, en dehors de la menace toujours possible d'accidents aigus, on peut renouveler les tentatives de réduction par les lavements ; mais on ne saurait trop recommander une extrême douceur dans l'emploi de ce moyen. On peut y adjoindre l'électrisation, le massage de l'abdomen. Après quelques échecs il ne faut plus insister, mais recourir à la laparotomie qui est bien plus favorable puisqu'on la pratique à froid, et parce qu'on pourra désinvaginer l'intestin beaucoup plus souvent que dans les cas aigus. Des déplacements très anciens peuvent être réduits ; habituellement ils datent de quelques semaines, mais chez un malade de RYDYGIER les accidents remontaient à neuf mois (enfant de huit ans). La résection, qui convient si l'on rencontre des adhérences anciennes, s'il y a imminence de sphacèle ou de perforation, est d'un bien meilleur pronostic aussi. LEJARS lui doit un beau succès dans un cas de tumeur invaginée du cæcum. L'entérostomie n'est donc jamais indiquée dans les invaginations chroniques, et RAFINESQUE n'a pu relever un seul fait de guérison à son actif. De même l'entéro-anastomose, conseillée par SENN lorsque les adhérences s'opposent à la réduction, nous semble, malgré les succès à son actif, une méthode trop incomplète, puisqu'elle ne préserve ni de la gangrène ni des perforations.

En résumé le volvulus et l'invagination du gros intestin demandent un traitement chirurgical énergique et précoce, dès qu'on a constaté l'insuffisance du traitement médical de l'occlusion ; la laparotomie permet seule de réduire ces déplacements de l'intestin, et seule convient si une résection est nécessitée par la gravité des lésions. L'entérostomie ne peut donner que des résultats incertains.

II

RÉTRÉCISSEMENTS ET TUMEURS

INFLAMMATOIRES DU GROS INTESTIN

Les rétrécissements de l'intestin sont signalés dans tous les traités de chirurgie parmi les causes de l'occlusion intestinale, et PEYROT, dans sa classification, leur a attribué la quatrième place. Ils sont consécutifs à des adhérences par péritonite de voisinage, à des ulcérations cicatrisées de diverses natures ; on en décrit de congénitaux vers la terminaison de l'iléon. A côté de ces rétrécissements simples, bien connus depuis longtemps, il faut ranger aujourd'hui les tumeurs inflammatoires avec ou sans sténose, ne relevant par conséquent ni du cancer, ni de la tuberculose. Il s'agit là d'une lésion que les progrès de la chirurgie intestinale ont révélée depuis une dizaine d'années, et qui présente un intérêt considérable, en raison des beaux succès que l'on est en droit d'attendre des opérations. Depuis les premières observations de BILLROTH, d'HARTMANN, d'autres cas ont été publiés, en trop petit nombre encore pour permettre une étude définitive de la maladie ; mais nous avons pu récemment réunir ces observations[1], et d'après elles décrire l'anatomie pathologique de ces tumeurs inflammatoires, leurs symptômes, leur traitement. Ces tumeurs ne sont point spéciales au gros intestin; on les rencontre aussi, et même plus souvent, dans la région pylorique ; au niveau du rectum, qu'il faut distinguer du reste de l'intestin, en raison de la possibilité de son exploration directe, elles sont fréquentes et bien connues; et DELBET[2] réunit

[1] G. MARCHANT et DEMOULIN, *Rev. de Gynécologie*, 1899, p. 819.

[2] *Traité de Chir. clin. et opérat.*, t. VIII, p. 422.

dans un même groupe les inflammations chroniques et les rétrécissements sous le nom de rectite chronique hypertrophique proliférante et sténosante.

Nous voulons montrer par là que d'un bout à l'autre du tube digestif, on peut observer des tumeurs résultant de l'hyperplasie inflammatoire de la paroi, le plus souvent avec rétrécissements; elles n'ont donc rien de spécial au gros intestin, par leur nature. Mais ce qui est ici particulier, c'est leur localisation presque constante à la région iléo-cæcale. Certes cette localisation n'a rien d'absolu et il est logique d'admettre que tout segment de l'intestin puisse être atteint d'inflammation chronique; GAILLARD a décrit celles qui frappent l'S iliaque sous le nom de *sygmoïdites*, et une observation de rétrécissement inflammatoire de cet intestin a été publiée par GRASER ; nous-même avons rencontré un cas de rétrécissement syphilitique du rectum étendu à l'S iliaque sur une longueur de 42 centimètres. Si la région iléo-cæcale est aussi souvent atteinte, cela résulte des causes mêmes de l'inflammation, qui déterminent des lésions de la fin de l'iléon, du cæcum ou des parties avoisinantes ; et ces lésions entraînent à leur suite des rétrécissements simples, ou des tumeurs sténosantes ou non.

Etiologie. — Ces causes peuvent être divisées en deux grandes classes : il existe des inflammations iléo-cæcales (valvule de Bauhin), et des inflammations péri-cæcales. Occupons-nous d'abord de ces dernières.

En premier lieu il faut signaler la pérityphlite, c'est-à-dire l'inflammation du péritoine de la région iléo-cæcale, déterminant la production de brides qui viennent comprimer la portion initiale du gros intestin, ou d'adhérences coudant sur lui-même le tube digestif, ou enfin de masses inflammatoires volumineuses au sein desquelles est enfoui le cæcum impossible à reconnaître. Le plus souvent ces pérityphlites reconnaissent comme cause une lésion de l'appendice[1], avec ou sans phlegmon péricæcal,

[1] QUÉNU les appelle péri-appendicites, réservant le nom de para-appendicites aux affections qui simulent l'appendicite, sans qu'il y

une adénite pré-cæcale (GÉRARD MARCHANT), ou bien il s'agit d'une phlegmasie périrénale, péri-uretérale, d'une salpingite droite ; on a signalé aussi la péritonite tuberculeuse dans sa forme fibreuse.

Lorsque la sténose reconnaît au contraire comme cause une lésion même du cæcum ou de l'iléon, elle prend très probablement son point de départ au niveau d'une ulcération, et nous rappellerons que ces ulcérations sont dues à la fièvre typhoïde (terminaison de l'intestin grêle), à la dysenterie (cæcum et côlon), à l'entéro-côlite chronique, aux corps étrangers (LETULLE) ou aux amas de matières fécales ; parfois même l'élimination d'un boudin invaginé laisse une véritable plaie, origine d'une sténose cicatricielle. Dernièrement VAUTRIN[1] a invoqué la syphilis comme cause d'une tumeur inflammatoire du cæcum, qui rétrocéda deux fois sous l'influence du traitement avant d'être opérée. Enfin la typhlite vraie, consécutive ou associée à l'appendicite, existe ; le cæcum épaissi cartonneux peut s'ulcérer, se gangrener, et BOUILLY[2] a publié un remarquable exemple de tumeur inflammatoire avec sténose, relevant de cette origine.

Telles sont les principales affections qui peuvent être incriminées dans la genèse des lésions cæcales et péricæcales, qui à leur tour produisent le rétrécissement ou la tumeur inflammatoire.

Anatomie pathologique. — Les lésions anatomiques observées sont de diverses sortes ; on peut les diviser en :

1° Coudures par brides ;

2° Rétrécissements sans tumeur cliniquement appréciable ;

3° Tumeurs inflammatoires.

L'anatomie pathologique des *coudures* ne peut être complètement décrite, car les documents font un peu défaut ; il n'existe guère que des descriptions relevées au cours des interventions.

ait de lésions de l'organe. Les unes et les autres peuvent occasionner les tumeurs et rétrécissements inflammatoires.

[1] VAUTRIN. *Congrès de Chirurgie*, Paris, 1899.

[2] BOUILLY. *Congrès de Chirurgie*, Paris, 1899.

En général on trouve dans la région du cæcum des adhérences plus ou moins nombreuses, de consistance ferme, de volume variable, unissant l'intestin à la paroi et fusionnant les anses intestinales entre elles ; ou bien c'est un segment de l'épiploon qui sous forme de corde résistante vient s'insérer sur l'intestin. Ces adhérences déterminent la striction de l'intestin et bien plus souvent sa coudure ; celle-ci porte de préférence sur l'iléon, tout près du cæcum. Il est à remarquer que ces adhérences sont très vasculaires et peuvent donner lieu, au moment de leur libération, à une abondante hémorragie, sinon inquiétante, du moins gênante. Les parois intestinales peuvent ne présenter aucune altération macroscopique, la lésion étant exclusivement péritonéale ; une fois cependant le cæcum était tellement aminci, que l'opérateur dut prendre de grandes précautions pour ne pas le rompre. Enfin l'état de l'appendice mérite d'être noté ; souvent ce sont une ou plusieurs poussées d'appendicite qui ont engendré les adhérences péricæcales, et au moment de l'opération on peut rencontrer l'appendice volumineux et malade ou très diminué de longueur, réduit à un petit moignon ; il peut même n'en rester aucune trace ou simplement un cordon fibreux cicatriciel.

Les *hypertrophies inflammatoires* iléo-cæcales sont plus intéressantes. Elles peuvent être assez limitées, ou de trop petit volume pour constituer une tumeur perceptible à l'exploration, ou au contraire former des masses parfois énormes. Quelle que soit la variété en présence de laquelle on se trouve, ou bien les lésions sont limitées à la seule paroi du tube digestif, sans participation du péritoine ; ou bien il s'agit de paquets d'adhérences péritonéales, au sein desquels il devient impossible de distinguer le cæcum ; enfin, il peut y avoir coexistence des deux ordres de lésions. Nous les étudierons donc successivement au niveau de l'intestin (iléon, cæcum, appendice) et dans la région péricæcale.

La tumeur inflammatoire peut débuter en un point quelconque de la paroi cæcale, et rester un certain temps limitée ; c'est ce que prouve l'observation de Demoulin, qui réséqua une tumeur de la face externe du cæcum. Mais le plus souvent c'est la valvule de Bauhin qui est le siège initial de la tuméfaction inflammatoire, ce qui explique la production rapide d'une sténose. Puis la tumeur envahit de proche en proche l'iléon, et surtout le cæcum; sa longueur atteignait 8 centimètres dans le cas de Bouilly, 15 centimètres environ dans ceux de Boiffin et Julliard. Les lésions macroscopiques sont alors intéressantes à étudier.

L'intestin étant ouvert, on remarque tout d'abord l'épaississement parfois considérable de sa paroi, qui semble constituée par un tissu fibreux ou lardacé. Cet épaississement est inégal, de consistance ligneuse, et irrégulier, et présente du côté de la cavité intestinale l'aspect de mamelons ou de bosses plus ou moins saillantes. Et c'est pourquoi les tumeurs inflammatoires entraînent toujours un certain degré de sténose, par rapprochement des parois hypertrophiées, et quelquefois aussi une déformation telle des parties, qu'on éprouve quelque peine à les reconnaître. La valvule iléo-cæcale est le lieu d'élection du rétrécissement par suite de l'infiltration de ses lèvres (Julliard); nous l'avons vue une fois atrophiée. Dans le cas de Bouilly, il n'en restait plus de traces, car elle était perdue dans une masse fibreuse qui s'étendait jusqu'au côlon. C'est dire que certains rétrécissements seraient uniques et limités, d'autres très étendus, et d'autres multiples; leur calibre est variable; ils admettent un doigt, un crayon, une sonde de femme, un stylet.

L'*état de la muqueuse* diffère suivant l'âge des lésions et probablement suivant les causes de l'hypertrophie inflammatoire. Elle peut être saine en apparence quoique un peu épaissie; plus souvent enflammée et même ulcérée et détruite. Vautrin a signalé une vaste ulcération de huit centimètres sur six au niveau du rétrécissement. Enfin la muqueuse peut disparaître complètement et être remplacée par un tissu d'aspect fibreux, résultat probable de la cicatrisation d'ulcérations anciennes.

Du côté du *péritoine*, les lésions sont aussi des plus variables; la tumeur peut en effet se limiter exactement à la paroi intestinale en sorte que le péritoine n'offre pas d'altérations, pas d'adhérences même, comme cela a été observé pour certaines tumeurs pyloriques. Mais il est bien plus fréquent de rencontrer quelques adhérences, soit avec l'épiploon, soit avec la paroi ou avec des anses intestinales. A un degré plus avancé, la tumeur est perdue au milieu d'adhérences telles qu'il existe une masse informe, collée sur la fosse iliaque dans laquelle se perdent l'iléon d'un côté, le côlon de l'autre. Il va de soi que les adhérences postérieures à la fosse iliaque se présentent en même temps que les adhérences péritonéales ; elles offrent un intérêt capital au point de vue clinique et opératoire ; ce sont elles qui immobilisent la tumeur, et qui par leur résistance peuvent s'opposer absolument à toute ablation.

On peut donc trouver encore autour du cæcum une zone de tissu fibreux ou fibro-adipeux, qui vient aussi augmenter le volume de la tumeur. Au voisinage de pareils désordres, l'appendice est ordinairement sain, à moins qu'il n'ait été lui-même la cause de la maladie. Le côlon est généralement indemne dès qu'on dépasse les limites de la tumeur ; il est affaissé, presque vide, quand le rétrécissement sus-jacent est serré. L'iléon par contre est dilaté et sa paroi amincie ; la muqueuse présente des signes d'irritation, épaississement avec friabilité ou ulcérations. Nous devons retenir ce fait qui nous permet de concevoir les difficultés et les dangers de la suture intestinale au cours des opérations. Le mésentère participe quelquefois aux lésions péritonéales ; il peut donc être épaissi, induré, transformé en tissu scléro-adipeux. Les adénopathies sont fréquentes, mais rarement étendues ; dans les cas complexes, les ganglions ne peuvent plus être distingués du reste de la tumeur. Il y a des adénites cæcales siégeant sur la paroi même de l'organe et des adénites paracæcales dont le siège est l'angle iléo-côlique du mésentère.

Lorsque la tumeur inflammatoire a atteint un stade avancé, et par là nous voulons dire lorsque la sténose est devenue assez prononcée pour mettre obstacle au cours des matières, des lésions nouvelles sont à signaler. Outre l'affaissement du côlon, la distension parfois énorme de l'extrémité de l'iléon, que nous avons signalés plus haut, il peut se créer des *poches accidentelles* et des *fistules*.

Nous avons publié un exemple remarquable de poche accidentelle située à la jonction de l'iléon et du cæcum, sorte de carrefour où aboutissaient des fistules multiples. Les fistules se font à la paroi abdominale ou entre deux ou plusieurs anses intestinales ; les premières sont souvent le résultat d'une intervention incomplète (Bouilly, Boiffin) ; les secondes établissent

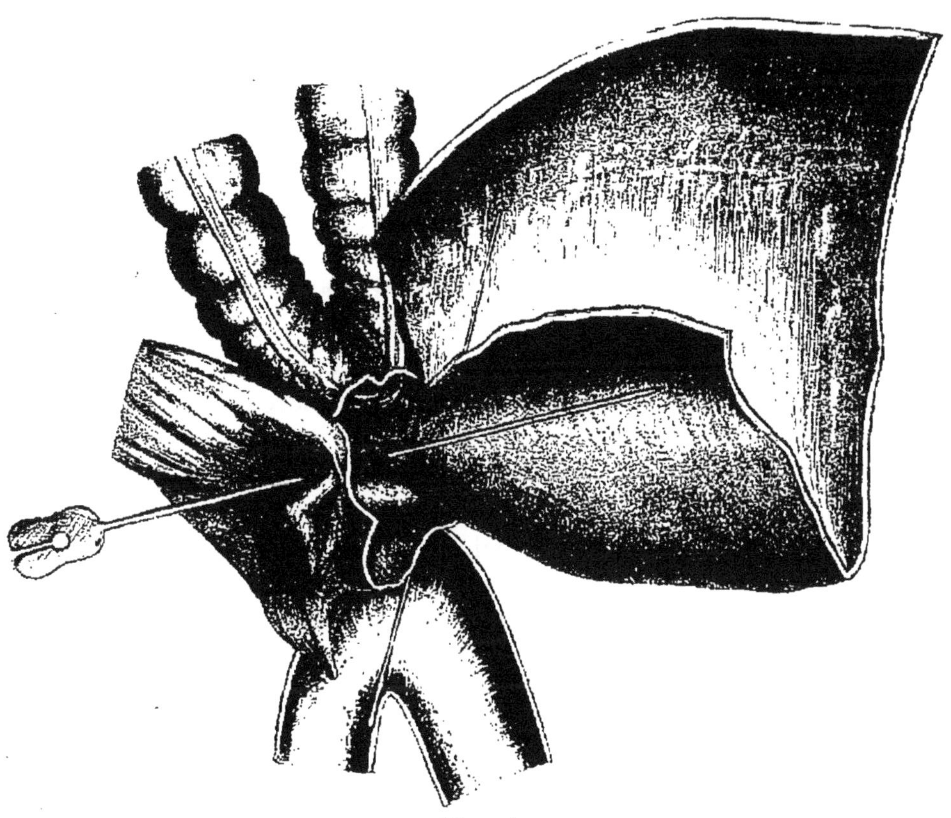

Fig. 1.

Rétrécissement de l'angle iléo-cæcal (G. Marchant).

Cette figure montre : au centre une poche accidentelle ouverte ; en arrière d'elle se trouvé le canal iléo-cæcal non représenté ; à droite on voit la partie terminale de l'iléon dilaté qui communique avec la poche accidentelle. En haut de cette poche on observe une autre communication avec le côlon ascendant coudé. La sonde cannelée fait voir la communication de cette même poche avec le cæcum qui n'est représenté ici que par un lambeau de ses parois. Enfin le stylet montre la communication du côlon pelvien avec l'intestin grêle par l'intermédiaire du canal iléo-cæcal..

des communications entre l'iléon et le côlon ascendant, le côlon pelvien, l'intestin grêle ; chez notre malade il y avait coexistence de ces diverses variétés de fistules.

L'*examen microscopique* des rétrécissements inflammatoires a été fait minutieusement dans plusieurs cas ; mais nous signalerons ici seulement quelques points essentiels. La paroi intestinale au niveau du rétrécissement est envahie par des faisceaux fibreux entre-croisés dans tous les sens; par places on reconnait quelques faisceaux musculaires comme dissociés et écartés par le tissu fibreux. La tunique sous-muqueuse semble être le lieu de prédilection de ces lésions; c'est là que les faisceaux fibreux sont les plus nombreux, les plus denses. Au niveau des ulcérations la muqueuse a disparu, laissant à nu la couche musculaire, à moins que celle-ci ne soit recouverte de bourgeons charnus; les glandes n'existent plus au niveau du rétrécissement; elles sont au contraire abondantes et kystiques dans les régions sus et sous-jacentes de l'intestin. Le péritoine, épaissi, est constitué par une couche de tissu fibreux ou fibro-adipeux. Rien dans cette description ne rappelle la tuberculose ni surtout le cancer.

De cette étude anatomique des rétrécissements et tumeurs inflammatoires de la région iléo-cæcale, il résulte que l'on peut rencontrer, isolées ou associées, des lésions très différentes, mais se rapportant à deux grandes variétés : lésions péritonéales et lésions de la paroi de l'intestin. Les premières créent les coudures de l'intestin, les sténoses par brides, des tumeurs par amas d'adhérences; les secondes engendrent des sténoses par hypertrophie pariétale, avec ou sans tumeur, avec ou sans lésions de la muqueuse. Il est aisé dès lors de comprendre la pathogénie des accidents ; à part quelques cas d'occlusion aiguë par coudures, par corps étrangers venant obstruer un point rétréci, on observe surtout des signes d'occlusion chronique, à début insidieux, à marche lente, avec des crises à répétition ; il peut s'y adjoindre des symptômes d'entéro-côlite avec hémorragies en cas d'ulcérations de la muqueuse. Et nous voyons déjà que, en clinique, nous trouverons peu de différences entre la tuberculose et le cancer, et ces lésions d'ordre inflammatoire ; seule la notion d'une maladie antérieure susceptible de déterminer l'inflammation de la paroi intestinale ou du péritoine, et la longue durée de la maladie, pourraient éclairer notre diagnostic. Cette durée est d'ailleurs variable, mais en dehors des accidents aigus, c'est par années qu'elle se chiffre. La plupart des cas connus ayant été l'objet d'interventions, on ne peut établir nettement le pronostic; il est assurément fort grave, mais les améliorations et même les guérisons spontanées sont possibles; en tout cas ce n'est pas une maladie à évolution fatale comme le cancer de l'intestin, et une intervention bien dirigée permet la guérison définitive.

III

LA TUBERCULOSE ILÉO-CÆCALE

La tuberculose intestinale se caractérise dans la forme commune, par des lésions ulcéreuses, étendues, prédominantes dans l'intestin grêle, et spécialement dans la terminaison de l'iléon. Cette forme est généralement secondaire à la phtisie pulmonaire, et se manifeste par des signes d'entérite chronique, en particulier par la diarrhée. Il s'agit là d'une affection purement médicale, mais qui par ses suites a pu nécessiter quelquefois des interventions chirurgicales : en effet, les ulcérations tuberculeuses peuvent guérir, et comme elles affectent souvent une disposition annulaire, le tissu cicatriciel rétractile entraîne la diminution de calibre de l'intestin. On observe alors des rétrécissements multiples, se resserrant de plus en plus à mesure que l'on s'approche de la fin de l'iléon. L'occlusion intestinale qui en résulte légitime une intervention, et on a pu réséquer de longs segments d'intestin grêle porteur de sténoses multiples (Tédenat, Guinard, etc.). Quoique rares, ces faits sont très intéressants, mais ils ne sauraient nous retenir puisqu'il s'agit presque toujours de lésions de l'intestin grêle.

Tout autre est la tuberculose du gros intestin (anus et rectum exceptés) : c'est une tuberculose primitive, locale, à forme hypertrophique, d'où son aspect de véritable tumeur simulant le cancer; et l'on peut dire que dans la grande majorité des cas cette hypertrophie entraîne un rétrécissement du calibre de l'intestin. Elle peut sans doute frapper un point quelconque du gros intestin [1]. Caussade et Charrier possèdent une observation

[1] Elle peut même se localiser sur la terminaison de l'iléon (Tuffier, *Presse Médicale*, 1900, n° 15).

de tuberculose de l'S iliaque; LEJARS en a publié une autre, avec opération ; KÜMMEL a réséqué les côlons descendant et pelvien envahis par la tuberculose; mais son siège de prédilection est la région iléo-cæcale où nous allons l'étudier.

Bien que cette lésion ait été signalée à diverses reprises vers le milieu du siècle (LEUDET, DUGUET, LASÈGUE), c'est depuis une dizaine d'années seulement que la tuberculose iléo-cæcale est bien connue, grâce aux opérations dirigées contre elle, et grâce aux examens histologiques et bactériologiques minutieux dont elle a été l'objet. BOUILLY le premier, en 1887, enleva une tumeur du cæcum, que PILLIET démontra être de nature tuberculeuse; HARTMANN, BROCA, ont contribué en France à l'étude de cette maladie, qui, à l'étranger, a fait le sujet des mémoires de SACHS, ROUX, HOCHENEGG. Enfin des thèses, et en particulier celle de BENOIT [1], sont venues mettre au point la question, ainsi qu'une remarquable monographie de CONRATH [2].

Etiologie. — Les circonstances étiologiques qui président à l'éclosion de la tuberculose iléo-cæcale sont des plus obscures en général; elles semblent toutes se rapporter à des lésions minimes ou prononcées du cæcum ou de la terminaison de l'iléon; c'est ainsi qu'on trouve dans les antécédents des malades, la fièvre typhoïde, l'entéro-côlite ; d'autres fois l'existence de corps étrangers, ou même la simple constipation, les scybales pouvant déterminer des érosions de la muqueuse cæcale. Le traumatisme a été quelquefois incriminé.

L'appendicite doit être citée aussi parmi les causes, car l'appendice peut lui-même être atteint par la tuberculose; la lésion peut se propager au cæcum, comme le démontre l'observation de BOUILLY, qui constata l'inflammation du cæcum au cours d'une résection d'appendice tuberculeux, et qui secondairement enleva le segment iléo-cæcal de l'intestin.

Enfin une mention spéciale doit être faite pour la dysenterie,

[1] BENOIT. *Tuberculose iléo-cæcale.* Thèse de Paris, 1893.

[2] CONRATH. *Ueber die locale chronische cæcumtuberculose... Beiträge zur klinischen Chirurg.*, 1898, XXI, I.

qu'on a souvent invoquée. Elle a une influence incontestable, par les ulcérations cæcales qu'elle détermine, sur le développement secondaire de la tuberculose; mais on s'est demandé, dans ces dernières années, si son existence antérieure était toujours bien prouvée ; cette maladie est rare dans nos climats, et les symptômes dysentériques pourraient n'être que le premier signal de l'infection tuberculeuse ; cette hypothèse trouve sa justification dans la lenteur de l'évolution de la maladie.

Nous pouvons encore nous demander si les adénites tuberculeuses pré-cæcales ou péri-cæcales ne peuvent jouer un rôle dans l'étiologie de la tuberculose cæcale. Il est certain que des ganglions collés sur la paroi intestinale, extrêmement adhérents, peuvent vider leur contenu caséeux dans la cavité de l'intestin; l'ulcération anfractueuse qui en résulterait ne pourrait-elle être le point de départ de l'envahissement ultérieur du cæcum? Aucun fait n'est venu encore vérifier cette hypothèse, qui nous semble très légitime ; d'ailleurs, bien des points restent obscurs dans les relations de ces adénopathies para et péri-cæcales avec les lésions de la muqueuse du cæcum ou de l'appendice.

Nous ne discuterons pas le mode d'arrivée des bacilles de Koch dans le cæcum ; de même que pour l'intestin grêle, la contamination se fait par les ingesta, lait et viande principalement, mais non point par les crachats avalés, puisque la tuberculose iléo-cæcale est primitive ; et les bacilles trouvant dans cette région, comme au niveau de l'anus, un point rétréci, la valvule de Bauhin, et des lésions quelconques de la muqueuse, se greffent volontiers sur ces lésions et s'y développent.

Une question de pathogénie plus intéressante à discuter est de savoir pourquoi la tuberculose présente dans le cæcum une forme anatomique si différente de la forme ulcéreuse de l'intestin grêle. Benoit l'attribue à ce fait que chez les phtisiques avancés, la tuberculose intestinale n'a pas le temps d'évoluer en profondeur ; les bacilles apportés en quantité se répandent sur toute la surface muqueuse de l'intestin grêle irritée par des fermentations, et le malade succombe vite aux progrès de la cachexie. Au contraire, dans le cæcum, la lésion étant primitive, évolue chroniquement et peut gagner en profondeur la paroi de l'intestin. Il nous semble que la solution de la question est différente, et que la formation d'une tumeur tuberculeuse tient à deux facteurs dont l'existence nous sera démontrée par l'histologie pathologique. D'une part, la tuberculose iléo-cæcale est une tuberculose à forme fibreuse, c'est-à-dire que, autour des follicules tuberculeux s'organise une zone compacte de tissu fibreux, zone de réaction, qui tend à étouffer les produits tuberculeux, à établir une barrière s'opposant à la propagation de la tuberculose. C'est là une des modalités communes de la tuberculose, qui nous explique le volume de la tumeur et l'allure chronique de la maladie.

En second lieu, au niveau de la muqueuse d'habitude ulcérée, des infections secondaires se produisent ; soupçonnées par Pilliet et Hartmann, elles ont été démontrées par Caussade et Charrier [1] qui ont trouvé dans les parois du cæcum tuberculeux des coli-bacilles et différents cocci. Ne pouvons-nous pas admettre que, aux lésions tuberculeuses viennent s'adjoindre des lésions inflammatoires, contribuant à augmenter le volume de la tumeur, et à modifier considérablement l'aspect classique de la tuberculose ? La preuve en est dans l'existence de la scléro-adipose péricæcale presque toujours observée, et qui n'est que le stigmate d'une inflammation banale. Ne savons-nous pas aussi que des adénites, des adéno-phlegmons, se développent parfois à côté de ces lésions, et à leur tour interviennent dans le processus in-inflammatoire hypertrophique.

Enfin nous verrons que des cancers intestinaux peuvent entrainer aussi des lésions inflammatoires analogues. Et nous arrivons alors à comprendre pourquoi l'examen macroscopique des tumeurs de la région iléo-cæcale ne permet pas d'habitude de dire s'il s'agit de tuberculose, ou de simple tumeur inflammatoire, ou de cancer.

L'anatomie pathologique va nous permettre de nous rendre un compte exact de la nature de ces lésions.

Anatomie pathologique. — Le cæcum est le siège d'une

[1] Caussade et Charrier. *Archives génér. de Méd.*, avril 1899.

réelle tumeur, ayant infiltré ses parois, parfois limitée, ordinairement étendue. On a observé des noyaux tuberculeux de la paroi cæcale, justiciables de résections partielles ; mais le plus souvent la petite lésion du début siège sur la valvule iléo-cæcale qui s'épaissit et se rétrécit. Presque toujours en effet la jonction iléo-cæcale présente les altérations les plus considérables, lorsque l'iléon et le côlon sont aussi envahis. Sur l'intestin grêle, la tumeur remonte peu (8 à 10 centimètres au maximum) ; elle descend sur le côlon, très loin parfois, et Roux fut obligé, sur un malade, de porter la résection au delà du premier angle du côlon.

Une fois l'intestin ouvert, on remarque en premier lieu qu'il existe un *rétrécissement ;* à vrai dire il peut faire défaut ; Claude a publié une observation de tuberculose hypertrophiante non sténosante du cæcum ; celle de Caussade et Charrier mentionne également l'absence de sténose étroite ; mais nous n'avons pu trouver d'autres cas semblables, et nous pouvons conserver cette notion, que le rétrécissement est la règle. Il se présente sous deux aspects différents : annulaire, il occupe de préférence la valvule iléo-cæcale, et paraît consécutif à une ulcération limitée ; canaliculaire, il résulte plutôt de l'hypertrophie et de l'accolement des parois du cæcum, et peut être fort long. Dans le premier cas on peut rencontrer plusieurs rétrécissements successifs. Le degré de sténose varie du volume du doigt à celui d'une sonde cannelée.

La *muqueuse* rappelle de très près l'aspect du cancer ; elle est couverte de petites saillies verruqueuses, papillaires, de consistance molle ; ces saillies expliquent la dénomination de *Lupus du cæcum,* attribué par Sachs à cette lésion ; on les trouve groupées surtout à la surface des gros replis de la muqueuse, séparées par des sillons plus ou moins profonds qu'il faut écarter pour voir les petites ulcérations. On observe en effet des *ulcérations* à tous les degrés ; les plus minimes sont produites par la rupture d'un tubercule caséeux ; il en est de très grandes, généralement uniques, occupant par exemple tout le fond du cæcum ; enfin on rencontre aussi des ulcérations multiples, distantes les unes des autres, ou au contraire voisines, séparées seulement par des languettes de muqueuse d'aspect villeux, découpées en festons. Certaines de ces ulcérations gagnent en profondeur, prennent une disposition en cratère à fond jaunâtre; elles peuvent alors détruire complètement la valvule iléo-cæcale;

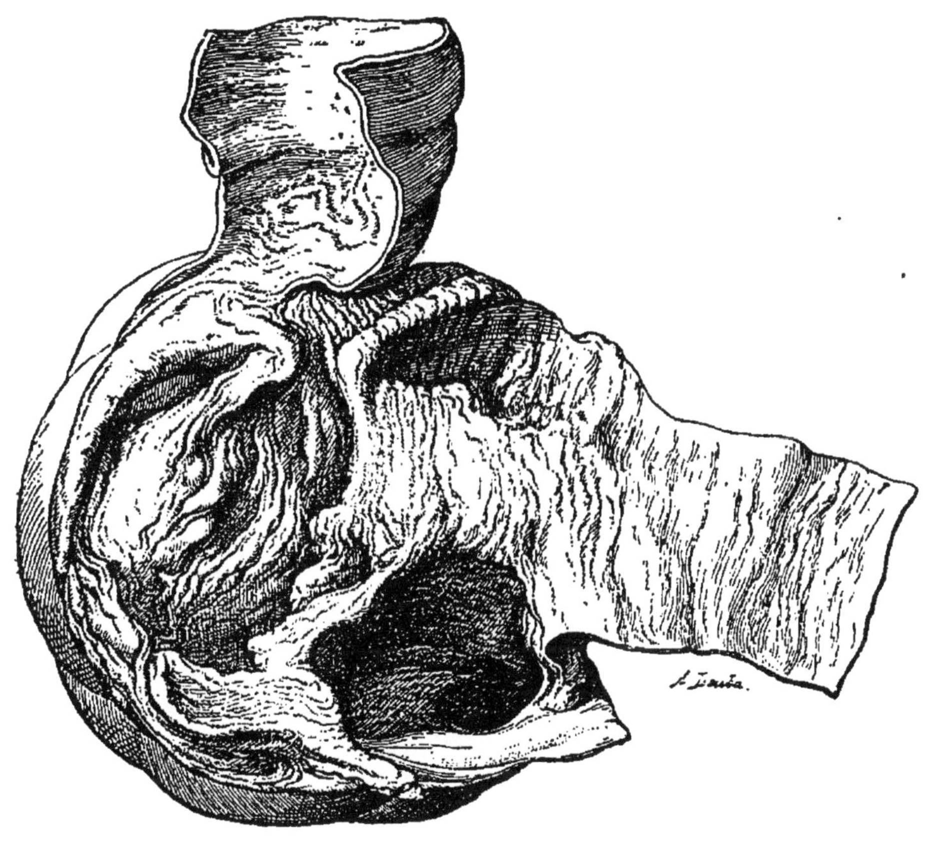

Fig. 2.

Tuberculose du cæcum. CAUSSADE et CHARRIER. *Arch. gén. de Méd.*, 1899, n° 4.

Léger rétrécissement entre le cæcum et le côlon ascendant; hypertrophie et ulcération de la muqueuse.

mais la disparition de celle-ci est plus souvent due à l'*hypertrophie énorme de la paroi cæcale*. Cette hypertrophie est constante, et mesure en moyenne 4 à 5 centimètres; elle s'arrête assez brusquement aux limites de la tumeur. Sur la coupe, la paroi offre une coloration blanc grisâtre; la consistance est quelquefois friable, mais bien plutôt ferme, ou même dure, sans aller cependant jusqu'à une dureté ligneuse.

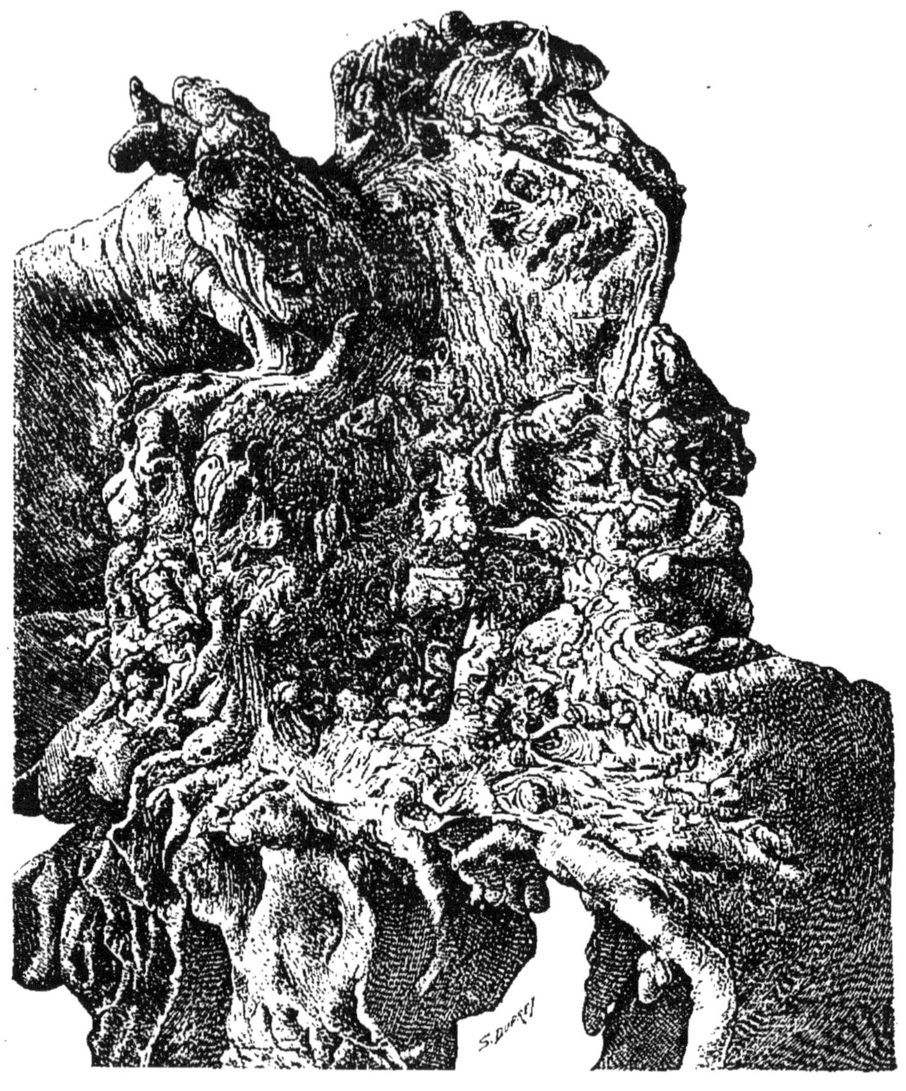

Fig. 3.
Tuberculose du cæcum. Toute la surface interne du cæcum est recouverte de nombreuses végétations (Conrath. *Beitr. z. kl. Chir.*, 1898, v. XXI).

Enfin la surface même du cæcum est modifiée : la séreuse qui le recouvre est généralement lisse, dépourvue d'adhérences; elle est soulevée par les bosselures inégales de la tumeur;

des franges épiploïques hypertrophiées y sont appendues. Une pérityphlite tuberculeuse peut se développer, véritable péritonite tuberculeuse locale ; on observe alors un semis de granulations péritonéales. D'autres fois le cæcum disparait dans une masse dure scléro-adipeuse, et des adhérences se créent entre lui et l'épiploon, la paroi abdominale, la fosse iliaque, l'intestin. Par conséquent la mobilité de la tumeur est très variable suivant les cas.

Outre ces lésions du cæcum, on note fréquemment des altérations de l'appendice, tout au moins au voisinage de son implantation ; ces altérations consistent dans l'hypertrophie de l'appendice qui devient gros comme un ou deux doigts, la dilatation de sa cavité, les ulcérations de sa muqueuse. Il peut être perdu dans la masse scléreuse péricæcale. Par contre il n'est pas bien rare de le trouver tout à fait sain.

Nous avons indiqué que les lésions pouvaient s'étendre du côté de l'iléon et du côlon ; elles ne se distinguent pas de celles du cæcum. Le mésentère est le plus souvent épaissi, chargé de tissu adipeux consistant ; on y rencontre des *ganglions tuberculeux*, au stade de crudité ou de caséification. Mais on peut en trouver sur la paroi même du cæcum. La chaîne ganglionnaire atteint parfois la région prévertébrale et dans les cas avancés se continue avec les chaînes iliaque et inguinale; on a même vu les ganglions sus-claviculaires dégénérés. Enfin des *abcès péricæcaux* peuvent se former et entraîner des fistules ; le contenu de ces abcès est un pus épais, d'odeur fétide; ils peuvent se vider dans le cæcum ou une anse intestinale, mais bien plus souvent à la paroi abdominale antérieure, quelquefois dans la région lombaire. Si une perforation s'établit au niveau ou au-dessus du rétrécissement, ce n'est plus seulement du pus, mais aussi des matières fécales qui s'écoulent au dehors. Avec une sténose prononcée, tout le contenu de l'intestin grêle peut ainsi s'évacuer au dehors, irritant fortement les téguments; c'est alors surtout que l'on voit d'autres abcès se former et de nouvelles fistules s'ouvrir à la peau.

Les *lésions observées au microscope* sont bien connues depuis les recherches de Pilliet, et les dernières publications n'ont fait que confirmer les faits qu'il avait indiqués. Nous les exposerons en commençant par la muqueuse.

Celle-ci est presque entièrement détruite au niveau des ulcérations, où on ne trouve plus d'épithélium, mais seulement quelques culs-de-sac glandulaires ; elle est au contraire considérablement hypertrophiée au niveau des végétations par une infiltration embryonnaire énorme du chorion, au sein duquel on trouve par places des follicules tuberculeux, mais généralement en petit nombre. Cette infiltration embryonnaire se poursuit dans la sous-muqueuse avec la même abondance, en sorte que ces parties prennent l'aspect d'un véritable tissu sarcomateux. Des glandes de Lieberkühn se montrent çà et là, déformées, mais reconnaissables à leur épithélium, et souvent entourées de quelques follicules tuberculeux.

La couche musculaire est aussi hypertrophiée ; il y a hyperplasie des fibres musculaires lisses, qui sont dissociées par des amas considérables de cellules embryonnaires ; on n'y trouve pas de follicules tuberculeux. Enfin la zone sous-séreuse est considérablement épaissie ; on y remarque de nombreux lobules de graisse, des bandes de tissu fibreux et des tubercules massifs en très grand nombre, parfois en couche serrée ; le volume de ces tubercules est très variable, les plus gros ont la dimension d'un pois. Ces tubercules sont toujours cerclés par du tissu fibreux de réaction qui s'oppose à leur propagation ; leur partie centrale est caséifiée, ramollie.

Ce qu'il y a donc de plus remarquable dans les données de l'histologie pathologique, c'est d'une part la présence d'une infiltration embryonnaire énorme et générale ; d'autre part la localisation presque exclusive des tubercules dans la zone sous-séreuse, puisqu'on en trouve peu dans la muqueuse ; enfin la tendance nette à l'évolution fibreuse de ces follicules tuberculeux, caractérisée par la production du tissu scléro-adipeux périphérique. Les recherches bactériologiques ont démontré depuis longtemps la présence des bacilles de Koch dans la paroi cæcale ; récemment Caussade et Charrier ont reconnu qu'il s'y associait des coli-bacilles et divers cocci, agents des infections secondaires.

Abandonnée à elle-même, la tuberculose du cæcum évolue lentement, en moyenne pendant quatre à cinq années; elle tue soit par les accidents de sténose qu'elle entraîne, soit par des complications locales, soit enfin par la généralisation tuberculeuse ganglionnaire et pulmonaire surtout. Cette dernière est presque toujours constatée après deux ou trois années de maladie.

IV

LE CANCER DU GROS INTESTIN

En 1843, REYBARD, de Lyon, pratiqua pour la première fois avec succès la résection d'un cancer de l'S iliaque, mais cette audacieuse tentative fut sévèrement jugée par l'Académie de médecine. Avant lui, en effet, les tentatives opératoires avaient été rares et le cancer intestinal n'intéressait guère que les anatomistes comme CRUVEILHIER, VIRCHOW ; et depuis le milieu du siècle jusqu'à l'époque antiseptique, tous les efforts se portent vers les opérations palliatives, vers l'entérostomie si perfectionnée par E. NÉLATON. Cependant, à l'étranger et surtout en Allemagne et en Angleterre, la cure radicale est en vain essayée, sans doute à cause du pronostic fatal de la maladie ; à part de rares succès, les résultats étaient désastreux ; mais cette persistance à vouloir extirper les cancers intestinaux nous explique que les premières résections heureuses et durables, pratiquées sous le couvert de l'antisepsie, appartiennent à nos voisins et spécialement à BILLROTH (1890).

Cette première et longue période a donné naissance à d'intéressants travaux ; deux publications remarquables en marquent la fin. La thèse d'agrégation de PEYROT (1880) et la thèse de HAUSSMANN, pour ne citer que celles parues en France. La clinique et surtout la thérapeutique chirurgicale restaient à étudier, et ce fut l'objet des travaux de ces quinze dernières années. En Allemagne, il nous faut citer entre autres les noms de CZERNY, KRÖNLEIN, KÖNIG, KÖRTE, von EISELSBERG, HOCHENEGG ; en France, les thèses de CAMUS, BAILLET, CHAVANNAZ de Bordeaux, CAREL, LARDENNOIS (1899), et un travail très complet de R. DE BOVIS [1],

[1] *Revue de Chirurgie*, juin, juillet 1900.

publié récemment et auquel nous ferons de nombreux emprunts. D'autre part, les bulletins des Congrès de ces dernières années renferment de nombreuses observations de résection ou d'entéro-anastomoses pour cancer, et il y a deux ans, KÖRTE, au vingt-neuvième Congrès de la Société allemande de Chirurgie, GIORDANO et von EISELSBERG, au Congrès International de Paris, ont présenté leurs résultats opératoires. Tout ceci nous montre que le cancer du gros intestin est essentiellement d'ordre chirurgical, et d'ici peu d'années nous en trouverons certainement la description dans les traités classiques de chirurgie.

Étiologie. — La fréquence du cancer du gros intestin a été évaluée différemment par les auteurs; DE BOVIS, qui a relevé 426 observations, estime qu'elle est très faible, de 2 à 5 p. 100, par rapport aux autres affections cancéreuses. HAUSSMANN comptait 1 cancer du gros intestin contre 4 cancers du rectum et 42 de l'estomac; il semble aujourd'hui que l'on doive élever cette proportion : l'intestin serait atteint presque aussi souvent que le rectum, et vingt fois moins que l'estomac ; il vient dans les statistiques bien après l'utérus (1/4), l'œsophage et le sein (1/2 ou 1/3) [RUEPP]. Enfin le cancer de l'intestin grêle est très rare, même par rapport à celui du gros intestin.

L'homme est plus exposé que la femme, mais la différence n'est pas très grande (54 contre 46 p. 100). Ce qui nous intéresse plus, c'est de savoir que le cancer du gros intestin se développe principalement de quarante à soixante ans (plus de la moitié des cas) et qu'il est très rare avant vingt ans et après soixante-dix. Cependant il peut se voir à tout âge, puisqu'un malade avait quatre-vingt-neuf ans, et qu'un enfant de quelques jours était atteint d'un cancer secondaire de l'intestin. Il est à remarquer que dans le jeune âge on observe surtout les tumeurs sarcomateuses et que, au-dessous de trente ans, le sexe féminin est frappé dans une proportion plus considérable.

En dehors de ces faits assez précis, fournis par les statistiques,

[1] RUEPP. *Ueber den Darmkrebs mit Ausschlusse des Mastdarmkrebses*. Inaug. Dissert., Zurich, 1895.

il y a peu à dire au sujet de l'étiologie du cancer de l'intestin qui ne soit assez banal. L'hérédité cancéreuse a été comme ailleurs signalée ; elle n'est pas plus souvent trouvée que l'hérédité tuberculeuse ; on a de même invoqué un certain nombre d'affections générales comme la syphilis, le paludisme, le rhumatisme, l'alcoolisme. Une part un peu plus grande revient aux traumatismes et aux efforts ; mais ce qui mérite surtout d'être retenu dans les antécédents du malade, ce sont les troubles et les lésions de l'appareil digestif. Si parfois on note seulement des signes de dyspepsie, la constipation habituelle, ou la diarrhée chronique, il est d'autres cas où l'on relève la fièvre typhoïde, la dysenterie, la côlite ulcéreuse ou membraneuse, l'appendicite.

Le cancer se montre sur tous les segments du gros intestin, mais avec une prédilection marquée pour l'S *iliaque* et le *cæcum*. Voici d'ailleurs ses diverses localisations, par ordre de fréquence, avec le nombre de cas relevés par de Bovis : appendice (4) ; angle gauche du côlon (21) ; angle droit du côlon (29) ; valvule iléo-cæcale (30) ; côlon transverse (43) ; côlon ascendant (50) ; cæcum (102) ; S iliaque (115). La statistique de Körte s'approche de ces chiffres, puisqu'il a opéré 19 cancers de l'S iliaque, 15 du cæcum et 8 du côlon transverse.

Nous aurons en vue ici seulement le cancer primitif de l'intestin ; le cancer secondaire existe cependant, qu'il résulte de la propagation d'un néoplasme de l'utérus, de la vessie, etc., ou de la généralisation d'un cancer éloigné, de la mamelle par exemple. Ces tumeurs secondaires présentent un intérêt bien moindre au point de vue chirurgical.

Le cancer primitif est unique ; il est exceptionnel de trouver deux ou plusieurs noyaux cancéreux évoluant sur le même intestin (sauf le cas de propagation, d'ailleurs rare). Il peut être latéral, c'est-à-dire n'occuper qu'un point de la circonférence de l'intestin ; mais sa disposition la plus commune est la forme annulaire, et les lésions varient suivant qu'il s'agit de squirrhe ou d'encéphaloïde.

Le *squirrhe* constitue une véritable virole indurée, qui souvent ne se traduit à l'extérieur que par l'aspect d'une ligature jetée sur l'intestin (THIÉRY); il est surtout remarquable en effet, par sa faible longueur, mesurant de quelques millimètres à 2 ou 3 centimètres au plus. Aussi, le ventre ouvert, peut-il échapper complètement aux recherches. L'intestin est constamment ré-

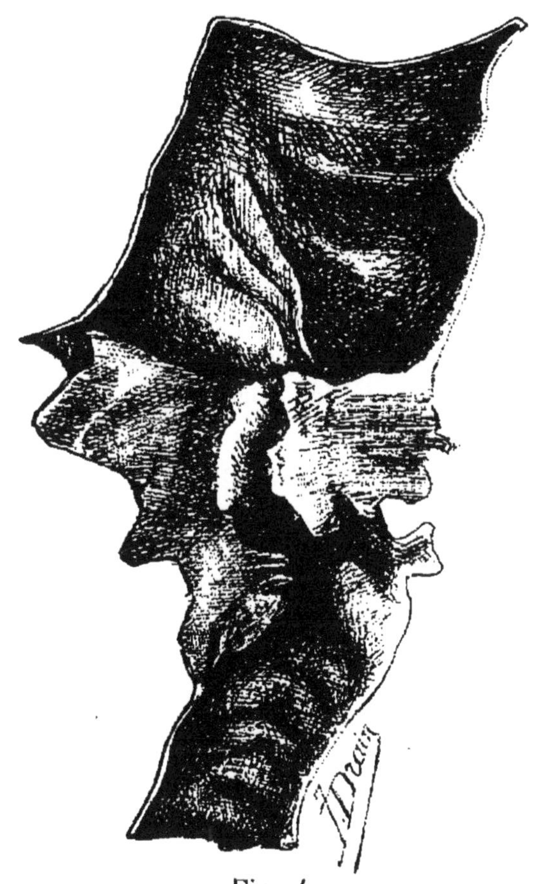

Fig. 4.
Type de cancer annulaire très limité siégeant sur le côlon transverse (LARDENNOIS).

tréci et ne peut souvent admettre qu'une plume d'oie, une sonde cannelée. Le néoplasme a une coloration blanc grisâtre, et une consistance très dure; il crie sous le scalpel; par contre il est peu résistant et se déchire volontiers par simple traction.

L'*encéphaloïde* est une vraie tumeur, du volume moyen d'une orange ou du poing, ou plus grosse encore; sa forme est allongée suivant l'axe de l'intestin ; sa surface bosselée, de couleur rougeâtre. Contrairement au squirrhe, l'épaisseur de l'encéphaloïde est toujours notable, en moyenne de 5 centimètres. Le rétrécissement de l'intestin siège sur toute la longueur de la tumeur, et résulte de l'obstruction de la lumière du conduit, par les champignons cancéreux saillants. La consistance est relativement molle, en sorte que l'intestin reste plus perméable; ces bourgeons fongueux peuvent d'ailleurs se nécroser, et laisser momentanément le calibre de l'intestin se rétablir. Certains d'entre eux se pédiculisent et prennent l'aspect de polypes.

La *muqueuse* ne reste pas longtemps saine, mais se laisse envahir par les végétations néoplasiques, ou s'ulcère. Les ulcérations sont d'abord petites et limitées, puis se fusionnent; bientôt elles se creusent par sphacèle et peuvent conduire, à travers la tumeur, dans un trajet fistuleux. Les lésions de voisinage sont très instructives ; elles portent sur le mésentère et sur l'intestin lui-même. Le mésentère est d'abord tiraillé et allongé, sans doute à cause du poids de la tumeur ; de là résultent les déplacements de celle-ci et sa mobilité ; Bazy, par exemple, trouva dans le cul-de-sac de Douglas un cancer de l'S iliaque. Plus tard, le méso s'infiltre, s'épaissit et se rétracte, qu'il s'agisse d'un envahissement néoplasique, ou plus souvent de simples altérations inflammatoires. Généralement les ganglions ne sont pas indemnes ; on les trouve tout d'abord le long du bord mésentérique de l'intestin, puis dans le mésentère, et enfin sous le péritoine pariétal. L'absence complète d'adénopathie a été nettement constatée dans plusieurs cas. D'autre part, ces ganglions ne sont pas toujours cancéreux ; bien des fois le microscope a démontré qu'ils étaient simplement enflammés. Nous donnerons l'explication de ce fait à propos des complications septiques du cancer ; il nous permet de comprendre comment un malade de Lennander n'avait pas de récidive au bout de sept années, alors que l'opérateur n'avait pu enlever tous les ganglions envahis.

Au-dessus du cancer, l'intestin est dilaté et sa paroi est hypertrophiée. Là stagnent les matières, là s'accumulent les corps étrangers de toute nature, os, noyaux, pépins, etc., qui peuvent obstruer le rétrécissement ; Cruveilhier compta une fois 617 noyaux de cerises au-dessus d'un cancer du côlon. La contraction intestinale tend à chasser tous ces résidus, d'où l'hypertrophie fonctionnelle, qui porte essentiellement sur la musculature. Le contact des matières irrite la muqueuse qui s'ulcère. L'intestin au-dessous du cancer est au contraire petit, affaissé, vide ou à peu près. Aussi y a-t-il sur le même intestin une différence de calibre parfois très grande en amont et en aval du néoplasme ; on voit de suite quelle gène peut apporter cette disposition, à une entérorrhaphie circulaire.

En résumé, le cancer du gros intestin est constitué par un noyau unique, limité, qui revêt trois aspects généraux : la virole sténosante (forme commune), le champignon végétant, et la plaque latérale (forme rare) ; l'adénopathie est peu étendue d'habitude. Et longtemps les lésions restent en cet état.

Plus tard, la séreuse se laisse envahir et s'infiltre de taches blanchâtres ; l'ascite peut se montrer; mais ce sont plutôt des adhérences qui s'organisent et qui fixent la tumeur à la paroi abdominale postérieure (fosses iliaques), à la paroi antérieure, ou qui la relient à l'épiploon, aux anses grêles, au foie, à l'estomac, à la vessie, etc. Et ce sont des voies de propagation facile pour le néoplasme. La généralisation est tardive ; les noyaux secondaires se développent dans le mésentère, le foie, les poumons, etc.

Telle est l'histoire de la lésion cancéreuse proprement dite ; mais à côté d'elle, et de pair avec elle, évoluent des *lésions septiques* importantes et dont il nous reste à parler. En effet, en raison même du milieu dans lequel il se développe, le cancer de l'intestin est fatalement exposé aux infections secondaires ; le rétrécissement et la stagnation des matières ne peuvent que les favoriser. Et c'est au niveau du cancer et sur l'intestin en amont que ces lésions se manifestent.

L'infection de la muqueuse se traduit par son hypertrophie et par des ulcérations souvent étendues ; le microscope découvre une prolifération énorme des cellules embryonnaires. De petits abcès intra-pariétaux se forment, puis se crèvent, laissant ouvert un clapier purulent. La nécrose des bourgeons néoplasiques et leur chute déterminent de vraies cavernes suppurantes. Des foyers de péritonite localisée se déclarent, vite limités par une barrière d'adhérences. Si l'adénopathie n'existait pas encore, elle apparait, gagne les chaines voisines, s'étend parfois fort loin. En se creusant, les clapiers finissent par traverser toute la tumeur ou toute la paroi de l'intestin, et un abcès simple ou stercoral est créé : une fistule s'établit entre deux anses intestinales, ou va s'ouvrir dans la vessie, à la peau, à l'ombilic. A moins que, privé d'adhérences solides, le péritoine ne se laisse infecter en totalité, la mort suivant de près le développement de cette péritonite septique diffuse.

Les lésions d'entérite avec ulcérations remontent quelquefois très haut sur l'intestin, et même jusqu'à l'estomac. Lorsque l'obstacle au cours des matières est très marqué, il peut en résulter la perforation à distance, au niveau d'une ulcération ; c'est la perforation par distension, ou *diastatique ;* elle se voit surtout au niveau du cæcum.

Enfin l'infection détermine encore des complications éloignées, l'appendicite, l'abcès du foie, la phlébite des veines iliaques, les foyers de broncho-pneumonie, etc.

Bref, lésions néoplasiques et lésions septiques évoluent côte à côte ; les adhérences, les adénopathies relèvent de l'une et de l'autre cause, et ne permettent de rien dire sur l'étendue ou le degré de propagation du cancer, sans le secours du microscope ; l'importance de ce fait ne peut échapper à un chirurgien.

Nous avons déjà fait mention des ptoses des cancers de l'intestin ; d'autres modes de déplacement peuvent s'observer ; à vrai dire ils n'ont rien de spécial au cancer, et s'appliquent à toute tumeur intestinale, mais on les a surtout signalés dans les cas de cancer. C'est d'abord l'invagination, plus fréquente peut-être lorsque la tumeur est latérale, ou pédiculée, en tout cas petite ; elle porte de préférence sur le cæcum et l'S iliaque ; il n'est pas rare de voir le boudin invaginé faire issue par l'anus. Le volvulus est plus rare ; il nécessite une grande mobilité de l'anse malade et un mésentère long et souple. L'occlusion aiguë est souvent la conséquence de ces déplacements ; il en est de même lorsqu'une coudure vient étrangler l'intestin dilaté en amont du cancer, ou qu'une adhérence vient brider une anse quelconque.

En définitive l'*occlusion* est l'aboutissant normal du cancer de l'intestin ; elle est chronique si elle est causée par la sténose seule ; une complication lui imprime une allure aiguë. Des accidents d'infection locale ou de toxi-infection générale peuvent précipiter l'issue de la maladie. Aussi a-t-on pu dire que la durée moyenne du cancer du gros intestin ne dépassait guère une année ; cette proposition est vraie si on l'applique aux complications. Mais le cancer lui-même a une évolution bien plus lente, comme le prouvent les formes non sténosantes, avec accidents septiques minimes ; c'est aussi le fait des opérations palliatives adressées précisément aux complications ; dans de telles conditions le cancer du gros intestin peut durer de cinq à sept années. Extirpé, il a peu de tendances à la récidive locale ou à la généralisation.

L'étude histologique nous retiendra peu : dans l'immense majorité des cas, il s'agit d'épithélioma cylindrique, lorsque la tumeur est primitive. Nous devons seulement rappeler la transformation possible des polyadénômes du gros intestin en épithéliomas. Cornil et Ranvier ont signalé la dégénérescence colloïde des néoplasmes de l'intestin ; le volume de la tumeur devient alors énorme ; c'est presque toujours le cæcum qui est le siège de ces cancers colloïdes.

Enfin le sarcome est rare, puisque de Bovis en compte 18 cas sur 426 ; le cæcum est encore le siège de prédilection de ces tumeurs qui se généralisent plus vite que l'épithélioma. Il existe quelques exemples de lymphadénomes, et en particulier un de Lejars compliqué d'invagination, et dont le point de départ était la valvule iléo-cæcale.

V

SYMPTOMES ET ÉVOLUTION DES TUMEURS
ET RÉTRÉCISSEMENTS DU GROS INTESTIN

Les rétrécissements et tumeurs du gros intestin survenant insidieusement traversent une première phase pendant laquelle aucun trouble fonctionnel ne vient révéler leur existence ; et ils peuvent être déjà assez avancés dans leur évolution lorsque les premiers signes se manifestent. C'est ainsi qu'on a rencontré dans des autopsies des cancers latents du côlon. Les accidents du début peuvent être aigus (occlusion complète), le plus souvent ils s'établissent peu à peu. Dans une seconde période une tumeur devient perceptible à la palpation abdominale.

Tout d'abord le malade accuse des difficultés pour aller à la garde-robe, il est constipé, il est obligé de faire de grands efforts pour obtenir une évacuation, et il en résulte pour lui une sensation de gêne, de pesanteur abdominale, un peu de céphalalgie, d'inappétence. Un léger purgatif a raison de ces troubles, mais peu après on les voit survenir de nouveau et augmenter d'intensité.

Ce sont maintenant de vraies douleurs que le malade éprouve et qu'il localise, soit dans un point précis de l'abdomen, soit au niveau de la région ombilicale ; le ventre gonfle un peu ; il faut après le repas déboutonner le pantalon ; les femmes supportent mal leur corset. Et avec cela, des difficultés de plus en plus grandes pour aller à la selle, des efforts de plus en plus considérables.

Bientôt surviennent des crises douloureuses spéciales, *crises de coliques paroxystiques*, qui une fois installées reviendrons d'une façon assez régulière et seront vraiment caractéristiques de l'occlusion chronique de l'intestin. Elles reconnaissent comme cause, ou un spasme local de la musculature intestinale, ou une obstruction momentanée du rétrécissement par les scybales durcies ou par un corps étranger. Le début de la crise est assez brusque, et survient après un repas, au moment des efforts de défécation. La douleur est intense, comparable parfois aux coliques néphrétiques ou hépatiques, et pouvant arracher des cris aux malades ; comme toutes les coliques intestinales, elle est d'abord sourde, augmente jusqu'à un maximum, puis décroit ensuite, pour reprendre un instant après. Au cours de ces coliques le vomissement n'est pas rare ; on observe des borborygmes, et l'on peut voir les anses intestinales se contracter sous la paroi. La crise se termine par une évacuation abondante de gaz et de matières liquides, véritable débâcle, et le malade se sent soulagé ; elle n'a guère duré que quelques heures.

Les premiers temps, dans l'intervalle de ces crises de coliques, le malade se constipe de nouveau, entasse les matières dans son intestin jusqu'à ce que les contractions violentes de ce dernier arrivent à les chasser. Mais la plupart des malades n'attendent pas longtemps pour se soigner, d'autant que le remède est simple ; ils prennent des laxatifs, et pour un temps vont bien à la selle et régulièrement ; mais tôt ou tard la contispation avec coliques fera une nouvelle apparition.

C'est sous l'influence des purgatifs ou spontanément qu'un deuxième symptôme survient : la *diarrhée;* elle s'établit aussi après une crise de coliques. Sa durée est très variable ; elle peut alterner avec la constipation d'une façon fort régulière, elle peut durer des jours, des semaines, des mois. Et l'on comprend alors qu'elle entraine une dénutrition rapide de l'organisme, d'autant plus que, outre les accidents intestinaux, on observe souvent des troubles de l'estomac, inappétence, dégoûts alimentaires, digestions pénibles avec quelques douleurs épigastriques, parfois aussi quelques vomissements. Le malade s'amaigrit.

L'examen des *matières fécales* donne déjà d'utiles renseignements dans bien des cas. Les matières dures ont une forme et un aspect spécial ; elles sont fragmentées, petites, *ovillées* ; et cette segmentation se comprend quand on pense au rétrécissement qu'elles ne franchissent que peu à peu. D'autres fois, et surtout si la sténose porte sur l'extrémité du côlon, les matières sont *laminées*, comme passées à la filière. Enfin la diarrhée et les gaz sont souvent d'une fétidité repoussante, signe certain de fermentations au niveau d'une muqueuse irritée.

Les matières peuvent encore présenter des éléments anormaux : on y trouve du pus, en petite quantité, provenant de la rupture de petits abcès pariétaux ou de la suppuration de la muqueuse elle-même ; il est rare dans ce cas de ne rien trouver à la palpation de l'abdomen. D'autres fois ce sont des glaires, de même origine. Enfin du sang peut accompagner les évacuations ; il s'agit de melœna, car l'hémorrhagie est exceptionnellement assez abondante pour donner aux matières une coloration rouge, bien que le contact soit de peu de durée.

Ainsi l'attention est attirée sur l'abdomen, dont l'*examen physique* permet d'utiles constatations, avant même qu'une tumeur soit perceptible. Et ces constatations diffèrent suivant qu'on examine le malade dans une période de débâcle, ou pendant une crise de constipation. Dans le premier cas, l'abdomen est affaissé et l'on ne peut guère constater qu'une sensibilité générale à la pression et une zone de douleurs assez vives dans la région ombilicale. La percussion montre que quelques anses sont distendues ; l'une d'elles parfois prend la forme d'un boudin assez gros.

Quand il y a au contraire de l'obstruction de l'intestin, les renseignements fournis par l'examen sont plus positifs. L'abdomen est saillant, tendu ; les anses intestinales se dessinent sous la paroi, et sont souvent animées de contractions lentes, avec bruit de borborygmes ; la percussion dénote un son tympanique. De toute évidence, il y a un obstacle au cours des matières.

Les troubles fonctionnels que nous avons signalés persistent sans grande modification pendant un temps plus ou moins long, une année en moyenne dans le cancer, parfois trois ou quatre ans dans les sténoses de nature tuberculeuse ou inflammatoire. Cependant la constipation augmente encore ; les débâcles diarrhéiques s'espacent de plus en plus, et durent moins longtemps. Et les malades, continuellement en proie à des crises de coliques que ne soulagent pas des évacuations insuffisantes, diminuent autant que possible leur alimentation, et se cachectisent. De temps à autre survient un vomissement. Malgré tout on est surpris de la tolérance qui s'établit chez ces malades; certains d'entre eux restent des semaines sans rendre de matières fécales et n'en paraissent pas trop incommodés ; il est vrai que l'issue des gaz est toujours possible, sinon facile. Naturellement l'abdomen se météorise, et la paroi, quoique souple, est trop tendue pour permettre une palpation profonde ; le volume de l'intestin peut ainsi masquer de grosses tumeurs.

La *présence d'une tumeur* ne peut donc se reconnaître qu'après une débâcle, ou lorsqu'il n'y a pas d'obstruction de l'intestin. Suivant sa localisation la tumeur donne lieu à des symptômes différents, surtout au point de vue de la mobilité et des connexions. Ainsi les tumeurs du côlon transverse jouissent longtemps d'une grande mobilité, pouvant être transportées quelquefois dans toutes les régions de l'abdomen; celles des côlons ascendant et descendant se déplacent au contraire rarement. L'angle gauche du côlon est si élevé et si profondément caché sous l'estomac et la rate que ses tumeurs sont inaccessibles à l'exploration.

Nous prendrons comme type une tumeur de la région iléo-cæcale. Le malade étant dans le décubitus dorsal, les cuisses légèrement fléchies, les doigts s'enfoncent dans la fosse iliaque et sont vite arrêtés par la tumeur dont le volume moyen est d'un poing. Sa forme est très variable, plutôt arrondie ou allongée de bas en haut; les limites en sont indécises, au moins en haut et en dedans; la surface est irrégulière, bosselée, la consistance très ferme. La paroi abdominale se contracte au-devant de la tumeur, et tant qu'il n'y a pas d'adhérences, on peut reconnaître leur indépendance. D'autre part, il est longtemps possible d'insinuer les doigts au ras de l'arcade crurale, dans le sillon sous-cæcal, et, à moins d'adhérences avec la fosse iliaque, de soulever un peu la tumeur, de la mobiliser, soit de bas en haut, soit de dehors en dedans. Cette mobilité est généralement faible; on a vu cependant des tumeurs du cæcum voyager au delà de la ligne médiane, à l'épigastre même ; le déplacement le plus habituel est vers le petit bassin où la tumeur peut se fixer. Enfin on a signalé exceptionnellement l'influence des mouvements respiratoires sur elles. La percussion de la tumeur donne une sonorité voilée, ou de la submatité ; lorsque des anses grêles sont interposées entre elle et la paroi, le son est franchement clair ; enfin un amas stercoral surajouté, un abcès de voisinage, se traduisent par de la matité. Tout peut donc se voir en fait de percussion, mais ce qui est le plus constant, c'est le tympanisme d'une anse grêle en dedans de la tumeur ; en effet l'iléon à sa terminaison est distendu, et donne même la sensation d'un petit boudin transversal. Par contre, la percussion du côlon montre qu'il est affaissé.

Nous devons encore signaler que chez des sujets maigres, on a pu sentir, en déprimant profondément la paroi, un gros cordon mésentérique épaissi, et même bosselé, remontant vers la ligne médiane ; mais il est difficile de dire s'il s'agit d'une infiltration du mésentère, d'adhérences, ou d'adénopathies. Tels sont les principaux signes physiques fournis en général par l'examen d'une tumeur de la région iléo-cæcale.

Les *complications* qui viennent modifier le tableau clinique sont des accidents aigus, des accidents infectieux, enfin des désordres généraux.

L'*occlusion intestinale aiguë*, avec arrêt complet des gaz, est fréquente ; nous avons dit qu'elle pouvait être le premier signe de la maladie, jusqu'alors latente. Elle est due à l'obstruction brusque d'un rétrécissement par un corps étranger, au spasme de l'intestin avec paralysie, à l'invagination aiguë ou à un volvulus. On sait qu'elle se caractérise essentiellement par des coliques atroces avec contractions violentes de l'intestin, par l'arrêt des gaz, et par des vomissements bilieux, puis fécaloïdes. Le ventre, extrêmement douloureux, est distendu ; quelquefois on y reconnaît un gros boudin météorisé, profondément fixé à la paroi postérieure de l'abdomen (signe de von Wahl).

La *péritonite suraiguë perforante* est plus rare ; son évolution est encore plus rapide. Elle est due à la rupture d'un abcès, à la perforation diastatique de l'intestin en amont de la tumeur, enfin à la perforation au niveau d'une ulcération. Les signes essentiels sont la fréquence du pouls, sa dissociation avec la température, les vomissements porracés, la contracture de la paroi abdominale, etc. La terminaison fatale est constante et peut survenir en moins de vingt-quatre heures.

Les *accidents septiques* consistent essentiellement dans la production des abcès. Ceux-ci peuvent ne se révéler qu'au moment de leur ouverture dans l'intestin, par une évacuation abondante de pus et de sang fétides. D'autres fois, après quelques jours de fièvre avec symptômes de péritonite localisée, on reconnait un empâtement diffus dans le voisinage de la tumeur ; un phlegmon se développe vers la paroi, et s'ouvre spontanément s'il n'est incisé ; il en sort un pus infect, souvent suivi d'une fistule stercorale. Ces abcès peuvent être multiples et donner lieu à plusieurs fistules. L'anus contre nature qui en résulte est souvent un soulagement pour le malade. Par la fistule une tumeur maligne peut se propager à la peau ; celle-ci est toujours irritée et même ulcérée par le contact des matières fécales ; on l'a même vue se couvrir de végétations. Au lieu de pointer vers la paroi abdominale, certains abcès s'ouvrent à la région lombaire ; d'autres descendent dans le bassin, ou gagnent la région de la fesse.

Signalons la possibilité de la compression des veines iliaques, suivie d'œdème simple du membre inférieur, la phlegmatia alba dolens, les abcès du foie, dont l'évolution et les signes sont souvent bien obscurs, et nous en arrivons aux *complications générales*.

C'est en premier lieu l'amaigrissement ; il est constant, progressif et rapide ; d'une part, le malade s'alimente mal en raison des troubles de l'appareil digestif ; d'autre part, il fait des résorptions septiques au niveau de sa tumeur ulcérée, qui l'intoxiquent. Aussi à l'amaigrissement se joignent la perte des forces et une véritable déchéance physique de l'organisme ; la peau prend une teinte terreuse, jaune paille parfois ; dans les dernières phases de la maladie, quand il n'y a pas de terminaison aiguë, c'est une cachexie profonde avec fièvre hectique, signe de mort prochaine. Des complications pulmonaires peuvent survenir, broncho-pneumonies septiques, tuberculose pulmonaire, etc. Le cancer peut se propager aux ganglions non seulement de l'abdomen, mais encore des régions éloignées, région inguinale, sus-claviculaire gauche, au péritoine, d'où l'ascite ; aux viscères, et l'on constate des noyaux intestinaux ou épiploïques multiples, des noyaux hépatiques, le cancer pleuro-pulmonaire ; enfin à la paroi abdominale, et surtout à l'ombilic.

L'évolution des tumeurs et rétrécissements du gros intestin est donc progressive, et leur pronostic semble fatal, que la terminaison soit aiguë ou lente. C'est le cas du cancer ; mais pour les tumeurs inflammatoires et tuberculeuses, il faut compter avec les améliorations et même les guérisons, soit spontanément, soit à la suite d'une intervention exploratrice ou palliative. Tel est le fait de l'entéro-anastomose spontanée, qui met au repos le segment d'intestin malade et rend possible la disparition des lésions inflammatoires. Nous savons encore que la tuberculose fibreuse du gros intestin comme du péritoine, est susceptible de rétrocéder et de disparaitre sous l'influence d'un traitement général. Ces faits sont trop rares cependant pour améliorer le pronostic, et pour détourner le chirurgien d'une thérapeutique active ; il faut donc établir un diagnostic précis de ces tumeurs et rétrécissements, sans lequel les indications thérapeutiques seraient impossibles.

VI

DIAGNOSTIC DES TUMEURS
ET DES RÉTRÉCISSEMENTS DU GROS INTESTIN

Quand, en clinique, on est arrivé au diagnostic de tumeur ou de rétrécissement du gros intestin, on pense d'abord au cancer, plus fréquent et mieux connu. Nous verrons que parfois un ensemble symptomatique précis permet, dans la région iléo-cæcale, de distinguer les tumeurs tuberculeuses. Par contre, on ne peut guère poser le diagnostic de tumeurs inflammatoires : c'est tout au plus si l'on en envisage la possibilité en raison d'antécédents très nets. De même des antécédents d'étranglement aigu plutôt que chronique permettent de songer au rétrécissement par brides péritonéales.

Nous tâcherons de montrer par quelques exemples comment il faut faire reposer son diagnostic sur la constatation de certains symptômes cardinaux pour éviter les erreurs grossières; mais nous n'entrerons pas dans le détail de toutes les erreurs qui ont été commises, de peur de jeter quelque confusion dans cet exposé.

Ou bien c'est au milieu de symptômes d'occlusion chronique, parfois aiguë, aucune tumeur n'étant cliniquement appréciable, qu'il faut dépister les néoplasmes de l'intestin; ou bien au contraire, le médecin, le malade lui-même, reconnaissent une tumeur abdominale : il faut alors s'assurer si elle appartient ou non au gros intestin.

Certains malades, surtout des neurasthéniques, se présentent avec des troubles très nets de la défécation : ils ont une *constipation opiniâtre* qui va s'accroissant; ils ne peuvent plus obtenir de selles spontanées, il leur faut chaque jour un lavement, de temps à autre un purgatif; le ventre se gonfle peu à peu, devient légèrement sensible à la palpation ; il peut y avoir quelques coliques, et l'on se demande s'il y a réellement une sténose du gros intestin ou simplement de la constipation, entretenue par une mauvaise hygiène, l'abus des lavements qui produit une sorte de paresse des fibres musculaires de l'intestin. L'examen des matières fécales suffit pour arriver à une certitude ; encore ne faut-il pas se contenter du dire des malades, mais les regarder soi-même ; elles ont un volume, une longueur normale s'il y a simple constipation ; au contraire, on les voit déformées, petites, ovillées ou laminées en cas de sténose. Et nous trouvons ainsi un fait positif de très grande valeur dans la séméiologie du gros intestin.

Un second signe de haute importance est fourni par la palpation et la percussion de l'abdomen. Lorsque l'occlusion chronique date d'un certain temps, que les évacuations alvines ont cessé complètement, le ventre est gros, l'intestin distendu rend un son tympanique avec des différences de tonalité suivant le degré de dilatation de certaines anses ; comme la paroi n'est pas contracturée, la palpation est possible, mais elle n'éveille que de très vagues douleurs, on ne sent partout que la résistance élastique de l'intestin, on ne perçoit aucune tumeur, aucune tuméfaction même. Cependant il est possible qu'en une région quelconque de l'abdomen, mais de préférence au niveau des fosses iliaques ou de l'hypogastre, on rencontre *une certaine résistance de la paroi*, en même temps que la pression provoque *une douleur manifeste* et nettement localisée : ce symptôme est caractéristique et précieux, car il renseigne sur le siège topographique de l'occlusion. On peut dire qu'il existe seul dans les cancers de l'angle gauche du côlon, qui ne donnent jamais lieu à des tumeurs cliniquement appréciables en raison de leur situation profonde et élevée.

Dans de telles conditions, le diagnostic différentiel présente peu de difficultés : il s'agit d'un rétrécissement ou d'une tumeur du gros intestin. Seule *la péritonite tuberculeuse* à forme sèche, fibreuse, présente plusieurs points communs et peut d'ailleurs aboutir à la formation d'un rétrécissement par bride. Elle survient plutôt chez des malades jeunes; elle entraîne bien des troubles d'occlusion chronique mais moins nettement progressifs que dans le cancer : une phase ascitique a pu précéder la phase de distension gazeuse que l'on observe; souvent l'abdomen est rétracté partiellement ou en totalité; enfin, la pression montre qu'il existe plusieurs régions douloureuses; on sent des noyaux indurés, des cordes épiploïques, des adhérences en des points nombreux de la cavité abdominale. La percussion délimite des zones tympaniques, sonores, submates, avec une grande irrégularité; dans certains cas il y a de la fièvre. Bref, par son évolution différente et par la multiplicité des lésions abdominales perceptibles, la péritonite tuberculeuse se distingue assez facilement des rétrécissements ou des tumeurs du gros intestin. Pour parfaire le diagnostic, il faut nous rappeler qu'il y a fréquemment coexistence de lésions tuberculeuses des poumons, des organes génitaux ou des ganglions (adénopathies multiples, surtout cervicales).

Ainsi nous arrivons assez aisément à reconnaître l'existence d'un obstacle mécanique au cours des matières, et nous devons nous demander, lorsqu'il n'y a pas de tumeur appréciable, si cet obstacle siège sur l'intestin grêle ou sur le gros intestin et quelle en est la nature. C'est là un diagnostic qui ne peut toujours être précisé; mais divers modes d'exploration permettent d'approcher d'assez près la vérité. On doit toujours *explorer le rectum :* le doigt reconnaitra d'abord s'il existe ou non une tumeur à ce niveau : il pourra encore atteindre certaines invaginations chroniques du côlon qui descendent très bas, et aussi les tumeurs prolabées dans le cul-de-sac de Douglas. En second lieu *les grands lavements* offrent un renseignement lorsqu'ils sont vite arrêtés par l'obstacle : on admet que deux litres de liquide remplissent le gros intestin : s'il en pénètre moins il est probable que l'occlusion siège au-dessous du cæcum.

Dans le même ordre d'idées, l'auscultation et la percussion du cæcum pendant que le lavement est administré (manœuvre recommandée par Bouveret, Trèves) font percevoir un bruit de glouglou, de clapotement, si le liquide parvient jusqu'à ce viscère; et dans ce cas, il n'est pas rare de trouver un abdomen globuleux, une région ombilicale très saillante avec tympanisme limité. Ainsi on distingue l'occlusion du gros intestin de celle du grêle, beaucoup plus rare.

Maintenant s'agit-il d'une *tumeur néoplasique* ou d'un *rétrécissement* sans tumeur? on ne peut toujours trancher la question. Il faut tenir compte de l'âge des malades et de leurs antécédents. Encore est-il nécessaire de retrouver des commémoratifs de péritonite ancienne (appendiculaire, annexielle) pour soupçonner le rétrécissement par bride, par coudure. En raison de sa fréquence, c'est au cancer que l'on pense le plus volontiers, et il faut agir en conséquence, dût l'intervention prouver qu'il s'agissait d'un rétrécissement simple ou de tuberculose.

Les conditions du diagnostic sont bien différentes lorsqu'on a découvert une tuméfaction ou *une tumeur* dans une région de l'abdomen. Nous aurons surtout en vue celles de la région iléo-cæcale.

Il semble assez facile de déterminer le siège intestinal de ces tumeurs, et cependant nombreuses sont les erreurs de diagnostic auxquelles elles ont donné lieu. Il suffira de rappeler les principales : tumeur ou ptose du rein, vésicule biliaire distendue, kyste hydatique suppuré iliaque, adénites iliaques et cæcales, inflammations annexielles... ont été diagnostiqués cancer ou tuberculose du cæcum.

De même l'appendicite à forme néoplasique, en se présentant comme une tumeur, éveille l'idée de cancer, mais elle est consécutive à plusieurs poussées d'appendicite, et ne donne pas lieu aux symptômes de sténose de l'intestin.

Dans la région ombilicale, ce sont surtout les cancers de l'estomac ou du pylore qui sont confondus avec les tumeurs du côlon transverse, parfois aussi des kystes pancréatiques ou mésentériques. Rappelons, pour l'estomac, combien la distension gazeuse artificielle de cet organe permet d'apprécier facilement ses connexions avec une tumeur.

Le problème est bien plus aride lorsqu'il s'agit de spécifier la *nature de la tumeur* constatée sur le gros intestin. Tous les néoplasmes peuvent être confondus avec les tumeurs stercorales et les invaginations chroniques simples.

Les *amas de matières fécales* constituent une tuméfaction généralement mobile ; leur surface est mamelonnée, leur consistance ferme, mais une pression du doigt, assez forte et maintenue un certain temps, laisse une empreinte comme dans une pâte. Ces signes physiques sont assez caractéristiques par eux-mêmes, et il suffit de penser à la possibilité de la tumeur stercorale pour la reconnaître ; ce qui déroute, ce sont surtout les signes fonctionnels, constipation opiniâtre, distension gazeuse de l'abdomen, inappétence, etc... Il faut encore savoir que certains amas stercoraux se laissent canaliser au centre, et que, dans ces cas-là on a pu observer de la diarrhée. L'évolution de la maladie est remarquable : l'apparition de la tumeur est le premier symptôme qui éveille réellement l'attention ; auparavant, il n'y avait que de la constipation, sans déformation des matières, même pas d'évacuations glaireuses ou sanglantes : celles-ci ne se voient qu'ultérieurement, si l'on a laissé à la tumeur le temps d'irriter et d'enflammer la muqueuse. Enfin on a pu retrouver dans les commémoratifs l'ingestion de corps étrangers, la migration d'un calcul biliaire, autour desquels s'accumulent les matières.

L'*invagination chronique* s'observe dans l'enfance avant la cinquième année ; elle est rare à l'âge du cancer ou de la tuberculose. Elle s'accompagne de douleurs paroxystiques, intermittentes, et de selles diarrhéiques muco-sanguinolentes, avec ténesme (Rafinesque). Ce dernier signe, bien rarement observé au cours des tumeurs du gros intestin, offre une très grande valeur. La palpation fait reconnaître, dans la région cæcale de préférence, une tuméfaction mollasse, en forme de boudin cylindrique, très douloureuse à la pression, et qui suit assez exactement le trajet du côlon. Nous avons dit qu'elle pouvait atteindre le rectum et l'anus. Tous ces symptômes ressemblent peu à ceux des tumeurs et l'erreur est assez facile à éviter. Mais il faut se rappeler que, si chez l'enfant l'invagination est occasionnée parfois par un polype bénin, un corps étranger, elle peut chez l'adulte être entraînée par une tumeur du gros intestin : Lejars a relevé onze faits de ce genre pour le segment iléo-cæcal.

Ces causes d'erreur étant, autant que possible, évitées, on en est arrivé à conclure à l'existence d'une tumeur du gros intestin et il faut tâcher de préciser sa nature, ce dont dépend entièrement le pronostic de la maladie. Il est certain que l'intégrité absolue de l'état général, l'absence de toute sténose coexistant avec une tumeur manifestement intestinale, fait pencher le diagnostic vers les *tumeurs bénignes* (myômes, fibrômes, lipômes). HEURTAUX de Nantes leur a consacré un intéressant travail [1]. Mais, si la tumeur bénigne s'accompagne d'obstruction de l'intestin elle entraine forcément certains troubles généraux et il faudrait alors se baser sur l'absence d'adhérences et la mobilité parfaite, l'intégrité du péritoine et du mésentère, pour les distinguer. Or, il y a des cancers qui pendant longtemps présentent les mêmes caractères. Dans les cas très anciens la longue durée de la maladie doit entrainer le diagnostic de bénignité.

Affirmer l'existence d'une *tumeur inflammatoire* est à peu près impossible. On peut les soupçonner parfois et faire des réserves en leur faveur : c'est lorsque les antécédents pathologiques du côté de l'intestin sont formels : il y a eu appendicite, colite ulcéreuse, dysenterie, etc... Mais nous savons que ces maladies prédisposent aussi au cancer et à la tuberculose. Aussi les tumeurs inflammatoires sont-elles le plus souvent des trouvailles opératoires ou mieux des découvertes de laboratoire.

Vient enfin le diagnostic entre le *cancer* et la *tuberculose*. On ne peut se baser, pour les différencier, sur la coexistence d'autres lésions tuberculeuses, pulmonaires surtout, puisque la tuberculose iléo-cæcale est primitive, et que le cancer se complique volontiers de tuberculose pulmonaire; l'état général est aussi mauvais dans un cas que dans l'autre, et ce n'est pas d'après sa teinte jaune paille que chez un cachectique l'on serait en droit d'affirmer le cancer. Il faut mettre en balance la durée de la maladie, son évolution et surtout l'ordre d'apparition des accidents. Le cancer peut amener des accidents mortels dès la fin de la première année; la tuberculose n'aboutit aux complications immédiatement dangereuses qu'au bout de trois à cinq ans environ. Dans le cancer, les signes de sténose sont prédominants,

[1] HEURTAUX. *Archives provin. de Chirurgie*, 1900.

l'occlusion chronique est la règle, la tumeur apparaît ensuite, et reste volontiers petite. La tuberculose se caractérise par une tumeur d'abord, puis par des signes de sténose alternant avec les symptômes d'ulcération de la muqueuse et qui surviennent parfois fort tard, lorsque la tumeur est déjà considérable. Dans les cas douteux, l'examen bactériologique des matières fécales, les inoculations aux cobayes donnent parfois des résultats positifs, concluant en faveur de la tuberculose. Obrastzow, à propos des tumeurs du cæcum, attribue une grande valeur à la palpation attentive de l'organe : il signale d'abord la situation élevée du cæcum, d'où la possibilité de sentir l'iléon qui a pris une direction ascendante. S'il s'agit d'un cancer, le cæcum perd ses caractères habituels, et donne la sensation d'une tumeur unique et irrégulière ; au contraire, dans la tuberculose, la forme, l'élasticité de l'organe sont jusqu'à un certain point conservés, il y a épaississement de la paroi cæcale, que l'on sent se continuer sur le côlon en diminuant progressivement. En outre, la pérityphlite accompagne toujours la tuberculose cæcale ; le cancer se localise de préférence au cæcum seulement.

Tels sont les principaux moyens à notre disposition pour arriver au diagnostic des tumeurs du gros intestin, et ils mettent en évidence la nécessité d'un examen minutieux de l'abdomen du malade, et de la connaissance exacte de l'histoire de la maladie.

Quelques cas spéciaux peuvent encore se voir en clinique. La tumeur peut avoir déterminé une ou plusieurs fistules purulentes ou pyo-stercorales ; l'examen bactériologique du pus doit être fait : il a permis d'affirmer la nature tuberculeuse des lésions, de reconnaître l'actinomycose du cæcum. Ou bien on est en présence d'accidents aigus, péritonite plus ou moins généralisée causée par une perforation au travers de la tumeur, par un foyer suppuré de voisinage : on attribue d'ordinaire ces désordres à l'appendice et l'opération vient démontrer l'erreur. Enfin l'occlusion intestinale aiguë n'est pas exceptionnelle, mais à moins d'avoir reconnu auparavant une tumeur ou d'avoir constaté depuis bien des mois des signes d'occlusion chronique, on ne saurait diagnostiquer exactement sa cause.

VII

TRAITEMENT DES TUMEURS

ET DES RÉTRÉCISSEMENTS DU GROS INTESTIN

Nous avons montré dans le chapitre précédent combien était difficile et incertain le diagnostic exact des rétrécissements et tumeurs du gros intestin, et comment le plus souvent on était amené à croire à l'existence du cancer de cet organe. Il convient d'ajouter que ce diagnostic est d'autant plus délicat, qu'on est appelé à le poser de bonne heure, près du début de la maladie. Et si dans le doute on s'abstient de toute thérapeutique active, on laisse passer la phase la plus favorable de la maladie, celle où l'ablation complète des lésions est possible et même facile, pour attendre l'éclosion des accidents, et se trouver dans des conditions opératoires moins propices.

Indications opératoires. — C'est pourquoi, aujourd'hui où l'ouverture simple du ventre est sans danger dans un milieu approprié, et entre des mains exercées, on a tendance à suppléer à l'insuffisance du diagnostic précoce par la *laparatomie exploratrice précoce ;* et on agit suivant ce que l'examen de visu de l'abdomen fait découvrir. Telle est, en particulier, la conclusion de la thèse de Lardennois. Si donc un malade, présente depuis quelques semaines des signes assez nets de sténose intestinale, sans accidents sérieux, sans altération de l'état général, si les troubles persistent malgré l'emploi des purgations, du massage abdominal, il est indiqué d'intervenir par une laparotomie exploratrice; l'opération bien conduite donne une certitude sur l'existence d'un rétrécissement ou d'une petite tumeur du gros intestin, et permet d'emblée un acte chirurgical plus complet, que nous discuterons.

Quand la maladie a évolué, il n'y a plus de doute, on est en présence d'une tumeur, ou d'une sténose de l'intestin; il règne encore quelque incertitude sur la nature exacte de l'affection. Les accidents sont sérieux sans être graves ni pressants; on a tout le temps nécessaire pour examiner à plusieurs reprises son malade, discuter à tête reposée sur le genre d'opération qu'il convient de lui faire subir. L'état général est assez bon pour permettre une intervention de longue durée. En un mot, le chirurgien *opère à froid* et doit chercher à pratiquer, si elle est anatomiquement possible, l'exérèse complète du segment intestinal malade.

Seules en effet des contre-indications tirées de l'examen local de la tumeur s'opposent à cette tentative : la fixité absolue, les adhérences solides et nombreuses, et dans les cas de cancer, la constatation de noyaux métastatiques péritonéaux ou hépatiques. La laparotomie est pourtant utile, en nous donnant les moyens de faire une opération palliative, en dérivant le cours des matières par une anastomose intestinale. Elle ne nous laisse donc pas désarmés, lorque l'ablation complète du mal est impossible, ou simplement assez laborieuse pour exposer la vie de l'opéré.

Dans le cours de la maladie, des accidents aigus peuvent éclater : c'est quelquefois la péritonite par perforation, qu'on peut traiter sans grandes chances de succès, par l'ouverture et le drainage de la cavité abdominale. Le plus souvent il s'agit d'occlusion aiguë ou d'occlusion chronique arrivée à un degré grave, avec suppression presque absolue des gaz et vomissements fécaloïdes incessants. Il faut parer de suite, sans perdre une minute, à ces accidents intenses, par une *opération d'urgence ;* à peine prend-on le temps de faire un diagnostic précis; il suffit de savoir qu'il y a un obstacle au cours des matières, on s'efforce d'en déterminer le siège, et on se contente de créer un anus contre nature au-dessus de la lésion. La situation est assez menaçante pour interdire les grandes ouvertures du ventre, l'exploration et la manipulation prolongée de l'intestin; on voit que l'intervention est souvent délicate.

Au cours de certaines opérations à froid, la résection ou l'entéro-anastomose sont impraticables à cause des lésions à distance de l'intestin. En effet les anses à aboucher ont un calibre disproportionné; l'une est petite, atrophiée, l'autre énorme, distendue, avec une paroi si mince que l'aiguille aura de la peine à se faufiler dans son épaisseur sans la perforer. Et en matière de sutures intestinales, on est à la merci d'un point mal fait. De plus, l'anastomose établie, l'intestin se vide, les sutures se relâchent, et des fuites peuvent se produire. Ici encore l'anus contre nature nous apparaît comme la méthode de choix, d'autant plus qu'il ne s'oppose nullement à une intervention ultérieure; il est toujours possible, en effet, de pratiquer ou la résection, ou l'entéro-anastomose secondaire, suivant les lésions constatées pendant la laparotomie. On peut ainsi débarrasser le malade d'une infirmité possible, que beaucoup se refusent à supporter.

Telles sont les indications générales qui doivent guider dans le traitement des tumeurs et rétrécissements du gros intestin; en résumé, en dehors des accidents, il est légitime d'essayer de réséquer le segment intestinal malade, ou si l'exérèse est impossible, de dévier le cours des matières par l'entéro-anastomose. Quand les accidents sont menaçants, on doit se contenter de l'anus contre nature, quitte à procéder dans un second temps et à tête reposée, à l'une ou l'autre des opérations de choix.

Il nous faut maintenant entrer plus avant dans le détail des indications spéciales et des procédés opératoires, qui varient suivant les lésions et suivant leur localisation. Et nous avons à parler successivement des résections, de l'anastomose entre deux anses intestinales, enfin de l'anus contre nature, et des résultats qu'on est en droit d'attendre de ces opérations.

Résection. — Dans la résection le choix de l'incision n'est pas indifférent; si on a localisé la lésion, on pratique la laparotomie médiane pour les tumeurs du côlon transverse, la laparotomie latérale sur le bord externe du droit pour les tumeurs iléo-coliques, enfin l'incision classique de l'anus iliaque pour celles de l'S iliaque[1]; la simple laparotomie exploratrice est

[1] Nous avons opéré un cancer du côlon descendant par la voie lombaire.

au contraire toujours médiane et sous-ombilicale d'abord.

Pour réséquer, il faut que l'intestin soit bien reconnaissable, et non enfoui dans des masses scléro-adipeuses énormes; il faut que les adhérences ne soient ni trop abondantes, ni trop résistantes; par contre l'étendue des lésions en longueur sur l'intestin paraît avoir moins d'importance, et l'on a pu réséquer avec succès la moitié ou les trois quarts du gros intestin. L'essentiel est de réséquer tout l'intestin malade ; l'amincissement ou l'épaississement des tuniques intestinales par suite de l'inflammation, même bien au delà de la tumeur, obligent à faire porter la section plus loin, en tissu parfaitement sain. C'est pourquoi les indications de la résection partielle limitée à une tumeur nodulaire, se présentent rarement. Ce genre de résection a donné de bons résultats dans des tuberculoses très localisées, et Demoulin lui doit un beau succès pour une petite tumeur inflammatoire du cæcum. La partie malade enlevée, il faut rétablir la continuité du tube digestif.

Dans la région iléo-cæcale, la dilatation de l'intestin grêle dont le calibre atteint ou dépasse celui du côlon, a amené beaucoup de chirurgiens à exécuter l'entérorraphie circulaire. Il semble cependant aujourd'hui que la fermeture des deux bouts avec anastomose latérale offre plus de garantie ; ce procédé est seul applicable s'il y a différence de calibre des deux anses.

Lorsque la résection a été considérable, ou lorsque l'intestin fixé par le péritoine pariétal ne se laisse pas attirer (S iliaque), il devient impossible d'amener les deux bouts en contact. On est alors obligé de fermer la lumière de chaque segment d'intestin, et de créer une anastomose entre deux anses aussi voisines que possible ; on choisit souvent la terminaison de l'iléon, assez mobile, pour l'aboucher dans le côlon transverse, dans le côlon pelvien (iléo-sygmoïdostomie). De cette manière, il persiste au-dessus de l'anastomose deux segments d'intestin, plus ou moins longs, terminés en cul-de-sac. Kümmel a de même implanté le côlon transverse dans l'anus après résection de tout le segment intermédiaire.

Lorsqu'une résection de longue durée a trop épuisé le malade, pour finir vite, il reste une ressource : attirer au dehors les deux bouts de l'intestin sectionné, et les fixer à la paroi ; l'anus contre nature qui en résulte peut être ensuite traité par les procédés habituels. MADELUNG fit une intervention de ce genre après résection de toute l'S iliaque ; il ferma par invagination le bout rectal et sutura à la paroi le bout côlique.

Si nous comparons la valeur des résections avec rétablissement immédiat du cours des matières, aux opérations suivies d'anus contre nature, nous remarquons l'infériorité de ces dernières ; en dehors de l'infirmité infligée au malade et qui n'est parfois que temporaire, le pronostic opératoire est certainement plus grave, en ce que l'écoulement immédiat des matières infecte forcément la plaie, et que l'on observe des accidents septiques souvent sérieux. En outre, une difficulté de technique se présente toujours : l'affrontement en canons de fusil des deux anses intestinales donne lieu à un éperon intermédiaire, dont les extrémités sont très difficiles à réunir exactement à la paroi ; les sutures lâchent souvent en ce point et ouvrent la voie à une infection du péritoine. Nous devons donc considérer le procédé de la résection suivie d'anus contre nature, comme défectueux, et ne le conserver qu'à titre de méthode d'exception. Une fois, RECLUS extériorisa une tumeur qui avait envahi deux anses voisines ; après quelques jours il coupa tout au ras de la peau, et obtint un anus à quatre orifices.

ENTÉRO-ANASTOMOSE. — Si, dans une opération à froid, la résection est impossible ou parait trop dangereuse, la méthode de choix est l'entéro-anastomose. Conçue par MAISONNEUVE qui n'osa pas la pratiquer sur l'homme, elle a été vulgarisée surtout par von HACKER en Allemagne, par CHAPUT en France. Ici encore existent des difficultés opératoires lorsque l'intestin en amont est distendu et aminci, ou que ses parois hypertrophiées sont devenues friables. De plus, si les adhérences sont étendues, si les segments à anastomoser sont peu mobiles, on est obligé de chercher des anses intestinales très éloignées ; nous avons dit que la terminaison de l'intestin grêle présentait les conditions d'intégrité et de mobilité désirables. Il est certain que si on pratique l'iléo-sygmoïdostomie, il faut s'attendre à une diarrhée intense, comme l'ont récemment montré GIORDANO et von EISELSBERG[1]; mais ce phénomène n'est pas durable.

Un reproche plus grave a été adressé à l'entéro-anastomose : si large que soit l'abouchement, des matières peuvent encore passer par le segment intermédiaire, occupé par le néoplasme, et l'opération ne remplit plus entièrement son but ; on est à l'abri de l'occlusion, mais non de l'infection de la tumeur. De là est née la méthode de l'*exclusion de l'intestin* entre les deux anses anastomosées.

Von HACKER avait eu l'idée de lier ou de sectionner l'anse intestinale malade au-dessous de l'abouchement ; cela n'empêcha pas le reflux rétrograde des matières vers la sténose, et même la distension de l'anse, ainsi exclue par son bout supérieur seulement. Aussi SALZER alla plus loin, et pratiqua l'exclusion totale, en coupant l'intestin au-dessus et au-dessous du rétrécissement, et en rétablissant par anastomose le cours des matières. En somme, l'opération est conduite comme une résection, mais on n'enlève pas l'anse malade, on se contente de la fermer à ses deux bouts et on l'abandonne dans le ventre.

L'exclusion totale est une opération déplorable, car les sécrétions de l'anse exclue s'y accumulent et la distendent ; on a laissé dans le ventre un réservoir clos de liquides très septiques. L'anastomose des extrémités de l'anse séquestrée, imaginée dans le rétrécissement très serré, transforme cette anse en un tube annulaire clos, et ne remédie pas aux défauts de la première technique. Von EISELSBERG a montré que l'*exclusion incomplète* doit seule être pratiquée : elle consiste à aboucher à la peau l'une ou l'autre des extrémités de l'anse exclue, ou toutes les deux. L'anus obtenu donne passage non à des matières, mais aux produits de la sécrétion de l'intestin ou de la tumeur ; il est remarquable de voir combien le suintement liquide diminue vite, quand l'opération a été faite pour tumeur inflammatoire ; il peut même se tarir complètement par atrophie de l'anse intestinale, et la guérison est complète. Dans la tuberculose et même dans le cancer, on peut injecter dans l'anse exclue, par l'orifice, des substances médicamenteuses ou des liquides antiseptiques ;

[1] *Congrès international*, Paris, 1900.

on peut encore faire un tamponnement contre une hémorragie grave. A tous les égards cette méthode est donc avantageuse.

La question de savoir s'il faut aboucher à l'extérieur une des extrémités de l'anse ou les deux, manque d'intérêt : si la sténose est peu prononcée, si on est en droit d'espérer une diminution de volume d'une tumeur bénigne, il suffit de laisser ouvert un des bouts, et l'on choisit de préférence l'extrémité distale. Lorsque le calibre est très rétréci, et qu'il y a de ce fait des chances de rétention, mieux vaut maintenir l'anse ouverte aux deux bouts.

Opérations en deux temps. — Telle est l'entéro-anastomose avec exclusion incomplète, opération de choix lorsque la résection paraît impossible. Elle peut d'ailleurs être complétée secondairement par la résection de l'anse exclue, qui s'exécute dans des conditions bien simples puisqu'il n'y a plus à s'occuper de rétablir le cours des matières. De même un anus contre nature, établi à l'occasion d'un accident aigu, permet la résection secondaire, mais dans des conditions moins favorables. Il est juste de dire pourtant que cette succession des temps opératoires est préférable à la résection préalable suivie d'anus contre nature. Cette manière de faire, imposée d'habitude par les circonstances, mériterait, aux yeux de quelques chirurgiens, d'être érigée en méthode de choix. Le premier temps opératoire consisterait dans la création d'un anus, ou mieux d'une anastomose avec exclusion ; le second, dans la résection du segment malade.

Sans entrer dans le détail opératoire, nous devons attirer l'attention sur un point : dans la chirurgie du gros intestin, les boutons anastomotiques, comme celui de Murphy, doivent être proscrits. Il faut songer en effet que les matières fécales sont solides dans cet intestin, qu'au-dessus d'un rétrécissement, elles sont très souvent pâteuses comme du mastic, et mêlées de corps étrangers ; elles obstruent aisément les petits orifices du bouton, et il en résulte soit une occlusion secondaire, soit une pression au niveau de l'anastomose, bien capable de faire céder la ligne de sutures complémentaire. Aussi les cas de mort due au bouton anastomotique sont-ils assez nombreux. Il ne faut donc employer que les sutures, et si l'on veut, des tubes d'appui ou des plaques rapidement résorbables.

Pronostic opératoire. — Résection et anastomose avec exclusion sur le gros intestin, sont également graves, pas assez cependant pour ne pouvoir être abordées par un chirurgien expérimenté. Lardennois a relevé 244 résections avec 84 morts opératoires ; mais sa statistique remonte jusqu'à 1878, et à cette époque l'antisepsie n'était pas régulièrement appliquée ; la chirurgie de l'intestin était mal connue, insuffisamment pratiquée. Les chiffres récents sont meilleurs et Körte a fait 18 résections iléo-cæcales sans un décès.

La résection assure la guérison définitive de la tuberculose et des affections inflammatoires. Pour le cancer, elle procure une survie de trois années en moyenne, si la récidive n'apparaît pas dès les premiers mois; et bien souvent davantage (neuf ans avec von Bergmann, quinze ans avec Martini).

Les anastomoses, d'après la statistique de Lardennois, ont entraîné la mort 5 fois sur 29 opérations (depuis 1889). Körte a eu 3 décès sur 12 interventions. Sans doute il ne faut pas demander aux statistiques des renseignements très exacts; bien des insuccès sont probablement restés dans l'ombre. Mais les chiffres que nous venons de citer sont assez encourageants pour autoriser une certaine hardiesse, en présence d'une affection aussi grave que les tumeurs de l'intestin.

Parmi les accidents post-opératoires, il en est d'intéressants; nous passerons sur le shock, les complications infectieuses, mais nous insisterons un peu sur l'occlusion intestinale secondaire, car elle peut tenir à la technique opératoire elle-même. Ses causes sont variables : nous avons signalé le bouton de Murphy ; on observe encore la pseudo-occlusion par paralysie, fréquente lorsqu'il existe de l'infection péritonéale. Enfin il existe des occlusions par coudure et par torsion, surtout consécutivement à l'anastomose avec exclusion. En effet les deux anses anastomosées sont souvent supportées par des méso d'inégale longueur ; c'est le cas de l'iléo-côlostomie, où le mésentère est long, le méso-côlon nul ; on ne peut donc les suturer, et le mésentère conserve un bord libre, flottant ; l'iléon, mal fixé par lui, se tord sur son axe, le bord libre du mésentère s'enroule autour de lui et l'étrangle. Il en est de même lorsqu'une anse a été tiraillée et placée pour l'anastomose dans une situation anormale ; abandonnée à elle-même, elle reprend sa direction primitive et se coude. Il faut connaitre ces faits pour les prévenir au cours de l'opération, ou les combattre après, par la création d'une fistule stercorale.

Anus contre nature. — En dernier lieu, nous avons à dire quelques mots de l'anus contre nature simple. Nous avons montré dans quelles circonstances il fallait l'adopter : toute la question est donc de savoir où il doit être pratiqué. La solution suppose connu le siège de la lésion, et nous avons vu que ce diagnostic est habituellement délicat, et repose sur la sensibilité vive et localisée en un point de l'abdomen, et sur l'examen par les lavements. Dans les cas graves et urgents on ne peut se fier à des indices aussi peu précis ; il nous faut une règle de conduite commode à suivre. Pour être utile, l'ouverture doit être faite au-dessus de la sténose ; l'anus iliaque de Littre ne convient donc qu'aux affections du rectum et de l'anse sigmoïde, mais nullement à celles du côlon. Nous avons donc le choix entre l'anus lombaire de Callisen, ou l'anus cæcal de E. Nélaton.

Le premier est communément abandonné à cause de son exécution difficile par l'épaisseur des masses musculaires à traverser ; il est fort gênant pour les malades qui ne peuvent se laver et se panser eux-mêmes ; enfin il ne peut s'appliquer qu'aux tumeurs de l'S iliaque. Par conséquent, dans la majorité des cas, l'anus portera sur la région iléo-cæcale ; on est à coup sûr au-dessus de la sténose de l'un des côlons, et si l'on reconnaît que le cæcum est le siège de la maladie, il n'y a qu'à attirer l'anse grêle qui vient y aboutir et à l'ouvrir. Dans ce dernier cas, il faut avoir soin de ne pas prendre la première anse grêle venue, adhérente accidentellement, mais bien la fin de l'iléon.

Suivant qu'il y a urgence ou non, l'anus est ouvert sur le champ ou le lendemain.

L'opération de l'anus artificiel est par elle-même bénigne ; malheureusement on est souvent appelé à l'exécuter pour de graves accidents d'occlusion, chez des malades déjà infectés ou cachectisés ; et dans ces conditions, il ne semble pas que la mortalité soit plus faible qu'après les résections ou les anastomoses. Körte a eu 6 décès sur 20 opérés. Evidemment ces morts ne peuvent être regardées comme consécutives à l'opération, mais à la maladie. L'anus artificiel est une ressource ultime, à la portée de tous, ne nécessitant pas toujours l'anesthésie générale ; on lui doit trop de succès durables pour hésiter un instant à avoir recours à lui.

DEUXIÈME PARTIE

CHIRURGIE DE L'ANUS ET DU RECTUM

I

SÉMÉIOLOGIE DE L'ANUS ET DU RECTUM

Bien des affections du rectum passent inaperçues parce qu'elles évoluent sans douleurs, sans troubles fonctionnels autres que des hémorragies le plus souvent rapportées à des hémorroïdes. Pour peu que le médecin accepte ce diagnostic tout fait, ou qu'il y ait coexistence d'hémorrhoïdes visibles à l'œil, l'affection évolue insidieusement jusqu'au jour où un amaigrissement inexpliqué, une hémorragie plus sérieuse, une incontinence des matières invitent à un examen plus approfondi.

Grâce à l'*interrogatoire* qui renseigne sur les *antécédents* du malade, les *symptômes fonctionnels*, la *durée*, la *marche* de l'affection dont il se plaint, le chirurgien peut faire un diagnostic probable ; ce diagnostic est ensuite définitivement confirmé par l'examen direct.

1. La douleur. — La douleur manque rarement dans les affections du rectum. C'est souvent même le premier signe qui attire l'attention du malade et qui l'engage à consulter ; mais elle est loin d'être toujours caractéristique.

Parfois elle est *indépendante de la défécation ;* c'est une sorte de douleur sourde, de sensation de pesanteur dans le cancer non ulcéré ; le cancer est-il ulcéré, ce sont au contraire des douleurs vives, névralgiques, irradiant vers les membres inférieurs et dues à la compression des filets nerveux. Mais ce sont surtout les affections inflammatoires (rectites, phlébites hémorrhoïdaires, abcès périrectaux) qui occasionnent les douleurs en dehors de la défécation, douleurs qu'exagèrent les moindres mouvements, les efforts, la toux. Ces phénomènes, d'ailleurs, peuvent être dus à toute autre cause, prostatite chez l'homme, annexite, rétroversion chez la femme.

Plus caractéristiques d'une affection rectale, sont les douleurs *liées à la défécation*, bien qu'elles se rencontrent également dans la rétroversion, la pelvi-péritonite. Elles apparaissent *au moment même de l'acte* et sont dues à la pression du bol fécal sur une hémorrhoïde enflammée, un cancer ulcéré; elles peuvent être intenses, mais elles durent peu. Il n'en est pas de même pour les douleurs de la *fissure ;* celles-ci sont dues à la contracture du sphincter et présentent un caractère tout spécial ; elles commencent au moment de la défécation *pour augmenter ensuite progressivement* et présenter leur maximum d'acuité 15, 20 ou 30 minutes plus tard.

2. Au symptôme douleur, nous opposerons la PERTE DE SENSIBILITÉ ANO-RECTALE qui pour DELBET [1] serait plus fréquente qu'on ne le croit. C'est un trouble fonctionnel gênant pour les malades qui ne peuvent plus distinguer les matières solides des liquides et des gaz. On le rencontre quelquefois dans le cancer, mais surtout dans le prolapsus.

3. TROUBLES DE LA DÉFÉCATION. — Rarement la défécation reste normale. Indépendamment des troubles de sensibilité, on note soit de la diarrhée, soit de la constipation.

La *diarrhée* relève souvent de lésions plus haut situées, mais il est des diarrhées rebelles, résultat de l'irritation déterminée par une lésion du rectum.

La *constipation* peut reconnaître de multiples causes et eu présente pas de grande valeur diagnostique.

Il n'en est pas de même des *alternatives de constipation et de*

[1] *Traité de chirurgie clinique et opératoire*, t. VIII, p. 380.

diarrhée, des crises d'occlusion accompagnées de tympanisme, qui durent plusieurs jours et se terminent par des débâcles. Elles indiquent ordinairement un rétrécissement ou un cancer. Dans ces derniers cas la *forme des matières* peut avoir son importance. Sans parler du sillon ou de la rainure qu'elles présentent au point correspondant à une tumeur, les matières *rubanées* et les matières *ovillées* sont assez caractéristiques, les premières d'un rétrécissement bas situé, les secondes d'un rétrécissement siégeant au moins au-dessus de l'ampoule rectale (Nélaton[1]).

La sensation de soulagement qui suit normalement l'acte de la défécation peut manquer et être remplacée par des épreintes plus ou moins pénibles, de *faux besoins* que le malade essaie en vain de satisfaire. On les observe dans les affections inflammatoires de la muqueuse rectale.

Quant aux tumeurs pédiculées, aux polypes, sans provoquer de douleurs si vives, ni d'épreintes, elles jouent le rôle de corps étrangers et déterminent la même sensation de besoin que les matières fécales elles-mêmes.

4. Écoulements anormaux. — Ce sont des écoulements de sang, de pus, de glaires.

Le *sang* peut être évacué au *moment des selles*; *altéré* sous forme de mélœna, il indique un séjour un peu prolongé dans le tube digestif et il faut en chercher l'origine dans un segment de l'intestin supérieur au rectum. Mais il peut aussi être *pur*. Quelques gouttes de sang tachant les matières fécales témoignent d'une fissure, d'une ulcération. Les hémorragies plus sérieuses, les jets de sang multiples « tigrant le vase », suivant l'expression de Richet, sont symptomatiques d'hémorrhoïdes.

La défécation peut ne rejeter que du sang, sans mélange de matières fécales, c'est ce qui arrive dans les néoplasmes ulcérés; le sang s'accumule dans l'ampoule et provoque enfin un besoin pressant de défécation. Le sang rendu est du sang pur ; rarement il séjourne assez dans l'intestin pour être altéré.

[1] Nélaton. *Pathologie chirurgicale*, t. V.

La *quantité de sang* émise est variable ; parfois elle est considérable et l'hémorragie suffit à expliquer cet état d'anémie profonde, ce teint cachectique des malades que l'on est tenté d'attribuer toujours au cancer.

L'*écoulement de pus* a une importance considérable.

Continuel, tachant le linge, il indique une lésion bas située, sous-sphinctérienne (hémorrhoïde externe ulcérée, blennorragie anale, fistule) ou même un foyer suppuré ouvert en dehors du rectum, à côté de l'orifice anal.

Intermittent, il peut comme le sang être émis avec les matières fécales ou indépendamment de toute défécation. Les matières sont comme enrobées de pus dans les rectites intenses avec ulcérations, souvent même mélangées de glaires et de sang. Le pus peut aussi, comme le sang, s'accumuler dans le rectum en quantité suffisamment considérable pour provoquer le besoin de défécation. Il se produit alors une selle uniquement purulente. C'est ainsi que se manifeste l'ouverture dans le rectum de collections développées soit dans le petit bassin, soit dans la fosse ischio-rectale.

5. La présence de saillies anormales au niveau de l'orifice anal est encore un renseignement de haute valeur, que la tumeur soit permanente ou qu'elle ne devienne procidente qu'au moment de la défécation (prolapsus, hémorrhoïdes, polypes.)

Enfin l'interrogatoire, pour être complet, doit renseigner non seulement sur l'état local mais aussi sur *l'état général* du sujet, faire connaître ses antécédents pathologiques particulièrement au point de vue tuberculose, syphilis, renseigner sur sa profession, son genre de vie etc...

Examen local. — Il faut examiner méthodiquement l'anus, puis le rectum.

Examen de l'anus. — Le malade, à part quelques cas particuliers où la position génu-pectorale est indiquée, se trouve dans le décubitus latéral ; s'il souffre, faites-le coucher sur le côté dont il se plaint, suivant le conseil pratique donné par Guyon. La jambe qui repose sur le plan du lit est étendue, l'autre est modérément fléchie. D'une main, à l'aide d'une compresse, le chirurgien déprime la fesse inférieure, tandis que de l'autre, soulevant la fesse la plus élevée, il déplisse lentement et avec douceur chacune des parties de l'orifice anal. C'est le seul moyen de ne pas laisser passer inaperçue une petite fistule, une légère ulcération cachée au fond des plis radiés de la marge. Il est bon, pendant cette exploration, de faire faire au malade un léger effort, de le faire pousser comme s'il voulait aller à la selle ; on peut ainsi explorer presque complètement par la vue le canal anal.

En même temps qu'ils étalent la région, les doigts palpent, et cette *palpation* permet de sentir les différences de consistance : l'induration, la fluctuation dans les affections inflammatoires, l'infiltration dans l'épithélioma, la contracture du sphincter dans les affections douloureuses.

Il ne faut évidemment pas négliger l'examen des régions voisines, en particulier celui de la région inguinale dont les ganglions reçoivent les lymphatiques de la région anale.

Examen du rectum. — Cet examen se fait surtout par le *toucher rectal*. Le rectum a été préalablement nettoyé par un grand lavement tiède ; il est débarrassé des matières dont la présence dans l'ampoule serait non seulement une gêne, mais pourrait même exposer à des erreurs de diagnostic.

Le toucher se fait avec l'index bien enduit de vaseline ou d'un corps gras quelconque : il est préférable d'employer des doigtiers de baudruche ou de caoutchouc qui ne diminuent guère la sensibilité de la pulpe et préservent le doigt du contact des matières fécales. — La précaution est de rigueur si l'on est porteur de petites plaies ou d'écorchures au niveau des doigts, si le malade est suspect de syphilis ou si l'on doit dans la journée faire quelque intervention chirurgicale.

Quelle est la *position* à adopter ? Curling explore son malade debout sur la jambe gauche, tandis que la jambe droite étant fléchie, le pied correspondant repose sur une chaise.

La plupart des chirurgiens placent leur malade soit dans le

décubitus latéral, soit dans le décubitus dorsal. — C'est cette dernière position que nous préférons : un coussin glissé sous le siège du malade soulève le bassin ; les membres inférieurs sont modérément fléchis, les genoux un peu écartés. Le doigt suivant la rainure interfessière pénètre assez facilement dans l'orifice anal par un léger mouvement de torsion pendant qu'on engage le malade à pousser un peu pour relâcher le sphincter. On explore ainsi méthodiquement le canal anal, puis l'ampoule dont on parcourt successivement toute la circonférence, en notant les irrégularités de calibre, de consistance, le siège de la douleur à la pression, etc. On ne peut guère pénétrer à plus de 8 à 10 centimètres, même en déprimant fortement l'abdomen, en cherchant à repousser les parties malades au contact du doigt rectal.

Suivant le judicieux conseil de QUÉNU et HARTMANN[1] on devra faire en ramenant le doigt une exploration en quelque sorte rétrograde des parties. C'est le seul moyen de ne pas laisser échapper certaines tumeurs molles qui, telles que les polypes muqueux, peuvent fuir devant le doigt, lors de son introduction.

Chez la femme il est souvent avantageux de combiner *le toucher vaginal* au toucher rectal.

Quand la lésion rectale est inaccessible, faut-il faire plus, et avec GUSTAVE SIMON[2] (de Heidelberg) introduire la main tout entière dans le rectum ? Les accidents mortels signalés à la suite de ces explorations intra-rectales suffisent à faire rejeter ce procédé d'examen par trop brutal.

L'examen direct de la muqueuse rectale est difficile, mais heureusement inutile le plus souvent au diagnostic. Chez la femme, un doigt placé dans le vagin repoussant à travers l'anus la paroi antérieure du rectum peut amener au dehors et rendre bien visible une ulcération siégeant sur cette paroi. C'est l'*éversion*, procédé recommandé par TARNIER[3], mais bien souvent inapplicable.

[1] QUÉNU et HARTMANN. *Chirurgie du rectum*, t. I, Paris, 1895.

[2] G. SIMON. *Arch. f. Klin. Chir.*, Berlin, 1872, t. XV, p. 99.

[3] TARNIER. De l'examen extérieur de la muqueuse rectale à l'aide du retournement. *Ann. de Gynécologie*, 1881, t. I, p. 321.

Une simple valve, la valve de Sims, suffit dans la pratique courante ; au besoin on emploie un spéculum, celui de Trélat ou celui de Nicaise, quand l'introduction n'en est pas trop douloureuse.

La rectoscopie peut cependant rendre de grands services pour les lésions haut situées. — QUÉNU[1] a présenté à la Société de chirurgie les rectoscopes de Herztein de Chicago. Ce sont des

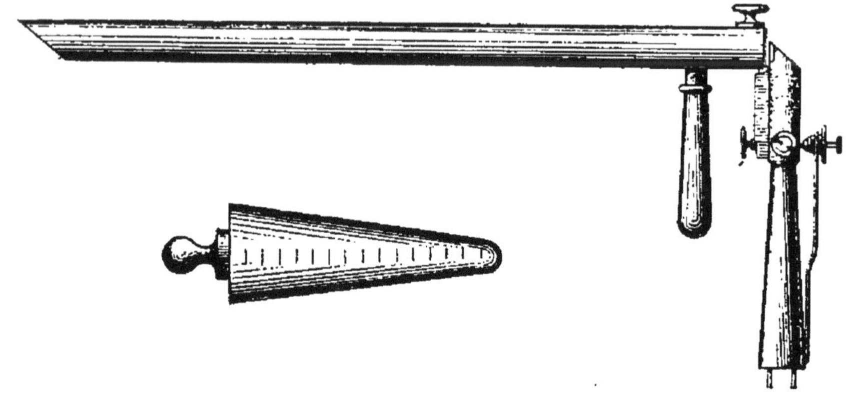

Fig. 5.
Rectoscope de Herzstein (de Chicago) et son dilatateur.
N. B. — L'embout servant à l'introduction n'est pas représenté.

tubes de longueurs variables (10, 15, 28, 30 centimètres et plus) ; à une extrémité est adapté un prisme qui réfléchit dans l'intérieur du tube la lumière fournie par une petite lampe électrique. L'autre extrémité taillée en biseau est munie d'un embout destiné à en faciliter l'introduction (voy. fig. 5). FEDOROFF[2] a modifié cet appareil : il en a supprimé la poignée inutile et lourde, ainsi que le biseau taillé à l'extrémité. Il y a adjoint un système de pièces intermédiaires permettant d'essuyer ou de laver la cavité rectale sans interrompre l'examen. « L'image manque encore un peu de netteté, dit-il, mais néanmoins cet instrument rend de grands services. » Il s'en sert non seulement pour l'examen du siège et de l'étendue de certaines lésions pathologiques, mais

[1] QUÉNU. *Bull. Soc. de Chir.*, 13 oct. 1897, p. 623.
[2] FEDOROFF. *Soc. de Chir. allem.*, 1898, p. 438.

aussi pour pratiquer de nombreuses petites opérations telles qu'ablations de polype, et pour enlever des fragments de tissus destinés à l'examen histologique. L'introduction se ferait assez facilement jusque dans l'S iliaque et les malades supportent bien cette exploration. « Le malade étant sur le côté ou encore dans la position génu-pectorale, dit QUÉNU, on introduit l'extrémité munie de l'embout jusque dans l'ampoule. Nous trouvons qu'alors il y a avantage à se débarrasser de l'embout et à chercher à voir à chaque instant où se trouve la lumière de l'intestin, de manière à incliner vers elle l'instrument et à pénétrer ainsi en voyant d'avance le chemin à parcourir. »

II

VICES DE CONFORMATION DE L'ANUS

ET DU RECTUM

Avec Trélat, nous les classerons en quatre catégories :

Rétrécissements.

Imperforations ou atrésies.

Absences.

Abouchements anormaux.

Anatomie pathologique. — Rétrécissements. — Il est rare de voir le rétrécissement porter sur l'anus lui-même, et l'on cite les observations de Scultet et de Ronnhuysen où l'anus très étroit laissait à peine passer les liquides, comme tout à fait exceptionnelles. Ce qu'on observe ce sont des rétrécissements situés dans l'intérieur du conduit ano-rectal, soit en un point, soit sur une certaine longueur.

1. Les *rétrécissements valvulaires* ou membraneux, indiqués depuis longtemps par A. Bard, Maslieurat-Lagémard, Bouisson [1] etc., se présentent soit sous forme *de diaphragme*, mince membrane percée en son centre d'un trou plus ou moins régulier et de dimensions variables, soit sous forme *d'éperon* faisant saillie dans la cavité du rectum. Cette bride dure, saillante, falciforme, siège d'ordinaire sur la paroi postérieure du rectum à 3 centimètres environ de l'anus. Elle provoque des abcès, des fistules, qui, chose remarquable, viennent parfois s'ouvrir dans le rectum *au niveau* ou *au-dessous* de la valvule.

[1] Bouisson. Thèse d'agrégation, 1851. — Régnier. Des rétrécissements valvulaires congénitaux du rectum. *Gaz. hebd.*, 1874.

2. *Les rétrécissements cylindriques* portent sur une étendue plus considérable : sur plusieurs centimètres le calibre du conduit ano-rectal est réduit au point de laisser à peine libre parfois le passage d'un stylet : l'ampoule est alors fortement dilatée au-dessus du rétrécissement. Cette forme est d'ailleurs très rare.

IMPERFORATIONS. — Le canal anal d'une part, le rectum de l'autre sont bien formés, mais la communication entre les deux ne s'est pas établie. Il persiste une membrane, non perforée cette fois et d'une épaisseur variable suivant les cas.

Tantôt c'est une simple cloison laissant voir par transparence le méconium accumulé au-dessus d'elle.

Tantôt c'est une barrière de 1 centimètre et plus d'épaisseur qu'il faudra traverser pour faire communiquer anus et rectum.

De là à un *cordon fibreux* plus ou moins long réunissant ces organes il n'y a que des différences de degrés correspondant aux transitions qui existent entre les imperforations simples et les absences de l'anus et du rectum. On connaît quelques cas exceptionnels de cloisons multiples superposées ; ils ont été rapportés par VOILLEMIER, LANNELONGUE [1], MARCHAND [2].

ABSENCES. — L'*anus manque*, aucune dépression ne l'indique; la peau passe directement d'une fesse à l'autre et le périnée paraît élargi. La dissection montre une couche de tissu cellulaire plus ou moins épaissi ; des trousseaux fibreux, rarement quelques fibres musculaires constituent le seul vestige du sphincter anal.

L'*absence du rectum* coexiste fréquemment avec l'absence de l'anus. Le rectum oblitéré est réduit à un cordon fibreux d'une longueur variable, l'oblitération pouvant remonter dans certains cas jusque sur l'S iliaque. La vessie chez l'homme, l'utérus et le vagin chez la femme se portent vers le sacrum, occupant la place du rectum absent, et s'interposent entre l'anus et l'ampoule. Le péritoine entoure complètement cette ampoule et la disposition rappelle absolument celle de la séreuse au niveau du cæcum.

[1] LANNELONGUE. Note sur les cloisons congénitales du rectum. *Bull. Soc. Chir.*, 1884, p. 200.

[2] MARCHAND. *Bull. Soc. Chir.*, 1884, p. 209.

On verra quel intérêt présente, au point de vue opératoire, une pareille disposition. Le squelette est souvent déformé, les ischions sont rapprochés, le bassin en entonnoir a son diamètre inférieur très rétréci.

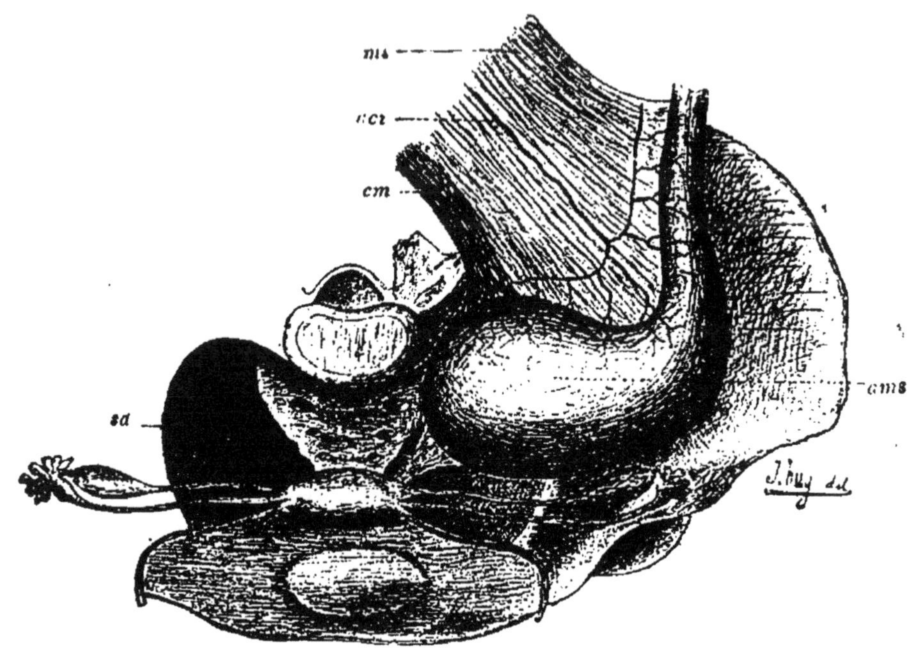

Fig. 6.

Absence totale du rectum; ampoule sigmoïde (CHALOT). *Soc. de chir.*, 15 avril 1896.

ams, ampoule sigmoïde. — *ut*, utérus et annexes. — *sa*, sacrum. — *aci*, artère colique inférieure. — *cm*, corde méso-colique. — *ms*, méso-sigmoïde.

ABOUCHEMENTS ANORMAUX. — Ces abouchements se font au niveau des différents organes qui dérivent de l'appareil uro-génital.

Chez l'homme, le rectum peut s'ouvrir soit dans *la vessie* depuis le bas-fond jusqu'au col, soit dans *l'urèthre* [1], portion prostatique ou portion membraneuse. La communication peut être directe ou se faire par un trajet plus ou moins irrégulier. On voit aussi l'ouverture se faire au niveau *du périnée, du scrotum, de la face*

[1] FAVIER. Thèse de Paris, 1872.

inférieure de la verge. On a même signalé des cas où le trajet fistuleux cheminait à la partie inférieure de la verge, parallèlement à l'urèthre, mais sans communiquer avec lui, et s'ouvrait à peu de distance du gland.

Chez la femme l'ouverture dans la vessie n'a été observée que deux ou trois fois. La communication se fait d'ordinaire au niveau de la *vulve*, l'orifice se trouvant situé en avant de l'hymen, dans la fosse naviculaire, plus rarement dans le *vagin*, exceptionnellement dans *l'utérus*.

L'évacuation des matières se fait par l'orifice anormal, difficilement si la communication est petite, le trajet intermédiaire tortueux, facilement dans les conditions inverses. Souvent, surtout dans les communications avec les voies urinaires, l'évacuation qui se fait à peu près tant qu'il ne s'agit que de méconium, devient impossible quand les matières sont plus consistantes.

Trélat classe encore sous le nom d'*abouchements pathologiques* certaines malformations absolument rares où l'on vit des ouvertures anormales se faire au niveau de la fesse (Bouisson), sur le dos de la verge (Fristo), sur la face postérieure du tronc à travers la 5e lombaire (Fristo).

Les cas d'ouverture à la paroi abdominale répondent à des vices de conformation de l'intestin plutôt que du rectum lui-même.

Pathogénie. — L'embryologie nous explique ces malformations. Il nous faut mettre en relief le développement simultané mais indépendant de l'anus et du rectum et le mode de cloisonnement du cloaque primitif.

1° La partie terminale du tube intestinal se prolonge en arrière vers l'extrémité caudale de l'embryon. De sa paroi antérieure naît un bourgeon creux, le bourgeon allantoïdien, duquel dérivera la vessie. Donc primitivement allantoïde (vessie) et intestin terminal (rectum) communiquent : c'est le *cloaque interne*, fermé en bas par la *membrane anale*, accolement de l'ectoderme à l'endoderme.

2° La partie toute postérieure de l'intestin, intestin post-anal, s'atrophie et disparaît. Le cloaque se cloisonne, les uns disent par descente de l'éperon périnéal qui sépare l'allantoïde de la vessie, les autres par rapprochement transversal et fusion sur la ligne médiane des deux replis latéraux de RATHKE, fusion qui se fait de haut en bas.

3° La membrane anale épaissie forme bouchon (bouchon cloacal de TOURNEUX). Sa partie centrale se creuse de lacunes, se résorbe, et ainsi se crée l'orifice anal. Cet orifice est limité en avant par le repli ano-génital de Retterer, résultat de la fusion transversale des replis de RATHKE, qui le sépare de l'orifice antérieur allantoïdien, futur orifice uro-génital.

Les malformations ano-rectales s'expliquent par un vice ou un arrêt de développement. Le travail de régression qui porte sur l'intestin post-anal s'étend-il trop loin, on trouve le rectum atrophié, rétréci par des brides plus ou moins saillantes ou même réduit à un simple cordon fibreux de longueur variable. Le bouchon cloacal non résorbé explique les absences d'anus ; une résorption incomplète les imperforations, les étroitesses congénitales, les valvules circulaires, les brides [1].

Quant aux abouchements anormaux c'est au cloisonnement du cloaque qu'ils doivent leur origine. Si le cloisonnement, complet ailleurs, ne se fait pas en un point, il en résultera une fistule. L'absence absolue de cloisonnement produit ces larges cloaques, rappelant l'état embryonnaire, véritables monstruosités, dit FORGUE [2], sans intérêt chirurgical.

Les communications qui persistent dans la partie supérieure forment des fistules unissant le rectum à la vessie, l'utérus ou la partie haute du vagin. Le plus ordinairement c'est à la partie inférieure qu'on voit l'arrêt de soudure des replis de RATHKE laisser communiquer le rectum avec l'urèthre chez l'homme, avec le vestibule du vagin chez la femme.

[1] Depuis les recherches de Retterer on n'admet plus guère l'ancienne théorie expliquant ces rétrécissements par la persistance de la membrane anale située à l'union des deux culs-de-sac endo et ectodermiques qui à l'état normal se réunissent pour former le conduit ano-rectal.

[2] FORGUE. *Traité des maladies de l'enfance*, 1897, t. II, p. 790.

Étiologie. — Ce sont des malformations rares; réunissant les statistiques de Collein, de Couture, de Zahri et de Trélat, on trouve que sur un total de plus de 73 000 accouchements on n'a observé que 7 cas d'imperforation, soit un cas sur 11 000 enfants [1]. Le rôle du sexe est nul. Celui de l'hérédité semble plus important, surtout au point de vue alcoolisme et syphilis. Hara a rapporté à la Société de médecine de Berlin (25 mars 1885) le fait assez extraordinaire de 6 cas d'occlusion anale, soit partielle, soit complète, observés dans la même famille.

Étude clinique. — Ce sont des symptômes de rétention qu'on observe, symptômes variables naturellement suivant l'obstacle apporté à l'émission des matières fécales. A ce point de vue il nous faut distinguer deux cas absolument différents :

1° L'orifice est suffisant : la malformation ne se manifeste par aucun symptôme ; elle passera totalement inaperçue pendant longtemps et ne sera reconnue que beaucoup plus tard à l'âge adulte.

2° L'évacuation des matières est impossible, soit immédiatement en cas d'imperforation complète, soit au bout de quelques jours, lorsqu'un orifice anormal d'abord perméable au méconium liquide ne permet plus le passage de matières solides ou se trouve bouché par un corps étranger. Nous étudierons plus loin les malformations qui ne se manifestent qu'à l'*âge adulte*.

Chez le nouveau-né, si malgré la règle absolue à cet égard, on a oublié aussitôt après l'accouchement d'inspecter la région ano-rectale, voici ce qui se produit. L'enfant a été emmailloté, mais lors des premières toilettes, on remarque que les langes ne sont pas encore souillés. Au bout de quelques heures il s'agite, il gémit, il refuse de prendre le sein et rejette par vomissement les quelques gouttes d'eau sucrée ou de lait qu'on lui avait fait prendre. Rapidement l'état s'aggrave : le ventre se ballonne, les vomissements deviennent bilieux, verdâtres, teintés par le méconium. C'est alors que l'entourage s'inquiète et souvent c'est en

[1] Follin et Duplay. *Pathologie externe*, t. VI, p. 554.

voulant donner un lavement pour combattre ce qu'on regarde comme une constipation opiniâtre, qu'on reconnaît l'imperforation. Il n'existe aucun orifice dans toute la région périnéale.

Dans d'autres cas l'orifice anal existe ; à première vue il paraît bien conformé, mais la canule pénètre à peine, le liquide injecté revient aussitôt, clair ou ne ramenant qu'un peu de mucus. Le chirurgien appelé au bout de vingt-quatre heures, trouve déjà l'enfant abattu, les traits tirés. La peau est froide, le pouls filiforme, la respiration difficile entrecoupée de hoquets. Sous une paroi abdominale distendue on voit les anses intestinales se dessiner à travers la peau fine et souple. Partout la percussion, la chiquenaude donnent un son tympanique, sauf parfois dans la fosse iliaque gauche où il existe un peu de matité. Si l'on n'intervient pas rapidement, la face se cyanose, le petit malade se refroidit de plus en plus et meurt au bout de trois, quatre ou cinq jours. Dans quelques cas exceptionnels la mort n'est survenue que le douzième ou quinzième jour, dans d'autres au contraire, elle se produit très rapidement par péritonite consécutive à une rupture de l'intestin [1].

Les choses se passent de même, mais plus tard et moins brutalement en cas d'*abouchement anormal*. Le méconium fluide peut s'écouler librement par un orifice relativement très étroit s'ouvrant à l'extérieur ou dans les voies urinaires. Mais peu à peu les matières prennent de la consistance, des accidents de rétention surviennent, intermittents, subaigus tout d'abord, mais qui ne tarderont pas à se caractériser. Parfois même ils se produisent brusquement quand un corps étranger, une fève (FOURNIER), un noyau de cerise (FLAGIANI) ou des matières presque solides viennent tout d'un coup fermer le trajet. Le tableau clinique se complique d'autres symptômes quand l'ouverture anormale dans des organes voisins amène des complications graves telles que cystite, rétention d'urine, infiltration d'urine, etc...

Diagnostic. — C'est une règle d'examiner aussitôt après la

[1] LUDWIG. Sur un cas de rupture spontanée de l'intestin, consequence d'une atrésie de l'anus. *Thèse de Greifswald*, 1891.

naissance la région ano-périnéale et de s'assurer de la disposition normale des orifices naturels. Le même examen s'impose plus tard lorsqu'on est appelé pour des accidents semblables à ceux que nous avons décrits plus haut. L'enfant est couché sur le dos, les cuisses relevées sur l'abdomen, la région périnéale bien visible. On reconnaît immédiatement l'absence d'anus : à peine une légère dépression, quelques plis indiquent-ils l'endroit où devrait se trouver l'orifice. Parfois, à travers un anus normal on voit bomber l'ampoule mince, tendue, avec sa coloration brunâtre caractéristique.

Mais il est des cas plus difficiles et moins favorables : le canal anal existe, l'obstacle est situé plus haut et accessible seulement au toucher rectal. Le petit doigt préalablement bien graissé est introduit doucement dans l'orifice anal et ne tarde pas à rencontrer soit une membrane qui bombe quand l'enfant pousse des cris, soit une cloison épaisse et résistante qui barre le passage. Le rectum peut n'être que rétréci, mais perméable, et le doigt, ou à son défaut une sonde mousse, un stylet arriveront à franchir le point rétréci et reviendront souillés de méconium. Un simple pli de la muqueuse peut faire obstacle au cathétérisme, aussi en cas de résultat négatif, est-il indiqué de compléter l'exploration par un examen fait avec un petit spéculum.

Exceptionnellement l'obstacle siège sur le côlon, l'intestin grêle : les lavements reviennent alors non colorés et l'on peut pousser très loin une sonde en gomme introduite dans le rectum.

Il faut songer à la possibilité d'orifices anormaux et rechercher s'il n'existe pas de petites fistules donnant issue à du méconium ou à des gaz. Ces fistules s'ouvrent généralement au scrotum, ou au niveau de la vulve chez les petites filles. Il est alors facile de les cathétériser. La chose est presque impossible pour les fistules situées au fond du vagin.

L'ouverture dans les voies urinaires se traduit par la coloration des urines qui tachent fortement les langes en jaune. D'après Roux (de Brignolles) les urines sont uniformément teintées si l'abouchement s'est fait dans la vessie ; les premières gouttes seules sont colorées ou le méconium s'écoule d'une façon continue quand l'abouchement a lieu dans l'urèthre. Le fait de ramener avec la sonde quelques parcelles de méconium est un signe de haute valeur.

Pronostic. — Le pronostic varie essentiellement suivant les conditions anatomiques ; une valvule, une membrane mince sont des obstacles faciles à supprimer ; une imperforation complète est chose beaucoup plus grave. Les abouchements anormaux, s'ils entraînent d'ordinaire des accidents moins aigus, ont aussi leur gravité, et rares sont les cas comme ceux de Ricard, de Gibert, où des femmes atteintes d'anus vaginal ont pu atteindre un âge avancé et dissimuler leur infirmité. Le pronostic varie surtout suivant la rapidité avec laquelle on institue le traitement opératoire.

Traitement. — Il est un certain nombre de cas où l'obstacle est représenté par une simple membrane cutanée ou muqueuse à travers laquelle transparaît le méconium. Au fond d'un canal anal bien conformé, on voit, on sent bomber l'ampoule rectale. Une incision cruciale suivie au besoin de l'excision des lambeaux donne issue au contenu de l'intestin.

Une cloison un peu épaisse et plus profonde inspire-t-elle quelques doutes sur la présence de l'ampoule, une simple ponction exploratrice renseignera bien vite le chirurgien. L'incision dans ces cas doit être plus prudente et il est bon de limiter la partie tranchante du bistouri en enveloppant plus ou moins sa lame de diachylon. Le résultat immédiat est excellent. Le résultat tardif est bon si l'on a soin de dilater le trajet avec le doigt pendant quelque temps, pour combattre le rétrécissement qui tend à se former au point où siégeait autrefois la cloison.

Mais il est des cas plus difficiles : le canal anal n'existe pas ; tout au plus une légère dépression, quelques plis radiés, parfois un bourrelet indiquent-ils la place où devrait siéger l'orifice anal. Quand l'enfant crie, le périnée distendu, repoussé, bombe ; on peut supposer que derrière ce soulèvement se trouve l'ampoule. Il y a même des cas plus embarrassants où la région périnéale est absolument unie et où il n'existe pas la moindre ébauche d'orifice anal. D'ailleurs, qu'il y ait anus ou non, rien ne renseigne le plus souvent sur la présence ou l'absence de l'ampoule dans la profondeur. On dit bien que le périnée bombe quand l'ampoule est basse, que les ischions sont rapprochés quand elle

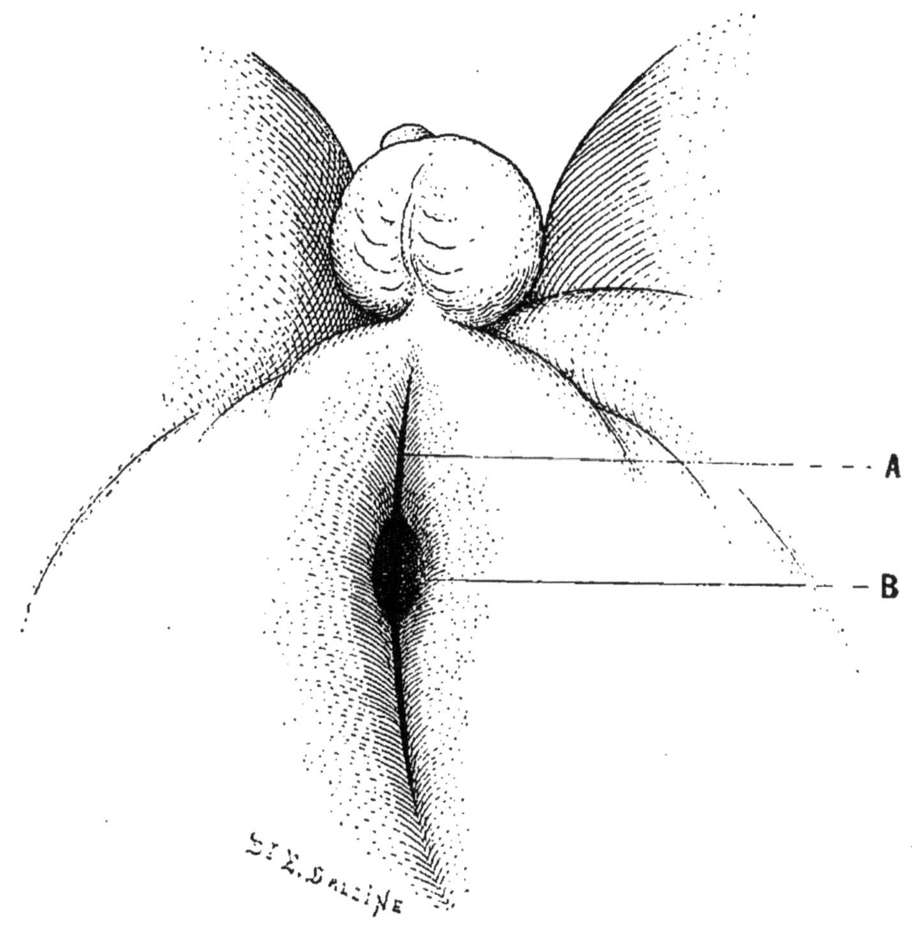

Fig. 7.
Opération de l'anus imperforé (1er temps). — *Incision médio-périnéale* (LEJARS). Chirurgie d'urgence.

A, tracé de l'incision. — B, dépression anale.

est restée haute, mais tout cela n'a pas grande valeur et la règle absolue est de rechercher méthodiquement l'ampoule selon la *méthode d'Amussat* par la voie périnéale.

C'est une opération d'urgence qu'il faut exécuter dès les premières heures. Malheureusement on n'est souvent appelé qu'au bout de vingt-quatre heures : l'enfant est dans un état général alarmant ; chaque instant de retard aggrave alors le pronostic, l'intervention doit être décidée et pratiquée séance tenante.

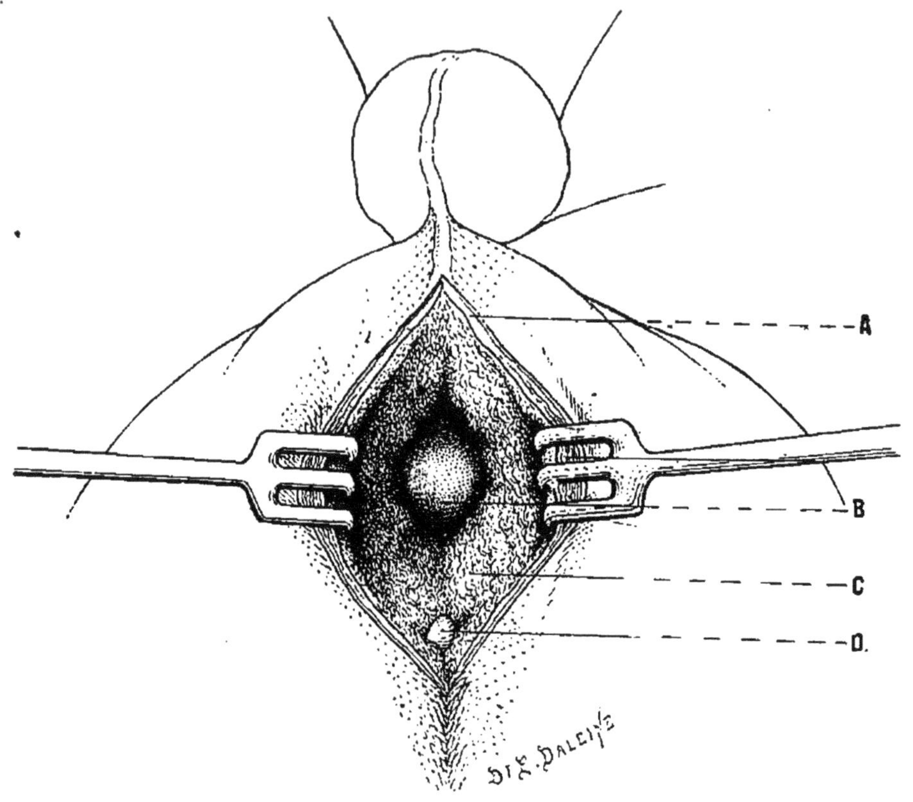

Fig. 8.
Opération de l'anus imperforé (2e temps). — *Découverte de l'ampoule* (LEJARS).

A, lèvres de l'incision cutanée, rétractées. — B, ampoule. — C, graisse péri-rectale. D, pointe du coccyx.

L'enfant chaudement enveloppé est placé dans la position de la taille. Quelques gouttes de chloroforme données prudemment permettent d'obtenir une légère anesthésie qui sera maintenue seulement pendant les premiers temps de l'opération. L'enfant supporte le chloroforme très bien : si on le trouvait trop faible, trop abattu, mieux vaudrait opérer sans anesthésie que d'employer le chlorure d'éthyle qui durcit les téguments, gêne l'opération et ne donne qu'une anesthésie très imparfaite.

La région aseptisée, on fait une longue incision verticale al-

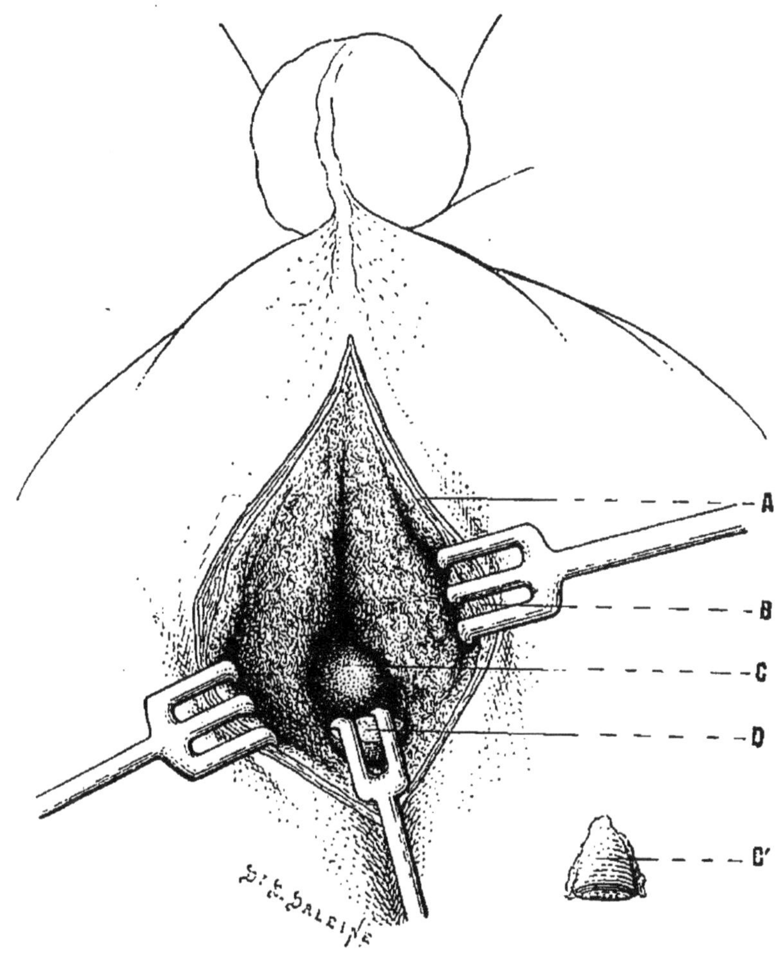

Fig. 9.
Opération de l'anus imperforé. 2° temps (Lejars). *Découverte de l'ampoule après excision du coccyx.*

A, lèvre de l'incision cutanée. — B, rétraction des bords de la plaie. — C, ampoule. — D, coccyx partiellement excisé et récliné en arrière. — C', portion excisée du coccyx.

lant des bourses ou de la fourchette vulvaire à la pointe du coccyx, incision exactement médiane et divisant en deux parties égales la dépression ou l'infundibulum anal quand ils existent.

Prudemment, à petits coups, le bistouri sectionne le tissu cellulaire sous-cutané : on rencontre alors les fibres du sphincter externe qu'on récline et au milieu du tissu cellulaire sous-jacent on aperçoit un globe noirâtre, volumineux, tendu : c'est l'ampoule.

Il s'en faut que la découverte en soit toujours aussi simple. L'ampoule profondément située n'apparaît pas, que faire ? Avant d'aller à sa recherche, assurez-vous que l'enfant est bien placé, bien symétrique et que vous vous tenez toujours dans un plan parfaitement médian. Introduisez une sonde dans la vessie ou dans le vagin et fuyez ces organes. Ne cherchez pas ce cordon d'ailleurs inconstant qui réunit, dit-on, la dépression anale à l'ampoule, il est peu visible : on prend pour lui quelques tractus cellulaires qui égarent les recherches et conduisent toujours trop en avant. C'est en arrière au contraire, vers le sacrum, dans sa concavité, que sous l'influence des cris, des efforts de l'enfant que vous laissez se réveiller un peu, votre doigt sentira quelque chose qui bombe, une saillie qui le repousse ; incisez, dissociez les tissus qui vous séparent de cette masse et vous tomberez sur l'ampoule. Si l'ampoule est très profonde, si l'on est gêné, il ne faut pas hésiter à se donner du jour et à réséquer d'un coup de ciseaux tout ou partie du coccyx suivant la méthode préconisée par Verneuil.

Après toutes ces recherches, on a ou l'on n'a pas trouvé l'ampoule, quelle sera la conduite à suivre dans ces deux cas ?

On a trouvé l'ampoule. — La simple incision cruciale serait ici insuffisante et donnerait rapidement lieu à la production d'un rétrécissement cicatriciel. Il faut, du doigt et de la sonde cannelée, libérer un peu l'ampoule, puis la saisir avec des pinces et chercher à l'abaisser. Mais elle est mince, distendue, et se rompt en inondant la plaie de son contenu. Un grand lavage à l'eau tiède entraîne le méconium, l'ampoule vidée s'abaisse, il ne reste qu'à la fixer. Si l'ampoule a pu être abaissée sans se rompre, on la fixe tout d'abord au centre de l'incision antéro-postérieure au milieu de ces fibres musculaires qui, avons-nous dit, représentent le sphincter.

Comment faut-il la fixer ? Deux points de suture non perforants sont passés latéralement : ils servent à amarrer l'ampoule, à l'abaisser, et vont permettre maintenant de l'accoler aux deux lèvres de la plaie. Cette plaie, d'ailleurs trop grande, est réunie par quelques points de suture en avant et en arrière, autant qu'on le juge nécessaire. L'ampoule fixée, l'incision rétrécie, une

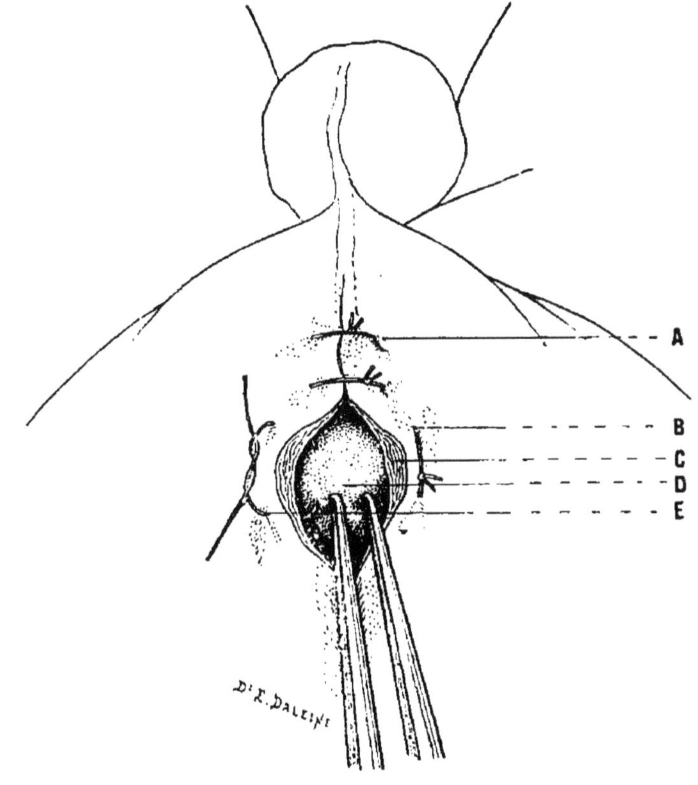

Fig. 10.

Opération de l'anus imperforé (3e temps). — *Abaissement et fixation de l'ampoule* (Lejars).

A, partie antérieure de l'incision. — B, anse latérale, nouée. — C, lèvres cutanées. — D, ampoule recto-anale. — E, anse latérale, mode d'exécution.

large ouverture donne issue au méconium. Il ne reste qu'à laver, absterger, puis rabattre la muqueuse sur les côtés pour la suturer à la peau de manière à ourler soigneusement les bords de ce qui sera l'orifice anal. On procéderait de même si on avait dû ouvrir l'ampoule primitivement et l'abaisser ensuite.

Les résultats sont bons au point de vue opératoire, quand on intervient dans les vingt-quatre premières heures. Au point de vue fonctionnel, l'anus ainsi ouvert et placé au milieu des fibres

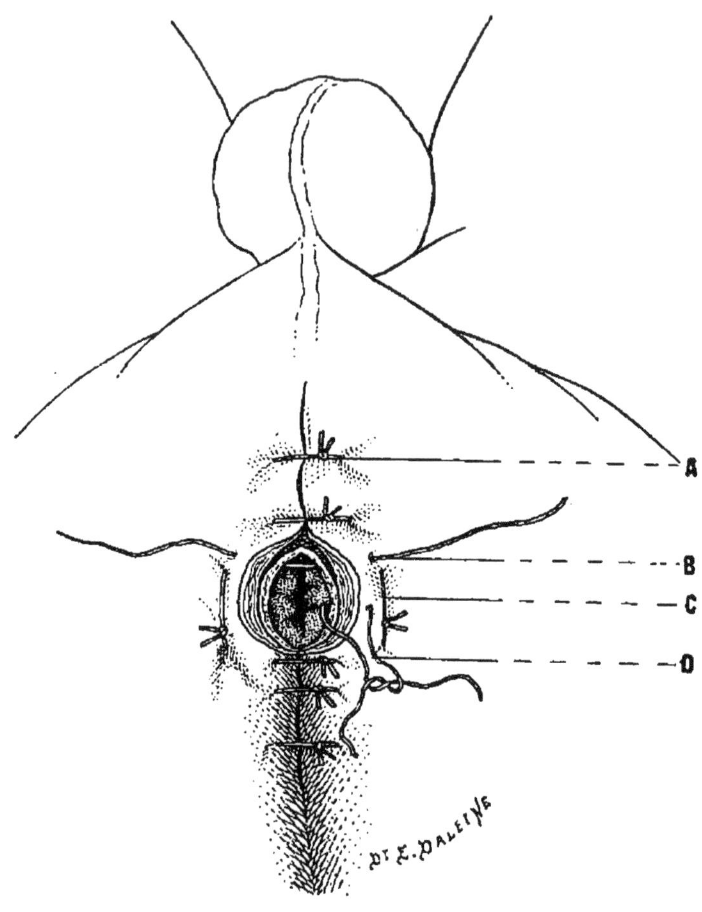

Fig. 11.
Opération de l'anus imperforé (4e temps). — *Suture muco-cutanée* (Lejars).

A, partie antérieure de l'incision. — B, *point commissural* antérieur. — C, anses latérales. — D, suture muco-cutanée.

sphinctériennes, est un anus qui a bien des chances d'être continent ou de le devenir d'une façon très suffisante.

On ne trouve pas l'ampoule. — Celle-ci est haute, au détroit supérieur, dans la fosse iliaque, dans l'abdomen. Deux voies permettent de l'atteindre : la voie périnéale; la voie abdominale.

Voie périnéale. — C'est celle de STROMEYER, suivie par LEISRINK, ANDERS, FOCHIER[1]. C'est une véritable laparotomie périnéale. Dans la large incision déjà faite le chirurgien continue ses recherches aussi profondément que possible. Le péritoine est incisé et la main introduite dans le petit bassin cherche l'ampoule vers la fosse iliaque. Elle s'efforce de la libérer de ses adhérences à la paroi, aux organes voisins (vessie, utérus), pour pouvoir la saisir ensuite avec une pince et l'abaisser. Mais toutes ces manœuvres sont dangereuses, on risque de crever l'ampoule dont le contenu se répandra dans la cavité péritonéale. On risque, n'y voyant pas, de rompre des adhérences qui saignent et surtout de prendre pour l'ampoule, toute autre chose, une anse grêle, la vessie, l'uretère distendu. Aussi quand la recherche de l'ampoule est ainsi laborieuse, la plupart des chirurgiens préfèrent-ils abandonner la voie périnéale et passer par l'abdomen.

La *voie abdominale* a été proposée pour la première fois par un chirurgien de Shangaï, MAC LÉOD[2], puis pratiquée par HADRA[3] (de Berlin), DELAGENIÈRE[4] et CIVEL, et par KEHRER[5] (de Heidelberg). Ces trois cas malheureusement furent suivis de mort. CHALOT[6], plus heureux, réussit à sauver son opérée, une petite fille de six jours atteinte d'imperforation ano-rectale. Après avoir fait une incision au niveau de la fosse iliaque gauche, comme pour établir un anus artificiel, il attira au dehors l'am-

[1] FOCHIER. In Thèse de Robert, Lyon, 1896.

[2] MAC LEOD. *Brit. med. Journ.*, 23 oct. 1880, p. 657.

[3] HADRA. *Berlin. med. Gesells.*, 21 nov. 1888, in *Berlin. Klin. Wochens.*, 10 déc. 1888, p. 1018.

[4] DELAGÉNIÈRE. *Congrès français de Chirurgie*, 1893, p. 534.

[5] KEHRER. *Berlin. Klin. Woch.*, 1894, p. 751.

[6] CHALOT. La colostomie ou sigmoïdostomie périnéale par la voie combinée dans l'absence congénitale de rectum. *Bull. et Mém. de la Soc. de Chir.*, 15 avril 1896, p. 318.

poule rectale, la vida de son contenu par une petite incision qu'il ferma par un point de suture en bourse, en laissant aux deux extrémités du fil toute leur longueur. Il se servit ensuite de ce fil pour attirer dans la plaie périnéale l'extrémité de l'intestin qu'il fixa comme dans le procédé ordinaire d'anus périnéal. Le succès opératoire fut brillant.

Cette opération est l'intervention type, celle qu'il faudrait pratiquer dans de pareilles circonstances, mais peut-être ne serai-t-il pas nécessaire, comme l'a fait CHALOT, de vider l'ampoule. Il vaudrait mieux, si la chose était possible, la saisir avec une pince et l'attirer au périnée sans l'ouvrir.

La dernière opération dont il nous reste à parler est une opération de nécessité, celle qui permet de remédier immédiatement au principal danger, l'obstruction. Nous voulons parler de l'*anus artificiel*. Depuis la méthode antiseptique, on ne suit plus guère la voie lombaire que recommandait CALLISEN; elle est plus incommode, plus longue et moins sûre. C'est donc l'anus de LITTRE, l'anus iliaque que l'on pratiquera suivant la technique habituelle sur laquelle nous n'insisterons pas. Il nous faut cependant attirer l'attention sur une cause d'erreur rare, mais importante à connaître; c'est celle qui consiste à prendre pour le côlon descendant l'uretère dilaté. Le fait est arrivé à JEANNEL, à LE DENTU. L'erreur est donc facile. KIRMISSON[1] rapporte une observation où des anomalies multiples coïncidaient avec l'absence d'anus et de rectum. Il insiste sur l'énorme dilatation que présentaient les deux uretères.

L'anus iliaque est indiqué quand on est appelé au bout d'un temps plus ou moins long après le début des accidents, quand le petit malade épuisé est incapable de supporter une longue intervention. Il peut sauver des enfants voués à une mort certaine, mais c'est malheureusement au prix d'une terrible infirmité. Aussi les premiers accidents passés, a-t-on cherché à modifier cet état de choses et à créer secondairement un anus

[1] KIRMISSON. *Traité des maladies chirurgicales d'origine congénitale,* Paris, 1898, p. 402.

périnéal. KRÖNLEIN le premier a réussi à remplacer par un anus normalement situé, un anus iliaque qu'il avait créé sept mois

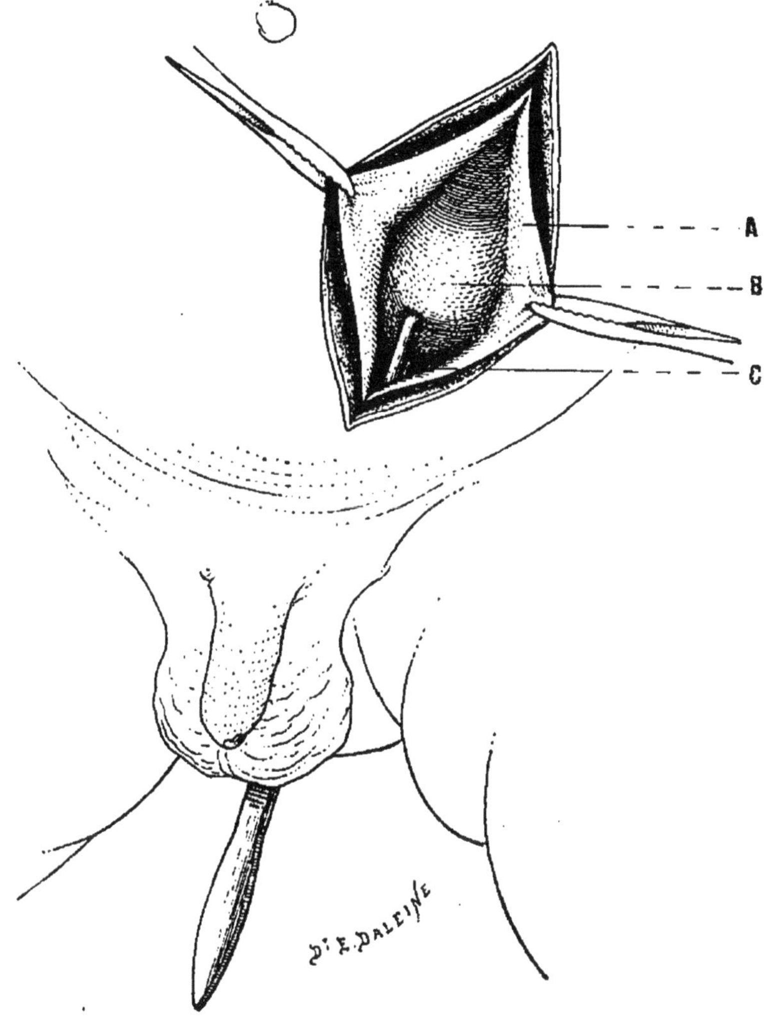

Fig. 12.
Absence congénitale du rectum. — *Laparotomie iliaque et abaissement de l'ampoule terminale* (LEJARS).

A, péritoine. — B, ampoule colique. — C, pince passée par le périnée, abaissant l'ampoule.

auparavant. LANNELONGUE, ANDREW, KIRMISSON, LEJARS ont agi de même. Une sonde ou une pince est introduite par l'anus iliaque dans la partie inférieure de l'ampoule qu'il tend à déprimer, à refouler vers le fond du bassin. Par une incision périnéale médiane on va à la recherche de cette ampoule que l'on trouve facilement en se guidant sur la saillie de la pince. Il ne reste qu'à l'attirer et à la fixer.

EN CAS D'ABOUCHEMENTS ANORMAUX, les procédés opératoires deviennent évidemment plus complexes, puisqu'en dehors de l'établissement d'un anus normal, il faut se préoccuper de l'oblitération de la fistule.

Les *abouchements inférieurs* se faisant au scrotum chez l'homme, à la vulve ou à la partie tout inférieure du vagin chez la femme, sont de beaucoup les plus fréquents. C'est pour ces cas que MARTIN (de Lyon) avait autrefois proposé la section complète. Une sonde cannelée introduite par l'orifice de la fistule venait faire saillie au périnée; on incisait délibérément tous les tissus soulevés. Il ne restait plus qu'à reconstituer la région en employant n'importe lequel des procédés de colpo-périnéorraphie mis en usage pour réparer une déchirure complète. C'est une mauvaise opération, nécessitant des délabrements considérables, et bien inférieure au procédé suivant auquel KIRMISSON a donné le nom très juste de *transplantation de l'anus*.

Proposé par DIEFFENBACH, modifié par NÉLATON, il a été mis en pratique avec succès par RIZZOLI, KIRMISSON[1], surtout chez les enfants du sexe féminin. Dans ce procédé, on va à la recherche de l'ampoule comme si l'imperforation était complète, mais on se guide néanmoins dans cette recherche par une sonde introduite dans la fistule. L'ampoule découverte est isolée, sauf en avant où siège le trajet anormal. Ce trajet est sectionné en dernier lieu et l'orifice de section plus ou moins élargi, est amené et suturé au centre de l'incision périnéale où il constituera l'anus définitif. Il est inutile de suturer l'orifice ou la partie vaginale du trajet devenue un cul-de-sac borgne. L'oblitération s'en fait spontanément.

[1] KIRMISSON. *Bull. médic.*, 4 février 1891, n° 10, et *Bull. et Mém. de la Soc. de chir.*, 1896, p. 305.

On agirait absolument de même en cas d'abouchement anormal au scrotum ou à la partie inférieure de la verge. Le trajet est alors plus difficile à cathétériser et à sectionner.

Les *abouchements élevés* ne peuvent être atteints que par la voie abdominale. L'anus contre nature permettra de dériver le cours des matières et l'on se comportera suivant les circonstances pour détruire le trajet anormal. Secondairement on se préoccupera de rétablir l'anus à la région périnéale, suivant la technique que nous avons indiquée plus haut.

MALFORMATIONS CONGÉNITALES CHEZ L'ADULTE

On observe chez l'adulte des malformations d'origine congénitale, mais qui, cliniquement, ne se manifestent que tardivement.

Anatomie pathologique. — Nous avons vu plus haut qu'il pouvait exister certaines oblitérations incomplètes laissant un passage suffisant aux matières fécales. Ce sont des *valvules*, de forme et d'étendue variables, mais dont la caractéristique est d'être absolument souples. Elles semblent constituées par un simple repli de la muqueuse, et de fait, elles sont ordinairement très minces, et sur une coupe, entre les deux couches de muqueuse, on ne trouve que bien peu de tissu conjonctif interposé. La tunique musculaire ne prend aucune part à la formation de ces valvules. Cette structure explique le peu de troubles fonctionnels qu'elles provoquent et le fait qu'elles passent si longtemps inaperçues.

Parfois pourtant ces valvules sont ou deviennent plus épaisses; elles constituent alors de véritables *brides* saillantes, formant dans l'intérieur de l'ampoule rectale, un relief comparé à un éperon. Elles siègent d'ordinaire sur la paroi postérieure à 3 centimètres environ au-dessus de l'anus, à l'union, par conséquent, du canal anal et de l'ampoule. Peut-être faut-il voir dans ce siège la marque d'une condition pathogénique spéciale, la trace d'un arrêt de développement.

Ces brides peuvent être épaisses, solides, résistantes; dans une observation de TILLAUX, la bride mesurait 1 centimètre de hauteur sur 2 centimètres de largeur. Elle avait la résistance du *tissu cicatriciel*, ce qui nous donne à penser que peut-être la malformation congénitale ne se présente plus seule dans ce cas. La valvule souple que nous avons décrite précédemment peut sans doute s'épaissir, s'enflammer, sous l'influence de la rectite qu'à la longue l'obstruction finit par favoriser. Il en résulte une sorte de cercle vicieux : la présence de la bride favorise la rectite et cette dernière épaissit la bride.

D'ailleurs, comme dans les rétrécissements inflammatoires que nous étudierons plus loin, on note au-dessus de la bride une dilatation sus-stricturale où s'arrêtent les matières fécales et qui peut présenter des ulcérations, point de départ de fistules. Parfois, nous l'avons dit, ces fistules commencent soit au niveau du rétrécissement, soit même au-dessous.

On comprend que la bride étant limitée, les lésions de rectite le soient aussi et n'arrivent pas d'ordinaire à amener la production d'un véritable rétrécissement ; nous n'en devions pas moins attirer l'attention sur ces accidents inflammatoires qui peuvent venir se greffer sur une lésion congénitale et arriver parfois à modifier profondément son aspect clinique.

Symptômes. — Ces *rétrécissements congénitaux* peuvent passer longtemps inaperçus. Rien ne vient signaler leur présence pendant l'enfance et l'adolescence : ils ne donnent lieu à des symptômes sérieux que chez l'adulte. Ce sont d'abord des troubles rectaux vagues, constipation, gêne plutôt que douleur pendant la défécation. Comme dans tout rétrécissement il y a une période de compensation pendant laquelle le réservoir musculaire situé au-dessus se contractant vigoureusement, triomphe de l'obstacle, mais à la longue, les muscles s'affaiblissent, le rétrécissement s'accuse et des accidents d'obstruction chronique se manifestent d'ordinaire vers trente, quarante ou cinquante ans.

Ces troubles d'obstruction se compliquent encore de phénomènes de rectite et c'est moins souvent pour une constipation rebelle que pour un abcès ou une fistule que le malade vient consulter. TILLAUX[1] a insisté sur les caractères particuliers de cette variété de rétrécissements. « Il arrive que les matières fécales ne sont ni passées à la filière, ni tæniformes, elles sont *triangulaires* à cause de la bride fibreuse inextensible. Les malades présentent des abcès à répétition qui, s'ouvrant à l'extérieur, restent fistuleux pendant un certain temps, puis se ferment. Un autre abcès se développe soit au même endroit, soit à côté ou du côté opposé. Cela dure ainsi pendant des années, jusqu'à ce que les fistules deviennent permanentes. Il n'est pas rare de voir attribuer ces fistules à une lésion osseuse, car elles remontent souvent très haut et sont multiples. »

Ce rétrécissement ne gêne que très médiocrement les malades qui n'attirent pas l'attention sur ce point. Mais si, prévenu de son existence possible, on fait le toucher rectal, on sent très facilement à 2 ou 3 centimètres de l'anus, une bride dure, saillante, repli falciforme se perdant sur les parties latérales. C'est *au niveau ou au-dessous de cette bride* que pénètre dans le rectum le stylet introduit par l'orifice externe de la fistule (TILLAUX). Au-dessus de la valvule est une dilatation, une sorte de cul-de-sac de l'ampoule rectale, au niveau de laquelle la muqueuse est enflammée, ulcérée comme dans un rétrécissement inflammatoire. Si nous insistons sur ces phénomènes de rectite, c'est que d'ordinaire ils tiennent le premier rang : ils peuvent même être la cause de véritables rétrécissements inflammatoires qui se produisent à la longue.

BŒCKEL a attiré l'attention sur un autre accident que peuvent provoquer ces rétrécissements, le *prolapsus*. Le bol fécal arrêté par la valvule la refoule pendant les efforts de défécation et pourrait ainsi entraîner progressivement tout le rectum au dehors.

Diagnostic. — C'est en cherchant la cause de la rectite ou l'origine de la fistule dont le malade se plaint que, faisant le toucher rectal, on tombe sur une de ces brides souples, mobiles, sur un de ces diaphragmes sans étendue qui ne rappellent en rien les lésions d'origine inflammatoire.

[1] TILLAUX. *Chirurgie clinique,* t. II, p. 650.

Le *rétrécissement cylindrique congénital* se rapproche davantage des rétrécissements de forme analogue, cicatriciels ou inflammatoires, mais il s'en distingue par sa consistance et par sa mobilité. Cette mobilité verticale peut même tromper sur son siège réel et Trélat insistait sur ce point. Le toucher rectal refoule ces rétrécissements et les fait paraître haut situés : vient-on à dépasser leurs limites avec le doigt en crochet ou avec un instrument qui les attire en bas, ils paraissent commencer à l'anus ; en réalité leur siège est à peu près constant à 3 centimètres de l'anus.

Le diagnostic est plus délicat quand, sous l'influence de la rectite qui dure, un véritable rétrécissement inflammatoire est en train de se constituer au niveau de la bride congénitale.

Pronostic. — Le pronostic est relativement très favorable, car le traitement, s'il n'est pas trop différé, est très efficace. La suppression de la cause entraîne rapidement la disparition des accidents.

Traitement. — Le traitement consiste, dans les cas simples, à faire la section de la bride, section qu'on doit faire profonde, car il faut intéresser tout le tissu fibreux. On peut, si on le juge nécessaire, curetter et cautériser les trajets fistuleux, mais le plus souvent la chose n'est pas indispensable. Le résultat est très bon ; au bout de quelques jours l'écoulement rectal diminue considérablement, presque toutes les fistules se ferment. S'il en persistait une ou deux, on les traiterait plus tard, comme toutes les fistules anales, par l'incision ou l'excision.

Un rétrécissement annulaire résisterait à une simple section ; il en faut faire l'extirpation complète, sa mobilité permettant de l'abaisser facilement à travers l'anus dilaté.

On réserverait aux cas exceptionnels de rétrécissements cylindriques étendus déjà rendus un peu fixes par des adhérences inflammatoires, l'opération de Kraske.

III

CORPS ÉTRANGERS DU RECTUM

Définition. — Les véritables corps étrangers du rectum sont ceux qui sont introduits directement par l'anus. *Les corps étrangers avalés par mégarde* et traversant sans occasionner d'accidents tout le tube intestinal, sont d'ordinaire assez peu volumineux ; ils sont évacués spontanément lors d'une défécation et nécessitent bien rarement l'intervention du chirurgien.

L'*accumulation de matières fécales* dans l'ampoule distendue peut avoir des conséquences plus graves au point de vue pathologique, et occasionner de sérieux accidents d'obstruction intestinale. Les femmes surtout sont exposées à cet accident.

Étiologie. — *Les véritables corps étrangers du rectum*, nous le répétons, *sont ceux qui pénètrent directement par l'anus.* Nous n'entreprendrons pas l'énumération des différents objets qu'on a rencontrés dans l'ampoule rectale ; ils sont extrêmement variés au point de vue de leur forme, de leur volume, de leur nature. Parmi les plus fréquemment observés, citons les morceaux de bois arrondis, les tiges de fer, les pots, les verres, les bouteilles et d'autres objets d'un volume encore plus considérable. L'observation est classique du malade chez qui Montanari eut à extraire un pilon de mortier de cuisine, long de trente centimètres et épais de six centimètres et demi. Plus tard, cet homme s'étant introduit dans le rectum un pilon encore plus volumineux (cinquante-cinq centimètres de long sur sept centimètres d'épaisseur), se fit une perforation de l'S iliaque dont il mourut.

Parfois ces corps étrangers sont introduits accidentellement ;

c'est par exemple une bougie qui échappe à la main du chirurgien pendant la dilatation d'un rétrécissement. Presque toujours c'est le malade lui-même qui, dans un but inavouable, est responsable de l'accident. L'objet est-il long, plus long que la distance comprise entre le coccyx et le promontoire, il ne peut se loger dans la concavité sacrée et s'enclave. DELBET [1], à propos d'une bouteille extirpée du rectum, a fait des recherches sur le *mécanisme de cet enclavement.* L'expérience renouvelée sur plusieurs cadavres permit de constater que les choses se passent toujours de même avec de simples différences de degré. Le premier temps de l'introduction, lorsque le sphincter est dilaté, est assez facile; mais lorsqu'on a dépassé le col de la bouteille, il faut pour continuer l'introduction déployer une force un peu variable suivant les sujets, mais en général sérieuse. Dans plusieurs cas, DELBET n'a pu réussir à lui seul cette introduction et il a dû se faire aider. Deux personnes vigoureuses ne sont pas de trop pour triompher des résistances qui se produisent alors chez certains sujets. Voici en effet ce qui se passe : le promontoire repoussant le goulot en avant, la prostate et le ligament de Carcassonne violemment soulevés, repoussent le corps en arrière contre le coccyx, et la bouteille est coincée entre ces trois points d'appui : *le promontoire, la forte aponévrose périnéale et le coccyx.* Dès que le fond a dépassé le sphincter, ou plutôt le coccyx, la bouteille change de position *brusquement,* comme si elle était mue par un ressort (le ressort, c'est l'aponévrose périnéale). Le fond file en arrière dans l'excavation sacrée tandis que le goulot s'incline *en avant et à gauche.* Les rapports sont alors les suivants ; le goulot entraîne la partie supérieure du rectum et la partie inférieure de l'S iliaque dont il est coiffé, et le méso de cette partie de l'intestin est fortement tendu. Le fond de la bouteille est logé dans l'excavation sacrée de telle façon que le coccyx se recourbe au-dessous comme *un taquet.* Quand on veut faire l'extraction par les voies naturelles, le ligament de Carcassonne et la prostate, qui au lieu de se soulever comme pendant

[1] P. DELBET. Des corps étrangers du rectum. Rapport du Dr Gérard-Marchant. *Bull. Soc. Chir.,* 3 nov. 1897, p. 652.

l'introduction, tendent à s'abaisser, s'opposent invinciblement à ce que le corps de la bouteille puisse être ramené assez en avant pour que le fond évite le taquet coccygien.

Anatomie pathologique. — Les *lésions* qu'entraîne au niveau du rectum la présence de ces corps étrangers sont de deux sortes : *les unes sont mécaniques*, dues à l'introduction même du corps étranger, en rapport par conséquent avec son volume, sa forme, la violence de l'introduction. Elles varient depuis les déchirures superficielles de la muqueuse jusqu'à la rupture complète du rectum et la perforation du péritoine.

Les autres sont d'ordre inflammatoire : l'infection se produit vite au niveau de ces points contus et ulcérés, d'où rougeur et gonflement de la muqueuse, suintement muco-purulent, en un mot phénomènes de rectite intense. Les lésions peuvent même dépasser le rectum, l'inflammation envahir les tissus péri-rectaux et y amener la production de suppurations plus ou moins étendues.

Quant à l'anus, il est ordinairement relâché ; l'atonie du sphincter explique pourquoi l'introduction de corps étrangers relativement très volumineux peut se faire en ne provoquant que de légères déchirures de l'orifice anal.

Symptômes et complications. — Il arrive que des corps étrangers peu volumineux et réguliers restent un temps relativement long dans le rectum, sans y manifester leur présence, ou en ne produisant que des troubles légers dont le malade n'a garde de venir se plaindre. Ce n'est qu'en présence de douleurs vives surtout au moment de la défécation, de phénomènes de rectite, de crises même d'obstruction ou de troubles urinaires que la malade se décide enfin à venir trouver le chirurgien. Encore ne fait-il que des aveux incomplets mêlés de réticences, inventant les histoires les plus invraisemblables pour expliquer la présence du malheureux corps étranger.

La *simple inspection* de l'anus infundibuliforme, dilaté, déchiré, renseigne souvent plus que tous les dires, et le *toucher rectal* démontre la présence du corps étranger dont il permet d'apprécier le volume, la position.

Celui-ci est-il volumineux, allongé comme l'est par exemple une bouteille, la palpation fait sentir à travers la paroi abdominale son extrémité, le plus souvent du côté gauche, soit vers l'épine iliaque, soit dans la direction de l'ombilic.

La *coprostase* est plus difficile à reconnaître. Les troubles fonctionnels qu'elle occasionne sont vagues : sensation de pesanteur ou de corps étranger au niveau de l'anus, douleurs dans les lombes, les aines, les membres inférieurs, rétention d'urine quand la tumeur stercorale pèse sur la vessie ou hémorrhoïdes symptomatiques quand elle gêne la circulation veineuse du rectum. La quantité de matières que peut renfermer un rectum dilaté est en effet considérable. Ces masses agglomérées donnent fort bien, à la palpation abdominale, la sensation d'une tumeur et le doute subsiste parfois même après le toucher rectal. On pense d'autant moins à la coprostase que l'obstruction n'est pas absolue. Des gaz, des liquides peuvent passer de temps à autre autour de la tumeur ; l'irritation produite par la présence des matières provoque l'hypersécrétion de la muqueuse enflammée et même une véritable diarrhée. Le toucher montre la présence d'une masse *mobile*, *pâteuse*, donnant la sensation de mastic, et s'il existait un doute l'examen au spéculum le lèverait facilement.

Trois fois je me suis trouvé en présence de tumeurs de la paroi postérieure du rectum, amenant des phénomènes d'obstruction et simulant, à s'y méprendre, des néoplasmes. Ces tumeurs arrondies, coiffées de la muqueuse, du volume d'un gros œuf, logées, fixées et enclavées dans la concavité du sacrum, me donnèrent d'autant plus le change que la première malade avait beaucoup maigri depuis cinq ou six mois et allait très difficilement à la garde-robe. La seconde avait un épithélioma de la cloison recto-vaginale, et je crus à une adénopathie du néoplasme. La troisième malade souffrait constamment du rectum.

Les masses fécales, très probablement logées dans une dépression de la muqueuse, qu'elles avaient refoulée en doigt de gant, ne devinrent appréciables que lorsque, dégagées de cette muqueuse, elles firent saillie à nu dans la lumière rectale, leur consistance était ligneuse et elles durent être broyées pour être éliminées.

QUE DEVIENNENT CES CORPS ÉTRANGERS ? Les corps peu volumineux sont expulsés au moment d'une défécation, sans que, bien souvent, l'on s'en aperçoive. Parfois pourtant leur expulsion est plus pénible et ne se fait qu'après des efforts nombreux provoqués par la rétention des matières agglomérées autour d'eux. Une débâcle suit alors leur élimination.

Des accidents plus graves peuvent s'observer : *les uns traumatiques*, perforations du rectum, des organes voisins, des vaisseaux, du péritoine ; *les autres*, *inflammatoires*, sont soit limités au rectum, rectites, sphacèle des parois, soit propagés aux tissus voisins, abcès gangreneux de la fosse ischio-rectale, péritonite, etc. On a cité exceptionnellement la propagation au tissu cellulaire du bassin, l'ouverture de la vessie primitivement accolée au rectum par la péritonite circonscrite (PLATER, BARTOLIN, BOREL), l'élimination au niveau de la paroi abdominale antérieure, etc.

Pronostic. — Le pronostic varie suivant la nature du corps étranger, sonmode d'introduction, le maximum de gravité répondant aux objets irréguliers, fragiles et cassants.

Traitement. — L'extraction s'impose sitôt la présence du corps étranger reconnue. Elle est facile pour les objets volumineux non enclavés ; il n'est pas besoin pour eux d'instrumentation spéciale.

Pour peu que l'objet soit gros, irrégulier ou fragile et que son extraction paraisse devoir être délicate, mieux vaut endormir le malade que de s'exposer à faire de fausses manœuvres. Le malade anesthésié, l'anus est largement dilaté ; deux valves introduites dans le rectum permettent ordinairement de voir le corps étranger, et de l'extraire. On peut suivant les cas recourir pour cela à des artifices particuliers. LE FORT coula du plâtre dans une chope pour l'empêcher de se briser. MARCHETTIS entoura d'un roseau creux une queue de cochon introduite dans le rectum et put ainsi l'extraire sans que les soies se présentant à rebrousse-poil vinssent blesser la muqueuse.

Les corps étrangers *volumineux et enclavés* présentent de sérieuses difficultés d'extraction. Nous avons étudié précédemment le mécanisme de leur fixation et vu quel était le rôle du *taquet coccygien*. La connaissance de cet obstacle nous explique comment, dans les cas restés classiques, le forceps a pu, en raison de sa conformation spéciale et du sens de ses tractions, rétropulser le coccyx et permettre l'extraction. On pourra aussi, suivant l'exemple de Bazy[1], essayer de placer une valve postérieure entre le coccyx et le corps étranger : une faible pression peut suffire, par une sorte de mouvement de bascule, à provoquer l'expulsion de ce dernier.

Ces moyens simples sont-ils insuffisants ? il faut sans hésiter recourir à *l'intervention sanglante*. Le remède découle de l'obstacle et la résection du coccyx s'impose avec ou sans rectotomie. D'une façon générale, mieux vaut respecter le sphincter qui après dilatation n'est pas gênant, et commencer par enlever le coccyx sans intéresser le rectum. L'observation de Buffet[2] montre qu'en agissant ainsi on peut obtenir facilement un bon résultat. L'extraction d'un corps étranger par trop volumineux menace-t-elle de provoquer la rupture de la muqueuse ou des parois rectales, l'objet est-il fragile, cassant, difficile à saisir, mieux vaut alors faire franchement la rectotomie.

En pratique, il est parfois difficile de poser les indications de l'intervention sanglante. Les trop nombreuses tentatives d'extraction faites pour l'éviter n'ont d'autres résultats que de traumatiser le rectum et d'ouvrir à l'infection de nombreuses portes d'entrée. En présence de corps étrangers volumineux, si après quelques tentatives faites soigneusement sous chloroforme l'extraction est impossible, mieux vaut se décider à intervenir. La rectotomie, si l'on prend soin de bien restaurer les différents plans de la région, ne comporte pas de suites fâcheuses au point de vue fonctionnel.

[1] Bazy. *Bull. Soc. Chir.*, 3 nov. 1897, p. 656.

[2] Buffet. *Bull. Soc. Chir.*, nov. 1897, p. 654.

Delbet, après rectotomie pour extraction d'un corps étranger volumineux, pratiqua pour fermer la plaie une sorte de périnéorraphie : traversant les tissus profondément avec une aiguille d'Emmet, il plaça trois gros fils d'argent. Avant de rapprocher ces fils profonds, il fit deux sutures, l'une muqueuse, rectale, au catgut ; l'autre superficielle, cutanée, au fil d'argent. La réunion se fit complète par première intention et le malade sortit au bout de douze jours complètement guéri et avec un sphincter efficace. Cette conduite est évidemment celle qu'il faudrait suivre dans un cas semblable.

Dans des cas tout à fait exceptionnels, le corps étranger, très haut situé, est devenu inaccessible par le rectum. La laparotomie soit médiane, soit latérale, permettra seule de l'atteindre ; on peut selon les circonstances soit le repousser dans le rectum pour l'extraire ensuite par les voies naturelles comme le fit Verneuil (1880), soit faire tout simplement l'entérotomie (Réali[1], Studsgaard[2]). Sur 34 cas réunis par Monod[3] dans une statistique présentée à la Société de chirurgie, 27 fois le corps étranger fut extrait par les voies naturelles, et cela avec 5 morts. De ces morts, 3 sont bien dues aux manœuvres d'extraction. Les 7 autres cas où l'on intervint chirurgicalement (résection du coccyx, rectotomies, laparo-entérotomie) se terminèrent tous par la guérison.

[1] Réali. *Gaz. médic. de Paris*, 1849, p. 895.

[2] Studsgaard. Corps étranger dans l'S iliaque extrait par laparo-entérotomie. *Bull. et Mém. de la Soc. de chir.*, 1878, p. 658.

[3] Ch. Monod. *Bull. et Mém. de la Soc. de Chir.*, 10 nov. 1897, p. 668.

IV

RUPTURES DU RECTUM

Sous ce titre on fait rentrer des cas de nature très différente. Les véritables ruptures du rectum, les ruptures spontanées sont très rares.

Étiologie. — On range en trois catégories les ruptures du rectum [1] :

1° Les *ruptures d'origine obstétricale* dans lesquelles on distingue :

a. Les déchirures complètes du périnée et de la plus grande partie de la cloison recto-vaginale;

b. Les ruptures centrales du rectum dans lesquelles le fœtus passe au travers de la cloison recto-vaginale et sort par l'anus.

2° Les *ruptures par distension*, qui sont très rares.

On les observait, paraît-il, après un emploi prolongé du ballon de Petersen.

Quénu [1] a vu dans ses expériences qu'il fallait pour rompre le rectum une pression brusque dépassant 70 centimètres de mercure. « Il n'est pas supposable, dit-il, que de pareilles pressions se fassent jamais sentir dans l'abdomen. »

Aussi n'est-ce pas ainsi que la rupture se produit. Sous l'influence de la distension énorme que peut subir l'intestin, la circulation est considérablement gênée; la paroi se sphacèle et c'est en ces points que se fait la rupture. Si le fait n'a guère été observé au niveau du rectum, il a été bien constaté au niveau du gros intestin.

[1] P. Delbet. *Traité de chirurgie clinique et opératoire*, t. VIII, p. 409.

3° Les *ruptures par effort* sont les vraies ruptures du rectum. Il n'en existe que peu d'observations.

La malade, une femme le plus souvent, soulève un corps pesant ou encore fait un effort de vomissement, de défécation, et brusquement la rupture se produit. Mais il est un point que dès maintenant nous voulons mettre en relief en raison de son importance, c'est que dans la plupart des cas observés les malades étaient porteurs d'un *prolapsus rectal*.

Anatomie pathologique. — La déchirure siège d'ordinaire au niveau du cul-de-sac de DOUGLAS : elle est longitudinale, ou tranversale, ou irrégulièrement étoilée. Ses dimensions sont fort variables; elles peuvent aller jusqu'à 12 ou 15 centimètres.

La séreuse est plus déchirée que les autres tuniques : elle pourrait l'être seule (un cas de CHEVASSU).

QUÉNU a étudié l'état des tuniques rectales et il fait remarquer la présence d'un épanchement sanguin qui dissèque en quelque sorte ces tuniques.

Les anses intestinales prolabées sont en quantité plus ou moins considérable, variant de 2 à 5 ou 6 mètres. Étranglées par la déchirure et surtout par le sphincter, elles sont épaissies, violacées, souillées ou de matières fécales, ou de poussières venant de l'extérieur.

MÉCANISME. — Les cas de rupture chez les individus atteints de prolapsus s'expliquent assez bien. Nous verrons plus loin l'importance qu'on tend de plus en plus à donner à l'hédrocèle dans la pathogénie du prolapsus, de sorte que cette affection ne serait en somme qu'une hernie périnéale. Il s'agirait donc simplement de la rupture d'un sac herniaire. Cette rupture ici est grandement favorisée d'ailleurs par l'altération des vaisseaux, des veines en particulier, du rectum prolabé. Sous l'influence des efforts, ces vaisseaux se rompent, le sang épanché dissocie les tuniques, les affaiblit par un procédé analogue à celui qui prépare les ruptures de l'œsophage ou les ruptures de la trompe dans la grossesse tubaire.

La rupture faite, l'intestin s'échappe au dehors, agrandissant la brèche primitive et le sac se vide de son contenu ; on peut s'expliquer ainsi pourquoi dans certains cas, après la rupture, le prolapsus se réduit.

Peut-il se faire des ruptures du rectum en dehors de l'existence d'un prolapsus? Evidemment oui, si l'on s'en rapporte à la simple lecture des cas publiés. Mais il faut bien dire que le prolapsus peut exister et rester méconnu; nous verrons plus tard, en étudiant sa pathogénie, qu'on peut dans nombre de cas expliquer sa formation par la production d'une hernie périnéale. C'est de haut en bas que se produit alors le prolapsus ; la hernie existe donc, elle est constituée avant d'avoir franchi l'orifice anal et d'être devenue visible à l'extérieur. Mais pour être restée à son premier stade, elle n'en est pas moins susceptible de se compliquer de certains accidents, de la rupture en particulier.

Je pense en définitive que la rupture du rectum en dehors des cas du prolapsus est exceptionnelle, si tant est qu'elle existe.

Quoi qu'il en soit, le siège presque constant de la rupture au niveau du cul-de-sac de Douglas, la déchirure de la séreuse plus étendue que celle des autres tuniques, tout plaide en faveur de la théorie de la rupture d'un sac herniaire constitué par le rectum.

Symptômes. — Une douleur vive, une sensation de rupture, de déchirement au moment d'un effort de défécation, tel est en général le premier symptôme. Immédiatement les anses intestinales s'échappent, en petite quantité tout d'abord, si bien que le malade prend la tumeur pour son prolapsus devenu plus volumineux. Puis chaque poussée chasse au dehors de nouvelles anses qui glissent et sont pour ainsi dire « *déféquées* » suivant l'expression de Pierre Delbet. Elles ne tardent pas à s'altérer; elles deviennent turgides, épaissies, violacées, puis parsemées de marbrures, de plaques noirâtres de sphacèle.

Par le toucher rectal on suit dans le rectum le pédicule de la masse prolabée ; on peut parfois atteindre la déchirure si le sphincter relâché n'oppose aucun obstacle à cette exploration.

La douleur n'est pas bien vive, mais l'état général est très altéré; la prostration est extrême, le refroidissement survient et la mort arrive ordinairement par épuisement nerveux ; l'intelligence reste conservée jusqu'à la fin.

L'hémorragie, quand elle existe, peut aggraver la scène et contribuer à amener plus vite le collapsus. Si le malade résiste, la péritonite qui ne tarde pas à se déclarer, l'emportera.

Pronostic. — Le pronostic est donc très grave et le traitement chirurgical doit être imposé sans retard.

Traitement. — L'accident date de quelques heures : on est tenté quand les anses intestinales sont saines de les réintégrer dans l'abdomen par une sorte de taxis prudent, en réduisant tout d'abord, comme dans une hernie, les anses intestinales sorties les dernières. La chose ne va pas d'ordinaire sans difficultés ; mais fût-elle possible qu'il ne faut jamais la tenter, tant sont grands les dangers d'infection si l'on réintègre dans l'abdomen des anses intestinales ainsi souillées. Il faut faire la laparotomie et réduire de haut en bas.

Si les anses sont saines, après un lavage soigné du rectum, la laparotomie permettra de débrider l'orifice, de réduire l'intestin, puis d'obturer la déchirure. Il est de toute prudence de laisser un Mickulicz.

Si l'intestin est flétri, gangrené, perforé, il faut, suivant la pratique conseillée par Quénu [1], se débarrasser d'abord par le rectum de la partie gangrenée de l'anse, en plaçant une ligature de chaque côté. La réduction des deux moignons dans l'abdomen est suivie ou d'une entérorraphie, ou d'un simple abouchement des deux bouts à la peau, suivant l'état du sujet qui bien souvent est incapable de supporter une longue intervention.

[1] Quénu. De l'intervention chirurgicale dans les ruptures spontanées du rectum. *Semaine médicale*, 1888, p. 26.

V

PLAIES DU RECTUM

Parmi les causes très nombreuses de plaies du rectum, deux catégories différentes sont à établir :

1° Plaies par instruments tranchants, piquants et contondants ;

2° Plaies par armes à feu.

§ 1. — Plaies par instruments tranchants, piquants et contondants

Étiologie. — En dehors des plaies faites dans un but chirurgical, que l'intervention porte sur le rectum lui-même (rectotomie) ou sur les organes voisins (urèthre, prostate, vagin, etc.), les plaies par instruments tranchants sont rares. Le plus souvent les plaies du rectum sont produites par des instruments mousses ou pointus, de forme à peu près cylindrique ou conique, de dimensions variables.

Les uns sont introduits dans un but thérapeutique : ce sont des canules de seringues, d'irrigateurs[1]; ce sont bien plus souvent des bougies dilatatrices employées pour combattre un rétrécissement. Il faut tenir compte, comme nous le dirons dans un instant, de l'altération des parois du rectum ; elle nous explique comment une violence en apparence insignifiante suffit à produire la perforation.

Dans d'autres cas, ce sont des corps étrangers introduits soit par le malade lui-même, soit par d'autres, dans un but lubrique

[1] Nordmann. Thèse de Bâle, 1887.

ou criminel. Nous avons dit plus haut, en étudiant les corps étrangers du rectum, quelle est leur variété et quelles lésions multiples ils peuvent produire. Nous ne ferons que signaler les plaies produites par pédérastie.

Les *faits de la troisième catégorie* sont les plus importants : ce sont eux qu'on a surtout en vue lorsqu'on parle de plaies du rectum. Dans une chute d'un endroit élevé, d'un tas de foin, d'une meule de paille assez souvent, le blessé vient *s'empaler* pour ainsi dire sur une tige rigide, le manche d'une fourche, un pieu fiché en terre, un objet en fer, des tiges de céréales, etc...

D'autres fois, c'est le corps vulnérant lui-même qui, animé d'une certaine force, vient perforer le rectum, comme par exemple dans les plaies par coups de cornes.

Mais quelle que soit la cause, il nous faut en terminant cette étude étiologique attirer l'attention sur deux points:

1° Le corps vulnérant pénètre soit directement par l'anus, soit par la région péri-anale, n'intéressant alors le rectum que secondairement. Le premier cas est paraît-il le plus fréquent.

Van Hook [1] prétend, pour expliquer ce fait, que dans les chutes sur un corps étranger, les cuisses agissent comme des surfaces dirigeant le corps étranger vers l'espace interischiatique, puis que la ceinture osseuse ischio-pubo-coccygienne tend à le porter vers le milieu de l'espace, c'est-à dire vers l'anus.

2° Il faut pour que la pénétration s'effectue une certaine violence. Le corps contondant une fois dans l'intestin pourra s'y arrêter ou pénétrer plus loin à une profondeur variable. Sa pénétration est ordinairement limitée par la rencontre de la face antérieure du sacrum ou du promontoire.

Esmarch et Nordmann attribuent un rôle à la muqueuse dans la limitation de la pénétration, et en particulier à la valvule de Houston, située à 6 ou 8 centimètres au-dessus de l'anus. Nous avons peine à croire que ce repli muqueux puisse être un obstacle bien sérieux.

Le corps vulnérant peut entraîner dans la plaie qu'il crée l'in-

[1] VAN HOOK. *Medecine, a monthly Journal of medicine and Surgery*, Detroit, juin 1896, vol. 2, n° 16.

troduction de germes septiques, de corps étrangers, de débris de vêtements. Il peut aussi s'y briser lui-même, circonstance qui augmente les difficultés d'extraction et aggrave le pronostic.

Quénu fait remarquer que la plupart des observations ont trait à des adultes de trente à cinquante ans; un assez grand nombre pourtant se rapporte à des enfants de douze à quinze ans. La grande majorité des blessés serait du sexe masculin (47 sur 50 dans la statistique de van Hook).

Anatomie pathologique. — Le *siège* de la plaie rectale est à une hauteur variable qui peut aller jusqu'à 20 ou 25 centimètres de l'anus et intéresser par conséquent soit le canal anal, soit le rectum proprement dit ou même le côlon pelvien susjacent. La plaie rectale peut ou non s'étendre au péritoine, point capital au point de vue des symptômes et du traitement.

Plaies de la portion non péritonéale du rectum. — Ce sont les plus fréquentes.

Le corps vulnérant a pénétré par l'anus : il rencontre une des parois du rectum, l'antérieure le plus souvent, et suivant la force dont il est animé, déchire la muqueuse seule, ou toutes les tuniques rectales, ou même les organes voisins.

La pénétration peut se faire par la région péri-anale, dans l'empalement par exemple; il n'est pas rare de voir alors deux perforations en regard l'une de l'autre, suivant la direction de l'instrument. Les dimensions de ces perforations, leur forme, sont éminemment variables suivant les causes.

Les *organes voisins* peuvent être blessés, avons-nous dit, surtout ceux qui sont à la partie antérieure, vessie et prostate chez l'homme, vagin chez la femme, plus rarement les fosses ischio-rectales ou la face antérieure du sacrum.

Les *lésions secondaires* sont des lésions infectieuses, phlegmon du creux ischio-rectal, phlegmon rétro-péritonéal, phlegmon diffus péri-anal, ou des fistules recto-vésicales, recto-vaginales.

Quénu[1] et Branca ont étudié le mode de cicatrisation de ces

[1] Quénu. Plaies du rectum. *Revue de Chirurgie*, mai 1900.

plaies intestinales. Lors de la section, la muqueuse plissée se rétracte moins que le chorion sous-jacent. Elle forme deux lambeaux flottants, dont la face profonde retombe comme un tapis de table sur la surface de section du chorion qu'elle recouvre. Pendant la cicatrisation il se fait une fusion entre les divers tissus : tuniques musculaires, chorion. Il n'en va plus de même au niveau des épithéliums ; là, plus de transition entre l'épiderme cutané et l'épithélium intestinal qui gardent, l'un et l'autre, leurs caractères typiques ; ils s'accolent sans s'unir.

Plaies de la portion péritonéale du rectum. — Le cul-de-sac péritonéal est à 6 centimètres environ de l'anus : c'est assez souvent à ce niveau que siège l'orifice de pénétration. Il y a perforation soit de la paroi antérieure péritonéale du rectum, soit du côlon pelvien. La violence a été grande et nombreux sont les cas de blessure des organes voisins. Par ordre de fréquence citons la vessie, le gros intestin (dans un cas de Lambotte, le corps étranger vint perforer l'S iliaque en deux points opposés), le psoas, l'intestin grêle, le mésentère, le grand épiploon et même le foie, le diaphragme et le médiastin antérieur (Chattergee). Les lésions secondaires sont des lésions dues à l'hémorragie et à la péritonite.

§ 2. — Plaies par armes a feu

Les plaies du rectum par armes à feu sont relativement peu étudiées et l'on en connait environ 200 observations recueillies pendant les dernières guerres de ce siècle. Lorsque le projectile atteint le rectum après avoir perforé la paroi abdominale antérieure, c'est d'une plaie pénétrante de l'abdomen qu'il s'agit et au point de vue des symptômes le siège rectal de la perforation est d'importance secondaire. Au point de vue du traitement, il faut savoir que l'occlusion de ces plaies est très difficile à exécuter.

Les vraies plaies du rectum sont celles qui l'atteignent en traversant la ceinture pelvienne. Quénu, après examen des observations publiées sur ce sujet, conclut :

1° Que dans la majorité des cas les perforations du rectum par balles s'accompagnent de fractures pelviennes.

2° Dans tous les cas où la ceinture pelvienne est respectée, la balle passe, tantôt d'une échancrure sciatique à l'autre, tantôt d'une échancrure sciatique au trou obturateur du même côté ou inversement, tantôt enfin de la grande échancrure sciatique d'un côté au trou obturateur du côté opposé.

Suivant la direction du projectile on peut observer des lésions des organes voisins : la balle vient s'incruster dans le sacrum, ou elle perfore la vessie. Cette dernière complication est assez fréquente : Otis, dans sa statistique, sur 103 cas compte 34 plaies vésicales concomitantes.

Symptômes. — En clinique, ce qu'on rencontre le plus souvent ce sont les plaies par empalement ; aussi allons-nous les étudier tout d'abord.

Phénomènes immédiats. — Dans les premiers moments, la *douleur* est souvent peu considérable et il n'est pas rare de voir des malades marcher, parcourir une assez longue distance et rester plusieurs heures en se plaignant à peine. Dans les cas plus graves pourtant et chez des sujets plus impressionnables, la douleur est vive dès le début et peut aller jusqu'à la syncope. Elle s'accompagne de malaises, d'angoisse, de nausées et même de vomissements.

En même temps peut se produire une *hémorragie,* très variable suivant le traumatisme ; tantôt elle consiste en quelques gouttes de sang mélangées aux matières, parfois au contraire elle est véritablement considérable.

Phénomènes secondaires. — *Plaies de la portion non péritonéale.* — Si la blessure est peu profonde, un peu de douleur à la défécation, un écoulement purulent plus ou moins abondant, un certain degré d'incontinence si le sphincter a été touché, voilà tout ce qu'on observe ; encore tous ces phénomènes ne tardent-ils pas à disparaître et la guérison survient en quelques jours, deux à trois semaines au plus.

Mais il est des cas plus graves ; la plaie rectale sert de porte d'entrée à l'infection qui s'étend aux tissus voisins, et en particulier au tissu cellulo-graisseux de la fosse ischio-rectale ou encore au tissu cellulaire sous-péritonéal. Dans ce dernier cas la séreuse réagit au contact du foyer enflammé ; le pouls rapide, les vomissements, le ballonnement du ventre, peuvent en imposer pour une péritonite et faire croire à une pénétration qui n'existe pas.

Dans des circonstances rares, fort heureusement, la septicité du milieu, le peu de résistance du sujet, expliquent ces infections sévères, ces phlegmons diffus péri-anaux qui amènent rapidement la mort.

D'une façon générale, les plaies non péritonéales ne sont pas très graves ; elles guérissent, mais parfois en laissant à leur suite une fistule ou de l'incontinence.

Plaies de la portion péritonéale. — Souvent rien ne fait supposer au début que la séreuse a été intéressée, puis au bout de quelques jours les douleurs deviennent plus vives, irradient par tout le ventre, tout en gardant leur maximum d'intensité à l'hypogastre et autour de l'ombilic ; le ventre se ballonne, les vomissements apparaissent, la température monte, le facies devient anxieux, le pouls petit, rapide, bref tout le cortège de la péritonite avec sa marche ordinaire et sa terminaison fatale si rien ne vient enrayer son évolution.

Ces symptômes peuvent même éclater *d'emblée* et il en est ainsi le plus souvent, quand, dans un rétrécissement ou un cancer, la perforation succède à une dilatation ou à une exploration un peu trop brusque.

De même que précédemment, des symptômes d'infection diffuse peuvent aussi s'observer ; la mort survient en quelques heures (douze, vingt, vingt-quatre), dans l'hypothermie, sans que le péritoine ait eu le temps de réagir.

La mort est la terminaison habituelle des plaies de la portion péritonéale du rectum. Dans le mémoire de Quénu, sur 36 observations, on relève 27 morts et seulement 9 guérisons.

La mort n'est cependant pas absolument fatale si l'on n'intervient pas. L'infection peut se localiser, un abcès se collecte et la guérison survient assez lentement d'ailleurs.

Enfin, mais exceptionnellement, la guérison se produit très rapidement : un jeune malade de Teichmann guérit en quatorze jours, et cependant la pénétration avait été telle qu'on sentait le manche de l'instrument jusque dans l'hypochondre.

On pense à une *blessure de la vessie* quand, après le traumatisme, le blessé se plaint de douleurs dans la région vésicale et présente des troubles de la miction. Il urine difficilement, parfois même plus du tout, soit qu'il existe une rétention complète, soit qu'une communication large permette l'écoulement de la totalité de l'urine par le rectum. Une sonde introduite dans la vessie renseignera sur son contenu ; parfois même, signe important, elle donnera issue à des gaz qui ne peuvent provenir que de l'intestin.

Si le péritoine est indemne, la complication n'est pas très grave ; il n'en est pas de même quand la séreuse est intéressée, comme le montre bien la statistique de van Hook : sur 11 cas de blessures de la vessie par empalement, dans 5 où il y eut pénétration péritonéale, 3 morts ; dans les 6 autres où le péritoine était resté intact, 6 guérisons.

Dans les plaies par armes à feu, on observe immédiatement deux choses : la *douleur* pas très vive mais qui augmentera graduellement, l'*hémorragie* qui peut être abondante, mais qui est grave surtout par sa répétition, car les hémorragies secondaires sont de beaucoup les plus sérieuses.

Lorsqu'il existe une plaie péri-anale, elle peut aussi laisser passer du sang. Elle ne tarde pas à s'infecter et ses bords mâchés et tuméfiés livrent passage à de la sérosité louche ou à du pus plus ou moins mélangé de matières fécales, parfois à des gaz et à de l'urine. Si l'on n'intervient pas énergiquement le mal se propage, des décollements se font, se compliquant de phlegmons gangreneux, d'infiltration d'urine. Ces complications sont graves et entraînent souvent la mort. Sur 103 cas, Otis compte 44 morts soit 42,7 p. 100. C'est à peu près la mortalité moyenne des blessures du rectum d'après les différentes statistiques (42 à

48 p. 100). Elles sont donc, contrairement à ce qu'on pourrait penser *a priori*, plus graves que celles de l'intestin grêle, mais il faut bien dire que ces résultats se rapportent à des cas observés en temps de guerre.

Quand la guérison s'obtient, ce n'est souvent encore qu'au prix d'une fistule stercorale, vésicale ou osseuse, d'un peu d'incontinence des matières fécales, d'un rétrécissement du rectum, etc. Le pronostic est donc grave, le traitement chirurgical immédiat s'impose.

Traitement. — C'est ici surtout que la division en plaies péritonéales et plaies non péritonéales présente une importance capitale, le diagnostic de plaie péritonéale entraînant comme corollaire la laparotomie immédiate. Le toucher rectal est tout à fait insuffisant et trompeur, une plaie en apparence insignifiante pouvant très bien être pénétrante : il faut voir, explorer.

Si la plaie est bas située, dans le canal anal, une valve introduite doucement dans l'anus et déprimant la paroi opposée, permettra souvent une exploration suffisante. Si non, il ne faut pas hésiter à endormir le malade : l'anus dilaté, la valve placée, une bonne irrigation chaude nettoie le rectum, des compresses abstergent la muqueuse et l'on découvre la plaie rectale. Une pince à petites dents fixe sa commissure supérieure, on fait une hémostase rapide, puis à l'aide d'un instrument mousse, d'un stylet, d'un hystéromètre, on pénètre doucement par l'orifice et on cherche à cathétériser le trajet. Si le stylet s'enfonce profondément, si son extrémité paraît libre, il y a de grandes chances pour qu'il y ait pénétration. On s'assurera, bien entendu, que l'extrémité libre n'est pas dans la vessie ou dans un décollement sous-péritonéal, cause d'erreur que signale Quénu.

Une plaie haut située serait découverte plus facilement par la rectoscopie. C'est un mode d'exploration précieux qu'il ne faut pas négliger. Dans le cas où malgré un examen attentif on reste dans le doute, la laparotomie exploratrice est indiquée au moindre signe de réaction péritonéale.

Plaies sans pénétration péritonéale. — Nous avons ici deux choses à combattre : l'hémorragie, l'infection.

L'*hémostase* est facile pour les plaies bas situées ; on pince les points qui donnent, on lie ou on laisse les pinces à demeure pendant 48 heures, à moins qu'en présence d'une plaie bien nette, on ne tente la suture. Une hémorragie venant d'un point plus élevé sera combattue par la compression en prenant soin de laisser un gros drain au centre du tamponnement pour permettre l'issue des gaz.

L'*infection* est le principal danger. Si la plaie est seulement rectale, il faut, après avoir dilaté largement le sphincter, laver, nettoyer, tamponner. La dilatation du sphincter suffit ; la section n'est recommandée que s'il y a plus tard des symptômes de rétention. Si l'orifice de pénétration siège au dehors de l'anus, Quénu conseille de suturer la plaie au catgut par le rectum si c'est possible et d'établir un large drainage par l'orifice de la plaie para-rectale.

Dans les grands délabrements il faut faire plus : il faut fendre d'emblée le sphincter et la paroi rectale au niveau de la commissure postérieure ; et par cette rectotomie remontant aussi haut qu'il est nécessaire, on se crée une brèche pré-coccygienne considérable. — Voici la manœuvre que conseille Lejars.

« Une incision transversale de 2 centimètres est pratiquée au bistouri au-devant de la pointe du coccyx, elle ouvre la loge graisseuse recto-coccygienne dans laquelle pénètre une grosse sonde cannelée : la sonde est dirigée vers la paroi postérieure du rectum qu'elle vient perforer à une hauteur variable au-dessus de l'anus, pendant qu'une large valve soulève et protège la paroi antérieure. Vous avez dès lors un conducteur et avec le thermocautère au rouge sombre, vous sectionnez couche par couche tout le pont ano-rectal qu'il a chargé. »

La diète et l'opium sont nécessaires pour empêcher le fonctionnement de l'intestin.

Si la vessie a été blessée, la première chose à faire est de placer une sonde à demeure ; l'urine ainsi dérivée, la communication se fermera souvent d'elle-même ; s'il persistait une fistule on l'oblitérerait secondairement par un des procédés ordinaires, en particulier par le procédé du store.

Plaies péritonéales. — *Il faut intervenir* dans les plaies péritonéales, voilà ce que la statistique nous démontre d'une façon très nette, et ce que presque tous les chirurgiens admettent aujourd'hui. Sur 6 blessés qui ont été laparotomisés, 4 ont guéri, soit une mortalité de 33,3 p. 100. Sur 29 non laparotomisés, 3 seulement ont guéri, soit une mortalité de 82 p. 100.

Il faut de plus intervenir immédiatement, car les lésions de péritonite se développent parfois avec une rapidité extrême. Dans une observation de Quénu, on trouvait déjà, six heures après l'accident, du liquide louche dans l'abdomen et pourtant la perforation était petite.

Le plan incliné est indispensable : la masse de l'intestin grêle étant éviscérée, on recherche l'orifice de la perforation qu'indiquent soit des adhérences soit une ecchymose sous-péritonéale. Cet orifice est obstrué par deux plans de suture. On aveuglerait de même une perforation vésicale, s'il en existait une. Les choses ne vont pas toujours sans difficultés, et dans quelques cas il pourrait être avantageux d'introduire dans le rectum, comme le suggère Quénu, un petit ballon qu'un aide gonfle d'air plus ou moins selon les besoins. On fait ensuite la toilette du petit bassin, au moyen de compresses aseptiques qui abstergent toute trace de liquide, et l'on draine par la partie inférieure de la plaie abdominale.

Dans des cas exceptionnels, l'intestin grêle peut faire issue à travers une large perforation rectale ; nous avons étudié aux ruptures du rectum le traitement de cette complication.

Plaies par armes a feu

Ces plaies seront traitées d'après les mêmes principes. De nombreux chirurgiens conseillent, quand le rectum a été traversé par une balle, d'inciser le sphincter pour s'opposer à la stase des matières fécales.

Cette conduite, depuis Bégin et Dupuytren qui l'ont préconisée, a donné de nombreux succès et mérite d'être imitée.

VI

AFFECTIONS PRURIGINEUSES DE L'ANUS

On observe assez fréquemment à la région anale un certain nombre d'affections comme l'intertrigo, l'erythème, l'eczéma, le lichen, l'herpès, qui peuvent s'accompagner de prurit anal. Ces affections prurigineuses reconnaissent pour origine : l'existence de parasites, de vers intestinaux, d'oxyures, en particulier chez l'enfant — toutes les causes d'irritation, constipation prolongée, diarrhée persistante, hémorrhoïdes, rectites, les écoulements purulents, qu'ils viennent du rectum ou du vagin, parfois même certaines actions extérieures, la disposition des poils en brosse après qu'ils ont été coupés. Mais ce qu'il faut dire, c'est que le terrain joue ici un rôle considérable ; il y a certaines prédispositions spéciales qui expliquent pourquoi avec les mêmes lésions le prurit existe intense dans certains cas et manque dans d'autres.

Le véritable prurit anal même est celui qui existe sans modifications pathologiques des téguments, autres que les lésions de grattage. On l'observe chez les arthritiques, les rhumatisants, les goutteux où il peut alterner avec des crises de douleurs articulaires. C'est une affection bénigne mais qui peut être fort pénible, car les démangeaisons sont vives. A l'occasion d'un écart de régime ou simplement le soir à la chaleur du lit, le prurit s'exagère, le malade ne peut résister au besoin de se gratter et les lésions de grattage augmentent encore les sensations d'agacement et de douleur. Ces phénomènes peuvent se compliquer de ténesme rectal ou vésical, de mouvements fébriles, de crises nerveuses ; on les voit chez certaines femmes survenir presque périodiquement à chaque retour des règles ou pendant la grossesse.

L'inspection, comme nous l'avons dit, peut ne révéler aucune lésion des téguments ; d'ordinaire cependant la peau est le siège d'éruptions variées, herpès, eczéma, lichen, qui ne présentent ici rien de bien spécial. La région est baignée par un liquide muco-purulent qui l'irrite, l'enflamme et va jusqu'à produire des ulcérations. Ces lésions gagnent la marge de l'anus dont les plis se fendillent, s'épaississent et perdent leur souplesse ; elles s'étendent d'autre part à la rainure interfessière, à la face interne des cuisses.

Sans être graves, ces affections prurigineuses sont fort gênantes en raison de leur extrême ténacité.

Avant d'instituer un traitement quelconque il faut tâcher de se rendre compte des causes du prurit. L'examen local suffit à les révéler, quand elles existent au niveau de l'anus et du rectum ; mais il faut savoir que certaines affections de la vessie, de l'urèthre, ou des organes génitaux chez la femme peuvent être en cause. Il faudra faire également l'examen des urines et s'attacher soigneusement à l'étude de l'état général.

Le *traitement* sera donc tout d'abord celui de la cause, constipation, diarrhée, vers intestinaux, rectite, etc... Les lésions locales seront modifiées par des topiques appropriés et contre les phénomènes inflammatoires, on obtiendra de bons résultats par les lavages très chauds suivis d'application de corps gras.

En présence de prurit sans lésions on doit essayer les badigeonnages avec une solution faible de nitrate d'argent, ou encore, suivant la pratique de GOSSELIN, avec le glycérolé d'alun et de calomel pulvérisé.

Alun.	4	grammes
Calomel.	2	—
Glycérine.	15	—

Il faut surtout maintenir la région dans le plus grand état de propreté, éviter les grattages et tenir constamment écartées les lèvres de la rainure interfessière par l'interposition d'un linge fin ou d'une poudre inerte. Ajoutons que le traitement général a dans ces cas la plus grande importance.

VII

RECTITES

Sous le nom de rectites nous comprenons l'ensemble des lésions auxquelles peut donner lieu l'infection microbienne du rectum. Ici comme dans toutes les infections nous avons des formes aiguës et des formes chroniques.

RECTITES AIGUES

Étiologie. — 1° La rectite peut faire partie d'un ensemble de lésions étendues à tout ou partie du gros intestin, ou même au tube intestinal tout entier (colites, entéro-colites). C'est souvent le cas pour les rectites qui relèvent de *causes* dites *médicales* (rectites dysentériques, dothiénentériques, médicamenteuses, etc.).

2° *Le plus ordinairement l'infection est limitée au rectum.*

a. Elle peut porter sur un *rectum sain* lorsque la rectite succède à l'inoculation d'une plaie chirurgicale ou traumatique, à une ulcération due soit au séjour d'un corps étranger, soit à toute autre cause.

b. Elle peut porter sur un *rectum malade*, atteint d'hémorrhoïdes, de prolapsus, de polypes, etc.

Les causes générales incriminées, comme la goutte par exemple, n'ont tout au plus qu'un rôle de causes prédisposantes. Il en est de même de l'action du froid.

La rectite succède à une inoculation.

L'*inoculation est directe*, apportée du dehors par des rapports contre nature, des instruments, un thermomètre, ou consécutive à l'ouverture dans le rectum d'un abcès pelvien d'origine salpingienne, prostatique ou osseuse.

Elle est indirecte quand l'infection, gagne de proche en proche, infectant les tuniques de l'intestin sans véritable effraction de la muqueuse (par exemple la rectite membraneuse dans les salpingites).

Les microbes, causes de l'infection, sont nombreux; on sait, en effet, la richesse de la flore bactérienne du rectum. On connait deux espèces de rectites spécifiques, la *rectite diphtérique* et la *rectite blennorragique.*

Nous étudierons plus loin cette dernière : l'autre n'a aucun intérêt chirurgical.

Anatomie pathologique. — Suivant les degrés, la muqueuse est rouge pâle ou rouge plus ou moins sombre ; elle est teintée d'une façon uniforme, ou parsemée d'une sorte de piqueté hémorragique. L'épithélium cylindrique qui la tapisse tombe en certains points, et l'exagération de cette desquamation peut amener la formation de petites ulcérations.

La muqueuse est épaissie; elle a un aspect trouble dû à l'infiltration du chorion par les cellules migratrices, infiltration qui d'ailleurs envahit la sous-muqueuse et même la musculeuse. Il peut se former des abcès sous-muqueux qui soulèvent la muqueuse, la perforent et s'ouvrent à l'intérieur du rectum.

Les glandes sécrètent abondamment; la muqueuse est baignée d'un liquide séreux d'abord, puis bientôt trouble, épais, puriforme.

Symptômes. — La rectite aiguë peut débuter par des douleurs sourdes, assez vagues, par une sorte de pesanteur plutôt que de douleur vraie; mais souvent la douleur est vive, c'est une sensation continue de chaleur avec battements. Le décubitus la calme; les efforts, la défécation surtout, l'exagèrent. Elle irradie alors vers le périnée, les organes génitaux, les régions lombaires. C'est parfois un véritable ténesme, de faux besoins de défécation que les efforts du malade ne peuvent parvenir à satisfaire. C'est à grand'peine que se fait l'expulsion de quelques matières striées de mucus, de pus et de sang. Si la desquamation est intense, on y trouve aussi des glaires et même des fausses membranes : c'est la rectite membraneuse.

En dehors de la défécation le sphincter peut laisser échapper du pus, parfois en si grande abondance qu'il arrive à couler goutte à goutte.

L'*inspection* montre la région périnéale enflammée, irritée par le contact du pus; l'érythème s'étend aux fesses, au scrotum. Au centre l'anus est rouge, la muqueuse œdématiée, éversée, fait en quelque sorte ectropion.

Au *toucher*, qui est très douloureux, la muqueuse paraît brûlante; elle est épaisse, glissant mal sur les tissus sous-jacents et le doigt qui en parcourt la surface arrive parfois à sentir l'ulcération, point de départ de l'infection. Il ramène un mucus épais, sanguinolent.

Le *spéculum*, introduit pendant l'anesthésie, pour faire la dilatation par exemple, montre la muqueuse turgescente et rouge, parcourue de veines gonflées. Sa surface est tantôt sèche, tantôt recouverte d'un enduit muco-purulent. Au milieu des plis de la muqueuse, on voit parfois de petites escarres diphtéroïdes jaunâtres, de telle sorte, disent Quénu et Hartmann, que la surface paraît saupoudrée de son.

Les *symptômes généraux* prennent rarement de l'importance et sont ceux que comporte toute infection : inappétence, état saburral, fièvre, etc... Il y a d'ailleurs tous les intermédiaires entre les formes très aiguës et les formes bénignes, comme par exemple certaines rectites blennorragiques qui peuvent passer complètement inaperçues.

Certaines *complications* sont possibles, soit immédiates, ce sont les suppurations périrectales, soit tardives, c'est le passage à l'état chronique avec toutes les suites fâcheuses qu'il comporte.

Ce passage à l'état chronique survient malheureusement trop fréquemment; c'est lui qui assombrit le *pronostic* de la rectite aiguë.

Diagnostic. — Le diagnostic de la rectite est facile : en trouver l'origine est chose plus délicate. L'examen bactériologique peut faire connaître la nature blennorragique de l'affection.

Traitement. — La rectite n'étant en somme qu'une complication, c'est à la cause qu'il faut s'adresser tout d'abord. Deux indications doivent dominer le traitement : lutter contre l'infection établie; diminuer les chances de réinfection.

Pour diminuer l'infection, on s'efforce par le régime de diminuer la quantité des matières fécales, en supprimant tous les aliments qui laissent beaucoup de résidu; le régime lacté, les antiseptiques intestinaux parviennent à les aseptiser dans une certaine mesure.

Localement on combattra l'infection par les bains de siège, les suppositoires iodoformés, et dès qu'ils seront possibles par les grands lavages avec des solutions d'acide borique ou de permanganate de potasse. Ces grands lavages seront suivis d'un petit lavement au bismuth; la poudre qui se dépose sur les parois du rectum les isole dans une certaine mesure. Contre la douleur nous avons la cocaïne, le laudanum, la morphine.

Pour détruire le spasme et permettre à l'ulcération de se cicatriser, il peut être indiqué de pratiquer la dilatation anale suivie de quelques cautérisations.

Quand la rectite a tendance à devenir chronique, outre le régime et les antiseptiques intestinaux, il faut insister pour faire disparaitre l'œdème inflammatoire et l'infiltration sous-muqueuse sur les grandes irrigations rectales chaudes, suivies plus tard de lavements astringents.

VIII

RECTITES CHRONIQUES

Sous l'influence d'irritations, d'infections répétées, la muqueuse intestinale réagit de deux façons différentes sans que nous sachions bien au juste les causes de cette évolution dans un sens ou dans l'autre. Il y a lutte pour ainsi dire entre l'élément conjonctif et l'élément glandulaire.

Dans certains cas les glandes l'emportent, elles prolifèrent, formant de nombreuses petites tumeurs à la surface de la muqueuse : ce sont les polyadénomes, que leur tendance à l'isolement, à la pédiculisation a fait aussi décrire sous le nom de polypes multiples ou de polypose. Le danger de cette forme est la transformation en cancer.

Dans d'autres cas, c'est l'élément conjonctif qui domine. La rectite est interstitielle ; proliférante au début, elle a souvent une tendance marquée à la sclérose secondaire. Le danger est ici le rétrécissement.

Il existe, bien entendu, entre ces deux types de nombreuses formes intermédiaires où les lésions sont mixtes.

RECTITES INTERSTITIELLES

Ce sont celles que l'on observe le plus fréquemment, les seules qu'on ait coutume de décrire sous le nom de rectites chroniques.

Étiologie. — Les causes en sont les mêmes que pour la rectite aiguë, à laquelle bien souvent elles succèdent. Nous ne reviendrons pas sur toutes les causes d'infection auxquelles peut être soumise la muqueuse rectale. Comme l'a fort bien dit Tré-

LAT, ces rectites chroniques ne sont pas spécifiques, bien qu'il soit fréquent de les observer à la suite d'un chancre, de plaques muqueuses, ou plus souvent encore comme conséquence d'une blennorrhagie ano-rectale.

LEJARS a trouvé des rectites proliférantes chez devieux prostatiques qui rentrent dans la catégorie des malades prédisposés à la rectite proliférante, puisqu'ils possèdent au plus haut degré l'irritation locale chronique susceptible de créer la maladie qui nous occupe.

Anatomie pathologique. — Il y a des variations nombreuses suivant le degré de l'infection. L'infection reste-t-elle limitée à la surface de la muqueuse, c'est un simple *catarrhe*, comme dans certaines rectite hémorrhoïdaires bénignes.

Un degré de plus, la muqueuse prise dans son ensemble est épaissie, peu mobile, sa surface est sèche, rugueuse ; c'est la *rectite granuleuse* de VERNEUIL.

Dans les cas extrêmes, au lieu de simples granulations, ce sont des proliférations plus importantes, des verrues, de véritables végétations. C'est la *rectite proliférante.*

A côté de cette forme avec prolifération superficielle de la muqueuse, on peut en voir évoluer une qui se caractérise au contraire par la rétraction fibreuse des tuniques sous-jacentes à la muqueuse, c'est la *rectite fibreuse.*

Au microscope on constate *la disparition de l'épithélium cylindrique remplacé par un épithélium pavimenteux stratifié.* Dans certains cas de nombreuses gouttes d'éléidine marquent bien la transformation cornée.

Au-dessous de l'épithélium le *tissu conjonctif* est infiltré en traînées embryonnaires diffuses, suivant les vaisseaux ; mais ceux-ci ne sont pas altérés.

Les mamelons qui font saillie à la surface de la muqueuse présentent à la coupe une structure analogue à celle d'un *molluscum cutané* (d'où le nom de molluscum fibreux que leur a donné RECLUS). Ils sont formés d'un centre fibro-embryonnaire renfermant des vaisseaux et recouvert d'un épithélium pavimenteux stratifié.

Plus rarement ils ont l'aspect de *papillomes*, avec des papilles à développement exagéré, entre lesquelles se prolonge l'épithélium.

Le développement excessif du tissu cellulaire amène l'atrophie et même à la longue la disparition des glandes. Quand au contraire l'élément glandulaire prolifère, on observe une forme de rectite particulière que nous étudierons plus loin.

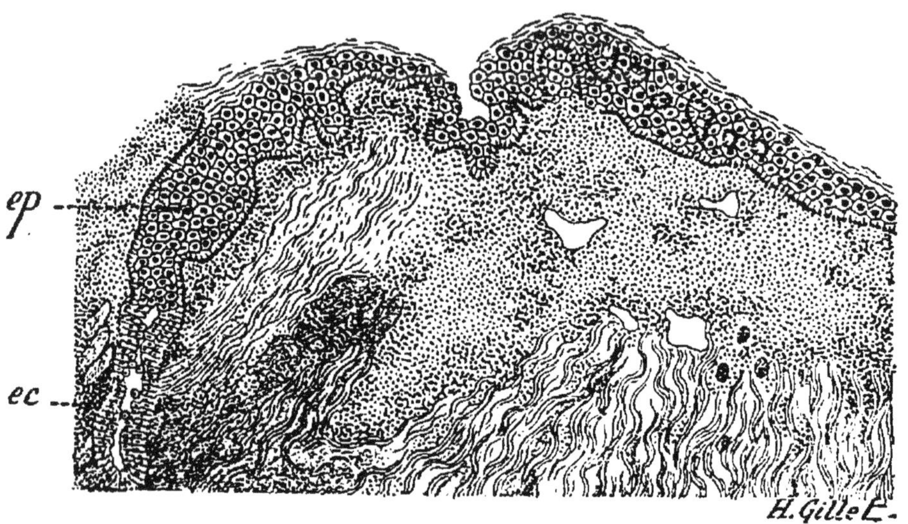

Fig. 13.
Rectite avec lésions inflammatoires diffuses. (Quénu et Hartmann d'après une préparation de M. Toupet.)

On voit l'infiltration embryonnaire du tissu sous-muqueux; on assiste de plus à la substitution de l'épithélium pavimenteux *ep* à l'épithélium cylindrique *ec* dont on ne retrouve plus que des vestiges au fond des sillons de la muqueuse.

A la longue, l'infiltration inflammatoire gagne toutes les tuniques du rectum et même les tissus voisins. Au travail de prolifération fait suite un travail de sclérose, qui d'ailleurs peut se produire d'emblée. C'*est la rectite chronique hypertrophique proliférante et sténosante* de Delbet et Mouchet[1], dont l'aboutissant terminal sera le rétrécissement.

Symptômes. — La forme ordinaire, qu'on appelle encore

[1] Delbet et Mouchet. *Arch. génér. de méd.*, nov. 1893, p. 513.

catarrhale ne se manifeste que par un peu de pesanteur, de gêne dans la région anale. C'est à peine de la douleur et le malade ne se plaindrait pas, s'il n'était pas impressionné par la présence de pus dans ses selles ou même par un écoulement permanent plus ou moins abondant de muco-pus. A ce muco-pus se trouvent mélangées des glaires gélatineuses ressemblant à des morceaux de tapioca cuit.

Le toucher rectal, souvent douloureux à *cause de la contracture du sphincter*, fait reconnaître l'état chagriné, rugueux, particulier de la muqueuse chroniquement enflammée ; dans les formes plus graves, celle-ci est épaissie, cartonnée et le rectum donne au doigt qui l'explore la sensation d'un tube rigide à parois granuleuses présentant par places de légères ulcérations. Ces ulcérations peuvent être le point de départ d'abcès périanaux.

Hamonic[1] considère la forme proliférante comme une seconde période de l'affection. Les granulations sont devenues de véritables végétations. Elles rétrécissent dans une certaine mesure le calibre du rectum et occasionnent une gêne croissante de la défécation. Les efforts s'accompagnent alors d'hémorragies, peu considérables à la vérité, mais qui à la longue, n'en arrivent pas moins à affaiblir le malade.

Les végétations existent dans toute la région ano-rectale[2]. A l'inspection on voit tout autour de l'anus et dans l'intérieur du canal anal de petites masses plus ou moins pédiculées, en forme de massue ou de poire ; les unes sont blanchâtres, grisâtres, les autres rosées ou rouges suivant leur siège cutané ou muqueux.

Elles sont, dit Hamonic, ou bien *renflées*, *pleines*, *tendues*, ou bien *flétries*, *vides*, semblables à des grains de raisin dont on aurait enlevé le contenu, suivant l'expression de Dupouy. Leur volume est peu considérable, leur surface régulière, rarement

[1] Hamonic. De la rectite proliférante. Thèse de Paris, 1885.

[2] Verchère (*Soc. Chir.*, mars 1897, p. 189) dans une communication à la Société de Chirurgie sur la période prémonitoire du rétrécissement du rectum, insiste sur la valeur du condylome, comme premier signe de rétrécissement rectal.

arborescente. Tantôt sessiles, tantôt pédiculées, elles ont été souvent décrites sous le nom de condylomes et la présence seule de ces tumeurs doit toujours engager le chirurgien à pratiquer le toucher qui révélera presque toujours des lésions intra-rectales.

Souvent, dit VERCHÈRE, dans la région péri-anale, elles prennent l'aspect caractéristique des chou-fleurs. Ce sont de véritables végétations et cette coïncidence des végétations avec la rectite proliférante est très fréquente.

Ce condylome (GOSSELIN avait admirablement relevé ce détail, suivant moi d'une haute importance dans l'histoire du rétrécissement rectal) est toujours révélateur d'une lésion intra-anale. Il est situé d'ordinaire vers la partie antérieure et médiane de l'anus : il est allongé d'avant en arrière, aplati latéralement, élastique, lisse, d'un violet pâle et nullement pédiculé. Il est flottant transversalement, mais fixe d'avant en arrière. Si on veut l'attirer dans ce sens, on le voit sortir de l'anus, et, sur la muqueuse ainsi attirée, on trouve toujours une érosion, une fissure non douloureuse qui se prolonge plus ou moins dans l'anus et remonte à 1 ou 2 centimètres. Les bords se délimitent exactement d'avec la muqueuse saine ; puis, dans nombre de cas, à cette fissure s'en joignent plusieurs autres qui occupent les plis radiés de l'anus, et nous voyons alors une véritable érosion de tout le pourtour de l'anus, qui se prolonge dans sa cavité, en donnant naissance à un très léger écoulement purulent; parfois celui-ci est nul (HAMONIC).

Des proliférations semblables peuvent se produire du côté du *vagin,* comme HAMONIC le rapporte dans une de ses observations.

Par *le toucher rectal,* le doigt trouve immédiatement au-dessus du sphincter externe, et dans une hauteur variable mais ne s'élevant guère à plus de 5 centimètres, une quantité de bosselures dures, irrégulières, les unes grosses comme des grains de raisin, les autres très petites comparables à des têtes d'épingles. Quelques-unes sont sessiles, quelques-unes à demi pédiculées. De loin en loin on en trouve qui flottent librement grâce au grand développement de leur pédicule. Entre les végétations, la muqueuse souple, unie, régulière, paraît saine dans certains cas, épaissie dans d'autres; elle forme une masse indurée, base d'implantation des productions polypiformes.

Ces tumeurs rectales peuvent être plus ou moins nombreuses, plus ou moins volumineuses et à ce point de vue Hamonic distingue trois cas : 1° ou bien toutes les tumeurs rectales sont petites; 2° ou bien elles sont toutes volumineuses ; 3° ou bien enfin, et c'est le cas le plus fréquent, la plupart des tumeurs sont petites, une ou deux présentent un volume relativement considérable.

On conçoit qu'elles puissent alors gêner la défécation ; elles peuvent aussi, sous l'influence des efforts, devenir procidentes : on voit au dehors de l'anus une masse rougeâtre, lobulée comme villeuse, enduite d'une couche visqueuse de mucus sanguinolent. Elle se réduit assez facilement. Si la contracture du sphincter la maintient au dehors, elle s'enflamme, s'ulcère et saigne.

La rectite arrivée à ce stade de son évolution n'a guère de tendance à la guérison spontanée ; les phénomènes d'infection s'atténuent, mais les symptômes de sténose s'accusent et l'on arrive ainsi au rétrécissement caractérisé. L'importance de ce rétrécissement est si grande que nous l'étudierons spécialement dans un chapitre à part, bien qu'il ne soit en somme que l'aboutissant de la rectite chronique. C'est ce qui aggrave singulièrement le pronostic de cette dernière affection, et nécessite la mise en action d'un traitement chirurgical sérieux.

Diagnostic. — Le diagnostic est facile si l'on veut bien prendre la peine de faire le toucher rectal ; on reconnaîtra facilement les altérations de la muqueuse, quel qu'en soit le degré, On saura sur quelle étendue portent les lésions et l'on évitera ainsi de traiter uniquement les végétations péri-anales en négligeant le traitement de leur cause, la rectite.

Le *cancer végétant* ne peut donner le change ; ses végétations molles, fongueuses, ulcérées, saignent au moindre contact ; elles font partie d'une tumeur que le doigt sent très bien. Les proliférations dans la rectite sont dures, presque cornées : l'ongle ne peut les entamer et elles saignent à peine après l'examen ;

elles sont multiples, indépendantes, séparées par des intervalles de muqueuse à peu près saine.

Nous verrons plus loin l'aspect spécial que présente la *rectite glandulaire*, avec ses masses polypeuses molles, donnant lieu à de sérieuses hémorragies et remontant dans l'intestin bien au-dessus des limites du rectum. L'examen histologique d'ailleurs établirait facilement la grande différence qui existe entre les végétations de la rectite interstitielle et les masses adénomateuses de la rectite glandulaire.

Traitement. — C'est naturellement le traitement causal qu'il faut instituer tout d'abord s'il est possible.

Contre la rectite elle-même les grandes irrigations rectales chaudes ou astringentes donnent d'excellents résultats. Il faut de plus surveiller l'état des fonctions digestives et éviter la constipation.

Dans la *rectite proliférante*, on a proposé et pratiqué l'extirpation des végétations; après dilatation la chose est simple, mais ce n'est qu'un palliatif, d'autres végétations se développent à côté des premières.

Beaucoup plus logique nous semble le conseil de Quénu et Hartmann ; après avoir incisé circulairement la peau au pourtour de l'orifice, immédiatement en dehors des végétations anales si elles existent, on dissèque la muqueuse malade en dedans des sphincters et on l'excise. A travers les sphincters conservés, on abaisse alors la muqueuse rectale saine et on la suture à la peau.

Souvent les lésions trop étendues commandent une autre conduite. C'est l'*anus artificiel*, la colotomie iliaque temporaire ou définitive qui, soustrayant la partie malade au contact des matières, permet le mieux de soulager les malades et de combattre efficacement les lésions inflammatoires [1].

[1] Tchaperoff. Colotomie iliaque gauche contre les rectites chroniques graves et les ulcérations du rectum. *Thèse de Paris*, 1895.

RECTITES GLANDULAIRES

Dans toute une catégorie de cas les végétations sont exclusivement constituées par des productions adénomateuses. On admet de plus en plus actuellement l'origine inflammatoire des adénomes ; ici les modifications de l'épithélium, l'infiltration embryonnaire du stroma conjonctif l'attestent d'une façon très nette.

Les masses adénomateuses ont une grande tendance à se pédiculiser ; elles ne sont pas limitées à la muqueuse rectale mais envahissent souvent le côlon pelvien, le côlon descendant, tout le gros intestin et même l'intestin grêle : aussi cette affection encore mal connue, dont nous avons à peine une cinquantaine d'observations, est-elle décrite sous des noms multiples : colite polypeuse kystique (Virchow [1]); adénomes multiples du côlon et du rectum (Whitehead [2]) ; polyadénomes de l'intestin (Sklifasowski [3]).

Étiologie. — Nous sommes bien souvent dans l'ignorance au point de vue des causes de la recto-colite polypeuse. Il est certain que les états inflammatoires chroniques la favorisent et qu'on la voit surtout à la suite de dysenterie, typhus, tuberculose (Tachard), etc...

L'inflammation de la muqueuse favorise laproduction des polypes; ceux-ci entretiennent l'irritation de la muqueuse. Ainsi se forme un cercle vicieux d'autant plus difficile à briser, que les causes primitives passent inaperçues. On ne sait plus ensuite quel a été le point de départ.

Rare avant quinze ans, c'est surtout de quinze à trente qu'on l'a observée.

L'homme semble plus fréquemment atteint que la femme dans la proportion de 23 à 14.

[1] Virchow. *Die krankhaften Geschwülste*, 1863, t. I, p. 243.

[2] Whitehead. *Brit. med. Journ.*, 1894, p. 410.

[3] Sklifasowski. *Centralb. f. chirurg.*, 1881, n° 33, p. 52.

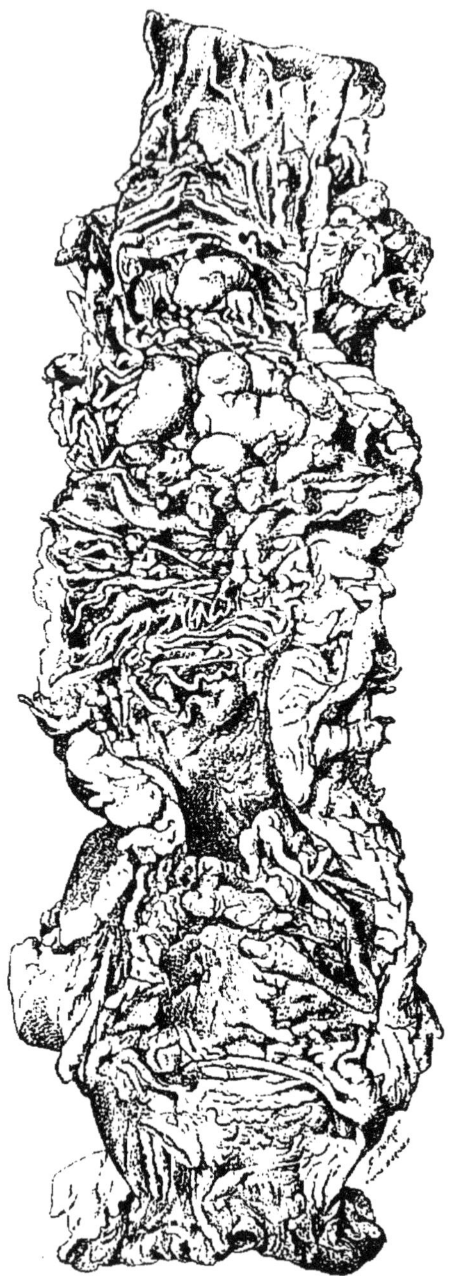

Fig. 14.
Végétations polypiformes. — Cancer du rectum et du côlon. (Quénu et Landel.) *Revue de chir.*, avril 1899.

Anatomie pathologique. — On trouve la muqueuse rectale parsemée de nombreuses saillies, presque toutes développées aux dépens des glandes.

Le nombre de ces nodosités est variable ; on en compte 15 à 20 dans les cas les plus bénins, mais on peut en trouver beaucoup plus, 50, 100, plusieurs centaines, des milliers même dans des formes plus étendues. Elles sont alors pressées les unes contre les autres, leurs pédicules rassemblés donnent parfois l'aspect de grappes de raisin.

Leur *siège* n'a rien de fixe. Sur 40 cas qu'ils ont rassemblés, Quénu et Hartmann les trouvent limitées au rectum 13 fois, envahissant à la fois rectum et côlon 9 fois, tout le gros intestin 13 fois, l'intestin et l'estomac 3 fois, siégeant exclusivement dans le côlon 3 fois.

Leur *volume* est d'ailleurs très variable depuis les petites productions à peine visibles, grosses comme la tête d'une épingle, aux plus considérables qui arrivent au volume d'un pois, d'une cerise, ou même d'un œuf de pigeon.

Leur *forme* est arrondie d'ordinaire, à surface lisse; sessiles tout d'abord, elles tendent peu à peu à se pédiculiser et leur pédicule, large au début, s'effile ensuite progressivement.

Quelques-unes présentent parfois un aspect particulier, déchiqueté, qui les fait ressembler plutôt à un polype papillaire ou à une tumeur villeuse.

La *couleur* rouge de la muqueuse devient plus sombre, noirâtre, au niveau des petites tumeurs que recouvre presque toujours un mucus épais, sanguinolent.

Leur *consistance* est molle.

A la coupe elles présentent un aspect charnu un peu succulent.

La *muqueuse*, dont on signale à peine l'état dans la plupart des observations, paraît saine parfois dans l'intervalle des végétations; le plus souvent elle est un peu altérée, elle est rouge, épaissie, infiltrée.

Quand en un point se produit la *transformation cancéreuse*, la tumeur dégénérée devient plus volumineuse, plus irrégulière; sa consistance est plus dure et la muqueuse sur laquelle s'implante le polype est envahie d'une façon diffuse.

Au microscope, on est frappé de ce fait que toutes ces masses plus ou moins pédiculées sont de nature adénomateuse. Sur une série de préparations on peut pour ainsi dire suivre le processus pathologique; on voit les glandes se dilater, s'allonger et devenir sinueuses, tout en conservant leur aspect normal. Puis on voit les tubes glandulaires ordinairement simples se diviser en deux ou plusieurs ramifications et pousser latéralement de petits culs-de-sac.

L'épithélium glandulaire reste typique et ne forme qu'une seule couche tapissant régulièrement la face interne de la paroi glandulaire, tout en laissant libre la partie centrale. Le plus souvent il est presque exclusivement composé de cellules caliciformes.

Il s'agit donc bien là d'une prolifération, d'un néoplasme au sens propre du mot, d'un adénome, ou si la tumeur se pédiculise, d'un polype adénomateux.

Si l'élément glandulaire présente ainsi le maximum de lésions, hâtons-nous de dire qu'il n'est pas le seul atteint. Le processus inflammatoire porte sur tous les éléments de la muqueuse, et ceux-ci réagissent plus ou moins différemment suivant des causes qui nous échappent encore [1].

L'*épithélium de la muqueuse* peut conserver sa forme cylindrique; il disparaît par places, mais surtout il se transforme en épithélium pavimenteux stratifié, qui pousse des prolongements dans le tissu conjonctif sous-jacent.

Ce *tissu conjonctif* est infiltré de tissu embryonnaire; en certains points il peut présenter de petites excroissances papillaires, ce qui donnerait à la tumeur un aspect frangé. C'est lui qui forme la partie centrale du pédicule où l'on trouve également quelques fibres musculaires lisses et des vaisseaux.

Les *vaisseaux* prennent souvent un développement considérable en nombre plus encore qu'en volume, contrairement à ce que l'on observe dans les formes interstitielles où le tissu conjonctif semble les étouffer.

Dans les observations de Lebert [2], de J. Schwab [3], on insiste sur cette riche prolifération vasculaire; elle explique les hémorragies abondantes et répétées qui sont un des grands symptômes de l'affection.

La *formation de kystes* dans les culs-de-sac glandulaires n'est point rare. On voit sur certaines coupes des étranglements diviser les tubes glandulaires allongés. Les cellules continuant à sécréter transformeront en kystes les parties ainsi isolées. Dans certains cas, les productions kystiques sont si nombreuses qu'on a voulu en faire une caractéristique de cette affection que Virchow appelait « colite polypeuse kystique ».

[1] Dans une observation personnelle, nous avons remarqué dans toute l'étendue du gros intestin une atrophie très accentuée de cette muqueuse avec destruction partielle des glandes, infiltration du tissu conjonctif et disparition presque complète de l'épithélium glandulaire; les capillaires étaient fortement dilatés.

[2] Lebert. *Anat. pathol.*, vol. 2, p. 316.

[3] J. Schwab. Ueber multiple Polypenvucherungen im Colon und Rectum. *Beitr. z. kl. Chir.*, 1897, vol. 16, p. 360.

L'adénome, tumeur bénigne, peut devenir malin. — Les tubes glandulaires, tout en gardant leur structure, se divisent et prolifèrent activement à la façon du cancer ; au lieu de rester limités à la muqueuse, ils envahissent la sous-muqueuse et les autres tuniques du rectum. — Il est rare qu'alors les tubes ne soient tapissés que d'une seule couche d'épithélium ; les cellules cylindriques se déforment, deviennent *atypiques :* elles se disposent sur *plusieurs couches,* remplissent les culs-de-sac et forment de véritables boyaux, caractéristiques de la transformation maligne. — On peut voir sur la même préparation des points où il existe de l'adénome pur et d'autres en train de subir la transformation.

Cette transformation n'est malheureusement pas très rare. Quénu et Hartmann, sur 42 observations, la notent 20 fois, presque dans la moitié des cas. Les métastases s'observent comme dans toutes les tumeurs malignes du rectum.

Symptômes. — La *diarrhée* est le premier symptôme, le seul qui existe au début. On y insiste dans la plupart des observations. Au début diarrhée séreuse, abondante, elle ne tarde pas à s'accompagner d'émissions de glaires, de pus et de sang. Les matières, dans ce dernier cas, sont noirâtres, poisseuses : c'est du véritable méléna.

Cette diarrhée est un des symptômes les plus importants de l'affection : elle est presque constante, abondante, tenace et rebelle à tout traitement.

A quoi tient-elle ? Indique-t-elle une augmentation de la sécrétion glandulaire correspondant à la prolifération constatée histologiquement ? La chose est possible mais non démontrée.

Les *hémorragies* surviennent à l'occasion de la défécation. Elles sont dues au passage des matières fécales sur ces productions que nous avons vues si vasculaires : peut-être même l'effort suffit-il pour rompre ces vaisseaux à parois peu résistantes.

Ce sont des hémorragies en général peu abondantes, mais répétées et qui arrivent à produire ainsi un état d'anémie extrême. Dans certains cas pourtant c'est un flot de sang qui s'échappe au moment de la défécation. Une malade de Desnos aurait perdu ainsi un litre et demi de sang en une seule selle.

L'origine de l'hémorragie est le plus souvent au niveau du rectum et de la partie inférieure du côlon ; car après ablation de tumeurs bas situées, les seules accessibles, on voit les hémorragies diminuer ou même cesser pendant un certain temps, jusqu'à ce que la récidive se produise.

Dans quelques cas la *douleur* est nulle ; mais d'ordinaire les malades souffrent du côté du bas-ventre et dans la région des flancs. Ils ont du tympanisme et la palpation abdominale est douloureuse. Ils ont surtout du ténesme, de faux besoins de défécation et leurs efforts peuvent amener l'expulsion hors de l'anus, d'une ou plusieurs masses pédiculées bas situées.

Lorsque les masses polypeuses augmentent de volume, elles peuvent remplir en partie l'intestin et gêner le passage des matières.

L'*évolution de la maladie* est lente, entrecoupée de périodes de rémission assez longues pendant lesquelles l'état reste stationnaire ou peut même s'améliorer ; puis surviennent quelques poussées aiguës et la maladie se traîne ainsi pendant des mois et des années, pendant que les végétations envahissent de plus en plus l'intestin. Ce dernier ne pouvant plus fonctionner s'enflamme : la diarrhée, les hémorragies surviennent, épuisant le malade et amenant la mort par cachexie.

Dans un grand nombre de cas, on voit se produire la *transformation cancéreuse* et l'on assiste à l'évolution classique du cancer du rectum. La colite est reléguée au second plan et passe le plus souvent même inaperçue : elle ne change guère en effet la symptomatologie du cancer et la gravité de ce dernier fait oublier tout le reste.

Quelles sont les causes de cette transformation cancéreuse ? Il y a évidemment dans l'adénome une prédisposition à la malignité. Le cancer n'est pas fréquent à l'âge de trente ans, et s'il fallait admettre l'influence exclusive de l'irritation inflammatoire on pourrait s'étonner de voir la dégénérescence cancéreuse si fréquente ici et si rare dans les rectites interstitielles.

Le cancer, dans les cas observés, affecte plutôt la forme encéphaloïde. Sa marche est rapide comme elle l'est chez les jeunes; les métastases s'observent dans le foie ou dans d'autres organes.

Nous n'avons point noté dans les observations d'autres complications telles que les phlegmons du creux ischio-rectal, les fistules, etc., comme l'on peut en observer dans la rectite proliférante. Mais il nous faut insister sur la *tuberculose pulmonaire* qui survient facilement chez ces malades affaiblis, tuberculose qui évolue rapidement et hâte la terminaison fatale.

Pronostic. — Le pronostic est donc grave : grave à cause de l'évolution même de la maladie, qui par la diarrhée et les hémorragies, conduit presque fatalement à la cachexie ; grave à cause de la transformation cancéreuse fréquente ; grave enfin par l'impuissance de notre thérapeutique.

Diagnostic. — Le diagnostic est difficile, comme pour toutes les affections peu connues ; mais il suffit qu'on ait l'attention attirée de ce côté pour mieux étudier le malade et reconnaître la nature de son mal.

On doit *penser à la polypose*, chez un sujet amaigri, qui souffre depuis longtemps de l'intestin et se plaint surtout de *diarrhées profuses et sanglantes*. L'inspection de la région anale ne montre rien d'insolite. Par le toucher on sent ordinairement un nombre assez considérable de petites tumeurs du volume d'une lentille, d'une cerise: Elles sont disséminées çà et là, plus ou moins pédiculées et dans leur intervalle la muqueuse donne une sensation de surface granitée assez particulière ; mais elle est molle, sans épaississement ni induration.

Quelques-unes de ces masses peuvent prendre un développement beaucoup plus considérable, et atteindre la grosseur d'une noix, d'une mandarine. D'autres peuvent se réunir en une masse lobulée assez bien comparable à une grappe de raisin. Dans quelques observations plus rares, nombreuses et serrées les unes contre les autres, elles formaient un véritable tapis.

L'exploration n'est pas douloureuse ; les masses sont molles, tout en conservant pourtant une certaine consistance qui ne permet pas à l'ongle de les entamer facilement, comme il le ferait des végétations cancéreuses, mais quand la vascularisation est intense, le frottement du doigt fait quelque peu saigner.

Souvent le doigt, si loin qu'il pénètre ne peut atteindre la limite du mal qui en même temps que le rectum a envahi le côlon.

Il faut alors palper soigneusement l'abdomen en suivant le trajet du gros intestin : la sensibilité à la pression profonde et surtout la constatation d'un empâtement, d'une tumeur répondant au côlon, feront penser à l'extension des lésions au gros intestin. Dans ces cas d'ailleurs, les symptômes généraux plus graves, les diarrhées plus profuses font déjà penser à des lésions plus étendues, mais la limite supérieure du mal est impossible à fixer.

Si la polypose est limitée du côlon, la difficulté est grande ; les symptômes fonctionnels sont ici de la plus haute importance, le toucher rectal ne donnant aucun renseignement. Le rectoscope qui permet un examen plus complet rendrait un grand service s'il pouvait démontrer la présence de quelques petites tumeurs rouge brun à la partie inférieure du côlon.

Le *cancer* se reconnait à ses signes ordinaires : rétrécissement, induration, ganglions ; souvent alors la polypose passe inaperçue et n'est reconnue qu'à l'autopsie ; à moins qu'une laparotomie exploratrice faite pour renseigner sur les limites supérieures du cancer, n'amène par hasard le chirurgien au vrai diagnostic.

Traitement. — Nous sommes actuellement impuissants à lutter contre cette affection elle-même soit par les moyens médicaux, soit par une intervention chirurgicale quelconque.

Le *traitement médical* dirigé contre la diarrhée ou les hémorragies, les toniques qui relèvent l'état général, les antiseptiques intestinaux qui luttent contre l'infection, doivent être employés, mais il ne faut pas en attendre de résultats bien remarquables.

De même, on peut sans danger, après dilatation rectale, énucléer ou extirper toutes les tumeurs accessibles ; on peut aussi par la laparotomie, si l'on sent par la palpation quelque grosse tumeur obstruant l'intestin, ouvrir la paroi de ce dernier et enlever le polype. Mais ce n'est là qu'un traitement palliatif. Une amélioration marquée suit d'ordinaire ces interventions : la diarrhée diminue, les hémorragies cessent pendant quelques mois, puis de nouveau les polypes se reproduisent, soit au même niveau, soit dans un segment supérieur de l'intestin. Le résultat n'a été que temporaire.

Si l'on admet l'origine inflammatoire de la polypose, la seule conduite logique consistèrait à faire un anus artificiel. Cet anus devrait porter sur une partie saine de l'intestin, ce dont on peut s'assurer assez facilement par la palpation, une fois le ventre ouvert. L'anus permet de détourner le cours des matières, cause d'irritation et d'hémorragies. Il permet ensuite de traiter les lésions du bout inférieur en extirpant les tumeurs qu'il contient et en le désinfectant par des lavages. C'est cette conduite que Quénu et Hartmann conseillent de suivre.

Lorsqu'il y a *cancer*, la polypose aggrave le pronostic ; outre que le malade est affaibli par les hémorragies, la diarrhée est une condition très défavorable au point de vue opératoire. Il faut intervenir cependant, mais l'établissement préalable d'un bon anus contre nature nous semble indispensable.

IX

BLENNORRAGIE ANO-RECTALE

Le premier cas bien observé de blennorragie ano-rectale remonte à HECKER [1]. Nous citerons ensuite au point de vue clinique le travail de REQUIN [2], au point de vue expérimental les recherches de BONNIÈRE [3]. La découverte du gonocoque par NEISSER devait permettre de préciser les notions acquises, de compléter, de réformer même les idées de BONNIÈRE, qui n'ayant pu réussir à inoculer que la muqueuse anale, niait la blennorragie du rectum. BUMM [4], puis TUTTLE [5] et STAUB [6] montrèrent la présence du gonocoque non seulement dans le pus rectal mais aussi (TUTTLE) dans les couches superficielles de la muqueuse.

Etiologie. — La blennorragie ano-rectale est relativement rare : 67 cas sur 191 femmes atteintes de gonorrhée, soit 35 p. 100, telle est la proportion que donne BAER [7] dans un travail très documenté.

Exceptionnelle chez l'enfant, la gonorrhée ano-rectale est une maladie de l'adulte. Les femmes sont beaucoup plus souvent atteintes que les hommes dans la proportion de 4 contre 1,

[1] HECKER. *Theoretische-practische Abhandlung über den Tripper.* Leipzig, 1787.

[2] REQUIN. *Éléments de pathologie médicale*, 1843, t. V, p. 729.

[3] BONNIÈRE. *Arch. génér. de médecine*, 1874, 6e série, t. XXIII, p. 404.

[4] BUMM. *Arch. für Gynäk.*, 1884, Bd. XXIII, p. 328.

[5] TUTTLE. *Med. and Surg. Rep.*, 1892, t. I, p. 379.

[6] STAUB. *Internat. dermat. Congress. Wien.*, 1892, p. 317.

[7] BAER. *Deutsch. med. Woch.*, 1896, p. 116 et 1897, p. 811-831.

et cela pour deux raisons, d'une part le voisinage des organes génitaux et de l'anus, d'autre part l'inoculation directe.

L'inoculation est *directe* quand la maladie est consécutive à la pédérastie passive sur la fréquence de laquelle insiste VERCHÈRE, ou quand elle succède à l'introduction d'un thermomètre, d'une canule ou de tout autre objet infecté.

Elle se fait *indirectement* par les liquides venus de la vulve ou du vagin ; ce mode d'infection pourtant n'est peut-être pas aussi fréquent qu'on le pense et il est difficile de savoir si les suppurations observées sont réellement blennorragiques ou simplement blennorroïdes comme le disait ROLLET.

PÖLCHEN, NICKEL signalent enfin des cas où la rectite succéda à l'ouverture dans le rectum d'une bartholinite ou d'une prostatite suppurée à gonocoques.

Quel que soit le mode d'inoculation, la muqueuse anale semble s'infecter assez facilement mais la rectite blennorragique est rare. GOSSELIN pendant un séjour de trois années à l'hôpital de Lourcine n'a vu qu'un seul cas de blennorragie franchement rectale et VERCHÈRE, sur plus de 800 malades qu'il a eu à soigner et dont les 2/3 au moins étaient blennorragiques et pédérastes, n'a vu aucun cas de rectite évidemment blennorragique.

D'ailleurs les expériences de BONNIÈRE montrent bien la résistance de la muqueuse rectale à l'inoculation gonococcique. La rectite ne se produit pas si la muqueuse est saine ; elle se présente, dit VERCHÈRE[1], chez les femmes dont la muqueuse rectale a été lésée, qui ont subi des violences comme celles qu'entraîne toujours la pédérastie. Ce sont du côté de l'anus, des déchirures des excoriations, des fissures; du côté du rectum de véritables plaies de la muqueuse. Celle-ci est congestionnée, desquamée : ses glandes sont en un grand nombre de points détruites et par suite la protection de la muqueuse devient nulle ; à la rectite simple succède la rectite blennorragique, si du pus blennorragique a été inoculé au moment de l'acte pédérastique.

Il en sera de même dans les cas de malades ayant des habitudes vicieuses invétérées. La muqueuse est prédisposée par ses

[1] VERCHÈRE. *La Blennorragie chez la femme.* Paris, 1894, t. II, p. 145.

lésions antérieures à l'inoculation et dans ces cas, il suffira d'une blennorragie intravaginale propagée à l'anus pour que progressivement se produise de proche en proche la rectite blennorragique.

Anatomie pathologique. — Dans la période *aiguë*, desquamation épithéliale et infiltration embryonnaire du chorion sous-muqueux, tels sont les deux faits importants que révèle l'examen microscopique. Dans les cas plus graves, la desquamation va jusqu'à l'ulcération et l'infiltration embryonnaire envahit la couche musculaire.

Le passage à l'état *chronique* se manifeste, soit par un travail de sclérose envahissant les couches sous-muqueuses, soit par un travail de prolifération portant sur la muqueuse elle-même, de sorte que la rectite gonococcique peut être comme toute autre proliférante ou sténosante.

La *rectite blennorragique fibreuse* est une des formes d'origine du rétrécissement inflammatoire que nous étudierons ailleurs. Elle ne présente d'ailleurs rien de bien particulier au point de vue anatomo-pathologique.

La *rectite blennorragique proliférante* , est celle qui correspond le plus souvent au type que Hamonic dans sa thèse a décrit sous le nom de rectite proliférante et qui n'a par conséquent rien de spécifique.

Ces proliférations sont des papillomes, constitués pour la plupart de tissu mixte fibro-embryonnaire, mais Frisch a vu aussi les culs-de-sac glandulaires en voie de prolifération et constituant de véritables adénomes inflammatoires [1].

Symptômes. — Blennorragie aigue. — La *douleur* est le premier symptôme. D'abord simple sensation de démangeaison, de picotement, elle devient rapidement plus vive, brûlante, intolérable au moment de la défécation. Elle siège au niveau de l'anus, mais irradie vers les membres inférieurs, les organes génitaux, les lombes et s'accompagne de ténesme vésical et

[1] Frisch. *Centralb. für. d. med. Wissensch.*, 1891, p. 954.

rectal. Elle affecte parfois les caractères de la fissure anale mais les douleurs extrêmement intenses sont l'exception.

L'*écoulement* apparait un peu après vers le deuxième ou troisième jour : constitué par un liquide filant, laiteux, il devient ensuite épais, jaune foncé, adhérent aux plis de la marge de l'anus.

Une goutte de ce pus examiné au microscope montre des leucocytes, des cellules desquamées et de nombreux gonocoques.

Ce pus émis en abondance vient baigner toute la région périnéale et fessière et provoque de l'érythème, de l'intertrigo, de l'herpès péri-anal.

L'épiderme macéré se détache ; au-dessous se font des érosions irrégulières, disséminées qui « rappellent par leur couleur, leur fond, leurs bords irrégulièrement arrondis, l'aspect de cartes de géographie » (JULLIEN).

Au fond du sillon interfessier la muqueuse anale apparait rouge, molle, œdémateuse ; les plis radiés sont tuméfiés, serrés en apparence les uns contre les autres. Dès qu'on les touche le sphincter se contracte exprimant pour ainsi dire une goutte de pus verdâtre qui vient sourdre au centre de l'orifice anal.

En procédant avec douceur, on arrive à écarter ces plis les uns des autres et dans l'intervalle qui les sépare on voit des ulcérations longitudinales, de véritables fissures de longueur variable.

Le toucher rectal proprement dit est extrêmement douloureux ; à plus forte raison l'examen au spéculum qu'il ne faut jamais pratiquer.

La *blennorragie peut envahir le rectum* dont la muqueuse tuméfiée de couleur rouge vif, presque lie de vin, saigne au moindre contact et sécrète en abondance un pus liquide, verdâtre, qui s'écoule continuellement à travers le sphincter dilaté ou n'est rejeté qu'au moment des selles.

On peut reconnaitre la présence du pus et lui donner issue par le toucher rectal ; il s'écoule le long du doigt pour peu qu'on appuie sur un des côtés du sphincter de façon à entr'ouvrir l'orifice anal.

Les symptômes généraux se bornent à un léger mouvement

fébrile, un peu d'état gastrique, un sentiment de malaise général.

Dans les cas ordinaires, les choses se passent plus simplement, la douleur s'atténue, l'écoulement disparaît et la guérison s'obtient rapidement.

Il y a même des formes subaiguës où les malades n'éprouvant que quelques démangeaisons, l'affection passe pour beaucoup complètement inaperçue ; mais elle peut durer longtemps et se transformer à la longue en affection chronique.

Blennorragie chronique. — Les phénomènes fonctionnels sont très subaigus : un peu de pesanteur plutôt que de la douleur vraie. C'est l'écoulement d'un liquide séreux, légèrement gommeux qui caractérise la maladie.

Ce liquide tache le linge : il est irritant et amène au pourtour de l'anus la production d'éruptions érythémateuses, de granulations et même de véritables végétations.

La maladie, dit Verchère, peut se manifester sous deux formes soit par une suppuration peu abondante avec rétraction fibreuse des tuniques sous-jacentes, soit par une prolifération superficielle de cette muqueuse elle-même.

La première est la *rectite blennorragique fibreuse*, caractérisée par l'épaississement des tuniques rectales, l'infiltration de la sous-muqueuse et la tendance au rétrécissement.

La seconde est la *rectite blennorragique proliférante*, et je ne reviens pas sur l'état granuleux de la muqueuse rectale, ni sur les végétations en choux-fleurs ou les condylomes que porte la muqueuse anale œdématiée. J'ai décrit ces lésions plus haut en étudiant la rectite chronique et bien qu'on les rencontre surtout dans la blennorragie, elles ne sont nullement spéciales à cette affection.

Les troubles fonctionnels sont aussi ceux de la rectite : douleurs, écoulements séro-purulents, hémorragies, gêne de la défécation, constipation opiniâtre, tous ces symptômes allant en s'accentuant lentement, mais progressivement, car l'affection a peu de tendance à guérir spontanément.

Pronostic. — Le pronostic est donc assez grave, sinon

immédiatement, du moins dans les formes chroniques à plus ou moins longue échéance, par suite de la production d'un rétrécissement.

Diagnostic. — Le diagnostic de l'existence de la rectite est ordinairement assez simple. En trouver la cause est plus difficile ; il est presque impossible d'obtenir les aveux du malade ; aussi devra-t-on rechercher avec soin les autres manifestations de la blennorragie (uréthrite, vulvo-vaginite, bartholinite) et faire, si possible, l'examen bactériologique du pus. Un examen négatif d'ailleurs ne prouverait rien contre une blennorragie ano-rectale.

Traitement. — Pour la *blennorragie anale*, les soins de propreté suffisent; au besoin on fera des lavages au permanganate de potasse, ou au sublimé à 1 p. 1 000.

On recommande dans l'intervalle des lavages, de saupoudrer la région de poudres inertes, (oxyde de zinc, bismuth, tanin) pour éviter l'érythème.

S'il y a *rectite*, les grands lavages très chauds faits à l'eau bouillie ou à la solution boriquée faible sont indiqués, combinés aux bains, aux suppositoires, si la douleur est très vive.

Dans tous les cas, on combattra la constipation.

Si la bennorragie est intra-sphinctérienne, il faut maintenir en permanence dans l'anus une mèche enduite de vaseline iodoformée ou boriquée.

La blennorragie chronique est souvent entretenue par la présence d'ulcérations ou de condylomes. Les ulcérations seront cautérisées, les condylomes excisés et l'on traitera ensuite la rectite, par les antiseptiques d'abord, puis par les astringents, comme on le fait d'ailleurs pour les uréthrites chroniques.

X

SYPHILIS ANO-RECTALE

Accident primitif. — Le *chancre de l'anus* n'est pas très rare chez la femme, mais il est assez exceptionnel chez l'homme. D. Mollière rapporte que sur 1237 cas de chancres indurés des diverses régions observés chez l'homme, il n'est noté que 7 chancres de l'anus, tandis que sur 175 chancres indurés des diverses régions observés chez la femme, on compte 14 chancres de l'anus. La sodomie passive expliquerait cette fréquence chez la femme.

Presque toujours unique, le chancre varie comme aspect suivant son siège.

Le *chancre de la peau de la marge* est un chancre cutané ; c'est une érosion arrondie, rouge, lisse et croûteuse, presque indolente à la palpation. Parfois caché dans un des plis radiés, il prend la forme fissuraire ; sa surface est étroite, plissée, peu indurée ; il peut passer inaperçu. L'ulcération au contraire devient-elle large de 2, 3 centimètres et plus, l'induration soulève alors le chancre qui fait saillie sous forme de tumeur, si bien qu'à première vue, on pourrait se croire en présence d'un condylome ulcéré ou même d'un cancroïde de la marge.

Le *chancre intra-anal* cause une certaine douleur. Le malade s'en plaint ; on l'examine et en déplissant l'anus, on aperçoit l'ulcération qui fissuraire en bas, s'étale et s'arrondit ; c'est une ulcération peu profonde, à bords bien taillés, recouverte d'un peu de séro-pus. Le chancre peut aussi siéger sur un bourrelet hémorrhoïdaire et prendre alors un développement considérable (Jullien).

Le *chancre intermédiaire au chancre cutané et au chancre*

muqueux affecte parfois une physionomie spéciale que Fournier a heureusement caractérisée par cette expression *chancre en feuillet de livre.* Sa partie externe est en effet composée de deux segments adossés qui, lorsqu'on dilate l'anus, s'écartent comme deux feuillets d'un livre entr'ouvert.

Quel que soit son siège, le chancre s'accompagne rapidement d'adénopathie inguinale, volumineuse, indolente, souvent bilatérale. Sa marche est celle de tout chancre induré. Il se cicatrise au bout de trois à quatre semaines, laissant après lui une légère induration qui finit par disparaître. Cette évolution subaiguë et rapide explique pourquoi il passe si souvent inaperçu.

Rarement il s'enflamme mais le pus chancrelleux peut l'infecter secondairement. L'ulcération prend alors un aspect grisâtre, ses bords indurés sont décollés ; la guérison ne s'obtient que difficilement. C'est ce qu'on a décrit sous le nom de chancre phagédénique, c'est en réalité un *chancre mixte.*

Chancres du rectum. — Il n'en existe que peu d'observations (Quénu et Hartmann en comptent 5). Dans ces cas l'attention avait été attirée du côté du rectum par des douleurs vives et par un écoulement muco-purulent et même sanguinolent. Le toucher rectal fit reconnaître une ulcération superficielle, à base indurée et des ganglions dans la concavité sacrée. L'apparition des manifestations secondaires confirma le diagnostic.

Le *traitement* consiste en soins de propreté, irrigations, suppositoires calmants et désinfectants. L'application de poudres sèches (calomel, oxyde de zinc, etc.) rend aussi des services.

Accidents secondaires. — On les désigne tous sous le nom général de *plaques muqueuses,* bien qu'ils puissent suivant les cas se présenter sous des aspects assez différents.

Tantôt ce sont de simples *syphilides érythémateuses* sans sécrétion, analogues aux macules cutanées de la roséole.

L'humidité naturelle de la région occasionne leur transformation en *syphilides érosives,* véritables plaques muqueuses au sens propre du mot, c'est-à-dire ulcérations superficielles recouvertes d'un enduit blanchâtre et laissant suinter un liquide d'odeur infecte, pénétrante, très caractéristique.

Plus rarement on observe des plaques larges, arrondies ou serpigineuses, d'une couleur blanche « porcelanique » analogue à celle des éruptions psoriasiques concomitantes de la peau. Au niveau des plis de l'anus, les plaques sont *fissuraires*, cachées profondément entre les saillies des plis hypertrophiés (*hypertrophie radiée des plis de l'anus*, de Fournier).

Les lésions peuvent aussi gagner en profondeur et Neumann [1] aurait observé un cas de myosite du sphincter externe.

Quelle que soit leur forme, ces lésions secondaires anales ne présentent guère de gravité. Elles sont même relativement peu douloureuses et ce n'est qu'exceptionnellement qu'elles prennent les caractères de la fissure. Elles cèdent facilement à un traitement approprié ; négligées au contraire elles ont peu de tendance à guérir spontanément, fait qui a son importance car elles sont très contagieuses.

Les plaques muqueuses siègent également *dans le rectum* et, s'il faut en croire Van Buren [2], beaucoup plus souvent qu'on ne le croit, car leur indolence fait qu'elles passent inaperçues.

Accidents tertiaires. — Au *niveau de l'anus, les gommes* ulcérées sont exceptionnelles. On cite les cas de D. Mollière, de Verneuil. Les autres observations ont trait à des ulcérations gommeuses de voisinage propagées à l'anus (Fournier [3]).

Les *syphilides ulcéreuses* au contraire, ne sont pas rares bien que pour Ponfick et Nickel, on ait considéré comme syphilides des ulcérations qui n'avaient rien de spécifique. Allongées suivant l'axe des plis radiés on les voit acquérir des dimensions considérables. Elles sont à peu près indolentes, ont une marche torpide et guérissent assez difficilement. Dans un cas Schiff a dû extirper une ulcération de cette nature et faire une opération autoplastique pour obtenir la guérison.

Dans le rectum, on observe rarement les *gommes* mais les

[1] Neumann. *Soc. méd. de Vienne*, 28 oct. 1887, in *Semaine médicale*.

[2] Van Buren. Lectures upon diseases of the rectum. London, 1881, p. 243.

[3] Fournier. Lésions tertiaires de l'anus et du rectum, Paris 1875, p. 6.

ulcérations sont mieux connues. VERLHAGEN[1] a fait remarquer leur fréquence chez la femme, leur siège à la partie inférieure du rectum. Les bords en sont taillés à pic, peu ou pas décollés, le fond est gris jaunâtre, induré. Cette induration envahit la paroi rectale et peut aller jusqu'à produire un certain degré de rétrécissement.

Le *traitement* de ces ulcérations est avant tout un traitement local, le traitement antisyphilitique ne donnant pas ici les résultats qu'on pourrait en attendre. Il consistera en cautérisations, lavages, pansements iodoformés etc., parfois même l'anus contre nature se trouvera indiqué pour combattre les phénomènes inflammatoires dus à l'infection secondaire.

Nous renvoyons au chapitre *Rétrécissements du rectum*, l'étude de ces végétations vasculaires décrites par HUET[2], par SCHUCHARDT[3] et considérées par eux comme des télangiectasies gommeuses. ainsi que celle de ces infiltrations en nappe des parois rectales, variété de lésion spéciale pour laquelle FOURNIER a créé le nom de syphilome ano-rectal et sur la nature syphilitique duquel on n'est pas encore absolument fixé.

Quant à la *syphilis héréditaire*, elle se manifesterait assez souvent dans les premières années sous forme d'érythème cuivré avec fissures sèches, pouvant se transformer en ulcérations toujours superficielles, à bords taillés comme à l'emporte pièce, à fond rouge saumon ou gris jaunâtre. Il existe presque toujours d'autres manifestations syphilitiques concomitantes qui aident le diagnostic.

La *forme tardive* est l'exception ; souvent d'ailleurs ces manifestations tardives sont de la syphilis acquise dont l'accident primitif a passé inaperçu.

[1] VERLHAGEN (Karl). Beitrag zur Kentniss des syphilitischen Mastdarmgeschwüre. *Inaug. Dissert. Greifswald*, 1889.

[2] HUET. Ueber syphilitische affectionen des Marstdarmes. — In *Behrend's syphidologie. Neue Rücke*, Bd. II, S. 1, Erlangen, 1860.

[3] SCHUCHARDT (Karl). Ueber Mastdarmsyphilis. *Deutsch med Wochens.*, 1889, nº 52. — Pathologie der Mastdarmsyphilis. *Berl. Kl. Woch.*. 1894, IV, p. 41. — Ein Beitrage zur Kentniss der syphilitischen Mastdarmgeschwüre. *Arch. f. path. Anat.*, 1898, V. 154, p. 46.

XI

TUBERCULOSE ANO-RECTALE

Le bacille de Koch, de même que les autres germes pathogènes et de concert avec eux le plus souvent, est capable de produire au niveau de l'anus et du rectum des lésions analogues à celles que nous avons étudiées plus haut (voir *Rectites*). La spécificité pourtant imprime son cachet particulier sous forme de tendance toute spéciale à l'ulcération.

Pour nous conformer à l'usage, nous n'étudierons pas ici les abcès péri-anaux, les fistules qui en résultent, pas plus que les rétrécissements. Nous ne voulons aborder dans ce chapitre que l'étude des lésions primitives de la muqueuse ou de la peau de la région ano-rectale, résultant de l'inoculation tuberculeuse.

LUPUS DE L'ANUS

On observe parfois au niveau de la région ano-périnéale des lésions à peu près semblables au lupus des autres parties du corps ; ulcérations irrégulières, serpigineuses, dont le fond présente des granulations atones recouvertes de muco-pus. A côté, on voit des parties cicatrisées, blanchâtres et déprimées, tantôt exulcérées, tantôt présentant l'efflorescence du lupus. Le lupus anal, dit Hartmann[1], se présente sous deux formes : — dans l'une il englobe à la fois les organes génitaux et la région ano-rectale ; cette forme n'a été observée que chez la femme et quelques faits qualifiés *d'esthiomène de la vulve et de l'anus* doivent lui

[1] Hartmann. Contribution à l'étude de la tuberculose anale. *Revue de Chirurgie*, 1894, p. 1.

être rapportés; — dans l'autre il est limité à l'anus et toujours alors on l'a vu se développer autour de l'orifice externe d'une fistule à l'anus.

Au microscope on trouve de véritables nodules lupiques formés de grandes cellules épithélioïdes entourant des cellules géantes qui contiennent des bacilles.

La cautérisation ignée est un de nos meilleurs moyens thérapeutiques; on ne négligera pas d'ailleurs le traitement général.

ULCÉRATIONS TUBERCULEUSES

Étiologie. — HARTMANN dans son mémoire de 1894 les décrivait en se basant sur 29 observations dont 12 inédites. On en a publié quelques autres depuis. Plus fréquentes chez l'homme que chez la femme dans la proportion de 4 pour 1 environ, on les rencontre surtout chez des tuberculeux dont les lésions, pulmonaires ou autres sont déjà très accentuées.

Anatomie pathologique. — Elles se présentent sous forme de petites *plaies miliaires* (forme folliculaire) plus souvent sous la forme d'une *large ulcération*. Cette ulcération siège à l'entrée du canal anal, à l'union de la peau et de la muqueuse. Elle s'étend dans l'intérieur du rectum, moins du côté des téguments ; son extension dans le sens de la largeur fait qu'elle devient parfois circulaire, occasionnant un certain degré d'incontinence.

Voici, d'après QUÉNU et HARTMANN ce que montre *l'examen histologique*. Les bords cutanés perdent stratum granulosum et couche cornée, mais les papilles sont très développées. Dans la couche choriale, on trouve au milieu de l'infiltration embryonnaire des follicules avec des cellules géantes. Sur la limite rectale le bord est de même décollé et comme du côté de la peau, on voit s'enfoncer sous la couche épithélio-glandulaire, une nappe embryonnaire très vasculaire au-dessous de laquelle on trouve des nodules de FRIEDLANDER. Profondément on voit encore l'infiltration des cellules embryonnaires se coulant en manchon le long des vaisseaux, envahissant les interstices musculaires et aboutissant à la formation de tissu scléreux.

Symptômes. — Les symptômes n'ont rien de bien net au début : démangeaisons, douleur lors de la défécation, léger suintement. Plus tard l'ulcération peut saigner, elle peut surtout dans certains cas devenir extrêmement douloureuse sans qu'on en sache bien la raison. L'incontinence, incomplète puisque le sphincter est conservé, ne se voit que dans les ulcérations à peu près circulaires.

A l'examen, la limite inférieure de l'ulcération apparaît irrégulièrement découpée, s'avançant un peu sur la face interne de la fesse. La partie supérieure se perd dans le canal anal. Les bords avec des parties alternativement saillantes et rentrantes ne sont pas à proprement parler polycycliques mais festonnés. En certains points amincis, décollés, ils ont en d'autres une certaine épaisseur, sont nettement taillés et présentent un liseré rosé avec pigmentation de la peau avoisinante. Le fond est grisâtre, atone, recouvert d'un léger enduit muco-purulent ; détergé, il apparaît anfracteux, formé de bourgeons pâles, mollasses, présentant des petits points jaunâtres. Ces bourgeons sont peu sensibles ; ils saignent à peine si l'on vient à les frotter avec une compresse.

Autour de la grande ulcération on trouve assez souvent de petits nodules tuberculeux, de légères ulcérations disséminées çà et là : les plus proches pourront se réunir à la principale et augmenter ainsi ses dimensions.

Le *toucher rectal* permet de suivre les contours de la surface ulcérée dans le canal anal et d'atteindre sa limite supérieure, qui peut remonter jusque dans l'ampoule. Au-dessus la muqueuse est saine. La région sur laquelle l'ulcération repose n'est nullement indurée, il n'y a pas là de tumeur, fait important au point de vue clinique. L'examen au spéculum peut contrôler les perceptions du doigt mais d'ordinaire c'est inutile. L'engorgement ganglionnaire existe dans la moitié des cas.

Nous n'insisterons pas sur les symptômes des autres manifestations tuberculeuses intestinales, pulmonaires, etc. ; l'ulcération nous l'avons dit n'est qu'un phénomène secondaire dont l'importance disparaît à côté de celle de la lésion principale. Par elle-même, elle n'a aucune tendance à guérir ; elle s'étend ou reste stationnaire, mais ne régresse pour ainsi dire jamais. Elle ne présente pas de gravité spéciale et la mort survient du fait des autres lésions tuberculeuses.

Traitement. — Si l'état général le permet, nul doute que le traitement de choix ne soit l'excision suivie de réunion immédiate, mais souvent le malade ne peut supporter même cette minime intervention. On devra se contenter alors de bien curetter et de cautériser profondément toute la surface de l'ulcération qu'on pourra ainsi amener lentement à la cicatrisation.

On se contentera d'un traitement palliatif chez ces malheureux tuberculeux parvenus à la dernière période de la cachexie ; il consistera en lavages au chloral à 1 p. 100, en pansements iodoformés, et en suppositoires cocaïnés ou opiacés si les douleurs sont vives.

Dans la *tuberculose verruqueuse de l'anus* dont HARTMANN, ROUTIER et TOUPET, ont présenté des observations au Congrès de la tuberculose de 1893, on trouve au niveau de l'anus une plaque plus ou moins étendue à bords festonnés, dont le fond est en partie recouvert de croûtes. Fait-on tomber ces croûtes, on voit apparaître une série de petits mamelons rougeâtres assez fermes à peu près tous de même hauteur et séparés par des sillons ulcérés d'où la pression fait sourdre un peu de pus. La base est indurée, mais n'a pas cette consistance spéciale que présente l'épithéliome. Les ganglions inguinaux sont souvent engorgés.

L'aspect mamelonné est dû à un développement considérable des papilles que l'irritation par le bacille de KOCH a pu produire tout comme une irritation banale ; mais au-dessous du derme et dans les prolongements papillaires eux-mêmes, on trouve au milieu de traînées de cellules embryonnaires des cellules géantes contenant des bacilles tuberculeux.

Le traitement nous semble devoir consister soit dans la cautérisation, soit mieux dans l'excision complète si l'état général le permet.

TUBERCULOSE RECTALE

La tuberculose est rarement limitée au rectum ; elle coïncide en général avec une tuberculose de l'intestin. Elle se manifeste par des ulcérations, soit petites, folliculaires, soit bien plus souvent larges, ovalaires, à grand diamètre vertical. Le fond est irrégulier, mais non végétant, et le doigt peut parfois s'engager au-dessous des bords décollés et flottants. L'examen au spéculum confirme le diagnostic en montrant les traînées grises ou jaunâtres qui parcourent le fond rouge sombre de l'ulcération et les bords amincis avec leur teinte livide.

Les ganglions sont souvent pris ; comme les ulcérations anales celles-ci ont peu de tendance à se cicatriser spontanément et ne peuvent guère devenir ainsi l'origine de rétrécissements. Ce qui cause le rétrécissement c'est la rectite, nous le verrons plus loin ; il succède peut-être à une rectite spécifique à bacilles de Koch, mais souvent aussi probablement à une rectite banale sur laquelle est venu se greffer secondairement un processus tuberculeux.

Nous n'insisterons pas sur le traitement ; il est le même que celui des lésions tuberculeuses anales étudiées plus haut.

XII

PHLEGMONS ET ABCÈS PÉRI-ANAUX ET PÉRI-RECTAUX

Quelques considérations anatomiques sont nécessaires pour comprendre le siège et la marche des phlegmons péri-anaux et péri-rectaux.

Au point de vue de ses rapports anatomiques, le rectum présente deux portions : une pelvienne et une périnéale, séparées l'une de l'autre par le releveur de l'anus. *Entre la face supérieure du releveur et le péritoine* se trouve l'*espace pelvi-rectal supérieur* de Richet ; *entre sa face inférieure et la peau* est *l'espace pelvi-rectal inférieur* ou *fosse ischio-rectale.*

Au-dessus du releveur les aponévroses sacro-recto-génitales en venant s'insérer en dedans des trous sacrés divisent l'espace pelvi-rectal supérieur en deux loges latéro-rectales séparées par une loge médiane rétro-rectale. En avant du rectum, entre cet organe et la prostate chez l'homme ou le vagin chez la femme, existe encore une petite loge remplie de tissu cellulaire : c'est la loge pré-rectale opposée à la loge rétro-rectale.

Au-dessous du releveur, entre la face inférieure du muscle d'une part, l'ischion et l'obturateur interne d'autre part se trouve la fosse ischio-rectale, pyramide à base inférieure répondant à la peau et poussant deux prolongements, antérieur périnéal, postérieur fessier. La communication entre les deux fosses ischio-rectales se fait en arrière, au-dessus du sphincter.

Rappelons en terminant cette brève description anatomique, la présence d'une couche de tissu cellulaire au-dessous de la peau et de la muqueuse de la région anale, et la structure particulière de la peau à ce niveau avec ses follicules pileux et ses nombreuses glandes sudoripares.

Étiologie. — Les conditions nécessaires à la production d'un foyer inflammatoire se rapportent à trois facteurs : l'agent pathogène, le terrain, la porte d'entrée. Ces trois causes se trouvent souvent réunies au niveau de la région ano-rectale, ce qui explique la fréquence des infections à ce niveau.

Les *agents pathogènes* sont ceux qui d'une façon générale produisent toutes les suppurations, le streptocoque, le staphylocoque, le bacterium coli surtout.

Hartmann et Lieffring ont insisté sur la présence du bacille de Koch : ils l'ont trouvé avec une fréquence véritablement surprenante pour qui sait la difficulté de la recherche de ce bacille dans le pus.

D'où viennent ces germes ? Le plus souvent du rectum dont on connait la richesse microbienne, mais ils peuvent venir aussi de l'extérieur, soit qu'ils viennent de la vulve à la surface du périnée, soit qu'ils soient amenés plus directement par l'intermédiaire d'un corps étranger.

Le *terrain* joue un rôle évident, considérable, ces suppurations péri-anales se produisant d'ordinaire chez des individus affaiblis, suspects de tuberculose ou victimes d'autres tares diathésiques.

Quant aux portes d'entrée elles sont multiples; elles peuvent être larges, donnant libre accès aux microbes dans le tissu cellulaire, comme par exemple les plaies du rectum, opératoires ou accidentelles, ou moins profondes comme toutes les ulcérations traumatiques ou autres, parfois même si légères qu'elles passent inaperçues. C'est ainsi que sans présenter de lésions extérieures bien nettes, tous les microtraumas auxquels cette région est exposée, excoriations, contusions par le passage de matières fécales durcies, exulcérations par le contact de liquides irritants, etc., peuvent ouvrir la porte à l'infection.

Pathogénie. — La *pénétration des germes est directe* quand il y a effraction du tissu cellulaire : c'est un mécanisme rare.

La *pénétration indirecte* est le mode le plus fréquent.

Les *veines* semblent jouer un rôle limité : les phlébites hémorrhoïdaires donnent naissance à des suppurations circonscrites, qui rarement se propagent au tissu cellulaire voisin.

La *voie artérielle* ne peut être incriminée que dans le cas d'une infection générale se localisant au rectum, comme par exemple dans la tuberculose.

C'est la voie lymphatique, dont la richesse est si grande à ce niveau, qui prend la part la plus importante dans ces inflammations péri-anales (QUÉNU [1]).

Division. — Les inflammations de la région ano-rectale peuvent être diffuses ou circonscrites.

Diffuses, elles envahissent tout le tissu cellulaire péri-rectal.

Circonscrites, elles peuvent suivant notre description anatomique être distinguées en superficielles et profondes.

Les *superficielles* comprennent :

Les abcès tubéreux ;

Les abcès phlébitiques ;

Les abcès sous-cutanéo-muqueux ;

Les phlegmons et abcès de la fosse ischio-rectale.

Les *profondes* sont les phlegmons et abcès de l'espace pelvi-rectal supérieur.

INFLAMMATIONS DIFFUSES

Phlegmon diffus péri-ano-rectal. — Cette dénomination de FAURE et RIEFFEL est bonne, car elle indique bien la nature et le siège de l'affection dont il s'agit. C'est la cellulite pelvienne de BOUILLY, la périproctite diffuse de QUÉNU et HARTMANN.

Étiologie. — *Ce phlegmon peut être secondaire* à une suppu-

[1] QUÉNU. Les abcès péri-recto-anaux. *Gaz. médic. de Paris*, 14 avril 1894, p. 170.

Pour le bacille de KOCH cependant, on peut soutenir les deux hypothèses ; soit la pénétration du bacille au niveau d'une ulcération de l'intestin, soit la localisation au niveau du rectum, d'un bacille amené par le courant sanguin. En tout cas, la tuberculose primitive est possible.

ration circonscrite qui, ne pouvant s'ouvrir à l'extérieur, diffuse dans les tissus voisins.

C'est une sorte de phlegmon par diffusion qu'on voit succéder soit à une vésiculite, à un phlegmon périprostatique chez l'homme, soit à une salpingite ou à un phlegmon du ligament large chez la femme.

Il peut se déclarer d'emblée quand il y a infection directe du tissu cellulaire péri-rectal. C'est un corps étranger qui par son séjour dans l'ampoule a déterminé l'ulcération des tuniques rectales ; c'est une rupture consécutive à une exploration brutale ou à une dilatation brusque du rectum. C'est le plus souvent après une opération chirurgicale ayant nécessité de vastes délabrements comme l'extirpation du rectum pour cancer ou rétrécissement ou bien d'une façon plus générale à la suite de toute intervention sérieuse portant sur cette région.

De nombreuses causes se trouvent ici réunies pour favoriser l'éclosion d'accidents infectieux graves ; l'état de déchéance du sujet affaibli par son rétrécissement ou son cancer — la virulence extrême du contenu rectal — la difficulté enfin d'être strictement aseptique et d'éviter les nombreux dangers d'infection auxquels on est exposé quand on opère dans cette région.

Anatomie pathologique. — Les trainées celluleuses servent de guide à l'infection qui remonte le long du rectum en arrière, dans la loge rétro-rectale, pour gagner de là la région prévertébrale, les fosses iliaques, la paroi abdominale antérieure. La séreuse péritonéale forme barrière mais n'empêche pas toujours l'infection de la cavité abdominale. Comme dans le phlegmon diffus, le pus ne se produit pas d'une façon franche. Tantôt c'est un liquide épais, puriforme qui infiltre les mailles du tissu conjonctif. Tantôt il y a seulement de l'œdème, avec un liquide séro-fibrineux extrêmement septique, riche en micro-organismes. Cette infection grave qui ne tarde pas à se généraliser, explique les lésions de dégénérescence viscérale qu'on observe au niveau du foie, des reins, de la rate, les abcès métastatiques du poumon, des articulations, etc.

Dans certains cas, il y a *gangrène* avec élimination de vastes plaques de peau et réparation lente quand le malade survit. Ces phénomènes gangréneux sont-ils dus à des germes spéciaux, à des anaérobies ? C'est une question encore à l'étude.

Symptômes et diagnostic. — Le début est facile à étudier quand le phlegmon succède à une intervention chirurgicale. La température s'élève, le malade souffre et l'inspection de la région fait constater le gonflement. Quand le mal débute profondément, ce sont les symptômes généraux qui attirent l'attention tout d'abord, parfois une rétention d'urine invincible, avant que des modifications locales n'apparaissent.

Le *gonflement* est diffus, sans limites bien nettes ; d'abord unilatéral il se propage à la fesse opposée en passant derrière l'anus. Ce gonflement fait paraître plus profond le pli interfessier et c'est à peine si l'on peut apercevoir l'orifice anal.

La *rougeur* apparaît plus tard, rougeur diffuse, sombre, livide ou présentant une teinte cuivrée.

La palpation montre que les tissus œdématiés sont durs, le doigt n'y imprime que difficilement un godet. L'infiltration s'étend vers le périnée qui pourtant est moins envahi que dans l'infiltration d'urine ; elle gagne la racine des cuisses, le pubis l'abdomen, le tronc. Si elle se propage vers le petit bassin, elle peut amener des troubles de compression du côté de la vessie, de l'intestin, des douleurs à distance dans la zone du plexus sacré.

S'il y a *gangrène* on voit des phlyctènes reposant sur des plaques noires, soulever l'épiderme et se crever en laissant écouler un liquide fétide ; puis des plaques plus ou moins étendues de téguments se sphacèlent, des lambeaux de tissus s'éliminent sous forme d'un magma putrilagineux, mais sans qu'il y ait de pus véritable.

Les phénomènes généraux sont graves ; ils amènent souvent la mort avant que les lésions locales aient eu le temps d'évoluer complètement ; tout cela dépend à la fois de la sévérité de l'infection et de la résistance du malade. Si le malade réagit, la fièvre est vive, accompagnée de frissons, les douleurs sont violentes. Dans les formes suraiguës au contraire peu ou pas de fièvre, le malade abattu, absorbé est véritablement intoxiqué et succombe à la toxi-infection.

Dans tous les cas le *pronostic* est grave, souvent fatal, même malgré un traitement énergique et précoce.

Traitement. — Le traitement consiste dans l'ouverture large et le drainage aussi complet que possible. Si le phlegmon est consécutif à une intervention chirurgicale, on fera sauter immédiatement toutes les sutures, on désunira complètement la plaie, sans se laisser arrêter par aucune considération.

Si le plegmon est primitivement profond, deux grandes incisions longitudinales de chaque côté de l'anus ouvriront les fosses ischio-rectales. L'infection sera poursuivie partout, vers l'espace pelvi-rectal supérieur, vers le périnée. D'autres incisions seront faites si besoin au niveau de la paroi abdominale soit avec le bistouri, soit avec lether mocautère. Ce n'est pas une simple collection qu'il s'agit d'évacuer, c'est une infiltration septique qu'il faut arrêter dans sa marche en donnant un large accès aux antiseptiques employés sous forme de lavages ou de pulvérisations.

L'emploi de l'eau oxygénée est particulièrement indiqué ici où l'infection est due en grande partie à des microbes anaérobies.

On mettra tout en œuvre pour soutenir l'état général, alcool, quinquina et surtout les injections sous-cutanées de sérum artificiel qui activent l'élimination des produits toxiques.

INFLAMMATIONS CIRCONSCRITES

§ 1. — ABCÈS SUPERFICIELS

1° Abcès tubéreux. — C'est une affection toute locale. Analogues aux abcès tubéreux de l'aisselle, ils semblent comme eux développés dans les glandes de la région, soit dans les glandes sudoripares, soit dans les follicules pilo-sébacés. Parfois ils se développent sans cause appréciable, mais d'ordinaire ils reconnaissent comme origine un traumatisme (frottement), ou une irritation directe de la région. Plus fréquents chez l'homme que chez la femme on ne les observe pour ainsi dire jamais chez le vieillard et chez l'enfant.

L'abcès tubéreux se présente sous la forme d'une petite tumeur superficielle, arrondie, un peu rouge au centre, du volume d'une petite noisette.

La palpation montre qu'elle est bien circonscrite ; dure au début, elle présente au bout de trois ou quatre jours un point central ramolli, puis fluctuant. A part des cas exceptionnels la douleur n'est pas très vive, elle s'exagère seulement au moment de la défécation. L'abcès finit par s'ouvrir, laissant s'écouler quelques gouttes d'un pus séreux, d'odeur fétide, dans lequel on trouve parfois une sorte de bourbillon. La guérison est rapide et il est très rare que cet abcès soit le point de départ d'un phlegmon ischio-rectal ou qu'il laisse après lui une fistule.

Sous réserve de ces complications possibles, le pronostic est bénin et le traitement des plus simples : petite incision, évacuation de l'abcès, puis pansement sec à moins qu'un peu de lymphangite ne nécessite pendant quelques jours l'application de compresses humides.

2° Abcès phlébitiques. — C'est la suppuration d'une ampoule hémorrhoïdaire qui, infectée, s'est isolée de la circulation générale et forme un petit abcès circonscrit. Cet abcès siège au-dessus de l'orifice anal, il s'ouvre à l'intérieur de l'anus et donne lieu le plus souvent à une fistule borgne interne, car à l'inverse des abcès tubéreux il a peu de tendance à la guérison spontanée.

3° Abcès sous-cutanéo-muqueux ou abcès de la marge de l'anus. — Étiologie. — Ce sont les plus fréquents (86 p. 100, Hartmann). Leur siège anatomique est le tissu cellulaire qui double la peau et la muqueuse de l'orifice anal. Intra-sphinctériens par conséquent, ils peuvent suivant leur étendue être simplement sous-cutanés ou sous-muqueux ou sous-cutanéo-muqueux (voir fig. 15). Ils peuvent envahir secondairement la fosse ischio-rectale. Exceptionnellement on les voit siéger sous la muqueuse de l'ampoule plus haut que le sphincter. C'est l'*intermural abcess* des Anglais.

Symptômes. — On peut distinguer deux formes cliniques bien différentes :

Dans la *forme phlegmoneuse franche*, le début est marqué par l'apparition d'une tumeur globuleuse, chaude et douloureuse à

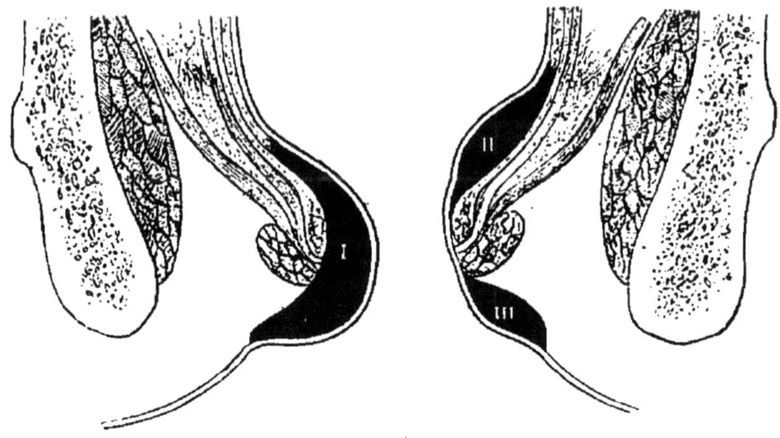

Fig. 15.
Abcès superficiels (Faure et Rieffel).
I, abcès sous-cutanés muqueux. — II, abcès sous-muqueux. — III, abcès sous-cutané.

la pression. Les téguments amincis sont rouges ou violacés. La douleur est vive, lancinante, pulsatile au centre de la tumeur. Couché sur le côté le malade redoute le moindre contact, le plus petit effort soit pour uriner, soit pour tousser ou se moucher ; la défécation surtout est horriblement douloureuse. Il existe un état saburral assez marqué, de l'inappétence, de la fièvre avec des frissons.

Au bout de quelques jours le pus est formé. Si l'abcès pointe du côté de la peau, la fluctuation est manifeste. Dans d'autres cas, elle a besoin d'être cherchée en plaçant, suivant les conseils de Chassaignac, un doigt dans le rectum et un autre sur la tuméfaction cutanée. C'est par le toucher rectal seul qu'on peut reconnaître les abcès uniquement sous-muqueux, les « intermural abcess » qui ne peuvent s'ouvrir que dans le rectum.

L'abcès livré à lui-même s'ouvre spontanément soit à la peau, soit dans le canal anal, soit des deux côtés à la fois. Exceptionnellement il s'ouvre en deux points de la muqueuse créant ainsi une fistule bimuqueuse (QUÉNU). L'évacuation du foyer est suivie de la détente immédiate des phénomènes douloureux; mais il n'est pas rare de voir l'abcès se reproduire si l'ouverture spontanée n'a pas été assez large.

Dans la *forme subaiguë*, torpide, les symptômes fonctionnels sont tout autres. A peine un peu de gène, de pesanteur pendant la formation de l'abcès qui se développe pour ainsi dire à l'insu du malade. La tumeur se présente avec les mêmes caractères que précédemment mais sans réaction inflammatoire. C'est presque un abcès froid. Il n'y a pas de retentissement sur l'état général; les malades continuent à vaquer à leurs occupations. Beaucoup ne sont avertis de l'existence d'un abcès que par son ouverture au moment d'un effort de défécation; parfois même ce phénomène leur échappe et plus tard ils se trouvent porteurs d'une fistule dont ils ne peuvent déterminer l'origine.

C'est qu'en effet, quel que soit leur mode de début, ces abcès ont peu de tendance à la guérison complète et sont l'origine de la plupart des fistules à l'anus.

Traitement. — Le traitement palliatif n'existe pas. Dès que l'induration est manifeste, avec ou ou sans ramollissement de la partie centrale, il faut inciser sans plus attendre et suivant la jolie expression d'A. Paré « venir à l'ouverture, la tumeur étant encore verdelette ». Mais il ne suffit pas ici de donner simplement issue au pus en ponctionnant la partie déclive de la cavité. Ces abcès sont des fistules en perspective et doivent être traités comme telles, c'est-à-dire par l'ouverture de toute l'étendue du trajet et la mise à nu de la paroi profonde qui pourra granuler et se cicatriser complètement. La chose est d'ailleurs fort simple pour cette catégorie d'abcès. N'avons-nous pas dit qu'ils étaient superficiels, extra-sphinctériens, recouverts seulement par la muqueuse et par la peau de la région anale. On ne court donc, en incisant franchement toute la paroi interne, aucun risque d'intéresser le sphincter ni de provoquer l'incontinence. Ce qui explique les grandes discussions de FAGET[1] et de FOUBERT au

[1] FAGET (Remarques sur les abcès qui arrivent au fondement. *Mé-*

siècle dernier, c'est que parfois il est difficile de distinguer un abcès sous-cutanéo-muqueux d'un abcès de la fosse ischio-rectale, ou plutôt c'est qu'un abcès primitivement superficiel sous-muqueux peut contourner le bord inférieur du sphincter et envahir secondairement la fosse ischio-rectale. Dans ce cas, l'ouverture muqueuse risque d'être insuffisante et il faut traiter cet abcès comme un véritable abcès ischio-rectal; nous y reviendrons plus loin.

L'anesthésie locale soit à la cocaïne, soit au chloréthyle suffit dans les formes torpides; dans les formes aiguës, si la douleur est très vive, si surtout on pense que l'abcès s'est compliqué de prolongements secondaires, l'anesthésie générale, soit à l'éther, soit au bromure d'éthyle est préférable. Le malade étant couché sur le côté ou dans la position de la taille, une valve étroite est placée du côté opposé à celui de l'abcès. Une petite incision verticale, faite au point culminant, permet l'évacuation de la poche; une sonde cannelée un peu recourbée est alors introduite par l'ouverture ainsi faite et poussée jus'qu'à la limite supérieure du décollement; on lui fait perforer la muqueuse en ce point, puis l'attirant au dehors, on incise sur sa cannelure tous les tissus qu'elle a chargés. Si le décollement est très marqué, il est bon d'exciser un peu les lambeaux flottants de la muqueuse, de manière à bien découvrir la paroi profonde. On pourra voir ainsi les trajets, les diverticules secondaires, les cathétériser à la sonde cannelée et les mettre à découvert de manière à éviter toute récidive.

Le pansement consiste en un léger tamponnement fait avec une mèche de gaze iodoformée, qu'on changera au bout de quarante-huit heures, puis tous les jours ensuite. Dans les cas ordinaires le malade sera maintenu au lit et constipé pendant quatre

moires de l'Académie royale de Chirurgie, éd. in-4°, Paris, 1743, t. I, p. 389), conseillait non seulement d'ouvrir les abcès du fondement, mais d'inciser le rectum pour procurer sa réunion avec les parties voisines. — FOUBERT (Sur les grands abcès du fondement. *Mémoires de l'Académie royale de Chirurgie*, éd. in-8°, Paris, 1767, t. III, p. 473), au contraire, affirmait qu'on pouvait les guérir par l'incision cutanée seule.

ou cinq jours : il pourra reprendre ses occupations. La guérison complète sera obtenue au bout de deux à trois semaines.

Si malgré toutes ces précautions une fistule persiste, on se verra obligé d'intervenir une seconde fois pour amener l'oblitération du trajet; mais cette complication est rare et ne se produit guère, si l'incision primitive a été suffisante.

§ 2. — ABCÈS PROFONDS. ABCÈS DE LA FOSSE ISCHIO-RECTALE

Anatomie pathologique. — Ce sont les « grands abcès », abcès extra-sphinctériens développés dans la masse graisseuse qui remplit le creux ischio-rectal. Leur fréquence est à peine 18 p. 100 des abcès de l'anus (ETCHEPARE [1]). On peut les distinguer en superficiels et profonds.

Les *superficiels* résultent de lymphangites tronculaires parties de réseaux sous-sphinctériens, qui envahissent secondairement la fosse ischio-rectale en contournant le bord inférieur du sphincter. Superficiels par leur origine, ils peuvent d'ailleurs présenter plus tard des diverticules profonds.

Les *profonds* sont ou bien des collections se formant primitivement dans la fosse ischio-rectale ou des abcès de l'espace pelvi-rectal supérieur secondairement propagés à la fosse ischio-rectale et présentant une disposition en bouton de chemise.

Rappelons que chaque fosse ischio-rectale possède *deux prolongements* fessier et périnéal, dont l'évacuation se fera difficilement. De plus le pus peut fuser d'une fosse ischio-rectale à l'autre en passant derrière le rectum, au-dessus du sphincter anal. L'abcès prend alors la forme d'un fer à cheval encadrant l'anus.

Il est beaucoup plus rare de voir le pus perforant les tuniques rectales venir se collecter sous la muqueuse.

Étiologie. — Les abcès profonds peuvent succéder aux abcès superficiels ; ils sont alors le résultat d'une propagation inflammatoire qui se fait par l'intermédiaire des lymphatiques.

[1] ETCHEPARE. Des abcès ischio-rectaux. *Thèse de Paris*, 1893-94.

Les véritables abcès profonds, ceux qui se produisent d'emblée dans le creux ischio-rectal reconnaissent d'après notre expérience deux grandes causes : soit, le plus souvent, une ulcération de la paroi postérieure du conduit ano-rectal ; soit chez la femme,

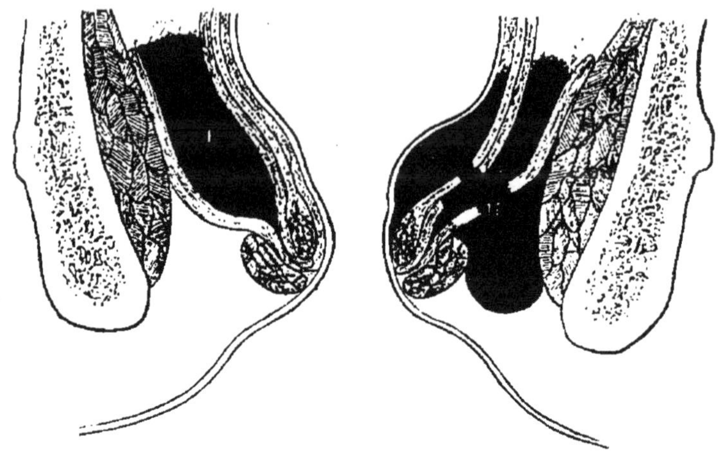

Fig. 16.

Abcès profonds. (Faure et Rieffel).

I, abcès de l'espace pelvi-rectal supérieur. — II, abcès complexe, parti de la sous-muqueuse et gagnant l'espace pelvi-rectal supérieur et la fosse ischio-rectale à travers la paroi rectale et le releveur qui sont perforés.

une inflammation diffuse de la glande vulvo-vaginale. Ils sont aussi parfois la propagation d'un abcès sous-cutanéo-muqueux.

Symptômes et Diagnostic. — Les *abcès superficiels* qui succèdent à une infection péri-anale ou à un abcès de la marge présentent d'emblée une rougeur diffuse, un gonflement de la région répondant à la base du creux ischio-rectal. La palpation montre l'induration superficielle des téguments ; plus tard ce sera une sensation de rénitence, puis de la fluctuation vraie que l'on perçoit plus nettement par le palper bimanuel, un doigt d'une main dans le rectum, l'autre main sur la tuméfaction cutanée.

Au bout de quelques jours l'épiderme se soulève en une phlyctène noirâtre, la peau se sphacèle et donne issue à un flot de pus mal lié, horriblement fétide et mélangé de gaz d'origine putride.

Les *abcès qui débutent par la profondeur* sont les plus fréquents. Ils se manifestent au début par une douleur sourde, profonde, gravative et par des phénomènes généraux marqués, fièvre, frissons, langue sèche, teint jaunâtre. L'aspect de la région ne s'est pas encore modifié, mais déjà le palper révèle une induration profonde. Le gonflement apparaît plus tard, gonflement large étendu du coccyx aux organes génitaux d'une part, de l'anus à l'ischion d'autre part. Il a la forme d'une énorme sangsue placée sur la partie latérale de l'anus, augmentant la profondeur du pli interfessier au fond duquel on aperçoit difficilement l'anus à peine accessible.

La palpation est très douloureuse, mais le doigt a peine à marquer un godet d'œdème sur ces tissus enflammés convertis en une sorte de masse épaisse et lardacée. Ce n'est que tardivement que la peau rougit, s'amincit, se perfore, laissant échapper une grande quantité de pus noirâtre, sale, d'odeur fétide. Des lambeaux de tissus sphacélés l'accompagnent, témoignant de la destruction du contenu de la fosse ischio-rectale.

Le pus ne se fraie que difficilement un passage à travers cette induration et l'on comprend qu'à l'incision, il jaillisse pour ainsi dire à l'extérieur.

On s'explique par la même raison l'ouverture dans le rectum, les *propagations* nombreuses, vers le périnée, vers la fesse (grâce aux deux prolongements de la fosse ischio-rectale), vers l'espace pelvi-rectal supérieur ou vers la fosse ischio-rectale du côté opposé.

Il n'est pas toujours facile de distinguer ces phlegmons unilatéraux, des phlegmons superficiels sous-cutanéo-muqueux. Dans ces derniers pourtant le toucher rectal montre que l'ampoule est saine, souple, non déformée, à moins que le décollement sous-muqueux ne remonte très haut comme cela arrive exceptionnellement (inter-mural abcess) ; mais même dans ce cas on peut faire le diagnostic car la collection sous-muqueuse séparée du doigt par une mince épaisseur des tissus et manifestement fluctuante est bien différente de la collection ischio-rectale qui a pour paroi une muraille épaisse formée par les tuniques rectales doublées du sphincter.

La difficulté n'existe, mais très réelle cette fois, qu'en présence d'un abcès ischio-rectal ayant perforé les tuniques du rectum au-dessus du sphincter et qui, présentant un diverticule sous-muqueux réalise la disposition en bouton de chemise.

La propagation à la fosse du côté opposé est la plus fréquente. Il est parfois difficile de reconnaître au milieu du gonflement œdémateux rosé qui envahit l'anus, la fesse, le scrotum et la verge elle-même, si l'on est en présence d'un phlegmon en fer à cheval ou d'*une infiltration d'urine.* La confusion est d'autant plus facile que le patient est souvent apporté à l'hôpital dans un état général grave, que ses réponses sont confuses et que la gêne apportée à la miction est constante dans le phlegmon ischio-rectal. Le maximum de gonflement rayonne autour de l'anus, les deux bourrelets qui l'encadrent sont sonores à la chiquenaude du doigt et à une période plus avancée de l'affection abandonnée à elle-même on aperçoit des perforations spontanées gangréneuses, arrondies comme à l'emporte-pièce. L'œdème dur périphérique, si étendu qu'il soit, reconnaît pour cause une infection partie de la fosse ischio-rectale.

La cause initiale du phlegmon est le plus souvent une ulcération de la partie postérieure et médiane de la filière ano-rectale, ulcération qui a permis l'infection du tissu cellulaire pré-coccygien et des fosses ischio-rectales. Dans ce cas le phlegmon est d'emblée en fer à cheval.

Nous avons dit plus haut que chez la femme nous avions rencontré parfois une autre origine : une inflammation partie de la glande vulvo-vaginale gagne la fosse ischio-rectale du côté correspondant puis secondairement celle du côté opposé.

Des *complications* graves peuvent se produire qui tiennent à la septicité de ces infections et au peu de résistance du sujet. Les unes sont *locales* comme la gangrène, les infections diffuses, les symptômes de réaction péritonéale (vomissements, obstruction);

les autres *générales*, septicémie avec frissons, agitation, délire et parfois terminaison mortelle.

D'ordinaire les phénomènes généraux cessent ou diminuent à l'ouverture de l'abcès; mais rarement cette ouverture spontanée est suffisante pour permettre une évacuation complète. Des diverticules continueront à se créer causant des abcès secondaires, rendant plus anfractueuse et plus difficile à désinfecter la cavité primitive. La suppuration ayant fait fondre le contenu du creux ischio-rectal, il en résulte un vide, une cavité énorme dont les parois écartées ne peuvent revenir au contact. Si l'abcès était bilatéral, le rectum isolé, disséqué pour ainsi dire, est comme un battant de cloche au milieu de l'espace que limitent les deux ischions. La cavité de l'abcès ainsi béante se réinfecte continuellement et la suppuration continue d'une façon interminable. On a observé également la tuberculisation secondaire de la fosse.

Quand, à la longue, ces abcès finissent par guérir, ils peuvent encore laisser après eux des *complications tardives* :

Des *douleurs* résultant de ce que la cicatrice s'enflamme sous l'influence de la moindre irritation.

Des *déformations*. Par suite de la rétraction cicatricielle il persiste des brides saillantes au fond de l'infundibulum anal, circonscrivant des dépressions cutanées, profondes. Là s'accumulent des malpropretés, des débris épithéliaux et le malade est astreint à des soins de propreté minutieux s'il veut éviter toute complication inflammatoire.

Des *troubles fonctionnels* enfin du côté des organes voisins : vessie, urèthre, vagin ou du côté du rectum lui-même, troubles de la défécation.

Le *pronostic* doit donc toujours être réservé.

Traitement. — Les phlegmons ischio-rectaux doivent être ouverts largement si l'on veut éviter la fistulisation, tout le monde est d'accord sur ce point. Mais faut-il comme pour les phlegmons superficiels les traiter comme des « fistules en perspective » et d'emblée les réunir directement au rectum?

En sectionnant ainsi toute leur paroi interne à la manière de

FAGET, on sacrifie inévitablement le sphincter et l'on provoque l'incontinence.

Cette incontinence est souvent passagère, je le veux bien; à la longue le sphincter se reconstitue dans la plupart des cas; mais il n'en est malheureusement pas toujours ainsi. L'incontinence peut persister définitivement, accompagnée même d'un certain degré de prolapsus. C'est un accident bien fâcheux surtout s'il est prouvé que la section du sphincter n'est pas indispensable et qu'on peut obtenir la guérison sans ce sacrifice.

Des observations nombreuses (TERRIER, BAZY, etc.), prouvent d'une façon certaine qu'une large incision permettant le nettoyage de la poche et l'évacuation bien complète de son contenu, peut être suivie de guérison et que les abcès ischio-rectaux peuvent être traités et guéris comme ceux de toute autre région.

La section du sphincter ne devra donc se faire qu'exceptionnellement, — secondairement lorsqu'après ouverture large il y a fistule ou tendance à la fistulisation, — primitivement lorsque le toucher montre sur la paroi postérieure du rectum la présence d'une ulcération à plus forte raison d'une perforation cause du phlegmon.

On agirait de même lorsqu'un abcès en bouton de chemise présente un diverticule sous-muqueux.

Le malade endormi est placé dans la position dite de la taille; une longue incision antéro-postérieure de 8 à 10 centimètres au moins, parallèle à l'anus et à 3 ou 4 centimètres en dehors de lui, ouvre la base de la fosse ischio-rectale. Le pus étant complètement évacué, l'index [1] légèrement recourbé en crochet explore le prolongement antérieur périnéal, le postérieur fessier; en se guidant sur lui il est facile avec quelques coups de ciseaux de les découvrir tous deux largement. La plaie ainsi bien ouverte, on est à même de l'explorer et de poursuivre tous les prolongements, tous les clapiers. Si l'abcès d'origine superficielle était primitivement sous-cutanéo-muqueux, il va sans dire que cette

[1] Il est indispensable pour ces opérations septiques de se servir de gants en caoutchouc.

collection sous-muqueuse serait évacuée suivant les règles posées primitivement et que les deux cavités seraient réunies en sectionnant les téguments intermédiaires mais sans intéresser le sphincter.

Lorsque le phlegmon est double, en fer à cheval, deux incisions contourneront en ellipse l'anus pour se rejoindre en arrière de lui et se compléter par une incision médiane postérieure qui va jusqu'au coccyx. Ces incisions doivent être profondes, dépasser les limites de la peau épaissie et poursuivre tous les prolongements. Par cette brèche ainsi largement ouverte s'écoulent des produits sanieux, odorants, bouillonnant de gaz et des lambeaux de tissu cellulaire sphacélé.

Comment se comporter vis à vis du rectum ? Lorsqu'il existe cette ulcération médiane dont j'ai parlé, il faut d'un coup de ciseaux, sectionner le rectum, au-delà des limites de la perforation. Assurer l'écoulement des liquides au moyen de deux énormes drains, désinfecter la région par des lavages au permanganate de potasse ou à l'eau oxygénée répétés matin et soir, et bourrer l'espace péri-rectal avec de la gaze iodoformée, tels sont les principes du traitement.

Après cette période de désinfection et d'élimination de produits sphacélés, la plaie entre en réparation avec une merveilleuse rapidité et, en moins de six semaines la réparation est complète.

Il est nécessaire de surveiller la cicatrisation de la peau qui, soit en raison de la forme rentrante de la région, soit par le fait de la pression due à la station assise, a de la tendance à faire saillie au dehors. Ces cicatrisations avec chevauchement en dehors de la peau, sont souvent gênantes et parfois douloureuses.

ABCÈS DE L'ESPACE PELVI-RECTAL SUPÉRIEUR

Étiologie. — *Les uns ont une origine rectale* (cancer, rétrécissement, rectites, etc.); ce sont les moins nombreux. « Ils siègent à la partie inférieure de l'espace pelvi-rectal supérieur en un point où le releveur se trouve immédiatement au contact du rectum et résultent probablement de lymphangites tronculaires, spécialement au niveau des points où ces troncs lymphatiques subissent un coude extrêmement marqué et se contournent ce qui facilite peut-être la production de thromboses lymphatiques septiques. » (QUÉNU et HARTMANN.)

Les autres viennent des autres organes du petit bassin et reconnaissent pour causes principales une ostéite des parois du bassin, un phlegmon péri-prostatique ou un phlegmon du ligament large.

Ce n'est donc pas à proprement parler une affection du rectum ou s'y rapportant que nous étudions sous le nom d'abcès de l'espace pelvi-rectal supérieur, c'est, comme le fait très bien remarquer DELBET, quelque chose de bien plus vaste, c'est tout un groupe de suppurations pelviennes. Vu leur siège ces phlegmons peuvent remonter vers la fosse iliaque, ou, traversant le releveur, descendre et envahir la fosse ischio-rectale, parfois les deux, ou encore filer vers la fesse par l'échancrure sciatique. Plus rarement ils s'étendent vers les régions supérieures dans le tissu cellulaire prévertébral.

Symptômes. — Masqués au début par les symptômes de la maladie causale dont ils relèvent, aucune modification extérieure ne vient indiquer leur existence. Par contre, les symptômes fonctionnels sont très accentués. La douleur est vive, profonde, rendue intolérable par les efforts et surtout par la défécation : la fièvre est intense avec frissons, délire, abattement. On observe encore des troubles gastro-intestinaux, de la dysurie et même de la rétention d'urine, surtout naturellement quand le phlegmon a pour origine une inflammation de la prostate ou des vésicules.

La résolution ne se voit qu'exceptionnellement. Dans les cas graves, l'infection se propage rapidement à tout le tissu cellulaire du petit bassin, à la fosse iliaque, au tissu prévertébral et la mort survient par septicémie. Dans les cas moins sérieux, l'évolution ordinaire est la propagation à la fosse ischio-rectale à travers le releveur, et l'ouverture à l'extérieur comme pour les phlegmons propres à cette dernière région.

L'ouverture peut avoir lieu dans le rectum et la guérison

s'obtenir si l'évacuation est suffisante. Le plus souvent la poche se réinfecte, se vide mal, l'infection se propage vers le périnée ou vers la fosse ischio-rectale en créant de nombreux décollements. Le malade s'affaiblit progressivement et peut mourir de septicémie chronique.

On signale également comme possible l'ouverture dans la vessie, l'urèthre, le vagin.

Dans les cas heureux où le malade survit après l'ouverture spontanée de l'abcès au niveau de la peau, la guérison s'obtient lentement; souvent même il persiste des fistules multiples, dont l'orifice est placé loin de l'orifice anal et dont le trajet irrégulier et sinueux n'a aucune tendance à s'oblitérer.

Diagnostic. — Le *diagnostic* ne peut être fait que par l'examen direct. Le toucher rectal, très douloureux d'ailleurs, permettra de préciser le siège de l'induration et de la douleur. On arrivera ainsi à reconnaître l'origine du phlegmon, altérations du rectum, collection péri-prostatique, phlegmon du ligament large. Il est plus difficile de dépister les ostéomélites du bassin. Il va sans dire que chez la femme le toucher vaginal peut donner des renseignements très précis et qu'il ne faut jamais négliger de le pratiquer.

Pronostic. — Le *pronostic* est grave, immédiatement par la septicémie, les propagations diverses, secondairement après ouverture, par suite de la persistance de la suppuration et des divers accidents qui peuvent en résulter.

Traitement. — Ces phlegmons doivent être traités différemment suivant leur origine.

Sans entrer dans le traitement des péri-prostatites suppurées disons seulement que les abcès antérieurs ne doivent jamais être ouverts par le rectum, mais par l'incision de la taille prérectale comme l'ont conseillé SEGOND [1] et HARTMANN [2].

[1] SEGOND. *Bull. et Mém. de la Soc. de Chir.*, Paris, 1885, p. 532.

[2] In GUILAIN. Contribution à l'étude du traitement des abcès prostatiques et périprostatiques par l'incision périnéale. *Thèse de Paris*, 1885.

Les phlegmons du ligament large seront ouverts par le vagin. Quant aux phlegmons latéraux, ceux qui ont tendance à envahir la fosse ischio-rectale ou qui l'ont envahie, on peut, s'ils sont nettement unilatéraux, les ouvrir par une incision unique antéro-postérieure, parallèle aux fibres externes du sphincter. On pénètre dans la fosse ischio-rectale et avec le doigt on élargit la boutonnière musculaire qui fait communiquer les deux espaces pelvi-rectaux supérieur et inférieur. L'espace supérieur pourra ainsi se vider complètement surtout si l'on a la précaution de glisser un gros drain très haut, au-dessus du releveur.

Comme le plus souvent l'infection est diffuse, elle a déjà gagné le tissu cellulaire du côté opposé; il est alors plus prudent de faire une incision médiane postérieure qui au niveau de l'anus se bifurque et permet d'ouvrir l'une ou l'autre des fosses ischio-rectales ou toutes les deux, si besoin.

S'il existait une ulcération rectale, il faudrait comme nous l'avons dit plus haut, fendre d'emblée toute la paroi de l'intestin depuis l'ulcération, et même un peu plus haut, jusqu'à l'anus. La réparation se fait assez vite, mais il peut persister un certain degré d'incontinence.

ABCÈS RÉTRO-RECTAUX

Ils ont pour siège le tissu cellulaire situé entre les insertions au sacrum des aponévroses sacro-recto-génitales et accompagnant les branches terminales de l'artère mésentérique inférieure. Quénu et Hartmann les décrivent en insistant sur leur origine rectale et leur situation médiane et postérieure. Tout porte à croire que ce sont des adéno-phlegmons[1] et comme tels rien de surprenant à ce qu'on les voie parfois rétrocéder. La suppuration serait en effet très rare dans les adénites consécutives à la dysenterie (Kelsch et Kiener). Quand elle se produit

[1] Ils auraient pour siège les ganglions ano-rectaux qui accompagnent les branches de bifurcation de l'artère hémorrhoïdale supérieure.

la petite collection vient s'ouvrir à la partie postérieure de l'anus.

Ces phlegmons rétro-rectaux sont rares : il n'en existe que peu d'observations : cela tient à ce qu'ils sont encore insuffisamment connus et presque toujours confondus et décrits avec les phlegmons de l'espace pelvi-rectal supérieur.

Une incision médiane postérieure permet facilement l'évacuation de ces abcès généralement peu étendus, sans qu'il soit indiqué de fendre la paroi rectale, sauf bien entendu, s'il existe une ulcération.

XIII

FISTULES ANO-RECTALES

Les trajets fistuleux qui viennent s'ouvrir au voisinage de l'anus ne sont pas tous de même origine. Si au point de vue étiologique, il faut réserver le nom de fistules aux trajets contigus au conduit ano-rectal et indépendants de toute altération osseuse, nous verrons plus loin qu'au point de vue des symptômes, il peut y avoir entre ces trajets de grandes ressemblances, qu'ils soient d'origine rectale, génitale, urinaire, ostéopathique ou congénitale.

Anatomie pathologique. — Au point de vue du *siège*, établissons dès maintenant une division capitale entre les *fistules intra* et les *fistules extra-sphinctériennes.*

Les premières sont superficielles, sous-tégumentaires, sous-cutanéo-muqueuses.

Les secondes sont profondes, ischio-rectales.

Au point de vue de leur *trajet*, on a coutume de les diviser en fistules *complètes*, quand elles s'ouvrent à la fois au niveau des téguments et dans le rectum; et en fistules *borgnes*, *internes* ou *externes*, selon qu'elles s'ouvrent uniquement du côté du rectum ou du côté des téguments.

A. Fistules superficielles. — Les *fistules sous-tégumenteuses* ont leur origine dans un décollement superficiel de la peau ou de la muqueuse, décollement qui remonte parfois très loin. A ce décollement fait suite un trajet sous-muqueux en rapport par sa surface externe avec le sphincter qu'il n'intéresse jamais.

Le trajet peut être *simple*, et s'ouvrir en différents points, réalisant les types de fistules dont nous avons parlé précédemment (fistule complète, borgne interne ou borgne externe).

Ce trajet simple peut dans certains cas se trouver modifié : parfois, en arrivant près de l'anus, il se complique de galeries

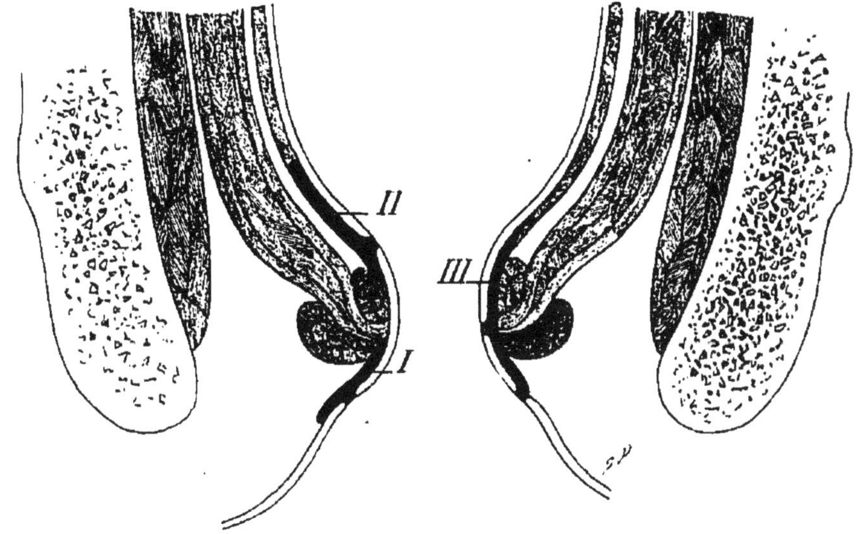

Fig. 17.
Fistules sous-tégumentaires (FAURE et RIEFFEL), modifié.
I, Fistule borgne interne. — II, Fistule borgne externe. — III, Fistule complète.

latérales qui peuvent aller s'ouvrir plus ou moins loin du point d'origine, au niveau du périnée, de la face interne des cuisses, des bourses, du coccyx, etc. La fistule est alors *complexe ;* elle peut présenter des dispositions multiples : QUÉNU et HARTMANN distinguent des fistules latérales en **V** et en **Y** (unilatérales) et des fistules commissurales ou en fer à cheval (bilatérales). ALLINGHAM compare ces fistules entrecroisées, irrégulières à des garennes de lapins ; mais il faut remarquer que s'il y a multiplicité des trajets superficiels, il n'y a qu'un seul point de départ à l'origine, le décollement sous-muqueux.

La *fistule borgne interne* présente d'ordinaire un orifice bas situé dans le canal anal ; large, il est facile à reconnaître par le toucher rectal ; étroit, il peut être très difficile à découvrir.

La *fistule borgne externe* ressemble aux précédentes ; mais le décollement est sous-cutané. L'orifice situé à l'extérieur est visible à condition toutefois de déplisser les plis radiés au fond desquels il se cache quelquefois ; il est latéral, rarement médian ; il est petit, à moins qu'il ne consiste en une ulcération tuberculeuse à bords amincis, décollés. S'il est ancien, il n'est pas rare de le voir s'ouvrir à l'extrémité d'une sorte de cul-de-poule violacé et plus ou moins induré.

L'exploration au stylet montre l'étendue du décollement qui d'ordinaire existe plutôt du côté de l'intestin que du côté de la peau ; en d'autres termes, l'orifice fistuleux est au niveau des parties déclives du décollement.

Les *fistules complètes* présentent deux orifices, l'un cutané, l'autre muqueux. Le premier siège près de l'anus et a les caractères de la fistule borgne externe que nous venons de décrire. Quant à l'orifice interne, il est plus difficile à trouver, si bien que souvent même il passe inaperçu ; il ne siège pas à l'extrême limite du décollement, mais au contraire il est bas situé, comme l'ont montré RIBES, puis VELPEAU, très près de l'anus, à peine au-dessus du bord inférieur du sphincter ; cette disposition est importante à connaître au point de vue thérapeutique, une incicion réunissant les deux orifices devant être insuffisante à cause du décollement profond (voy. fig. 17).

Dans des cas plus rares, les deux orifices sont cachés dans le canal anal : la fistule toute entière est sous-muqueuse, c'est la *fistule bimuqueuse* (QUÉNU et HARTMANN).

Quelle est la fréquence de ces différentes variétés ? Les fistules borgnes internes sont incontestablement les plus rares. Quant aux autres, QUÉNU et HARTMANN de même que BECK, STROMEYER, SCZYMANOUSKY, pensent que les fistules complètes sont les plus fréquentes ; mais il faut savoir chercher l'orifice profond dont la méconnaissance explique les résultats différents des diverses statistiques.

B. FISTULES PROFONDES. — A côté de ces fistules sous-tégumentaires, il y a les *fistules profondes* dont le siège est dans le tissu cellulaire péri-rectal ; ce tissu cellulaire, le muscle releveur de l'anus le divise en deux étages (espace pelvi-rectal supérieur et espace pelvi-rectal inférieur ou fosse ischio-rectale), d'où deux sortes de fistules toutes deux *extra-sphinctériennes,* c'est là leur caractère essentiel.

Les *suppurations du creux ischio-rectal* font fondre la masse du

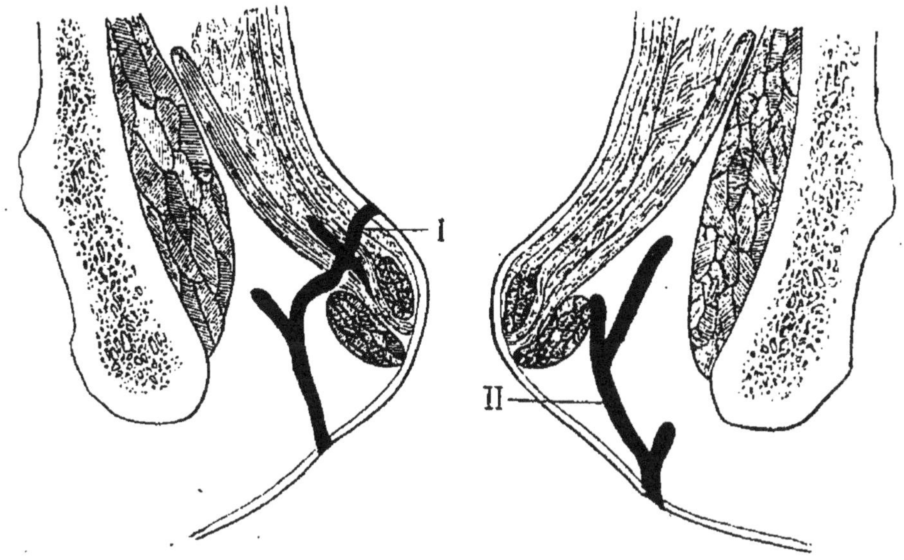

Fig. 18.
Fistules extra-sphinctériennes (Faure et Rieffel).
I, Fistule complète. — II, Fistule borgne externe.

tissu cellulaire qui remplit ce creux et quand elles s'ouvrent à l'extérieur, il en résulte une vaste cavité aboutissant à un petit orifice situé plus ou moins sur le côté de l'anus ; c'est une véritable fistule borgne externe ; mais cette fistule peut se compléter, l'abcès s'ouvrant également dans le rectum, soit au-dessous du bord inférieur du releveur à travers le sphincter, ce qui est rare ; soit au-dessus du sphincter, ce qui est la règle, en traversant ainsi le releveur près de son insertion et en intéressant l'espace pelvi-rectal supérieur.

Les *fistules de l'espace pelvi-rectal supérieur* peuvent siéger dans une des trois loges que les aponévroses sacro-recto-génitales limitent dans cet espace.

Les fistules consécutives aux abcès de la loge rétro-rectale sont très rares, à moins qu'elles ne reconnaissent pour point de départ une lésion osseuse du sacrum ou du coccyx et nous verrons plus loin combien dans ce cas leur disposition est complexe.

Nous avons vu que les collections de la fosse ischio-rectale pouvaient s'ouvrir à la peau d'une part, et d'autre part traverser le releveur pour s'ouvrir dans le rectum.

Les collections pelvi-rectales supérieures peuvent de même s'ouvrir dans le rectum ou fuser dans le creux ischio-rectal ; d'où un certain nombre de variétés de fistules.

Les unes, s'ouvrant seulement dans le rectum ou dans le canal anal sont des fistules borgnes internes ; les autres, traversant le releveur vont s'ouvrir à la peau comme les simples fistules ischio-rectales — fistules borgnes externes. Dans certains cas enfin, l'ouverture se fait des deux côtés à la fois — fistule complète. Mais la présence du diaphragme releveur donne à ces trajets une complexité très grande ; la gêne qu'il apporte à l'évacuation du pus, explique la dilatation des décollements qui partent de la partie supérieure clivant les différents plans et créant des diverticules variés, branchés sur le trajet principal.

Ces fistules hautes ne sont pas ordinairement d'origine rectale ; elles viennent de la prostate, des vésicules séminales, des parois osseuses du bassin ; leur trajet irrégulier peut les faire s'ouvrir très loin de leur point de départ par des orifices multiples. Quand elles sont anciennes elles sont indurées, calleuses ; la palpation permet de les suivre comme un cordon qui s'enfonce dans la profondeur. La réinoculation incessante des parois produit de nouveaux abcès et de nouveaux trajets : à côté, d'autres trajets peuvent disparaître, en ne laissant comme trace qu'une cordelette fibreuse. Les tissus voisins sous l'influence de ce travail d'irritation prolongé, s'altèrent, se sclérosent et les vaisseaux sanguins ou lymphatiques n'échappent pas à ce travail d'inflammation chronique.

Etude histologique. — Quénu et Hartmann ont étudié soigneusement au point de vue histologique ces trajets enlevés par excision ; ils ont pu suivre le travail de transformation qui change la paroi de l'abcès en fistule bien constituée où la division en deux couches est nette : une externe, fibreuse à faisceaux concentriques ; une interne plus ou moins épaisse formée d'un stroma fibroïde, de cellules rondes et de nombreux capillaires, en partie épidermisée en certains points par de l'épithélium pavimenteux stratifié.

On ne rencontre guère de micro-organismes que dans les fistules tout à fait récentes ; ils ne tardent guère en effet à disparaître ou tout au moins à se raréfier extrêmement peu après l'ouverture des abcès.

La nature tuberculeuse de certaines fistules est établie par l'examen histologique qui montre des granulations typiques dans lesquelles le microscope découvre des cellules géantes, des cellules épithélioïdes et des bacilles (SCHUCHARDT[1]). Les inoculations positives de VOLKMANN et de GANGOLPHE et de FRANCOU[2] la mettent hors de doute.

Etiologie. — Les fistules ano-rectales sont très fréquentes, elles s'observent beaucoup plus souvent chez l'homme que chez la femme dans la proportion d'environ 70 p. 100, proportion variable d'ailleurs suivant les auteurs. Rappelons que BALL les évalue à environ 1/6e de l'ensemble des affections rectales et ALLINGHAM aux 2/3 des maladies du rectum qu'il a observées.

Elles peuvent se rencontrer à tout âge, mais on les observe surtout chez l'adulte entre trente et quarante ans. Très rares chez l'enfant on n'en connaît que quelques observations rapportées dans les thèses de DURAN-BORDA[3], de VIGNE[4], dans le mémoire de GREFFRATH[5] et dans l'ouvrage de QUÉNU et HARTMANN.

Les causes en sont multiples, mais elles sont loin d'avoir toutes la même importance.

Tantôt la fistule succède à un phlegmon de la région, phlegmon

[1] SCHUCHARDT. Ueber die tuberk. Mastdarmfistel. *Samml. klin. Vorträge*, n° 290.

[2] FRANCOU. *Thèse de Lyon*, 1883-84.

[3] DURAN-BORDA. De la fistule anale chez l'enfant. *Thèse de Paris*, 1882.

[4] VIGNE. Des fistules anales chez l'enfant. *Thèse de Paris*, 1889.

[5] GREFFRATH. *Deuts. Zeits. f. Chir.*, t. XXXI.

dont nous avons vu plus haut les origines nombreuses, ulcérations, corps étrangers, traumatismes, perforations du rectum, etc.

Tantôt la fistule se produit à froid pour ainsi dire, sans douleurs, sans phénomènes réactionnels ; elle est l'évolution d'une *gomme tuberculeuse*, la suite d'un abcès froid. C'est ordinairement une localisation secondaire d'un état général et les statistiques nous montrent leur fréquence chez les tuberculeux avérés (GREFFRATH, 16 p. 100 ; ALLINGHAM, 14 p. 100 ; HARTMANN, 5 p. 100). Le rôle de la tuberculose est encore démontré d'une façon plus nette par les relevés de DOUGLAS POWELL [1] et d'HARTMANN qui, sur 100 phtisiques, comptent environ 5 fistuleux (CRIPPS donne 10 à 15 p. 100 ; BODENHAMER, 13 p. 100; ALLINGHAM, 14 p. 100 ; GREFFRATH, 14 p. 100; TAYLOR, seulement 1 p. 100 [2].

Dans quelques cas la fistule peut être et rester longtemps la manifestation première de la tuberculose, sans que l'état général du sujet en soit nullement influencé (HARTMANN [3]).

La *syphilis* produit, beaucoup plus rarement il est vrai, des fistules dont l'évolution est à peu près calquée sur les précédentes : petite gomme péri-anale, ramollissement, ouverture, fistule. VERNEUIL [4] en a publié plusieurs exemples.

D'autres fistules sont liées à des brides, à des rétrécissements d'*origine congénitale ;* nous les étudierons ailleurs.

On a encore signalé comme cause d'abcès, sinon de fistules, les solutions de continuité survenant à la suite de la rupture d'un lobule hémorrhoïdaire enflammé (DUPLAY), l'inflammation ulcéreuse de hernies de la muqueuse se faisant à travers les fibres musculaires du rectum (hernies tuniquaires de CRUVEILHIER). Ce sont des causes possibles mais certainement exceptionnelles.

Pathogénie. — Quelle que soit l'origine de l'abcès initial y a-t-il fistule dès que cet abcès s'est ouvert? Tout trajet suppurant est-il une fistule ? Non, il faut pour cela que le processus répa-

[1] DOUGLAS POWELL. *Diseases of the lung and pleuræ*, London, 1886.
[2] J. ROUX, *Thèse de Paris*, 1899.
[3] HARTMANN. De la tuberculose anale. *Rev. de Chir.*, 1894, p. 2.
[4] VERNEUIL. *Gaz. des Hôp.*, 1886, p. 202.

rateur qui tend à combler la cavité soit arrêté dans son évolution et ne fasse plus aucun progrès.

Pourquoi l'oblitération se fait-elle si mal, pourquoi la fistulisation est-elle fréquente au point d'être la règle dans les abcès de cette région?

On a incriminé le défaut de fixité du rectum, le glissement de la muqueuse au moment de la défécation, les alternatives de réplétion et de vacuité du rectum, la tendance à la stase dans les veines de la région (ALLINGHAM), etc., toutes causes sans valeur. L'écartement des parois du creux ischio-rectal empêchant ces parois épaissies de revenir au contact quand la suppuration a détruit le contenu cellulo-graisseux, favorise évidemment l'apparition de certaines fistules, mais ceci répond déjà à un fait exceptionnel.

Il y a deux causes importantes de fistulisation : l'infection renouvelée, la tuberculose.

On sait le peu de tendance à la guérison que présentent par elles-mêmes les lésions tuberculeuses et les fistules consécutives aux abcès froids s'observant sur tous les points de l'organisme. Ici le processus est mixte; à l'infection tuberculeuse se joint bientôt une infection secondaire, qui suffirait à elle seule d'ailleurs à provoquer la fistulisation.

Pour les fistules complètes, le contenu septique de l'intestin joue continuellement le rôle d'un corps étranger infecté et situé au fond du trajet (QUÉNU et HARTMANN).

Il en est de même pour les fistules borgnes internes. Quant aux fistules borgnes externes, la cause est la même bien qu'elle apparaisse moins nettement au premier abord. C'est toujours la réinoculation qui se fait d'autant plus facilement que l'abcès en se resserrant « ne se canalise pas d'une façon uniforme et laisse de petites cavités échelonnées, *véritables réservoirs à virulence* qui vident incomplètement leur contenu ».

On peut en effet arriver parfois à guérir ces fistules en les dilatant, en les grattant, en irritant leurs parois comme le fait TUTTLE[1].

[1] TUTTLE. The treatment of ano-rectal fistule. *New-York, Med. Journ.*, 1893, t. LVIII, p. 1.

Symptômes — Le début est celui de l'abcès cause de la fistule.

Tantôt, c'est un phlegmon de la région ano-rectale qui s'ouvre à l'extérieur ; le malade est soulagé mais la guérison complète n'arrive pas, il persiste une suppuration interminable.

Tantôt c'est un abcès froid qui se développe insidieusement à l'insu du sujet, qui se trouve un jour porteur d'une fistule sans pouvoir indiquer la date précise du début des accidents. Il n'a pas souffert, il n'a pas interrompu son travail : tout au plus se plaint-il de quelques démangeaisons à l'anus, d'un peu de pesanteur, de ténesme. Ce qui le gêne le plus, c'est l'*écoulement de pus*, écoulement incessant qui tache les vêtements irrite les téguments et présente une certaine odeur. Cette suppuration continuelle devient pour lui un sujet d'inquiétude, de préoccupation constante et chez certains individus prédisposés par quelque hérédité ou quelque tare nerveuse, on l'a vu conduire à l'hypochondrie.

La *douleur* est nulle qnand le trajet est librement ouvert et qu'il permet l'évacuation facile du pus sécrété ; mais, de temps à autre il y a de la rétention et des poussées aiguës viennent interrompre la marche chronique de l'affection.

Est-ce à la rétention seule qu'est due l'augmentation de virulence du contenu de la partie supérieure du trajet devenue pour ainsi dire cavité close, est-ce à une infection secondaire plus virulente dont le rectum malpropre, souillé de liquides diarrhéiques serait le point de départ ? Il est probable que les deux causes se trouvent souvent réunies.

Quoi qu'il en soit, pendant ces réveils de l'infection, la région s'empâte, se tuméfie, devient chaude et douloureuse au point que le malade ne peut plus s'asseoir, qu'il redoute tous les efforts, en particulier ceux que nécessite la défécation. Puis il se produit une sorte de débâcle, la suppuration se rétablit et tout rentre à peu près dans l'ordre. Les malades remarquent les causes de ces crises et vous disent fort bien que tant que la fistule coule, ils ne souffrent pas, mais qu'au contraire la douleur survient dès qu'il y a rétention.

Ces poussées aiguës n'auraient guère d'inconvénients à part les douleurs qu'elles occasionnent, si la rétention n'était pas la cause de décollements qui aboutissent à la formation de nouveaux trajets et transforment une fistule simple en fistule complexe.

Quand la fistule est borgne interne, les malades se plaignent tantôt d'avoir leur chemise tachée, tantôt, et ceci quand la fistule s'ouvre au-dessus du sphincter, de rendre avec leurs matières une certaine quantité de pus et de sang glaireux. Il existe de plus une vague sensation de pesanteur, de tension, une gêne douloureuse du côté de l'anus ; des crises intermittentes de douleurs plus aiguës analogues à celles que nous avons décrites plus haut viennent compléter le tableau clinique, qui, on le voit n'a rien de bien caractéristique.

Diagnostic. — L'examen direct permet seul de porter d'une façon certaine le diagnostic de fistule.

1° *Diagnostic de la fistule.* — Pour cet examen le malade doit être couché sur le côté, la cuisse correspondant à ce côté étant allongée, l'autre fléchie. De la main gauche le chirurgien soulève la fesse supérieure, avec la droite il étale la région. Le plus souvent cette inspection permet de voir un ou plusieurs orifices.

Ces orifices sont situés latéralement, presque jamais sur la ligne médiane ; ils sont étroits, arrondis ou allongés en forme de fente. Tantôt l'orifice se présente au sommet d'un petit mamelon au milieu de saillies bourgeonnantes qui semblent l'obturer ; tantôt il apparaît comme une petite perforation à bords minces au milieu d'une plaque de tissu cicatriciel, tantôt enfin il est caché au fond d'une dépression due à la rétraction fibreuse des tissus voisins.

Il peut encore passer inaperçu lorsqu'il est caché au fond d'un pli rayonné ou lorsqu'au contraire il siège à la fesse, au scrotum, en un point très éloigné du rectum. La pression exercée par un doigt introduit dans l'anus peut faire sourdre une gouttelette de pus à l'orifice fistuleux et révéler ainsi son existence et son siège. De même la palpation de la pulpe de l'index faite tout autour de l'anus peut faire sentir une légère induration.

C'est l'examen au stylet ou à la sonde qui lèvera tous les doutes. L'instrument légèrement incurvé est présenté à l'orifice fistuleux ; il peut n'y pénétrer qu'avec peine et grâce à une légère effraction si cet orifice est étroit. L'index gauche est alors introduit dans le rectum, il cherche à sentir l'extrémité de la sonde, il la guide et se rend compte de l'étendue du décollement et de l'épaisseur des tissus interposés. Il cherche l'orifice interne, qui, il faut bien le savoir, ne siège pas à la limite du décollement, mais se trouve au contraire bas situé, juste au-dessus du sphincter. La fistule peut échapper à l'exploration sans qu'on puisse en nier l'existence. Une injection de liquide coloré faite par l'orifice cutané et ressortant par le rectum ou inversement permettra d'affirmer que la fistule est complète.

Le diagnostic des *fistules borgnes internes* présente quelques difficultés. L'examen extérieur de l'anus ne montre rien d'anormal. C'est le toucher rectal très attentif qui révèle à un centimètre de l'orifice anal une surface, un point induré de la muqueuse. La pression précise en ce point provoque une douleur et le stylet ou une sonde cannelée fortement recourbée pénètre alors dans cette dépression qu'accusait le doigt et rend indiscutable le diagnostic. Si la fistule borgne interne est à un degré plus avancé, on peut par une pression combinée des téguments entre le pouce extérieur et l'index intra-anal sentir une tuméfaction arrondie révélatrice du diagnostic. Cette sorte de boule sur laquelle aimait à insister le professeur Trélat indique déjà que la fistule borgne interne va aboutir à un abcès qui rendra complète la fistulisation.

On arriverait de même par l'inspection directe et le toucher rectal à cathétériser et à reconnaître cette variété rare de fistule complète, toute entière intra-anale que Quénu et Hartmann appellent *fistule bimuqueuse*.

Les *fistules ischio-rectales* échappent difficilement à un observateur attentif. Leur orifice étant assez éloigné de l'anus, entre le stylet et le doigt intra-anal existe une épaisseur considérable de tissus, en particulier le sphincter externe que l'on sent se contracter et se durcir sous le doigt qui l'explore. La difficulté n'est pas ici de reconnaître la fistule, mais d'en déterminer l'étendue, les limites, les différents prolongements. La sonde cannelée préalablement incurvée, vient parfois en suivant un trajet direct, sortir dans l'intérieur du rectum juste au-dessus du sphincter. Dans d'autres cas l'orifice interne échappe ou n'existe pas et l'on sent l'extrémité de la sonde à peine séparée du doigt rectal par une muqueuse mobile et souple mais il arrive aussi que la sonde profondément enfoncée reste loin du rectum en quelque point de la fosse ischio-rectale.

S'il existe plusieurs orifices, on s'appliquera avec de petites bougies fines à extrémités mousses, à en faire le cathétérisme, car il importe de découvrir surtout le trajet qui s'ouvre dans le rectum.

Quant aux fistules pelvi-rectales supérieures, on les reconnaît tout d'abord à la longueur de leur trajet qui peut atteindre 10, 12 et 15 centimètres. La sonde au lieu de se diriger vers le rectum se porte souvent au contraire, soit en avant si la fistule est d'origine génitale, soit latéralement si son point de départ est au niveau d'un des os du bassin.

Elle peut aussi, bien entendu, se diriger vers le rectum et y pénétrer quand l'ouverture s'est faite un peu au-dessus de l'intion rectale du releveur.

2° *Diagnostic de la cause.* — La fistule reconnue il reste à en chercher *la cause.* L'importance de la tuberculose est telle dans l'histoire de cette affection, qu'en présence d'un malade chez qui nous constatons une fistule, nous nous demandons immédiatement : *Le malade est-il tuberculeux ?* L'auscultation attentive du poumon, l'examen du testicule, de la prostate, la recherche des antécédents héréditaires et personnels ne doivent en aucun cas être négligés.

Quelle que soit la réponse faite à cette première question, une autre se pose : *la fistule est-elle tuberculeuse ?* La chose est douteuse dans les cas ordinaires : l'inoculation seule pourrait donner des renseignements positifs. L'idée de tuberculose s'impose en présence de certaines fistules dont l'orifice extérieur est plutôt une véritable ulcération à bords amincis, décollés, de coloration violacée. Cette ulcération conduit dans une cavité irrégulière dont les parois sont tapissées de fongosités et qui sécrète abondamment un pus séreux, le pus des abcès froids. Il existe à la périphérie comme une coque indurée, zone d'infiltration aux dépens de laquelle se fait l'extension du mal. Ajoutons que tout cela s'est développé lentement sans occasionner autre chose que de la gêne à cause de la suppuration.

Toutes les fistules ne sont pas tuberculeuses : il en est, avons-nous dit, qui ont pour cause le traumatisme, quelque corps étranger (petits os, matières fécales durcies, etc.) des ulcérations hémorrhoïdaires etc., mais ce sont des exceptions.

Certaines fistules ont un point de départ extra-rectal : on rencontre ainsi parfois dans la région ano-sacrée des trajets fistuleux échelonnés sur la ligne médiane ou tout autour de la ligne médiane et simulant une fistule à l'anus. Pour rapporter à leur cause ces trajets fistuleux il faut remarquer avec soin :

1° L'existence de deux ou trois dépressions cutanées dans le sillon interfessier, c'est-à-dire absolument médianes, sortes de petits sacs cutanés plus ou moins profondément inclus dans les téguments, et dont l'origine congénitale a été bien établie par M. Lannelongue.

2° Quand on explore ces trajets avec le stylet, l'instrument révèle qu'ils se dirigent non du côté de l'anus, mais autour du coccyx et du sacrum. On se trouve alors en présence d'une *fistule congénitale* qui reconnaît pour origine tantôt l'infundibulum cutané, tantôt un kyste dermoïde irrité et enflammé et dont les produits de suppuration se déversent à l'extérieur par des trajets multiples.

Les *fistules recto-génitales*, très rares d'ailleurs chez l'homme, ont un siège antérieur, un trajet en rapport avec leur origine (glandes de Coopper, prostate etc.). Chez la femme elles viennent s'ouvrir *soit à la vulve*, soit *dans le vagin*, ou même exceptionnellement dans l'utérus. Elles ne sont pas comme chez l'homme, péri-anales, mais véritablement recto-vulvaires ou recto-vaginales.

Les premières sont consécutives à une déchirure obstétricale, à un coït brutal, à une suppuration des glandes vulvo-vaginales. Les autres peuvent être dues aussi à de semblables traumatismes ou résulter de la gangrène qu'occasionne la compression par la tête fœtale restée trop longtemps dans l'excavation pelvienne. Nous ne parlerons pas des ulcérations syphilitiques ou cancéreuses, mais nous insistons tout particulièrement sur l'existence de fistules recto-vaginales, liées à un rétrécissement du rectum ou à une tuberculose péri-anale.

Toutes ces fistules ont une évolution, un aspect spécial, elles ne rentrent pas dans ce qu'on est convenu d'appeler les « fistules à l'anus ». Dans des cas exceptionnels seulement elles peuvent les simuler et occasionner quelques difficultés de diagnostic.

Nous en dirons de même des *fistules recto-urinaires*, des fistules recto-uréthrales en particulier, qui peuvent présenter un trajet plus ou moins flexueux, parfois bifurqué de telle sorte qu'une de ses branches gagne le rectum, l'autre le périnée. Dans les cas douteux, HARTMANN[1] conseille de faire prendre au malade du bleu de méthylène ; la coloration bleue du liquide de la fistule indiquera son origine urinaire. L'étude de ces fistules sera faite avec celle des organes génito-urinaires.

Nous citerons seulement les *fistules recto-intestinales* qu'on a observées dans certaines appendicites ou à la suite d'étranglement de l'hédrocèle dans le prolapsus du rectum.

Nous insisterons davantage sur les *fistules ostéopathiques;* moins encore que les précédentes, elles sont des « fistules à l'anus », mais elles ressemblent aux fistules pelvi-rectales supérieures et il n'est pas sans intérêt de bien connaître leurs caractères au point de vue du diagnostic.

Leur histoire est celle de l'affection osseuse qui leur a donné naissance, ostéomyélite, tuberculose. Souvent multiples, elles s'ouvrent assez loin de l'anus et le stylet introduit dans leur trajet ne se dirige pas vers le rectum mais le fuit au contraire. Il pénètre profondément et atteint parfois un point osseux dénudé. A défaut de ce signe de haute valeur qui rend le diagnostic indiscutable, la constatation d'un point douloureux sur l'ischion, le coccyx, ou le sacrum pourra avoir une grande importance. Ces fistules d'origine sacrée ou coccygienne présentent de plus certaines particularités cliniques. Voici l'histoire d'un malade que nous avons observé à l'hôpital Boucicaut où il était entré pour des fistules multiples péri-anales.

[1] HARTMANN. *Revue de chirurgie*, 1894, p. 1.

Cet homme âgé de cinquante-quatre ans avait été opéré plusieurs fois, ses fistules au nombre de trois correspondaient à la partie postérieure et latérale de l'anus ; la peau autour de ces fistules était enflammée, rouge et lisse. L'exploration intra-rectale démontra une sensibilité exquise au niveau du coccyx ; à ce niveau la muqueuse était tuméfiée, œdémateuse. Le coccyx fut réséqué : il était transformé en une esquille en forme d'épée, rongé, érodé par une ostéite tuberculeuse. Le malade guérit.

Doyen[1] sous le nom de pelvi-péritonite chez l'homme a publié 3 observations qui se rapportent à des cas de fistules d'origine sacrée, en tout semblables à celui que nous venons de rapporter : fistules multiples s'ouvrant très loin du point de départ compliqués de nombreux trajets collatéraux, en somme lésions très étendues en rapport avec une lésion primitive souvent très limitée.

Pronostic. — La simple fistule à l'anus est bénigne et il n'est pas rare de rencontrer des malades qui en sont atteints depuis des années, sans que leur état général s'en soit ressenti. La fréquence de la nature tuberculeuse fait réserver le pronostic qui dépend surtout alors de l'état des poumons.

Les fistules à trajets nombreux, qui suppurent beaucoup, fatiguent le malade, l'inquiètent et le disposent à l'hypochondrie. Elles ont donc un pronostic assez sérieux surtout si l'on considère qu'il est difficile de les guérir complètement.

Traitement. — Le traitement des fistules anales et péri-rectales est pratiqué depuis Hippocrate qui les combattait déjà par les incisions, les cautérisations et professait « qu'on n'offensait nullement l'intestin droit en le coupant, en le tranchant, en le cousant, cautérisant et pourrissant ». (*Livre des hémorrhoïdes*). Depuis Celse qui résume très bien les idées de son époque et préconise la ligature, jusqu'à la renaissance, la question des fis-

[1] Doyen. La pelvi-péritonite chez l'homme. *Treizième Congrès de Chirurgie*. Paris, 1899, p. 588.

tules reste mal étudiée, obscure au point de vue du siège, de l'étiologie, encore plus mal connue au point de vue du traitement.

En somme lorsque Louis XIV éprouva les premiers symptômes de son historique fistule « cette affection était pour tous un objet de terreur, parce que les malheureux qui en étaient atteints se trouvaient dans la triste alternative d'être considérés comme incurables ou soumis aux médications les plus douloureuses » (D. MOLLIÈRE [1]). Il fallut ce cas illustre pour faire abandonner tous les anciens traitements et faire accepter le seul vrai, l'incision.

A. FISTULES SUPERFICIELLES. — Dans les *fistules sous-cutanéo-muqueuses*, l'incision n'intéressant pas le sphincter n'a que des avantages, elle transforme le trajet étroit de la fistule en une large plaie, qui pansée à plat, bourgeonne et se cicatrise facilement. Voici comment il convient d'opérer :

Le malade a été préparé comme il doit l'être pour toute opération portant sur le rectum ; une ou deux purgations pendant les quelques jours qui précèdent, opium la veille de l'opération, bains, grands lavages du rectum s'il est nécessaire. Il vaut mieux endormir le malade et l'éther est ici bien préférable au

[1] D. MOLLIÈRE. *Maladies du rectum et de l'anus*, p. 50, Paris, 1877. Tous les modes de traitement alors mis en usage furent essayés sur divers groupes de malades ; les uns furent envoyés à Barèges, les autres à Bourbon-Larchambault, certains furent traités par les cautérisations, d'autres par la ligature. L'incision fut proposée par VAISSIÈRE et pratiquée par FÉLIX, chirurgien du roi. Il employa pour cette opération un syringotome qu'il fit construire spécialement à cette effet, syringotome qui n'était d'ailleurs qu'une modification de celui de Galien. L'instrument de Galien est une sorte de couteau en S terminé par un stylet boutonné. Ce stylet introduit par la fistule chargeait pour ainsi dire tout le trajet ; il suffisait d'abaisser en tirant pour sectionner les tissus interposés. FÉLIX fit construire un instrument plus simple ; une sorte de bistouri falciforme terminé par un long stylet. De plus il ne se contenta pas de la simple incision : il y joignit des scarifications et des cautérisations. Louis XIV guérit et depuis cette époque (1686), la pratique de l'incision est universellement adoptée.

chloroforme si l'on veut éviter les syncopes; l'anesthésie doit être poussée jusqu'à la résolution complète.

Le malade endormi est placé dans la position de la taille : la région est rasée, lavée, aseptisée, non seulement la peau, mais les plis de l'anus, le canal anal. Par l'orifice externe de la fistule on glisse une sonde cannelée que l'on a bien pris soin d'incurver au préalable, tandis qu'un doigt introduit dans le rectum la suit dans son trajet sous-muqueux.

Si la fistule est complète le doigt intra-rectal ne tarde pas à sentir l'extrémité de la sonde libre dans le rectum ; se recourbant en crochet il l'attire en dehors de l'anus chargeant ainsi tous les tissus inrteposés. Avant d'inciser il est bon suivant la pratique du professeur Berger, de saisir avec des pinces érignes la partie supérieure et la partie inférieure de la fistule, de façon qu'après l'incision ces deux bords ne filent pas. La section peut se faire soit au bistouri, soit au thermocautère porté au rouge sombre. Le thermocautère a cet avantage qu'il détruit les parois granuleuses du trajet et les germes qu'elles renferment. Les petites escarres qu'il produit, protègent, disent Quénu et Hartmann, la solution de continuité contre les premières souillures jusqu'à l'apparition de la couche des bourgeons charnus.

Mais l'orifice supérieur d'une fistule complète, n'est pas tant s'en faut, à la limite de ce décollement qu'il faut absolument supprimer (voy. fig. 17). Une valve est introduite dans le rectum et écarte le côté opposé à celui de la fistule, la pince érigne préalablement placée est alors d'un grand secours pour permettre d'exposer le rectum au-dessus de l'incision. Il faut inciser et même exciser toute la muqueuse décollée, si l'on ne veut pas voir survenir de récidive sous forme de fistule borgne interne plus ou moins étendue. Les trajets accessoires branchés sur le trajet principal maintenant largement ouvert seront poursuivis, découverts, curettés, cautérisés dans tous leurs prolongements.

La fistule *bimuqueuse* s'opère très facilement de même d'un coup de bistouri.

La *fistule borgne externe* sera transformée en fistule complète, en poussant le plus loin possible la sonde cannelée et en lui faisant perforer la muqueuse à l'extrémité du décollement. Pendant cette manœuvre l'index en crochet introduit dans le rectum, protège la paroi du côté opposé et empêche que l'extrémité de la sonde poussée un peu trop brutalement ne vienne à l'offenser.

La *fistule borgne interne* s'opère de la même façon mais ici la chose est plus facile pourvu qu'on se serve d'une sonde incurvée à son extrémité. L'index ayant repéré l'orifice, le bec de la sonde s'y engage et l'on cathétérise le trajet de haut en bas; mais au lieu de perforer les téguments, il est plus simple, puisqu'on a toute la région sous les yeux, de les inciser couche par couche sur la cannelure de la sonde qui vous guide.

On agirait de même pour les *fistules complexes*, en incisant, curettant et cautérisant tous les trajets, en allant des superficiels aux profonds et en ne laissant aucun prolongement, aucun diverticule qui puisse donner lieu à une récidive. Ces délabrements qui paraissent considérables au moment de l'opération, se réparent relativement très vite.

Dans les fistules complexes à prolongements multiples et étendus, il y a avantage à opérer la fistule en deux temps.

Après une période préparatoire qui consiste à antiseptiser la région (balnéation, pansements humides) de façon à diminuer la résistance de ces tissus chroniquement enflammés nous conseillons de mettre au jour et de gratter, de cautériser tous les tunnels sous-cutanés.

Généralement ces galeries à prolongements multiples aboutissent *à un ou plusieurs carrefours* indiqués déjà par les déviations des stylets ou sondes cannelées et rendus visibles par une série d'*incisions en étoile*.

Après bourgeonnement de ces trajets fistuleux, disparition de l'état scléreux des tissus chroniquement enflammés, on procède à la recherche et à l'incision de la ou des fistules à proprement parler.

Par ce procédé en deux temps, on évite l'inoculation de toutes les surfaces ainsi mises à nu, souvent fort étendues.

Le *pansement* est simple, il consiste en une mince lanière de gaze iodoformée qui empêche l'accollement des deux lèvres de la plaie, et non en un tamponnement qui gêne la miction et peut même aller jusqu'à causer de la rétention d'urine. Ce pansement reste en place pendant quatre ou cinq jours pendant lesquels on constipe le malade ; il est bon de donner alors une purgation et de remplacer le pansement sec par quelques compresses humides pour favoriser la chute des escarres. La réparation se fait très vite et au bout d'une quinzaine de jours, le malade peut reprendre ses occupations.

Dans quelques cas rares, après l'opération de la fistule à l'anus le point incisé ne cicatrise pas complètement et il persiste une ulcération veloutée, plane en surface, qui continue à être sensible, à donner une sécrétion légère. L'opérateur n'est en rien responsable de cette absence de guérison ; c'est l'état général du sujet qu'il faut incriminer : une tuberculose pulmonaire en activité, une syphilis récente, un affaiblissement dû à des excès sont autant de causes qu'il faudra combattre par un traitement approprié. La cicatrisation de l'ulcération suivra parallèlement la modification de l'état général.

D'autres modes de traitement peuvent encore être employés.

Mathews[1] et Tuttle emploient l' « *itinérant method* » ; ils cherchent par la dilatation, les cautérisations répétées à amener l'oblitération des trajets ; traitement long, ne réussissant que dans les cas simples et bien inférieur à tous points de vue à l'incision.

La *ligature élastique* longtemps employée fait, mais lentement, ce que fait l'incision. Elle n'a sur elle que des désavantages : lente, douloureuse, insuffisante, elle ne s'applique qu'aux cas très simples et ne doit être employée que chez des malades pusillanimes ou dans un état général par trop précaire.

L'*excision* est une méthode plus chirurgicale et qui rallie actuellement bon nombre de partisans ; proposée dès 1852 par Chassaignac, elle a été abandonnée puis reprise. On la pratique ainsi : une sonde est introduite dans le trajet et à l'aide de ciseaux ou de deux incisions latérales au bistouri, on enlève

[1] Mathews. *Dis. of the rectum anus and sigmoïd flexure*, 1892, p. 412.

tous les tissus qui forment comme un étui autour de la sonde et qui constituent le trajet. Des points de suture profonds, analogues à ceux de la périnéorraphie rapproche les surfaces cruentées. La réunion s'obtient en quelques jours par première intention. C'est un résultat idéal ; malheureusement il manque parfois ; il se produit un peu de désunion et si l'on n'y prend garde, la fistule se reproduit. Dans les cas complexes, l'excision ne pourrait se faire qu'au prix de trop grands sacrifices, de sorte qu'en pratique, c'est en somme à l'incision qu'il faut s'en tenir en réservant l'excision pour quelques cas exceptionnels (fistule bien limitée, fistule tuberculeuse).

FISTULES PROFONDES

Leur caractéristique est leur trajet extra-sphinctérien. Si l'incision leur convient aussi bien qu'aux précédentes, elle ne va pas cependant sans provoquer des troubles fonctionnels dus à la section du sphincter. Cette section amène l'incontinence, totale les premiers temps, partielle ensuite et qui finit souvent par disparaître à la longue ; mais il y a des exceptions et les malheureux opérés délivrés de leur fistule, se plaignent amèrement de la fâcheuse infirmité à laquelle ils sont soumis. Il est permis de se demander avec Tillaux, si pour une simple fistule gênante, mais supportable en somme, il faut exposer le malade à tous ces ennuis.

La question ne se pose plus quand les matières, les gaz pénétrant dans le trajet, des poussées inflammatoires fréquentes forcent à intervenir.

On peut cependant arriver à guérir les fistules ischio-rectales sans sectionner le sphincter. Ce qui s'oppose à la guérison d'une fistule, avons-nous dit plus haut, c'est la réinoculation incessante de ses parois, réinoculation qu'expliquent le voisinage de l'anus et les irrégularités du trajet. Pour obtenir la guérison, il faut ouvrir largement le trajet et diriger la cicatrisation des parties profondes vers les parties superficielles.

C'est ce que conseille de faire Quénu ; une longue incision antéro-postérieure ouvre largement la fosse ischio-rectale, les parois de la fistule sont curettées, cautérisées, excisées même. On panse à la gaze iodoformée. La réparation se fait très vite et en trois ou quatre semaines la guérison s'obtient.

Dans quelques cas l'excision est possible ; c'est alors une opération séduisante, car elle permet d'enlever tout le trajet, de réunir complètement en réparant le sphincter et si elle est effectuée dans de bonnes conditions, d'amener une prompte guérison.

Les *fistules pelvi-rectales supérieures* qui viennent s'ouvrir à l'extérieur par la fosse ischio-rectale seront traitées de la même façon, si la fistule ne s'ouvre pas d'autre part dans le rectum. Il faut avoir soin cependant de débrider l'étranglement que subit le trajet pendant la traversée du releveur de manière à réunir en une seule les deux cavités situées de chaque côté du muscle et à pouvoir drainer largement.

Si la fistule est complète, l'orifice haut situé de la perforation rectale fait craindre que l'incision n'intéresse la séreuse péritonéale. Aussi dans ces cas exceptionnels sera-t-il plus prudent, faute de mieux, de recourir à l'ancienne pratique de Gerdy et de Richet, d'inciser largement les parties inférieures et d'appliquer ensuite l'entérotome sur le décollement rectal. L'instrument tombe de lui-même vers le huitième ou neuvième jour et la guérison s'obtient lentement.

Nous n'étudierons pas ici le traitement des fistules recto-urinaires ou recto-génitales ; elles trouveront mieux leur place ailleurs avec les affections de l'appareil génital de la femme ou avec celles des organes urinaires.

Quant aux fistules d'origine osseuse, seul le traitement de leur cause permet de les guérir. Le grattage d'un point sacré dénudé, la résection du coccyx atteint d'ostéite tariront rapidement les suppurations périanales dont ces lésions étaient le point de départ. Sans qu'il soit nécessaire d'inciser les trajets fistuleux et de les mettre à découvert, on voit la guérison se faire spontanément. Il est préférable cependant, pour hâter cette guérison, de gratter ou de détruire au thermocautère les fongosités qui tapissent certains trajets.

XIV

ULCÉRATIONS ANO-RECTALES

ULCÈRES SIMPLES

Les auteurs confondent plus ou moins sous le nom d'*ulcères simples* toutes les ulcérations non spécifiques du rectum ; quelques-uns réservent ce nom à l'ulcère variqueux. Comme le fait remarquer P. Delbet c'est une dénomination fausse : elle signifie simplement que l'ulcération n'est ni dysentérique, ni typhique, ni syphilitique, ni tuberculeuse. Encore une ulcération typhique ou dysentérique, spécifique à son début, cesse-t-elle rapidement de l'être et n'est-elle plus entretenue secondairement que par des microbes vulgaires.

On ne pourrait conserver cette expression qu'en l'appliquant à une lésion analogue à ce qu'est l'ulcère simple du tube digestif, de l'estomac par exemple. Or cet « ulcère simple » du rectum existe-t-il ?

Dans une thèse très sérieuse et très documentée, Gandy [1] s'est attaché à montrer le rôle de la toxémie dans la pathogénie de l'ulcère simple.

Bien que les auteurs qui ont étudié l'ulcère simple admettent son existence sur toute l'étendue du tube digestif (Cruveilhier, Lebert, Leudet, Lemoine, etc.), les observations publiées sous le nom d'ulcères simples du rectum se rapportent à des causes variées (syphilis, tuberculose, hémorrhoïdes, etc.). Cependant l'ulcère simple véritable a été bien observé.

Cliniquement, Bollinger [2] au cours d'une angiocholite calcu-

[1] Gandy. L'ulcère simple et la nécrose hémorragique des toxémies. *Thèse de Paris,* 1899.

[2] Bollinger, in J. Wolte. *Ueber die Häufigkeit des runden Magengeschwüres Inaug. Diss. München*, 1883.

leuse avec abcès aréolaires du foie, a constaté à côté d'érosions et d'ulcérations gastriques, d'autres ulcérations siégeant au niveau du rectum.

A défaut de la clinique nous avons les résultats de l'*expérimentation.*

Les mêmes conditions expérimentales, dit Gandy, (injections de toxiques, de toxines, etc.) qui peuvent produire des ulcérations dites simples de l'estomac, du duodénum, produisent aussi des lésions identiques du rectum quoique bien plus rarement. Heilborn [1], Cathelineau [2] ont obtenu des ulcérations par des injections sous-cutanées de sels de mercure ; Cohn [3] par des injections intra-artérielles de pus.

Les *ulcérations toxiques* du rectum se produiraient donc par le même mécanisme que les ulcérations simples du tube digestif. On les observe surtout dans l'urémie et dans l'intoxication par les sels de mercure.

Dans les *ulcérations urémiques,* Treitz attribue la production de l'ulcère à l'action du carbonate d'ammoniaque sur la muqueuse digestive. Les lésions, d'ailleurs nullement limitées au rectum, intéressent toute l'épaisseur de la muqueuse, parfois les fibres musculaires sous-jacentes ; elles ont une certaine profondeur et présentent en général leur grand axe longitudinal. Elles sont susceptibles de guérir mais elles peuvent causer des hémorragies considérables.

Ulcérations par les sels de mercure. — Des solutions trop concentrées de sublimé mises au contact de la muqueuse rectale peuvent amener la destruction des éléments anatomiques par action directe, comme le ferait d'ailleurs toute autre substance caustique.

Dans d'autres cas, le mercure, transporté par voie sanguine,

[1] Heilborn. Experimentelle Beiträge zur Wirkung subcutaner Sublimat injectionen. *Archiv. für experim. Pathol. und Pharmak.* 1881, XIII, p. 371.

[2] Cathelineau. Recherches expérimentales sur le bichlorure de mercure. *Thèse de Paris*, 9 mars 1892.

[3] Cohn. *Klinik der embolischen Gefässkrankeitem.* Berlin, 1860, p. 510.

provoque au niveau de la muqueuse du rectum et du gros intestin des lésions analogues à celles qui caractérisent la stomatite mercurielle. Il y a congestion et œdème de la sous-muqueuse, escarres superficielles jaunâtres suivies d'érosions et même d'ulcérations arrondies pouvant atteindre d'assez grandes dimensions.

Comme *symptômes*, une diarrhée abondante amenant l'évacuation au milieu d'une assez grande quantité de liquide, de matières grisâtres, fétides, renfermant du sang et des débris de muqueuse. En même temps une douleur vive, aiguë, une sensation de brûlure, du ténesme, témoignent d'une irritation intense de toute la région ano-rectale. La suppression de la cause, c'est-à-dire de l'emploi du mercure, amène rapidement la régression du mal.

La cicatrisation peut être assez lente à se faire ; on prétend qu'elle peut amener à sa suite la production d'un rétrécissement Le fait est exact, mais ce n'est pas par rétraction cicatricielle ; c'est bien plutôt par suite de la rectite intense qui existe que se produisent ces rétrécissements.

Le traitement n'a rien de spécial; contre les hémorragies le tamponnement peut être insuffisant : d'où le précepte d'examiner directement la surface ulcérée, pour placer une pince ou une ligature sur le vaisseau qui saigne, s'il y a lieu.

ULCÈRE VARIQUEUX

C'est l'ulcère hémorrhoïdal décrit pour la première fois par Rokitansky. Il a été surtout étudié en Angleterre par Curling. Ball, Cripps, en Amérique par Gilles, Kelsey, en France par Péan et Malassez, Quénu etc... Assez fréquent pour ce dernier auteur, ou du moins beaucoup moins rare que ne pourrait le faire supposer le silence observé par la plupart des classiques, il existerait chez la plupart des hémorrhoïdaires qui saignent d'une façon un peu persistante.

L'*âge* a une certaine importance, ces ulcérations se rencontrant surtout chez les gens âgés. Elles siègent le plus souvent dans la région anale mais elles peuvent remonter plus ou moins haut dans l'ampoule et QUÉNU et HARTMANN en ont constaté jusqu'à 8 et 10 centimètres de l'anus.

Au début c'est une simple excoriation, une *érosion superficielle* de la muqueuse. Plus tard, c'est une *véritable ulcération* de forme arrondie ; au niveau du sphincter, la présence des plis radiés lui donne une forme fissuraire qui disparaît quand on étale la région. Le fond est grisâtre, atone, les bords un peu surélevés, festonnés. A distance la muqueuse présente des dilatations des veines hémorrhoïdales dont les lésions maxima siègent naturellement au pourtour de l'ulcération, d'où la teinte bleuâtre qui existe à ce niveau.

QUÉNU a fait l'*étude histologique* de ces lésions.

Dans l'*érosion*, les lésions restent superficielles ; l'épithélium disparaît par places, ailleurs il est granuleux, creusé de vacuoles à noyau peu distinct. Mais déjà on est frappé de l'altération de la muqueuse transformée en tissu caverneux : ainsi s'explique l'abondance des hémorragies.

Dans l'*ulcère variqueux proprement dit*, la même transformation caverneuse existe au pourtour de l'ulcération.

Au niveau de l'ulcération elle-même l'épithélium est détruit, le corps muqueux disparaît et au milieu des fibrilles conjonctives qui forment le fond de l'ulcère, on trouve des infiltrations sanguines, des thromboses veineuses. Ces thromboses sont dues à des poussées de phlébite ; elles sont suivies d'escharres. Ainsi s'expliquent la production de l'ulcération primitive, sa persistance et sa transformation en ulcère.

QUÉNU insiste aussi sur les lésions de névrite interstitielle qui occasionnent des douleurs et contribuent aussi à la persistance de l'ulcération.

Symptômes. — Ce sont ceux des ulcérations rectales.

1° *Troubles de la sensibilité*. — Ordinairement ils sont minimes : c'est plutôt une sensation de pesanteur, de douleur vague dans la région sacrée ; mais il peut exister du ténesme, de faux besoins, des douleurs vives accompagnant et suivant la défécation comme dans la fissure.

2° *Écoulements muco-purulents*. — Ils existent avec une certaine abondance ; ils sont dus à la sécrétion qui se fait continuellement à la surface de l'ulcération et sont expulsés avec les matières fécales. La nuit, les mucosités s'accumulent dans la partie inférieure du rectum et arrivent à être assez abondantes pour provoquer le matin au réveil la sensation de besoin de défécation. Le malade n'expulse qu'une certaine quantité de liquides mélangés de glaires et de matières comparées à du blanc d'œuf ou de la gelée de poisson, parfois à du marc de café. ALLINGHAM insiste beaucoup sur cette diarrhée matinale importante au point de vue du diagnostic.

3° *Hémorragies*. — Ce que nous avons dit de l'anatomie pathologique explique que ce soit le symptôme capital. Tantôt ce sont de *petites hémorragies* qui reviennent à chaque défécation tachant les matières fécales ; peu importantes par elles-mêmes, elles deviennent graves par leur répétition car elles finissent par anémier le sujet. Tantôt ce sont de *grandes hémorragies* dues à l'ouverture d'un vaisseau plus volumineux. Le sang s'accumule dans le rectum jusqu'à ce qu'il provoque un besoin d'évacuation et le malade expulse 50, 100, 200 grammes de sang pur, rutilant ; l'hémorragie cesse alors pour reparaître plusieurs jours ou plusieurs semaines plus tard.

Dans quelques cas exceptionnels l'hémorragie peut prendre de telles proportions qu'elle amène la mort par épuisement.

En présence d'un malade qui saigne d'une façon un peu répétée, il faut donc penser à l'existence possible d'un ulcère variqueux.

Le *toucher* est douloureux ; il permet de reconnaître la présence d'hémorrhoïdes avec une ulcération bien constituée, mais les érosions superficielles lui échappent.

L'*examen au spéculum* est indispensable. Après anesthésie à la cocaïne (badigeonnages ou injections), une valve étant introduite dans le rectum, on peut constater la présence d'une ulcération et voir la source de l'hémorragie. Il est facile de distinguer cette ulcération de celles qui accompagnent la tuberculose, le cancer, etc.

Non traités, ces ulcères ont peu de tendance à guérir ; ils peuvent conduire graduellement le malade à la cachexie. Nous avons vu plus haut qu'il sont fréquemment l'origine de complications inflammatoires, phlegmons du creux ischio-rectal, fistules, etc.

Traitement. — Le *traitement* a pour but de modifier la surface de l'ulcère pour lui redonner de la vitalité.

Pour les ulcères bas situés on peut essayer les astringents (acide tannique) ou mieux les cautérisations au nitrate d'argent. CRIPPS insiste sur les excellents résultats que donnent le repos absolu dans le décubitus horizontal et le régime alimentaire, dans ces ulcères envahissants (*rodent ulcer*).

Le plus souvent on devra recourir à la dilatation suivie de cautérisation au fer rouge.

Dans quelques cas d'ulcères très limités l'excision peut se trouver indiquée.

XV

FISSURE ANALE

Nous donnerons le nom de fissure anale à une ulcération petite, superficielle, siégeant au niveau de la région anale, provoquant des douleurs vives et s'accompagnant d'une contracture spasmodique du sphincter.

Ce n'est pas une entité morbide, mais un syndrome clinique pouvant se rapporter à des ulcérations de causes diverses. C'est dire que toutes les ulcérations que nous avons étudiées, hémorrhoïdaires, syphilitiques, tuberculeuses ou autres peuvent présenter les symptômes de la fissure ; le plus souvent pourtant, il s'agit d'ulcères simples hémorrhoïdaires ou non.

C'est Boyer [1] qui le premier décrivit la fissure anale ; il avait reconnu le rôle de la contracture sphinctérienne et proposé pour la combattre un traitement rationnel et efficace, l'incision.

Étiologie. — Toutes les ulcérations peuvent donner lieu à des fissures et nous ne ferons que citer : les *ulcérations simples*, herpès, traumatisme, lésions provoquées par l'expulsion de matières dures et volumineuses chez des sujets constipés ; les *ulcérations syphilitiques*, chancres ou plaques muqueuses qui, malgré l'opinion de Duplay deviennent, rarement il est vrai, fissuraires ; les *ulcérations tuberculeuses* de la région anale ; les *ulcérations de la rectite*, etc.

Le plus ordinairement, 7 à 8 fois sur 10 dit Quénu, ce sont des *ulcérations variqueuses*, et l'on peut dire que la constipation

[1] Boyer. *Traité des maladies chirurgicales*, t. VI, p. 605. — *Journ. complém. des Sc. médic.*, nov. 1818.

et les altérations hémorrhoïdaires de la muqueuse anale sont les causes ordinaires de la fissure.

Il n'est pas rare enfin de voir certaines fissures se rencontrer chez des femmes atteintes d'écoulements vaginaux suspects. L'irritation produite par le contact prolongé de ces liquides amène des lésions cutanées d'abord superficielles, puis plus profondes; elle va jusqu'à produire de véritables ulcérations qui prennent le caractère fissuraire.

Sous quelles influences ces ulcérations se transforment-elles en fissures? Voilà ce que nous ne savons guère.

L'*âge* a peu d'importance. Bien que ce soit plutôt une affection de l'adulte, on la rencontre aussi chez le vieillard et chez l'enfant (Gauthier [1], Aubry [2]).

La femme est peut-être un peu plus atteinte que l'homme, mais c'est surtout au tempérament nerveux, irritable des sujets qu'il faut faire jouer le rôle de cause prédisposante. La fissure occasionne d'une façon réflexe le spasme du sphincter. Ce spasme est secondaire et non primitif, comme l'enseignait Boyer, qui admettait même la « contracture sans gerçure ».

Faut-il donc chercher au niveau de l'ulcération elle-même la cause de cette irritabilité si grande? Allingham donnait de cette irritabilité deux raisons : la première était la grande mobilité du sphincter externe, la seconde, l'abondance des nerfs qui envoient de nombreux filets au-dessous de la membrane muqueuse ; une ulcération superficielle *met à nu ces nerfs* qui pourront s'enflammer. Quénu examinant au point de vue histologique des fissures opérées par excision, n'a jamais pu trouver de filets nerveux mis à nu, mais il a observé des lésions matérielles de *névrite* qui expliquent les douleurs si vives même alors que la fissure originelle a fait place à une cicatrice.

Symptômes. — En dehors de l'examen physique la symptomatologie se résume en un seul signe, mais celui-là constant

[1] Gauthier. De la fissure chez l'enfant. *Thèse de Genève,* 1863.

[2] Aubry. De la fissure à l'anus principalement chez les enfants à la mamelle. *Thèse de Paris,* 1865.

et caractéristique, permettant de faire presque d'emblée le diagnostic, la *douleur qui suit la défécation*.

Le malade porteur d'une fissure souffre bien au moment de la défécation, mais c'est une douleur d'intensité moyenne, une sensation de déchirure que produit le passage irritant des matières sur une surface ulcérée ; cette douleur présente son maximum au moment précis où le bol fécal franchit l'anus en forçant le sphincter et elle s'accompagne d'un léger écoulement de sang rouge à la fin de la défécation.

La véritable douleur de la fissure apparait quelques instants après ; elle est due au spasme du sphincter. C'est une sensation de brûlure plus ou moins vive, ce qui fait distinguer à Gosselin des fissures tolérantes et intolérantes, et à D. Mollière des fissures tolérables et intolérables. Dans les cas graves, les malades la comparent à celle que pourrait produire l'introduction d'une barre de fer rouge ; elle a son maximum au niveau de l'anus avec des irradiations multiples — vers le petit bassin, retentissant sur la vessie et pouvant provoquer de l'incontinence ou de la rétention — vers la région lombaire suivant la direction du côlon, — vers les membres inférieurs suivant la sciatique — ou plus souvent vers le périnée, les organes génitaux, le cordon. Elle atteint vite son maximum et dans les cas légers disparaitau boutd'unquartd'heure, une demi-heure environ, mais il n'est pas rare de la voir durer deux, quatre, six heures et plus.

Pendant tout ce temps les malades immobiles évitent tout déplacement, tout effort qui pourrait augmenter leur douleur. Aussi n'est-il pas rare de les voir éviter d'aller à la garde-robe, exagérer leur constipation, se priver même de nourriture dans le but de diminuer leurs souffrances. Il en résulte rapidement des troubles de l'appareil digestif, de l'amaigrissement, un teint jaune, indiquant l'intoxication lente et la profonde atteinte de l'état général.

J'ai connu un professeur qui désireux de remplir ses fonctions n'allait à la garde-robe que le soir, de là une insomnie qui, jointe aux troubles digestifs, avait créé chez ce malade un état d'anémie des plus accusés.

Il faut ajouter à cela les troubles nerveux, l'irritabilité, la tristesse de ces sujets qui souffrent, se préoccupent et se croyant atteints d'une affection, se donnent parfois volontairement la mort.

Diagnostic. — L'ensemble de ces troubles fonctionnels est si caractéristique qu'avant de passer à l'examen direct on sait déjà qu'il existe une fissure.

Cette fissure d'ailleurs a besoin d'*être cherchée*; elle est cachée au fond des plis radiés que la contraction instinctive du sphincter rend encore plus profonds. Au lieu d'étaler successivement tous ces plis, une manœuvre très simple permet souvent de savoir où se trouve la fissure et où l'on doit la chercher de préférence. L'index promené doucement autour de l'orifice anal provoque en un point une douleur vive, le malade se dérobe : c'est là que se trouve la fissure.

D'ordinaire elle siège à la partie postérieure dorsale, à quelques millimètres de la ligne ano-cutanée. C'est une petite ulcération, étroite, véritable crevasse longitudinale, allongée suivant la direction des plis, superficielle car elle n'intéresse que la muqueuse et encore pas dans toute son épaisseur ; souvent elle est cachée par un petit capuchon qui recouvre sa partie supérieure. Le fond est parfois rouge, vermeil, plus ordinairement grisâtre, atone, les bords sont souples ou un peu épaissis.

Cette exploration est délicate ; le moindre mouvement tant soit peu brusque réveille de vives douleurs en provoquant la la contracture du sphincter, contracture que le doigt perçoit nettement à travers les téguments sans qu'il soit nécessaire de pratiquer le toucher rectal. La contracture en dehors de la vue de la fissure est un excellent signe ; peut-être même, comme le prétendait Boyer, peut-elle exister seule.

Quand la fissure un peu haut située ne peut être aperçue, il faut pratiquer le toucher rectal. Le doigt introduit très doucement pour provoquer le minimum de douleur, explore circulairement le canal anal et la partie inférieure de l'ampoule. Parfois une légère excroissance, une sorte de petit polype indique le siège de l'ulcération dont le doigt perçoit les bords indurés.

Dans d'autres cas la région paraît normale et c'est sur la douleur vive que provoque la pression en un point très limité, sur le spasme musculaire qui accompagne cette douleur qu'on se base pour faire le diagnostic de fissure.

Un examen plus complet ne pourrait guère se faire sans anesthésie ; si la chose était nécessaire, quelques injections interstitielles de cocaïne permettraient d'introduire un spéculum et d'inspecter soigneusement toute la muqueuse.

A côté de cette forme caractéristique qui constitue la véritable fissure, on observe dans certains cas un syndrôme à peu près analogue, mais plus subaigu et moins net dans son évolution.

La douleur après la défécation existe, mais elle est moins vive, elle reste au même degré pendant plusieurs heures, sans atteindre le maximum d'intensité qui dans la forme précédente, rend la fissure « intolérable ». On voit ces *phénomènes fissuraires* survenir chez des sujets atteints de colite, de rectite; ils semblent dus à l'inflammation plus vive de la région anale baignée par le pus et présentant même parfois de légères exulcérations. Chez les femmes atteintes d'écoulements vaginaux suspects, toute la région ano-périnéale est enflammée, érythémateuse et les lésions superficielles suffisent peut-être pour provoquer la douleur.

A l'examen on ne trouve pas cette fissure unique, postérieure, mais un anus irrité, eczémateux, *craquelé*, présentant parfois des végétations, des condylomes. Entre deux condylomes on peut apercevoir une légère ulcération plus douloureuse à l'examen qu'elle ne l'est au moment de la défécation. Le sphincter n'est pas ordinairement dans cet état de vigilance dont nous avons parlé précédemment et le toucher rectal peut se faire sans trop de souffrance pour le malade.

Nous avons observé ces mêmes troubles chez les femmes atteintes de déviations utérines, antéversions, rétroversions surtout et nous ne savons trop à quoi les attribuer; est-ce à la lésion utérine, à la constipation habituelle chez ces malades, ou encore aux hémorrhoïdes qui coexistent fréquemment? Quoi qu'il en soit ces phénomènes fissuraires cèdent comme la fissure à la dilatation, mais moins franchement et souvent ils récidivent au bout d'un temps plus ou moins long.

Dans d'autres cas, les accidents douloureux ne sont plus localisés au sphincter anal : ils siègent au niveau du coccyx et du raphé ano-coccygien. C'est à cette douleur coccygienne que SCANZONI [1], après SIMPSON [2], a décrite sous le nom de *coccygodynie*. La douleur existe vive à la pression au niveau du coccyx; le moindre contact l'exaspère, et c'est à peine si parfois le malade peut s'asseoir. Cette douleur si spéciale relève parfois d'une lésion coccygienne, traumatique (contusion fracture [3]) ou inflammatoire (ostéite); elle peut être symptomatique d'une lésion de voisinage (métrite, pelvi-péritonite, néoplasme pelvien), mais elle survient aussi sans cause appréciable et risque souvent dans ces cas d'être confondue avec une véritable fissure anale.

Le jeune âge du sujet ne doit pas faire exclure l'idée d'une fissure; il faut y penser au contraire quand on voit un petit enfant constipé, s'agiter, crier au moment des gardes-robes, témoignant ainsi d'une vive souffrance. Souvent la présence de quelques gouttes de sang dans les selles amène à faire l'exploration de l'anus et aide au diagnostic. Chez beaucoup l'état général reste bon ; chez d'autres on voit, si l'on n'intervient pas, de l'amaigrissement se produire, des vomissements et même des convulsions se déclarer.

La fissure n'étant pas une maladie par elle-même, il importe de diagnostiquer la cause de l'ulcération devenue fissuraire. C'est en somme le diagnostic des ulcérations du rectum qui sera traité ailleurs.

La fissure peut guérir sous l'influence des soins de propreté, des cautérisations. Ce sont plutôt des rémissions que l'on obtient par ce traitement, rémissions plus ou moins longues à la vérité et qui peuvent durer des années. Les vraies fissures sont rebelles à tous les traitements autres que l'incision ou la dilatation.

[1] SCANZONI. *Krankh. der Weib. Sexualorg.*, t. II, p. 225.

[2] SIMPSON. *Diseases of Women,* 1872, p. 202.

[3] G.-A. MURSICK. *Americ. J. of med. Sc.*, janvier 1876, p. 122.

Pronostic. — Par elle-même la fissure ne comporte aucune gravité, mais par les douleurs qu'elle provoque, par la constipation qu'elle entretient, par son retentissement sur l'état général, elle devient une affection sérieuse qui mérite d'être traitée chirurgicalement.

Traitement. — Quand les douleurs ne sont pas très vives, on peut employer les moyens simples : contre la constipation les laxatifs ; contre l'infection, les grands lavages boriqués très chauds, les cautérisations au nitrate d'argent ; contre la douleur les suppositoires cocaïnés, le bromure à l'intérieur, etc. Pour peu que la fissure soit caractérisée, il faut en venir au traitement chirurgical.

On a abandonné l'excision de Jobert de Lamballe et la cautérisation. Actuellement on n'emploie plus que deux méthodes : l'incision du sphincter ou la dilatation.

L'*incision* encore très en honneur en Angleterre n'est guère pratiquée en France. Il faut la réserver aux cas qui ont résisté à la simple dilatation.

La *dilatation* pratiquée depuis Recamier est une intervention beaucoup plus simple et qui donne des résultats constants. Voici comment on la pratique : le malade est anesthésié à l'éther et l'anesthésie est poussée jusqu'à la résolution complète : on évitera ainsi les syncopes mortelles qui se produisent parfois avec le chloroforme comme l'a démontré une discussion qui eut lieu en 1890 à ce sujet à la Société de chirurgie. La région ano-rectale doit être lavée et préparée comme pour une véritable intervention ; nous insistons sur ces précautions antiseptiques, car c'est peut-être à l'oubli de ces préceptes que certains malades dilatés présentent 39 ou 40° de température le soir de l'opération. Le malade étant dans la position de la taille on peut alors faire la dilatation.

Si l'on veut se servir des doigts, les pouces ou les index introduits dos à dos dans l'anus s'écartent et vont presque au contact des ischions. Le sphincter qui résiste tout d'abord se laisse peu à peu distendre ; l'opérateur s'arrête dès qu'il a la sensation de cette résistance vaincue. Je préfère à la dilatation digitale, la dilatation avec le spéculum de TRÉLAT.

Dans les cas de maladie de cœur, de pusillanimité des malades, on peut recourir à la cocaïne et M. RECLUS a eu le mérite de prouver qu'avec quelques seringues (8 à 16) d'une solution de cocaïne à 1 p. 100, on pouvait anesthésier les couches cutanée, muqueuse et musculaire de la région.

Après l'opération il suffit d'appliquer sur la région quelques compresses imbibées d'eau boriquée. Les douleurs consécutives à la dilatation persistent pendant 2 ou 3 heures; c'est une sorte de douleur continue que les mouvements, la toux, les efforts peuvent réveiller. Dès le lendemain on aperçoit tout autour de l'anus une belle ecchymose noirâtre de plusieurs centimètres d'étendue qui atteste le degré de la dilatation et son efficacité. Au bout de quelques jours, la petite ulcération guérit spontanément. On observe assez souvent à la suite de la dilatation, de la rétention d'urine comme dans toutes les opérations portant sur cette région, ou encore de l'incontinence des matières fécales, mais c'est une incontinence qui ne persiste pas.

Les *récidives* sont rares; on les voit particulièrement dans les cas de phénomènes fissuraires, coexistant avec une déviation utérine ou des lésions de rectite.

QUÉNU a cherché à quoi l'on devait attribuer les bons effets de la dilatation. Ses expériences lui ont montré qu'après cette opération on ne constate aucune déchirure importante de la muqueuse. Il n'existe pas non plus de déchirure des fibres du sphincter, ni du raphé. La dilatation n'agirait donc pas comme l'incision : elle paralyse le centre ano-spinal par l'intermédiaire des nerfs sensitifs en produisant l'atonie réflexe des sphincters.

Dans un cas de coccygodynie rebelle nous avons fait avec plein succès thérapeutique la résection du coccyx.

XVI

RÉTRÉCISSEMENTS DU RECTUM

Définition. — On donne actuellement le nom de rétrécissement du rectum à un état pathologique caractérisé par une coarctation permanente et progressive de ce canal, résultant d'une altération organique mais non néoplasique de ses parois.

Cette définition élimine le *cancer*, dans lequel le rétrécissement n'a qu'une importance secondaire.

En décrivant les *malformations de la région ano-rectale* nous avons étudié les brides, les valvules plus ou moins marquées qui constituent les *rétrécissements congénitaux* du rectum. Nous n'y reviendrons maintenant qu'au diagnostic.

La *contraction des fibres musculaires du rectum* par spasme, peut dans certaines circonstances, produire une diminution de calibre. Mais peut-on donner le nom de rétrécissement à cette obstruction passagère? Il faudrait pour cela qu'une rétraction scléreuse atteignit secondairement les muscles contracturés. CRIPPS croit la chose possible mais le fait est loin d'être démontré [1].

Sans parler des tumeurs du petit bassin, des brides qui peuvent comprimer le rectum, il faut admettre des *rétrécissements péri-rectaux*. Ce sont de véritables rétrécissements cette fois, envahissant les tuniques rectales à la façon des rétrécissements inflammatoires que nous allons étudier plus loin; mais ici la lésion rectale n'est que secondaire, *la lésion primitive étant extérieure*, au niveau de la prostate, de l'utérus, des annexes, etc [2]... Il existe

[1] HARRISON CRIPPS. *On diseases of the rectum and anus.* London, 2e édit., 1890, p. 222.

[2] On a signalé de ces rétrécissements à la suite d'abcès, de fistules. SMITH (Henry). *Surgery of the rectum*, 1871, 3e édit.

tout autour du rectum une induration irrégulière, amenant la formation de brides fibreuses saillantes. Le calibre de l'intestin peut être très diminué, acceptant à peine l'index et cliniquement l'aspect est à peu près le même que s'il s'agissait d'un véritable rétrécissement du rectum.

En pratique, il existe deux grandes classes de rétrécissements : tantôt le rétrécissement succède à la réparation d'une perte de substance plus ou moins étendue des parois rectales, c'est le *rétrécissement cicatriciel ;* tantôt il est consécutif à une inflammation simple ou spécifique du conduit ano-rectal, c'est un *rétrécissement inflammatoire.*

I. — RÉTRÉCISSEMENTS CICATRICIELS

1° Ils succèdent d'ordinaire *à des traumatismes* :

Traumatismes accidentels. — Ce sont les plaies du rectum, les corps étrangers surtout qui déchirent et ulcèrent à la fois les parois rectales. ALLINGHAM insiste sur les violences exercées sur le rectum pendant l'accouchement : il existe alors des lésions des parties voisines, du vagin en particulier.

Traumatismes chirurgicaux. — Ce sont les plus fréquents. Le rétrécissement succède à l'extirpation d'un cancer du rectum, à l'ablation d'hémorrhoïdes par le procédé de WHITEHEAD, à la résection ou même à des cautérisations trop profondes d'un prolapsus. — D'autres fois c'est à des brûlures produites par des lavements trop chauds ou par des caustiques, à l'extirpation large de nombreuses fistules.

2° Ils sont plus rarement consécutifs *à des ulcérations.*

La cicatrisation d'une simple ulcération ne donne naissance qu'à une bride ; le rétrécissement quand il existe est causé par la rectite et est plutôt inflammatoire que cicatriciel.

D'ailleurs les rétrécissement purement cicatriciels sont rares ; le plus souvent le processus est mixte. A part certaines plaies chirurgicales, il est rare qu'une plaie de la région rectale ne s'infecte pas ; la réparation ne se fait plus alors que lentement, par bourgeonnement, avec une rétraction d'autant plus marquée que nous avons affaire non à une surface comme au niveau des téguments, mais à un tube et qui plus est, à un tube riche en tissu cellulaire qu'envahira l'inflammation.

Nous n'insisterons pas sur les symptômes des rétrécissements cicatriciels ; ils n'ont rien de particulier, ce sont ceux de toute sténose du rectum. Nous n'en reparlerons qu'au diagnostic.

II. — RÉTRÉCISSEMENTS INFLAMMATOIRES

C'est dans ce groupe que rentre l'immense majorité des rétrécissements du rectum. On les désigne encore sous le nom de *rétrécissements syphilitiques*, mauvaise dénomination qu'il faut absolument proscrire, la syphilis n'étant, lorsqu'elle existe, qu'une cause occasionnelle de la véritable maladie causale, la rectite.

Anatomie pathologique. — Généralités. — C'est un rétrécissement bas situé. D'après les statistiques de Perret[1], de Quénu et Hartmann[2], le plus souvent le rétrécissement commence à l'anus ou un peu au-dessus.

Presque toujours *unique*, il présente d'ordinaire une *longueur* de 1 à 4 centimètres, mais on connaît des cas, où l'évolution progressive des lésions de sclérose a amené des rétrécissements de 20, 22, 25 centimètres et plus. (Ricard, Routier, Berger.)

J'ai présenté moi-même à la Société de chirurgie[3] une pièce de rétrécissement du rectum, de l'S iliaque et du côlon descendant, s'arrêtant à 10 centimètres de l'angle formé par le côlon transverse et le côlon descendant. Cette pièce est exceptionnelle, sinon unique, puisque dans le cas de Hahn, le rétrécissement était de 25 centimètres, tandis qu'ici il est de 42 centimètres.

Les lésions vasculaires (périphlébite, endartérite) très mar-

[1] Perret. Essai sur les rétrécissements du rectum dus à l'inflammation. *Thèse de Paris*, 1885.

[2] Quénu et Hartmann. *Chirurgie du rectum*, t. I, p. 253.

[3] Gérard Marchant. *Bull. de la Soc. de Chir.*, 16 février 1898, p. 145.

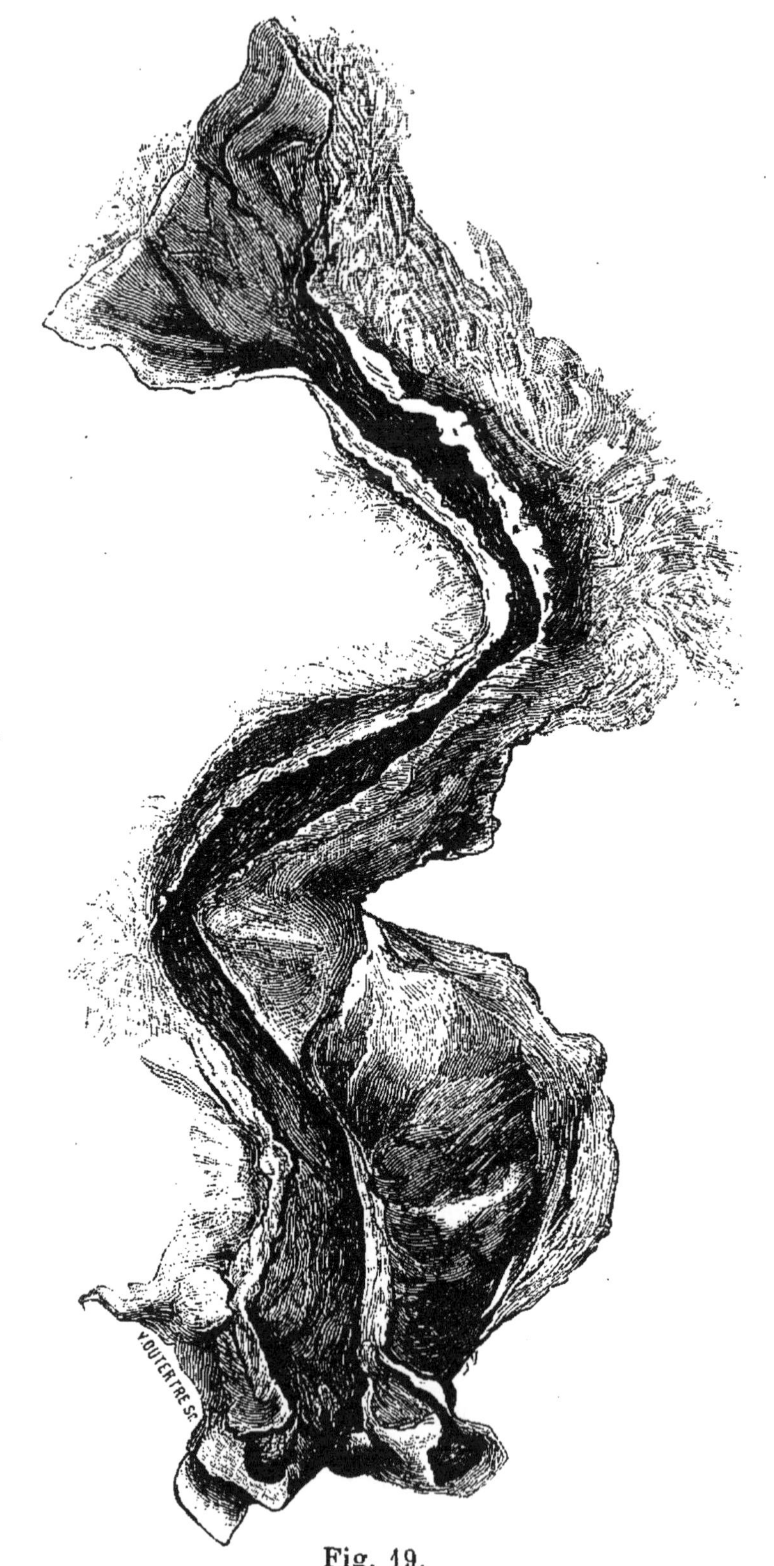

Fig. 19.
Rétrécissement du rectum et du côlon descendant. (GÉRARD MARCHANT.)

quées me firent penser qu'il s'agissait d'un rétrécissement syphilitique.

La *forme* est celle d'un cylindre, ou mieux d'un entonnoir dont la base regarderait l'orifice anal et dont le sommet serait au point rétréci. La coarctation d'ailleurs est plus ou moins marquée ; elle peut admettre l'index ou être infranchissable même avec une simple sonde.

Lésions macroscopiques. — Au niveau du rétrécissement ce qui frappe, c'est un épaississement considérable des tuniques de l'intestin. Toutes sont conservées, mais l'inflammation chronique les a soudées en bloc. « Elles sont confondues, à tel point, dit Fournier, qu'il est impossible de les dissocier même par la dissection la plus patiente et la plus attentive. »

La *muqueuse* persiste, épaisse, à peine distincte des tissus sous-jacents.

La *sous-muqueuse* et nous insistons sur ce fait, présente le *maximum de lésions*. Le travail de phlegmasie chronique se fait primitivement dans ce tissu cellulaire lâche, gagnant ensuite les couches voisines, la muqueuse d'une part, la musculaire d'autre part.

La *couche musculaire* présentera donc surtout des lésions de ses fibres les plus internes qui peuvent même être seules envahies par la sclérose.

Le *tissu péri-rectal* est pris à son tour et il se forme autour du rétrécissement soit des masses calleuses, épaisses, dures, qui le soudent aux organes voisins, soit plus rarement des masses fibro-lipomateuses, comme dans certains phlegmons périnéphrétiques.

Au-dessus du rétrécissement, ce sont des lésions *d'ulcération*. Le contact et le séjour des matières amènent la production d'une *large ulcération circonférentielle*, haute en général de plusieurs centimètres (jusqu'à 8 et 10 centimètres). Elle se fait en nappe et Gosselin insiste sur le rebord festonné brusque qui marque nettement sa limite supérieure. On a pourtant signalé (Quénu et Hartmann), des ulcérations multiples remontant plus haut dans l'intestin jusque dans le côlon ascendant. L'ulcération est peu profonde au début, mais comme elle se fait progressivement, elle atteint les éléments sous-jacents et peut aller jusqu'à la perforation.

Au-dessous du rétrécissement, ce qui domine c'est la *rectite*, mais il semble que les tissus puissent, suivant les cas, réagir de deux façons bien différentes à l'infection.

Tantôt, sous l'influence de l'irritation, *les éléments prolifèrent* : la muqueuse se hérisse de granulations, de papillomes, de condylomes dont certains arrivent à acquérir des dimensions assez considérables. Nous avons déjà décrit ces lésions en étudiant plus haut *la rectite proliférante*. Dans certains cas elles existent seules; dans d'autres, elles coexistent avec la sclérose : le processus est mixte, hypertrophique en certains points, sténosant en d'autres[1].

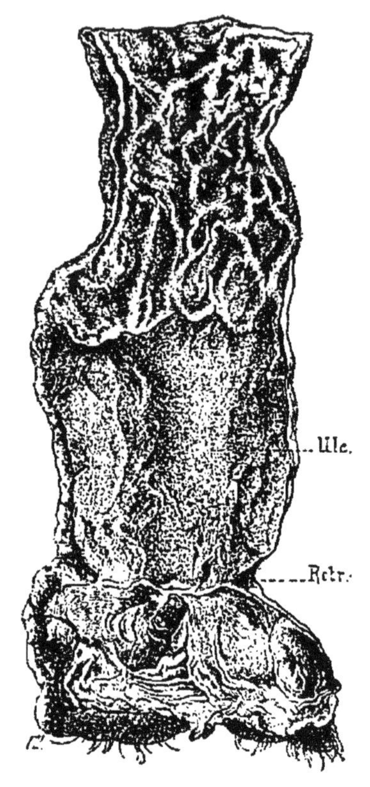

Fig. 20.
Grande ulcération au-dessus d'un rétrécissement (Quénu et Hartmann).

Tantôt la sténose domine : bien qu'il soit fréquent de trouver quelques granulations sur la muqueuse de la partie sous-jacente au rétrécissement, c'est le plus souvent la forme sténosante vraie qu'on observe. La partie inférieure du rectum est transformée en un cylindre rigide à parois dures, sèches, comme cannelées, tapissées d'une muqueuse épaissie, rugueuse, soudée aux parties sous-jacentes sur lesquelles elle ne glisse plus.

Comme lésions a distance nous noterons surtout les *fistules*. Elles partent soit de l'ulcération, soit de la partie sous-jacente

[1] Delbet et Mouchet. Rectite hypertrophique proliférante et sténosante. *Arch. génér. de Médec.*, nov. 1893.

au rétrécissement semblables en cela aux fistules qui accompagnent les rétrécissements congénitaux. Elles ne renferment aucun liquide (fistules sèches de TRÉLAT) ; leur trajet souvent très court semble découpé comme à l'emporte-pièce. Elles sont *multiples* et vont s'ouvrir à la peau du périnée ou même dans les organes voisins.

Elles peuvent succéder à un phlegmon ou se produire sans grande réaction à la suite d'infections secondaires au niveau d'un point ulcéré.

Doit-on admettre avec FAURE et RIEFFEL que les fistules sous-jacentes au rétrécissement sont vraisemblablement tuberculeuses? La chose est possible mais non démontrée.

Lésions microscopiques. — Les notions histologiques que nous possédons sont de date récente ; on les trouve dans les travaux de MALASSEZ [1], SOURDILLE [2], P. DELBET [3], HARTMANN et TOUPET [4], QUÉNU et HARTMANN.

La *muqueuse* est conservée et très rarement l'ulcération s'étend au niveau même du rétrécissement.

L'*épithélium* a perdu sa forme cylindrique et sous l'influence de l'inflammation chronique, il est devenu *pavimenteux stratifié ;* sur 21 cas que rapporte CLAMOUSE [5] dans sa thèse, une fois seulement (obs. SOURDILLE) on a constaté la persistance de l'épithélium cylindrique normal et des glandes de LIEBERKÜHN.

Les *glandes disparaissent ;* dans un cas de SOURDILLE on voit par quel processus. Les glandes flexueuses et dilatées conservent leur épithélium normal au niveau des culs-de-sac, tandis qu'à l'ouverture celui-ci se continue par transition graduelle avec l'épithélium pavimenteux.

[1] MALASSEZ. *Dictionnaire encyclopédique des Sc. méd.* Art. *Rectum.*

[2] SOURDILLE. Rétrécissements tuberculeux du rectum. *Arch. génér. de Méd.*, 1895.

[3] P. DELBET. *Traité de chirurgie clinique et opératoire*, t. VIII.

[4] HARTMANN et TOUPET. Nature des rétrécissements dits syphilitiques du rectum. *Sem. Méd.*, 1895, p. 129.

[5] CLAMOUSE. Rectite chronique hypertrophique. *Thèse de Paris*, 1896.

Au-dessus du rétrécissement la muqueuse a complètement disparu : elle est remplacée par un tissu de granulations.

Les *lésions de la sous-muqueuse* sont plus constantes et plus importantes que celles de l'épithélium.

C'est là le *siège véritable de l'affection.*

D'une façon générale, il y a hypertrophie et transformation fibreuse de cette couche, avec apparition de nombreux éléments embryonnaires [1] ; mais ce travail de sclérose se fait d'une façon variable suivant les causes de l'infection et actuellement on distingue trois types de rétrécissements :

1° Type inflammatoire diffus ;

2° Type syphilitique ;

3° Type tuberculeux.

TYPE INFLAMMATOIRE DIFFUS. — On trouve dans la couche sous-muqueuse des *nappes scléreuses séparées par des traînées embryonnaires diffuses,* envahissant la couche la plus interne des fibres musculaires; elles dissocient ces fibres, les étouffent, mais ne présentent jamais comme dans les types suivants une disposition en nodules embryonnaires; de même il n'existe pas d'altérations vasculaires [2].

DANS LE TYPE SYPHILITIQUE, la sclérose se localise plus particulièrement autour des vaisseaux soit *artériels*, soit *veineux.* Autour des orifices vasculaires on trouve des amas embryonnaires, sortes de nodules qu'on considère comme des gommes. En même temps que ces nodules, on voit sur l'endartère des lésions qui rappellent par leur aspect les lésions assignées à l'endartérite syphilitique.

Les *veines* elles aussi présentent soit un épaississement de leur tunique externe, soit une oblitération complète. Le vaisseau est

[1] Au point d'union de la partie saine et de la partie ulcérée, MALASSEZ a constaté que la muqueuse était légèrement décollée, infiltrée de cellules jeunes, que la celluleuse présentait un grand nombre de ces éléments se prolongeant même plus haut en des points où la muqueuse était saine. (MALASSEZ. *Dict. encyclop. des Sc. méd.*, article *Rectum.*)

[2] TOUPET et HARTMANN. *Bull. de la Soc. anat.*, déc. 1894, p. 993.

alors remplacé par un nodule que limite une zone scléreuse, véritable gomme miliaire dont le centre présente souvent un commencement de désintégration.

TYPE TUBERCULEUX. — Avant les histologistes, depuis longtemps les cliniciens avaient remarqué la fréquence de la tuberculose chez les malades atteints de rétrécissement du rectum.

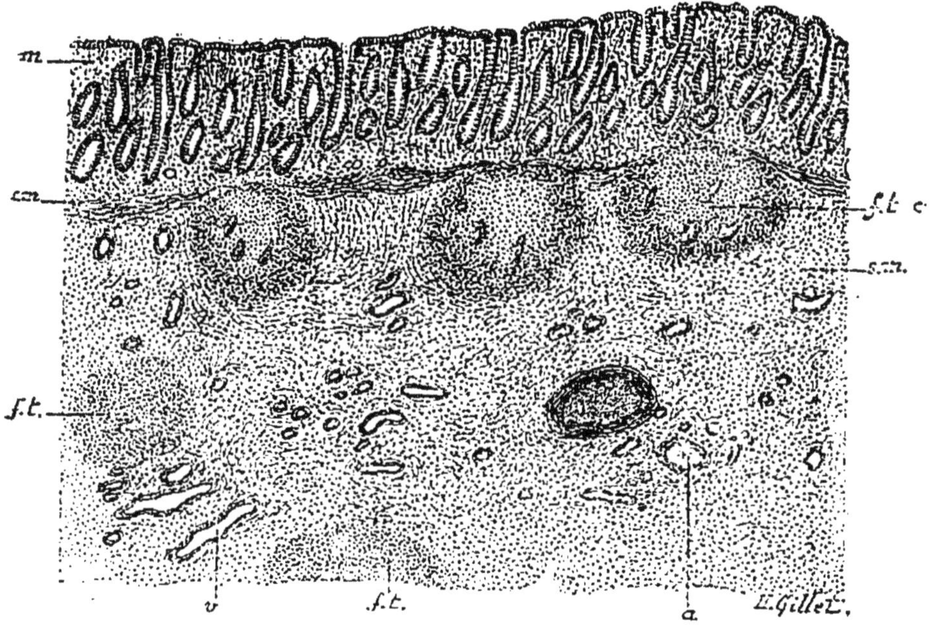

Fig. 21.
Rétrécissement tuberculeux (QUÉNU et HARTMANN, d'après une préparation de M. Sourdille).

m, muqueuse. — *cm*, muscularis mucosæ. — *sm*, sous-muqueux. — *a*, artère. *v*, veine. — *ft*, follicule tuberculeuse.

ALLINGHAM pensait que certains rétrécissements dits syphilitiques pouvaient bien appartenir à une forme spéciale de tuberculose du rectum. Les observations de KÜMMEL[1] sont semblables. TILLAUX[2] en 1894, incriminait aussi la tuberculose dans un cas dont

[1] KÜMMEL. Ueber hochlegene Mastdarmstricturen. *Samml. Klin. Vorträge*, n° 285.

[2] TILLAUX. Leçons de clinique chirurgicale. Paris, 1895, p. 296.

l'origine syphilitique ne lui apparaissait pas clairement démontrée. SOURDILLE[1] a fait très soigneusement l'étude histologique de ces rétrécissements tuberculeux. Il en rapporte trois observations dans son travail.

Au milieu de l'infiltration embryonnaire diffuse, dissociant les faisceaux conjonctifs qui composent normalement la couche sous-muqueuse, on trouve des *follicules tuberculeux* sans limites précises à la périphérie, mais contenant au centre des *cellules géantes*. Ce qui frappe, c'est l'intégrité relative des vaisseaux autour desquels on n'observe que des traînées embryonnaires diffuses ne présentant pas la délimitation nette des nodules gommeux. Dans les cellules géantes on peut trouver des bacilles de KOCH, et l'*inoculation* faite dans un cas par SOURDILLE, lui a montré à n'en pas douter la nature tuberculeuse du rétrécissement.

Cette distinction en trois types bien distincts qui semble si importante de prime abord ne peut être faite dans tous les cas et ceci pour plusieurs raisons.

Et tout d'abord, quelle que soit la cause du rétrécissement, il y a des lésions d'inflammation chronique simple qui existent toujours.

Dans les cas où la *syphilis* est absolument certaine, aucune des lésions que nous constatons n'est véritablement pathognomonique. Ces lésions d'ailleurs (nodules embryonnaires arrondis) QUÉNU[2] les a signalées dans des rétrécissements survenus en dehors de toute syphilis connue; peut-être sont-elles dues à l'irritation qui détermine la pénétration dans les vaisseaux d'agents microbiens encore mal déterminés.

Quant à la *tuberculose* son rôle est mieux établi quand on trouve des follicules tuberculeux, mais SOURDILLE nous a appris que ces follicules pouvaient être très rares, qu'il fallait parfois examiner de nombreuses coupes en séries avant d'en rencontrer un seul et que des recherches multipliées étaient nécessaires pour

[1] SOURDILLE. *Archives Génér. de Médec.*, 1895 et *Soc. An.*, 1896, p. 208.

[2] QUÉNU et HARTMANN. *Chirurgie du rectum*, t. I, p. 288, obs. LXIII.

pouvoir affirmer la tuberculose. Il faut remarquer d'ailleurs que la tuberculose *peut fort bien n'être que secondaire* et se greffer sur un rétrécissement inflammatoire simple. L'affaiblissement causé par le rétrécissement prédispose le malade à la tuberculose pulmonaire ; les bacilles déglutis avec les crachats inoculent facilement la vaste ulcération sus-stricturale.

Au-dessous du rétrécissement, Hamonic [1] signale la présence de *nombreuses papilles coniques hypertrophiées*. Les éléments fibrillaires qui constituent la charpente de ces papilles sont infiltrés par un grand nombre de cellules rondes qui arrivent parfois à les masquer. A la base des papilles, les éléments embryonnaires se groupent en nodules dont quelques-uns auraient subi la dégénérescence graisseuse. Hamonic signale aussi des lésions de périartérite scléreuse, un épaississement de la tunique moyenne des artères, mais il n'a pas observé d'endartérite.

LÉSIONS DE LA COUCHE MUSCULAIRE. — Les fibres les plus internes sont étouffées par l'abondante prolifération embryonnaire et subissent un certain degré de dégénérescence ; parfois des bandes fibreuses occupent les espaces interfasciculaires. Les follicules tuberculeux peuvent envahir cette couche (SOURDILLE).

Étiologie. — Les notions que nous possédons sur les causes du rétrécissement du rectum ne sont rien moins que précises.

Nous savons que cette affection est beaucoup plus fréquente chez la femme que chez l'homme : dans la proportion de 2 à 3 pour un, disent QUÉNU et HARTMANN, beaucoup plus encore (7 pour 1) s'il faut en croire certains auteurs allemands ; mais les raisons de cette fréquence particulière nous échappent.

C'est une affection de l'âge moyen de la vie : on l'observe surtout entre trente et cinquante ans, mais il n'est pas rare de la voir chez des sujets plus jeunes, de dix-huit à vingt ans par exemple. Max SCHEDE [2] en aurait même observé un cas chez une petite fille de six ans atteinte de syphilis congénitale.

Comme nous le dirons dans un instant, la période initiale de

[1] HAMONIC. De la rectite proliférante. *Th. Paris*, 1885.

[2] M. SCHEDE. *Münch. med. Wochens.*, 1895, p. 431.

la maladie nous échappe le plus souvent; aussi est-il parfois très difficile de déterminer le facteur étiologique initial. L'étude des antécédents pathologiques du sujet peut permettre de proposer certaines hypothèses; sans discuter actuellement par quel processus le rétrécissement se forme, nous allons nous borner à examiner les causes les plus fréquemment incriminées.

Quelle qu'en soit donc la conclusion qu'on en tire il est certain que la syphilis est très fréquemment observée chez les malades porteurs de rétrécissements. JULIUSBURGER [1] donne la proposition énorme de 66 p. 100. On ne peut manquer d'être frappé par ce chiffre et il semble impossible de nier le rôle étiologique de la syphilis. Mais il ne faut pas non plus tomber dans l'excès contraire et, comme on l'a fait pendant longtemps, considérer le rétrécissement comme une manifestation syphilitique au même titre que la gomme.

La *tuberculose* a été observée beaucoup moins fréquemment; il faut dire que l'attention n'a été attirée sur ce point que depuis peu de temps et que le rôle de cette affection est très difficile à établir cliniquement.

Quant à la *dysenterie*, il semble au premier abord que la cicatrisation des nombreuses ulcérations qu'elle provoque puisse expliquer facilement la production de sténoses. Mais ces ulcérations sont disséminées, elles sont superficielles : histologiquement CORNIL met en doute leur rôle, et cliniquement les médecins militaires anglais comme MATHEWS, WOODWARD [2] qui ont une grande expérience à ce sujet, ne croient pas qu'il soit possible d'admettre un rétrécissement dysentérique. La dysenterie, si elle est une cause, ne l'est qu'en provoquant la rectite.

La donnée importante en effet qui se dégage de l'étude étiologique est la fréquence, nous pourrions presque dire la constance des antécédents de rectite chez les malades atteints plus tard de rétrécissement du rectum. Chez les uns la rectite a été

[1] JULIUSBURGER. Beitr. z. Kenntniss von den Geschwüren und stricturen des Mastdarms. *Inaug. Diss. Breslau*, 1884.

[2] WOODWARD. *The med. and. surg. history of the war of the rebellion*, part. II, méd. vol., p. 504.

aiguë tout d'abord à la suite d'injections irritantes, de phlegmasies de voisinage, chez d'autres et c'est le cas plus fréquent, elle a été chronique dès le début et on a pu l'attribuer à l'abus de purgatifs drastiques, à des habitudes de pédérastie invétérée, à la blennorragie ano-rectale, à des ulcérations rectales ou à toute autre cause.

Pathogénie. — C'est en se basant uniquement sur l'étude clinique que les anciens auteurs Desault, Boyer, Laugier frappés de la coexistence de la syphilis et du rétrécissement du rectum avaient fait de ce dernier une conséquence de la première, mais ils différaient d'avis au point de vue de la pathogénie. Le rétrécissement est-il seulement une affection secondaire greffée sur une lésion syphilitique, ou est-ce une manifestation véritablement spécifique? Et dans ce dernier cas est-ce un accident primitif, secondaire, tertiaire? est-ce une modalité toute spéciale de la syphilis évoluant à ce niveau? Toutes ces hypothèses ont eu des défenseurs.

La première opinion est celle de Gosselin[1]; la syphilis pour lui n'est en cause qu'indirectement et le rétrécissement, vénérien plutôt que syphilitique, n'est « qu'une lésion locale ou de voisinage due à une modification toute spéciale de la vitalité dans les tissus contaminés par le virus chancreux. »

Desprès incriminait la cicatrisation d'un chancre à allures phagédéniques ou d'une plaque muqueuse intra-anale.

Mais, nous l'avons vu, ce ne sont pas tant des lésions cicatricielles que l'on observe, qu'une infiltration totale des parois du rectum. Aussi frappés de ces lésions, Verneuil, Guérin, Trélat et Delens[2], Panas admirent-ils l'existence d'une lésion syphilitique intéressant les tuniques rectales. Ce fut surtout Fournier[3] qui s'attacha à faire triompher cette théorie : le premier stade de

[1] Gosselin. Recherches sur les rétrécissements syphilitiques du rectum. *Arch. génér. de méd.*, 1854, t. IV, p. 666.

[2] Trélat et Delens. *Dict. encyclop. des Sc. méd.*, art. *Rectum*, p. 730.

[3] Fournier. Lésions tertiaires de l'anus et du rectum. *France médicale*, 1874, nos 81, 83, 87, 90.

l'affection consiste, dit-il, en une infiltration de toutes les tuniques rectales par des cellules embryonnaires et c'est cette infiltration diffuse qui constitue le *syphilome ano-rectal*. C'est une manifestation syphilitique spéciale, bien distincte de la gomme ; c'est un accident tardif, quaternaire a-t-on dit. A cette infiltration diffuse succède un travail de dégénérescence fibreuse qui amène secondairement la production du rétrécissement.

Les partisans de cette théorie, et ils furent nombreux, expliquaient la fréquence particulière de l'affection chez la femme, par l'influence de la menstruation, de la grossesse, de la constipation habituelle, etc., toutes causes qui mettraient le rectum en état de moindre résistance.

Quant à l'absence chez certains sujets de tout autre accident spécifique, la chose est possible, mais ce n'est pas un motif suffisant pour nier la syphilis.

La plus sérieuse objection est l'inefficacité du traitement; à cela on peut encore répondre : quand on constate le rétrécissement il est trop tard pour agir, les lésions de sclérose sont définitives et ne sauraient rétrocéder.

Malgré tous ces arguments certains auteurs comme Duplay [1], Berger [2], faisaient des réserves et n'admettait pas la syphilis comme démontrée dans tous les cas. Tillaux, dans une observation publiée en 1894 incriminait la tuberculose.

Il fallait les nombreuses recherches histologiques faites pendant ces dernières années pour éclairer un peu la question [3].

[1] Duplay. Des rétréc. du rectum. *Sem. méd.*, nov. 1892, p. 461. — *Journ. des pratic.*, sept. 1894, p. 289.

[2] Berger. Rétréc. syph. du rectum. *Gaz. des Hôp.*, 1883, p. 1105.

[3] Panas et Valtat. Examen histologique d'un rétréc. du rectum. *Bull. Soc. Chir.*, Paris, 1872, p. 572. — Rendu et Pitres. *Bull. Soc. Anat.*, Paris, 1875, p. 784. — Girode. Communic. de Quénu. *Bull. Soc. Chir.*, Paris, 1891, p. 144. — Dor in Thèse de Gauran. Des rétréc. syph. du rectum, Lyon, 1892, p. 21. — Delbet et Mouchet. Rectite hypertrop. prolifér. et sténosante. *Arch. génér. de méd.*, nov. 1893, t. II, p. 513. — Sourdille. Rétréc. tuberc. du rectum. *Arch. gén. méd.*, 1895 ; *Bull. Soc. Anat.*, Paris, 1896, p. 208. — Huet. Ueber syphilit. affectionen der Mastd. in *Behrend's syphilidologie*, 1860. — N. Reihe, Bd. II, p. 1. — Beer. Die Eingeweindesyphilis. Tübingen,

Bien que nous ne possédions pas encore de données absolument définitives, il est bien établi que *dans la majorité des cas* les lésions se présentent avec les simples caractères d'une *inflammation chronique*.

La syphilis d'ailleurs peut fort bien avoir existé à l'origine et avoir occasionné la rectite chronique, véritable cause immédiate du rétrécissement.

A côté de ce type inflammatoire simple, nous avons vu qu'il fallait en admettre deux autres, ceux-ci plus rares, le type tuberculeux et le type syphilitique vrai, ce dernier caractérisé par des lésions qu'actuellement nous croyons pouvoir rapporter à la syphilis, sans que la chose pourtant soit absolument certaine.

Dans une série de publications, Schuchardt s'est efforcé de démontrer la nature syphilitique du rétrécissement. Le premier stade de la maladie, dit-il, est caractérisé par l'existence de granulations d'un rouge bleuâtre, proéminant à la surface de la muqueuse malade. Ce sont des petites gommes développées autour des vaisseaux ou plutôt ce sont les parois elles-mêmes des vaisseaux qui ont subi une transformation particulière. En même temps que se développent ces granulations, du tissu spécifique et des nodules gommeux se déposent dans la sous-muqueuse et dans les couches plus profondes de l'intestin. La nécrose de ce tissu spécifique amène la formation d'ulcérations d'abord superficielles, souvent serpigineuses, qui deviennent plus tard de profondes pertes de substance avec rétraction cicatricielle et rétrécissement.

L'accord n'est donc pas fait sur ce point et il importe d'at-

1867, p. 7. — BRANDIS. Ein Fall von Dickdarmsyphilis. *Inaug. Diss.* Kiel, 1884. — Verlhagen. Beitrag zur Kemstniss zur syphil. Mastdarmgeschwüre *Inaug. Dissert.* Greifswald. — FISCHER. *Inaug. Diss.* Kiel. 1895. — SICK. Veber Extirpation des Rectums bei syphilitischer Erkrankung. *Jahrbücher der Hamburgischen Staats-Krankenanstalten*, 1890. Leipzig, 1892, t. II, p. 451. — RIEDER. *Verh. d. Deutsch. Gesells. f. Chir.*, 1897, t. II, p. 400. — HARTMANN et TOUPET. Nature des rétrécissements dits syphilitiques du rectum. *Sem. méd.*, 1895, p. 129.

[1] SCHUCHARDT (Karl). Ueber Mastdarmsyphilis. *Deuts. med. Woch.*, 1889, n° 52 ; *Berlin. Klin. Wochens.*, 1894, p. 41. — Ein Beitrag zur kenntniss der syphilitischen Mastdarmgeschwüre. *Arch. f. path. anat.*, 1898, vol. 154, p. 46.

tendre encore de nouvelles études basées sur de sérieux examens histologiques.

Symptômes. — Bien avant que le rétrécissement ne soit définitivement constitué et n'oppose un obstacle réel à la circulation des matières, la rectite chronique qui en est la cause manifeste ordinairement son existence par un ensemble de symptômes qui attirent l'attention.

PÉRIODE DE DÉBUT. — Il est rare que ces premiers phénomènes passent totalement inaperçus, justifiant la description d'une *période latente* de quelques auteurs. Cette période latente se rapporte parfois aux formes de rectite absolument subaiguë, mais le plus souvent elle s'explique par ce fait que le malade se néglige ou a un intérêt quelconque à cacher son état.

Ces phénomènes de rectite consistent surtout en douleurs et en écoulements de pus.

La *douleur* est vive; elle se produit d'abord au moment des selles et les malades la comparent volontiers à une sensation de brûlure; elle peut s'accompagner de ténesme, d'épreintes violentes. D'abord intermittente, plus tard elle devient continue avec irradiations dans les lombes, le bas-ventre, les membres inférieurs.

Les *écoulements* qui se font par l'anus consistent en matières ressemblant à du sirop de gomme ou à du blanc d'œuf; elles n'offrent pas de fétidité spéciale et s'écoulent au moment des selles. Les matières sont souvent teintées de sang, car le malade étant d'ordinaire très constipé, les violents efforts qu'il fait aboutissent à la production de petites hémorragies ou même d'un certain degré de prolapsus.

Dans l'intervalle des selles, du muco-pus roussâtre peut s'échapper en assez grande abondance pour tacher le linge.

Cette notion d'écoulements muco-purulents assez abondants se retrouve dans presque toutes les observations de rétrécissement du rectum dont l'évolution a pu être bien suivie. Ils précèdent de longtemps, de plusieurs années parfois les premiers troubles fonctionnels sérieux qui forcent le malade à s'inquiéter de son état.

Dans plusieurs observations, on a noté des poussés d'*abcès péri-anaux*.

Si le malade vient consulter à cette période, le toucher permet de constater la contracture du sphincter, phénomène constant à qui l'on doit rapporter le ténesme et les empreintes et qui explique les douleurs souvent excessives que provoque le toucher rectal.

La muqueuse est déjà épaissie, moins souple et présente soit un début de sclérose, soit des végétations, suivant la forme qu'affecte la rectite. Le spéculum la montre très rouge, recouverte d'une couche puriforme, glaireuse et teintée de sang; souvent même elle est légèrement granuleuse.

De simple qu'elle était, la rectite peut prendre la forme proliférante avec des difficultés croissantes pour aller à la selle et des hémorragies à chaque effort. Nous ne reviendrons pas sur les symptômes de cette variété que nous avons déjà étudiée plus haut; nous ne nous occupons ici que de la forme sténosante.

Période d'état. — A cette période, ce ne sont plus seulement des accidents d'origine inflammatoire que l'on observe, mais aussi des troubles mécaniques dus à l'obstacle maintenant constitué. Pendant longtemps pourtant la défécation est restée possible, normale même, avec un rectum déjà rétréci. La contraction musculaire arrivait à triompher de l'obstacle; mais après une période de compensation plus ou moins longue, comme dans les rétrécissements de l'urèthre, les muscles se fatiguent, l'évacuation des matières est de plus en plus difficile, la constipation devient la règle. Certains malades même l'exagèrent, en se retenant d'aller à la selle et en diminuant leur alimentation. C'est qu'en effet la défécation est pour eux horriblement pénible et douloureuse; malgré des purgations répétées, des lavements laxatifs, l'évacuation ne se fait qu'à grand peine et parfois ils sont obligés de s'aider des doigts ou d'un instrument quelconque pour parvenir à vider leur rectum. Ces efforts fatiguent beaucoup les malades : ils peuvent être la cause de hernies.

Le passage des matières à travers un point rétréci leur donne parfois un aspect assez caractéristique : elles sont *laminées*, *rubannées*, aplaties dans les rétrécissements bas situés, plus souvent arrondies, petites, *ovillées* dans les rétrécissements haut placés, sans que ces caractères aient une bien grande valeur clinique.

La *diarrhée* peut remplacer la constipation, mais c'est une diarrhée particulière, due à ce que le rétrécissement ne laisse plus passer les matières solides, et causée surtout par la rectite concomitante.

Le rétrécissement s'accentuant, le rectum se trouve transformé peu à peu en un tube rigide dont les parois dépourvues de souplesse ne peuvent s'accoler sous l'action du sphincter; bien qu'à ce moment la rétention soit extrême, il existe de l'*incontinence*. Des matières liquides mélangées de pus s'écoulent de l'anus soit d'une façon constante, soit sous forme de fusées que le malade est impuissant à contenir.

En dehors de l'incontinence véritable des matières fécales, le malade est encore tourmenté par un écoulement séro-sanguin abondant, le forçant à se garnir et répandant une odeur infecte; cet écoulement à peu près continu, par l'irritation qu'il détermine, amène au pourtour de l'anus la production de lésions érythémateuses mais il peut aussi s'accumuler au-dessus du sphincter et son évacuation en masse au moment d'un effort de défécation fait croire à l'ouverture spontanée d'un abcès (Quénu et Hartmann).

L'évolution naturelle du rétrécissement conduit à l'obstruction de plus en plus marquée. Primitivement c'était des crises de constipation suivies de débâcles. Plus tard il y a du ballonnement du ventre, des coliques, des vomissements; en même temps l'état général est profondément atteint, les fonctions digestives s'accomplissent mal et les malades s'intoxiquent de plus en plus par stercorémie. Aussi prennent-ils souvent cet aspect terreux, jaune paille, ce facies cachectique qui fait penser au cancer.

L'obstruction complète peut se manifester d'une façon aiguë : malgré des efforts considérables, toute évacuation est absolument impossible, le ballonnement du ventre devient extrême, les vomissements apparaissent, bilieux puis fécaloïdes ; le pouls est petit, le facies grippé, les extrémités froides et le malade meurt dans le collapsus si l'on n'intervient pas. — Mais ce tableau aigu est rare, somme toute, dans le rétrécissement et se produit beaucoup plutôt dans le cancer.

A la période de rétrécissement confirmé appartiennent les abcès péri-rectaux, les fistules multiples à trajet compliqué venant s'ouvrir plus ou moins loin de l'anus, au niveau du scrotum ou chez la femme à travers la cloison recto-vaginale.

Tous ces symptômes ne vont pas sans amener des troubles profonds de l'état général.

Par suite des troubles digestifs, le malade s'affaiblit, s'anémie, de plus il s'intoxique. Ces phénomènes de résorption, d'infection chronique expliquent la fièvre qui existe d'ordinaire à cette dernière période. C'est une fièvre peu élevée, qui ne dépasse guère 38° le soir; mais il n'est pas rare d'observer de temps en temps des poussées plus aiguës où la température atteint 39 ou 40°.

On a noté aussi la fréquence de *troubles mentaux* chez les malades parvenus à cette période dernière du rétrécissement rectal. C'est un sentiment de découragement, de tristesse qui va jusqu'à l'hypochondrie et aux idées de suicide ; c'est dans d'autres cas de la mélancolie.

La cachexie qui résulte de la suppuration prolongée et de la stercorémie amène la mort au bout d'un temps variable suivant la marche rapide ou non du travail de sclérose, suivant la résistance du sujet et suivant le traitement.

Gosselin insistait sur la fréquence de la tuberculose pulmonaire chez les malades atteints de rétrécissement du rectum ; est-elle secondaire à un rétrécissement dont la nature tuberculeuse est ignorée ou le rétrécissement lui-même, primitivement inflammatoire simple, est-il devenu tuberbuleux par une inoculation secondaire facile à concevoir chez des phtisiques qui déglutissent des crachats remplis de bacilles? Ce serait une question intéressante à entreprendre, car, à notre connaissance, ce travail n'a pas encore été fait jusqu'ici.

Quoi qu'il en soit, la tuberculose pulmonaire évolue très vite chez ces sujets déprimés et amène la mort en quelques mois. Il en est de même d'ailleurs pour toutes les maladies intercurrentes (érysipèle, pneumonie, grippe,) qui sur ces terrains de moindre résistance revêtent immédiatement un caractère grave.

Ajoutons encore une complication des plus sérieuses, mais rare, *la péritonite*, soit *suraiguë* succédant à une rupture spontanée de l'intestin au moment d'une défécation particulièrement pénible ou à une dilatation imprudente du rétrécissement, — soit *chronique* amenant la formation de brides, d'adhérences pouvant, disent Quénu et Hartmann déterminer un nouveau rétrécissement plus haut situé que le premier, ou même de collections suppurées venant s'ouvrir plus ou moins loin (jusqu'à l'ombilic dans un cas d'Orth [1]).

Diagnostic. — Le diagnostic doit être aussi précoce que possible si l'on veut essayer d'enrayer la marche de la rectite causale avant que le rétrécissement ne soit définitivement constitué. C'est en obéissant à cette préoccupation que Verchère [2] a cherché à grouper les symptômes qui dans ce qu'il appelle la *période prémonitoire* doivent attirer l'attention du praticien et lui faire penser à la possibilité d'un rétrécissement. Il insiste sur ce fait que chez trois femmes jeunes encore, atteintes d'accidents secondaires variés de siège et chez lesquelles il a pratiqué le toucher rectal alors que le seul trouble fonctionnel était la constipation, il a trouvé dans les trois cas un rétrécissement plus ou moins accusé du rectum coïncidant avec des ulcérations intra-anales et des condylomes. — Le condylome a pour lui, après Gosselin, une grande valeur et indique presque toujours une lésion intra-anale; sa présence en dehors de tout trouble fonctionnel ou de toute lésion apparente, commande le toucher rectal.

[1] Orth. *Beitr. zur Gebürtshülfe und Gynäkologie*. Berlin, 1874, t. III, p. 132.

[2] Verchère. Sur la période prémonitoire du rétrécissement du rectum. *Bull. et Mém. de la Soc. de Chir.*, 1897, p. 186.

Ces remarques sont très justes et nous y souscrivons pleinement; non pas que nous considérions les végétations ou les condylomes comme des signes du rétrécissement, mais ils sont les traces de la rectite dont le rétrécissement sera lui-même l'aboutissant terminal. La coarctation peut fort bien n'exister pas encore : ce sont des rétrécissements en évolution, ou comme le dit fort bien VERCHÈRE, « des rétrécissements non rétrécis ».

La conclusion est qu'au moindre signe, il faut pratiquer le toucher rectal.

Ce n'est pas que la simple *inspection* ne puisse donner des renseignements précieux; au fond d'une sorte d'infundibulum, l'anus apparait parfois, limité extérieurement par un liseré rouge qui répond à une induration notable des tissus. La peau de la marge est rouge, les plis sont épaissis, fendillés, il existe des condylomes ou quelques trainées papillomateuses. Il y a fort à penser dans ces cas que le travail d'inflammation chronique ne s'est pas limité là et a envahi le canal anal et le rectum. De même la présence de fistules, de ces fistules sèches, sur lesquelles TRÉLAT insistait, a une grande importance; mais seul le toucher donne des renseignements précis.

Le *toucher* permet d'attribuer à leur véritable cause d'autres affections dont les signes fonctionnels constipation opiniâtre ou diarrhée particulière feraient penser au rétrécissement, comme la constipation simple, la dysenterie ou les diarrhées dysentériformes.

Il permet également de reconnaitre s'il y a rétrécissement véritable et non *compression* par des tumeurs extérieures (phlegmons péri-rectaux, tumeurs du bassin; hypertrophie de la prostate chez l'homme; rétroversions, fibromes utérins, kystes de l'ovaire, etc., chez la femme) — ou *obstruction* par des productions intérieures (végétations, polypes).

Le *toucher doit être très prudent* lorsque le rectum lui-même est rétréci, si l'on ne veut pas s'exposer aux accidents très graves qui suivraient une rupture de la paroi. Après avoir franchi le sphincter, le doigt arrive dans la partie inférieure de l'ampoule qui peut avoir conservé son calibre normal; bientôt il s'engage dans une sorte de canal rigide, fibreux, inextensible;

les parois en sont rugueuses, comme cannelées, d'où la comparaison très imagée qu'en faisait DUPLAY, avec l'intérieur d'un fusil rayé. Ce canal a la forme d'un entonnoir qui se rétrécit progressivement jusqu'à un orifice circulaire situé en général à 5 ou 6 centimètres de l'anus. C'est le rétrécissement; ses dimensions sont variables ; il peut être infranchissable ou si on le franchit ce n'est pas sans difficultés ni sans occasionner de vives douleurs. Au-dessus, le doigt rencontre des parties plus molles : c'est la dilatation sus-stricturale au niveau de laquelle la muqueuse est ulcérée sur une plus ou moins grande étendue. L'exploration terminée le doigt revient chargé de pus et de débris sanieux d'odeur infecte.

Le toucher vaginal, qui ne doit jamais être négligé chez la femme, complète ces renseignements et montre bien toute l'étendue de l'induration rectale.

Le rétrécissement qui présente ces caractères est bien différent des brides, valvules ou diaphragmes *d'origine congénitale*, qui restent souples, à moins qu'ils ne se compliquent secondairement de phénomènes inflammatoires, mais qui dans tous les cas, sont toujours beaucoup plus limités.

Le *rétrécissement cicatriciel* donne la même sensation de parties fibreuses, inextensibles, mais lui aussi est plus limité; rarement cylindrique il existe plutôt sous forme de bride, de croissant; enfin la notion étiologique est très précieuse pour en fixer l'origine.

Le *cancer* ne donne pas lieu à la confusion quand il se présente sous la forme végétante, mais le squirrhe, certaines formes de cancers en virole ressemblent à s'y méprendre au rétrécissement inflammatoire. Les parois épaissies, rugueuses, cannelées ne présentent pas d'ulcérations; il se produit un léger suintement mais pas d'hémorragies. La pièce en main même, il est difficile de dire la nature du rétrécissement et dans un cas que nous venons d'observer récemment, l'examen histologique seul fit reconnaître le cancer. Ces cas sont l'exception; bien que dans le rétrécissement il y ait infiltration de la paroi, on ne sent pas de tumeur; c'est la présence d'une ulcération et surtout d'une tumeur qui fait reconnaître le cancer.

Quand le rétrécissement est haut situé [1], il peut passer longtemps inaperçu, car il n'a que des symptômes bien vagues, pesanteur, ballonnement du ventre, mauvais état général. On pense même d'autant moins à un rétrécissement qu'il existe une diarrhée opiniâtre avec épreintes, besoins pressants de défécation à certains moments, le matin surtout. Le toucher montre bien des lésions de rectite, de l'induration des parois, mais le doigt ne peut atteindre le point rétréci. On a cherché à y suppléer par le cathétérisme fait avec des bougies rectales ou avec des explorateurs à boules olivaires semblables à ceux qui sont employés pour l'urèthre; ces explorations sont délicates, elles ne donnent souvent que des renseignements incomplets ou faux. La sonde est arrêtée par un pli de la muqueuse, par la tension du meso; elle frotte contre des matières fécales dures ou vient butter contre le promontoire. On peut ainsi croire à un rétrécissement qui n'existe pas, ou localiser mal un rétrécissement qui existe. Dans tous les cas ces manœuvres ne doivent être pratiquées qu'avec la plus extrême prudence si l'on ne veut pas risquer de perforer la paroi rectale. Le toucher fait sous chloroforme permet d'aller très loin et en somme, rares sont les rétrécissements que l'on ne peut atteindre pendant l'anesthésie.

Pronostic. — Les brides et les valvules congénitales sont souvent si peu importantes qu'elles restent ignorées; si elles occasionnent quelques troubles, un traitement des plus simples permet de les faire disparaître.

La gravité du rétrécissement cicatriciel dépend de son étendue et de l'importance de la lésion qui lui a donné naissance; souvent rebelle à la dilatation, il est susceptible de guérir par l'extirpation, tout au moins dans les cas favorables.

Le rétrécissement inflammatoire du rectum constitue une affection des plus sérieuses. Sa marche est assez lente, il est vrai, puisqu'il peut mettre des années, 5, 10, 15 ans et plus à évoluer avant de causer des accidents graves; mais pour être lente son

[1] HERMANN KÜMMEL. Ueber hochliegene Mastdarmstricturen. *Samml. Klin. Vorträge*, n° 285.

évolution n'en est pas moins fatalement progressive. Le pronostic est d'autant plus sérieux que le traitement chirurgical ne permet que bien rarement de guérir le rétrécissement parvenu à sa période d'état. Le plus souvent il n'est que palliatif; dans tous les cas, les résultats en sont d'autant plus satisfaisants qu'il est institué d'une façon plus précoce.

Traitement. — Dans toute cette étude des rétrécissements du rectum, j'ai beaucoup insisté sur l'importance de la rectite dans la pathogénie des accidents. N'attendez pas, en effet, pour combattre le rétrécissement qu'il soit définitivement constitué, mais par tous les moyens luttez contre la rectite causale. Je ne reviens d'ailleurs pas sur ce traitement que j'ai étudié plus haut.

TRAITEMENT MÉDICAL

On écrit peut-être un peu trop volontiers à l'heure actuelle dans les traités classiques que contre le rétrécissement, le *traitement médical* ne peut rien. Évidemment si considérant le rétrécissement comme un accident syphilitique on s'attend à le voir guérir comme une gomme sous l'influence du traitement spécifique, on aura des déceptions. Le rétrécissement a peut-être une lésion syphilitique à son origine, mais sa cause immédiate est la rectite chronique et l'iodure de potassium, le mercure sont tout aussi impuissants contre les lésions de sclérose que contre les pertes de substance de la voûte palatine. Est-ce à dire pourtant qu'ils ne puissent être d'aucun secours ? Certes non. GODEBERT[1], LAPOINTE[2] rapportent 13 observations probantes. C'est surtout dans les syphilis de date récente, avec tendance à la prolifération et non quand le rétrécissement est bien constitué que l'on peut espérer quelque succès.

[1] GODEBERT. Essai sur les rétrécissements syphilitiques du rectum. *Thèse de Paris*, 1873.

[2] LAPOINTE. Du traitement des rétrécissements non congénitaux du rectum. *Thèse de Paris*, 1897.

Le traitement médical ne se borne pas au seul traitement antisyphilitique. Il faut veiller à ce que l'évacuation des matières se fasse régulièrement et facilement grâce à de petites purgations répétées. L'antisepsie intestinale est assez difficile à obtenir, les lavages pénétrant difficilement et les antiseptiques donnés par l'estomac fatiguant rapidement cet organe. La diète lactée est un des meilleurs moyens de réaliser l'antisepsie intestinale, mais elle donne des selles assez consistantes difficiles à évacuer.

Enfin nous insisterons sur l'utilité du traitement général : les toniques, les frictions, l'hydrothérapie, etc... tout cela peut être employé avec avantage pour fortifier le malade. Il faut aussi surveiller tout particulièrement l'état des poumons : on sait en effet combien sont fréquentes les infections pulmonaires à la période terminale des rétrécissements.

Ce traitement médical n'est pas à dédaigner; il ne donne que des améliorations, non des guérisons, mais n'est-ce rien que d'améliorer l'état général et de mettre le malade en état de supporter une intervention plus active? D'ailleurs les traitements chirurgicaux ne donnent aussi que des améliorations plus ou moins sérieuses, mais bien rarement un résultat définitif.

TRAITEMENT CHIRURGICAL

Les différents traitements chirurgicaux proposés contre le rétrécissement ont tous pour but de rétablir la circulation des matières fécales. On peut les grouper en trois catégories : dilatation, rectotomie, extirpation. Nous y joindrons l'anus contre nature dont nous discuterons plus tard la valeur. Tous les procédés ont donné de bons résultats ; accueillis au début avec une certaine faveur, ils ont été ensuite abandonnés, puis repris, ce qui prouve que leur efficacité est loin d'être constante ni complète

Dilatation. — On fait remonter à Desault l'idée de traiter le rétrécissement par la dilatation méthodique, mais bien avant lui, Dupuytren mettait dans les rectums rétrécis des mèches enduites d'onguent mercuriel ; ces mèches agissaient bien moins par le médicament qu'elles contenaient que par la dilatation. La méthode s'est perfectionnée depuis et l'on emploie actuellement pour la dilatation soit des bougies, soit des dilatateurs de Hégar en métal ou en ébonite, analogues aux dilatateurs utérins[1].

Voici comment on procède ; il est nécessaire d'agir aussi aseptiquement que possible ; inutile d'insister par conséquent sur la stérilisation des instruments, les lavages du rectum et de la région ano-périnéale etc... Chez les sujets qui souffrent, il est bon de placer dans le rectum, quelques minutes avant la dilatation, un tampon imbibé d'une solution de cocaïne. Le malade est alors placé dans la position de la taille, on peut aussi le faire coucher sur le côté gauche. On choisit un dilatateur de petite taille tout d'abord et on l'enduit de vaseline simple ou cocaïnée; on l'introduit doucement, lentement, suivant d'abord la direction du canal anal, puis suivant celle du rétrécissement. Il arrive alors au point le plus étroit qu'il doit franchir facilement, sans frottement.

Le spasme peut s'opposer au cathétérisme et faire croire à un rétrécissement plus serré qu'il ne l'est en réalité ; il faut, pour reconnaître le spasme maintenir l'extrémité du dilatateur un instant appliquée contre le rétrécissement, s'en coiffant pour ainsi dire ; au bout de quelques instants, cette pression continue triomphe du spasme. Le professeur BERGER recommande beaucoup cette pratique analogue au cathétérisme appuyé de GUYON pour vaincre le spasme uréthral.

Le rétrécissement franchi, la bougie retirée doucement est immédiatement remplacée par une autre de calibre légèrement supérieur. elle-même remplacée par une troisième, si l'introduction de la seconde a été facile. Il ne faut guère passer plus de trois bougies à chaque séance. On laisse ordinairement chaque bougie en place pendant une minute environ; la dernière un peu

[1] Les bougies inventées par Crédé sont commodes en ce sens qu'elles ont un manche étroit qui ne dilate pas l'anus : elles sont ainsi un peu mieux supportées. CRÉDÉ. *Arch. f. Klin. Chir.*, 1892, t. XLIII, p. 475.

plus longtemps deux à trois minutes au plus. Certains chirurgiens procèdent différemment et laissent très longtemps (une heure) en place la bougie dilatatrice, faisant véritablement de la dilatation permanente, mais cette pratique est d'ordinaire mal supportée par les malades.

Faut-il répéter fréquemment les séances de dilatation ? On n'y a guère d'avantage et l'on risque par des frottements par trop répétés d'irriter le rectum, de produire du spasme, des douleurs, ou de la fièvre. Il faut laisser entre chaque séance un jour de repos au minimum.

Si l'on procède ainsi que nous venons de l'indiquer, on verra en quelques semaines le calibre du rectum se rétablir, les accidents d'obstruction disparaître et le malade éprouver un mieux appréciable.

Mais bien des petits accidents peuvent survenir qui forceront le chirurgien à interrompre son traitement et même à renoncer à la dilatation.

Ce sont des *douleurs vives* survenant soit au moment des dilatations et dues au contact du cathéter lui-même, soit plus tard et rappelant les phénomènes fissuraires.

Plus sérieuse est l'*infection*. L'inoculation des petites plaies causées par le passage des dilatateurs se traduit par de la fièvre, fièvre légère le soir de chaque séance ou même parfois par des accidents plus sérieux, frissons, sueurs, état général grave comme dans la fièvre des urinaires.

Enfin dans quelques cas rares heureusement les symptômes sont encore plus alarmants. Après une séance de dilatation un peu pénible, la douleur abdominale éclate vive, accompagnée de vomissements, de ballonnement du ventre; le facies est grippé le pouls petit. C'est le tableau de la péritonite par perforation. Il ne faut pas cependant porter ce diagnostic d'emblée et à la légère. Le professeur Berger a montré que ces accidents pouvaient fort bien se produire sans qu'il existât de perforation, mais on conçoit que de telles alertes inquiètent le chirurgien et le malade et fassent renoncer à la dilatation.

La *péritonite par perforation* est exceptionnelle c'est vrai, mais elle s'observe, car il n'est pas besoin d'une violence bien grande pour perforer les parois du rectum malade. C'est une complication grave, presque toujours mortelle, à moins qu'on ne puisse intervenir dès les premières heures par la laparotomie comme l'a fait QUÉNU[1] dans un cas avec un beau succès.

Comment éviter ces accidents? — *L'infection* doit être combattue directement par les lavages du rectum, mais le rétrécissement ne les laisse guère pénétrer, — par l'antisepsie intestinale, mais les résultats en sont bien problématiques. Il faut donc éviter surtout de créer des portes d'entrée.

Contre la douleur on peut employer la cocaïne et même l'anesthésie générale pour la première séance de dilatation; les autres se font ensuite plus facilement.

Enfin avant de renoncer à la dilatation en présence d'un rétrécissement difficilement franchissable, on peut comme le conseille Reclus[2] faire avec le bistouri boutonné, guidé sur le doigt de petites sections multiples, superficielles, n'allant pas jusqu'au tissu péri-rectal.

SEGOND[3] préfère faire sous chloroforme la dilatation digitale prudente, sans chercher à rétablir d'emblée le calibre du rectum ce qui pourrait amener de graves complications. Son but est plutôt de supprimer ainsi les premières séances de dilatation lente qui sont les plus pénibles et les plus mal supportées.

La dilatation est un traitement très simple et très efficace. Employée dès le début de l'affection elle pourrait d'après GOSSELIN donner des guérisons complètes. La chose est douteuse : dès qu'on cesse la dilatation, on voit le rétrécissement se reproduire au bout d'un temps plus ou moins long. Ce n'est donc qu'un traitement purement palliatif.

RECTOTOMIE. — Suivant en cela les principes appliqués dans le traitement des rétrécissements de l'urèthre on a songé à sectionner le rétrécissement pour le dilater ensuite.

[1] QUÉNU. Des plaies de la portion péritonéale du rectum. *Revue de Chirurgie*, janvier 1899, p. 13.

[2] RECLUS. *Soc. de Chir.*, 1896.

[3] SEGOND in Thèse de LAPOINTE. *Thèse de Paris*, 1897.

La section interne *ou rectotomie interne* ouvre à l'infection une large porte et provoque des accidents tels qu'on l'a complètement abandonnée.

L'électrolyse employée par LE FORT, par NEWMANN est peut-être un peu moins dangereuse, mais en somme ne vaut guère mieux.

La *rectotomie externe* seule mérite d'être considérée maintenant. C'est la méthode de VERNEUIL qui l'a surtout préconisée ; mais bien avant la communication de VERNEUIL à la Société de chirurgie elle avait été mise en pratique par CHASSAIGNAC, NÉLATON, PANAS etc... *A priori* c'est une opération tentante. Il est facile de sectionner les téguments sur la ligne ano-coccygienne, de réséquer au besoin le coccyx et d'arriver ainsi sur le rétrécissement qu'on incise dans toute sa longueur. Il faut même dépasser de 2 à 3 centimètres sa limite supérieure. L'hémorragie n'est pas à craindre ; quelques pinces sur les branches inférieures de l'hémorrhoïdale supérieure et l'on en est maître. Aussi l'écraseur linéaire employé par VERNEUIL a-t-il cédé la place au thermocautère et au bistouri.

Les *résultats immédiats* de cette simple section sont parfois surprenants : le malade, qui, depuis plus ou moins longtemps souffrait d'occlusion chronique, présentait du ballonnement du ventre, des selles pénibles, voit soudain tous ces accidents disparaître. L'état général s'améliore, le teint reprend sa coloration normale et l'on assiste à une véritable résurrection.

Ce résultat pourtant s'achète au prix de réels *inconvénients*.

La *mortalité opératoire* est, il est vrai, très faible. Elle s'élève environ à 6 p. 100 (Thèse de LAPOINTE). Il convient de remarquer qu'actuellement la statistique serait peut-être encore meilleure.

Mais il y a l'*incontinence* qui suit fatalement la section du sphincter, incontinence absolue pendant les premiers temps, relative ensuite, le malade arrivant à retenir quelque peu les matières solides mais non les liquides et les gaz. C'est une infirmité pénible mais qu'à tout prendre on pourrait encore supporter. Malheureusement il y a un reproche beaucoup plus grave à faire à la rectotomie, la récidive.

La *récidive* est presque fatale. L'incision n'atteint pas en effet la cause du rétrécissement *la rectite;* sous l'influence de cette dernière, les lèvres de la plaie opératoire se rétractent et le calibre du rectum diminue rapidement si l'on ne pratique pas de fréquentes séances de dilatation. Mais la dilatation est insuffisante pour empêcher le rétrécissement haut placé qu'amène la cicatrisation de l'ulcération sus-stricturale. Ainsi le rétrécissement s'accroît en hauteur et le bénéfice obtenu n'est que passager.

Suivez ces malades rectotomisés comme l'a fait Lapointe vous les voyez succomber au bout d'un certain temps par suite d'obstruction chronique, de tuberculose pulmonaire, de cachexie voire même avec des phénomènes péritonéaux faisant penser à une péritonite par perforation comme dans une observation du Pr Berger.

Pour éviter ces inconvénients, incontinence ou récidive, on a proposé des modifications au procédé de Verneuil. Péan[1] avait constaté que la guérison de la plaie de la rectotomie était très difficile à obtenir et qu'il restait presque toujours une fissure d'étendue variable qui ne peut guérir. Il imagina un procédé d'*autoplastie rectale*, décrit dans la thèse de son élève Jacquinot[2]. Le rétrécissement incisé, on fixe aux téguments par quelques points de suture muco-cutanés, l'angle supérieur de la plaie rectale. Ce procédé supprime l'inconvénient de la plaie indéfiniment suppurante de l'opération de Verneuil, diminue la rétraction consécutive, mais ne peut donner de guérison définitive. La rectite persiste et reproduit tôt ou tard le rétrécissement.

La rectotomie n'est donc qu'un traitement paliatif, traitement précieux qui par une intervention simple remédie au plus pressé, à l'obstruction, mais qui est presque invariablement suivi de récidive.

Pour les rétrécissements n'intéressant pas l'anus, Sonnenburg[3] a conseillé de sectionner le rétrécissement sans toucher au sphincter; il bourre ensuite de gaze iodoformée la plaie ainsi faite, lais-

[1] Péan. *Bull. médic.*, 13 nov. 1889.

[2] Jacquinot. Contribution à l'étude et au traitement du rétrécissement vénérien du rectum. *Thèse de Paris*, 1890.

[3] Sonnenburg. *Congrès de Chir. allem.*, 1890.

sant se constituer une fistule qui se rétrécit et se ferme en quelques mois. Après cette intervention, il resterait une cicatrice assez souple que l'on peut dilater.

C'est pour ces mêmes rétrécissements sus-sphinctériens que SCHWARTZ[1] fait la rectoplastie, opération calquée sur la pyloroplastie de HEINEKE-MICKULICZ (incision longitudinale, réunion transversale). On obtient de bons résultats par ce procédé, mais il ne trouve qu'exceptionnellement ses indications.

Il en est de même de l'*anastomose recto-côlique* qu'a proposée BACON[2]. Cette anastomose est établie entre le côlon pelvien et la partie du rectum sous-jacente au rétrécissement au moyen d'un petit bouton de Murphy. L'une des pièces, la branche mâle, est placée directement sur le point du côlon que l'on veut anastomoser ; la branche femelle est introduite par le rectum au moyen d'une pince-trocart spéciale.

Mais de plus, ce qui fait l'originalité du procédé, c'est l'application d'une espèce de clamp, d'entérotome, dont les deux branches écrasant secondairement les deux parois mises au contact établissent une large communication entre les deux parties anastomosées. A la place du rétrécissement on obtient ainsi une partie dilatée. Malheureusement le rétrécissement du rectum est ordinairement bas situé et l'anastomose recto-côlique est bien difficile à effectuer d'une façon convenable. De plus comme les autres procédés, ce dernier laisse subsister la rectite. Ce n'est donc pas le traitement idéal.

EXTIRPATION. — Ce traitement idéal, on crut l'avoir trouvé dans l'extirpation.

Proposée pour la première fois par GLOESER puis préconisée par KRASKE au Congrès de chirurgie allemand en 1895, cette opération a joui pendant ces dernières années d'une grande faveur. Citons les communications de BARDENHEUER[3], Max

[1] SCHWARTZ. Rétrécissement du rectum traité par la rectoplastie. *Presse médic.*, 1894, p. 301.

[2] J.-B. BACON. A new operation for the cure of stricture of the rectum and sigmoïd. *Mathens med. Quaterly*, 1894, t. I, p. 25.

[3] BARDENHEUER. *Sammlung. Klin. Vorträge*, 1887.

SCHŒDE[1], KNECHT[2], SCHÜLZ[3], ROUTIER[4], RICHELOT[5], QUÉNU, les thèses de MOSES[6], CARRÉ[7], LACHOWSKY[8].

L'extirpation d'un rétrécissement se fait comme celle d'un cancer, soit par la *voie sacrée*, soit par la *voie transvaginale*, soit plus souvent par la *voie périnéale*.

La *voie sacrée* a été surtout employée en Allemagne par HECZEL, MAX SCHŒDE, en France par RICHELOT[9]. On trouvera dans la thèse très étudiée de MORESTIN les divers procédés qui ont été tour à tour préconisés. Rappelons seulement la technique de HOCHENEGG[10]; elle est précieuse dans certains cas. Pour éviter la fistule postérieure qui persiste presque toujours après l'opération de KRASKE, HOCHENEGG après avoir isolé le rectum et réséqué la portion malade, fait pénétrer le bout supérieur dans le bout inférieur resté en place, l'invagine et le fixe par une couronne de sutures à la peau de la marge de l'anus. Mais ces sutures ne tiennent pas toujours et il en résulte comme dans les autres procédés des fistules et des récidives.

La *voie transvaginale*, déjà suivie pour le cancer du rectum, a été employée dans le traitement des rétrécissements presque en même temps par CAMPENON[11] et par HERZEN[12]. Elle est bien

[1] MAX SCHŒDE. *Langenbecks Archiv.*, t. I, p. 835.

[2] KNECHT. Freie Vereinigung der Chirurgen Berlins, 8 janv. 1894.

[3] A. SCHÜLZ. Die Pathogenese und die Behandlung der stricturenden Mastdarmverschrungen. *Thèse de Leipzig*, 1893.

[4] ROUTIER. *Revue de Chirurgie*, 1889.

[5] RICHELOT. *Soc. de Chir.*, fév. 1891.

[6] MOSES. *Thèse de Paris*, 1892.

[7] CARRÉ. Du rétrécissement dit syphilitique du rectum. *Thèse de Paris*, 1893.

[8] LACHOWSKY. Résultats éloignés des divers modes de traitement des rétrécissements du rectum. *Thèse de Paris*, 1895.

[9] Voir Th. MORESTIN. Des opérations qui se pratiquent par la voie sacrée. *Thèse de Paris*, 1894.

[10] HOCHENEGG. Beitr. zur Chirurgie des rectums. *Wien. Klin. Wochens.*, 1889, p. 578.

[11] CAMPENON (C.-R.). *Huitième Congrès français de Chirurgie*. Lyon, 1894, séance du 10 oct.

[12] HERZEN. *Revue médic. de la Suisse romane*, déc. 1894.

supérieure à la voie sacrée, et donne de bons résultats au point de vue de l'intégrité fonctionnelle des sphincters. Malheureusement les cas sont rares qui se prêtent à ce mode d'intervention[1].

La *voie périnéale* est de beaucoup la plus suivie.

Si la région sphinctérienne est envahie, on pratique l'ablation totale du segment malade, comme dans le cancer du rectum.

Si le rétrécissement siège au-dessus de l'anus avec région sphinctérienne saine, on peut tenter de conserver le sphincter. On peut suivre pour cela un des trois procédés suivants :

1° *On peut passer en avant de l'anus ;* c'est le procédé de Hüter[2]. On fait en avant de l'anus une incision courbe à concavité postérieure, véritable périnéotomie transversale qui permet d'isoler le rectum et d'en réséquer un segment.

2° *On passe en arrière de l'anus* par le procédé de Duplay : on fait une incision demi-circulaire postérieure sur le milieu de laquelle vient tomber une deuxième incision longitudinale.

Par l'une ou l'autre de ces deux méthodes on conserve bien le sphincter, mais c'est un sphincter énervé et souvent incontinent.

3° *On peut faire l'extirpation du rétrécissement par les voies naturelles.* Ce mode d'extirpation convient surtout aux rétrécissements peu étendus; il est très facilement réalisable et donne les meilleurs résultats dans les cas de rétrécissements cicatriciels limités, de forme annulaire.

J'ai eu l'occasion d'opérer, l'an dernier à l'hôpital Boucicaut, un malade âgé de soixante-trois ans entré dans mon service pour des accidents d'occlusion intestinale. Devant la gravité des symptômes qu'il présentait, on lui fit la colotomie d'urgence. Quelques jours après, en l'examinant, je constatai à 2 ou 3 centimètres au-dessus de l'anus la présence d'un rétrécissement si serré que je ne pus découvrir l'existence d'un orifice quelconque.

[1] Pour la technique voir Thouvenin. De la voie vagino-péritonéale dans la résection du rectum. *Thèse de Nancy*, 1896.

[2] Hüter. *Deutsche Zeits. f. Chir.*, Bd. 1, S. 485, 1872.

Cet orifice existait pourtant ainsi qu'en témoignait la présence d'un peu de suintement séro-purulent. J'appris alors que ce malade avait été opéré un an auparavant d'un prolapsus du rectum. Il devait s'agir d'un prolapsus muqueux pour lequel on avait pratiqué la résection.

Je fis, par les voies naturelles, l'extirpation de ce rétrécissement et j'enlevai avec la plus grande facilité une sorte de rondelle cicatricielle percée à son centre d'un orifice très étroit. J'abaissai aisément la muqueuse sus-jacente et je fis une suture circulaire.

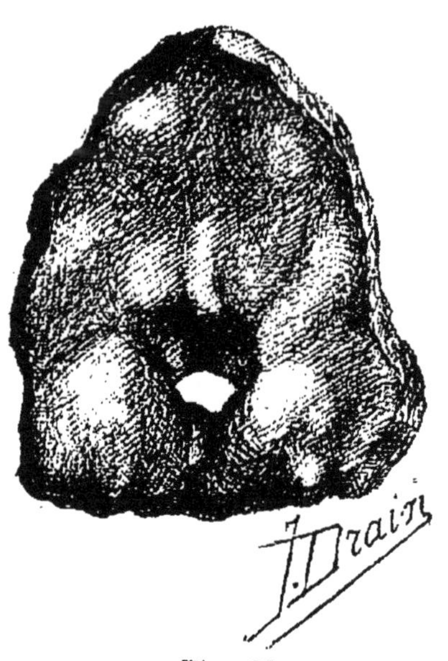

Fig. 22.
Rétrécissement cicatriciel du rectum extirpé chirurgicalement (Gérard-Marchant).

Le résultat fut excellent : le canal anal a maintenant son calibre normal et je me propose de fermer prochainement l'anus iliaque.

Les choses ne sont pas aussi simples quand il s'agit d'un rétrécissement inflammatoire, même limité. Voici comment Segond[1] conseille d'opérer : après dilatation anale, car il est inutile comme le faisait Dieffenbach de sectionner les deux commissures anales, on incise circulairement la muqueuse à son union avec la peau. On décolle la muqueuse au niveau du sphincter, puis au moyen des ciseaux, on dissèque et isole le rectum en sculptant pour ainsi dire l'intestin dans la gangue fibreuse qui l'entoure. On résèque alors la partie disséquée et l'on suture à la peau la muqueuse saine du bout supérieur abaissé. Dans le *procédé de* Segond, cette résection et cette suture doivent se faire par temps successifs, chaque coup de ciseaux étant suivi d'un point de suture.

[1] P. Segond. *Bull. de la Soc. de Chirurgie*, 1895, p. 168.

Hartmann[1] procède un peu différemment. Le rétrécissement saisi avec des pinces de Richelot est abaissé, invaginé pour ainsi dire dans le canal anal. On incise à son pourtour les tuniques rectales et avec le doigt, on les décolle des parties voisines. Après isolement, et section le bout est abaissé dans le trajet anal à la façon de Hochenegg et suturé à la peau de la marge de l'anus.

Quel que soit le procédé employé, la méthode semble au premier abord simple et rationnelle, mais il faut la juger aux résultats tant opératoires que thérapeutiques.

La *mortalité opératoire* est élevée, car c'est une opération laborieuse que l'on pratique en pleins tissus infectés et chez des sujets affaiblis. Dans leur statistique, Quénu et Hartmann donnent 4 morts sur 35 observations. Lapointe dans sa thèse en compte 11 à 14 p. 100, ce qui est considérable.

Au point de vue des résultats thérapeutiques, il suffit de suivre un peu ces malades traités par une opération dite radicale, pour les voir atteints d'abord d'incontinence permanente, parfois de prolapsus et plus tard succomber à la récidive. Cette récidive est fréquente et le chiffre de 38 p. 100 que donne Lapointe est comme il le dit lui-même, fort au-dessous de la vérité. Elle s'explique facilement soit par l'existence de lésions élevées méconnues, soit par la reproduction d'altérations analogues à celles qui existaient précédemment grâce à la persistance de la rectite, cause première de toute l'affection. Aussi pour obtenir de l'extirpation tout ce qu'elle peut donner, faut-il la combiner à une opération qui permet de combattre la rectite, en supprimant le passage des matières fécales, l'anus contre nature.

Colotomie. — La colotomie a été proposée depuis longtemps dans le traitement des rétrécissements mais à titre de palliatif, pour mettre un terme aux crises d'obstruction en établissant un orifice au-dessus de l'obstacle.

C'est Laugier[2], semble-t-il, qui en 1843 la proposa pour la pre-

[1] H. Hartmann. *Congrès français de Chirurgie*, 1893, séance du 7 avril.

[2] Laugier. *Dictionn.* en 30 vol., art. *Rectum.*

mière fois : les Anglais et les Américains l'employèrent surtout (Curling, Allingham, Bryant, Kelsey, Mason, Heath). Ils insistaient sur les bons résultats que donne la colotomie lombaire par la méthode de Callisen, dans le traitement de la rectite, de l'*ulcère douloureux* qu'ils connaissaient mieux que le rétrécissement.

La méthode mit plus longtemps à être acceptée en France, mais actuellement, en présence des insuccès que donnent les divers traitements étudiés plus haut, c'est à la colotomie qu'on tend à revenir.

C'est en effet un traitement logique. La cause du rétrécissement, c'est la rectite, quelle que soit d'ailleurs l'origine de cette dernière. Comment guérir la rectite, cicatriser l'ulcération susstricturale, si l'on permet à l'infection de se reproduire sans cesse par le passage incessant des matières?

Le premier temps du traitement consistera donc dans l'établissement d'un anus artificiel dans la région iliaque (la voie lombaire est maintenant presque complètement abandonnée). L'éperon devra être assez saillant pour obtenir une dérivation complète. Cela suffit pour qu'en peu de temps on voie l'état général se modifier d'une façon parfois surprenante.

On peut alors traiter le rétrécissement lui-même et tout d'abord le désinfecter au moyen de grands lavages faits soit par le bout inférieur, soit par le bout supérieur, avec des solutions antiseptiques et particulièrement avec l'eau oxygénée. L'emploi de l'eau chaude est précieux pour faire fondre les masses inflammatoires qui épaississent le tissu sous-muqueux.

La désinfection obtenue, il y a beaucoup moins de dangers à s'attaquer au rétrécissement lui-même soit pour le dilater, soit pour l'extirper, suivant les indications. On se place ainsi dans les meilleures conditions possibles pour obtenir un bon résultat.

L'idéal serait après avoir traité et guéri le rétrécissement de pouvoir fermer l'anus contre nature et remettre toutes choses en leur état primitif. Théoriquement cette conduite serait logique; elle ne semble pas donner en réalité les résultats qu'on pourrait en attendre. Si l'on cède aux instances du malade qui sans cesse supplie le chirurgien de fermer l'anus artificiel pour lequel il a une répugnance presque invincible, on voit au bout d'un temps plus ou moins long le rétrécissement se reproduire (cas de Le Dentu, Tillaux). Cependant Thiem a communiqué un remarquable succès obtenu par la colotomie temporaire, qu'il considère comme le traitement idéal. Mais il faut attendre assez longtemps, faire une désinfection aussi complète que possible, avant de tenter quoi que ce soit contre le rétrécissement. On n'obtiendra de résultats satisfaisants qu'en combattant tout d'abord la maladie causale, la rectite.

Quelles sont en somme les indications du traitement? — Dans les cas simples où le rétrécissement bas situé est peu étendu, il faut faire la dilatation lente et progressive. Si la dilatation est impossible soit à cause de l'étendue du rétrécissement qui remonte très haut, soit à cause des accidents infectieux que provoque la dilatation, soit enfin à cause de l'état général, on fera la *colotomie* qui parera aux premiers accidents et permettra ensuite de *traiter le rétrécissement.*

Ce traitement du rétrécissement sera la dilatation si elle devient possible, la rectotomie ou l'extirpation dans le cas contraire. Entre ces deux derniers procédés, lequel choisir? L'extirpation paraît certainement plus satisfaisante, mais sa gravité est beaucoup plus grande et nous avons vu qu'elle ne mettait pas à l'abri de la récidive. Elle ne donne de véritables succès que dans les rétrécissements limités, mobiles, cas malheureusement fort rares et qui d'ailleurs céderaient à la dilatation. Théoriquement l'extirpation est le traitement de choix, celui qu'on doit appliquer si possible; pratiquement on sera parfois obligé de se contenter de la rectotomie.

Dans tous les cas, on fera l'anus contre nature préliminaire et l'on usera de toute son influence auprès du malade, pour lui faire comprendre l'utilité qu'il y a à conserver le plus longtemps possible cet anus artificiel malgré tous les inconvénients qu'il comporte. Une statistique nouvelle serait à faire et il y aurait lieu de reprendre les résultats du traitement des rétrécissements par l'extirpation ainsi pratiquée, longtemps après l'établissement d'un anus iliaque et après désinfection soignée de la région ano-rectale.

Pour les rétrécissements ou brides d'origine congénitale, il ne faut pas employer la dilatation qui peut présenter des dangers comme l'a montré Trélat à cause du voisinage du cul-de-sac péritonéal.

La simple *section*[1] suffit lorsqu'il existe une bride même marquée, l'*extirpation* par les voies naturelles convient aux cas plus accusés.

Dans quelques rétrécissements cylindriques la voie sacrée peut se trouver exceptionnellement indiquée.

Les *rétrécissements tuberculeux* doivent, dit-on, être traités comme des tuberculoses locales et extirpés complètement le plus tôt possible. Tel est l'enseignement théorique. En fait, il n'est pas toujours facile de diagnostiquer la nature tuberculeuse du rétrécissement. De plus, il y a ici les mêmes lésions d'inflammation chronique, d'infiltration sous-muqueuse que dans les autres rétrécissements inflammatoires simples et la récidive suivra de près l'extirpation. Enfin qui prouve que dans certains cas l'inoculation tuberculeuse ne se fait pas secondairement chez des tuberculeux pulmonaires par déglutition des crachats? A quoi bon dès lors enlever un rétrécissement si la réinfection doit se produire le lendemain? J'insiste donc sur la nécessité de pratiquer l'anus artificiel même dans ces cas : l'extirpation ne se fera que plus tard, si les circonstances le permettent. La dilatation est contre-indiquée.

[1] Voir traitement des fistules à l'anus.

XVII

HÉMORRHOÏDES

Les hémorrhoïdes sont constituées par la dilatation variqueuse des veines ano-rectales et tirent leur nom fort ancien d'un de leurs symptômes fréquents, l'hémorragie. Gosselin les avait appelées : tumeurs des veines du rectum ; mais cette définition est impropre, car elle ne s'applique qu'à un accident apparaissant au cours de l'évolution de la varice, la thrombophlébite et à leur transformation fibreuse.

La fréquence extrême des hémorrhoïdes en avait fait reconnaître la nature par les plus anciens médecins, et depuis Hippocrate il n'est pas d'ouvrage de médecine qui n'ait traité de cette affection; quelques-uns ont nié l'altération variqueuse, regardant les hémorrhoïdes comme des kystes sanguins du tissu cellulaire avec Récamier, ou cherchant à distinguer, avec Allingham, des hémorrhoïdes artérielles. Par contre, les discussions sur la pathogénie de cette maladie, durent depuis deux siècles et ne sont peut-être pas définitivement tranchées : à la théorie de la congestion édifiée par Stahl et son école, J.-L. Petit, Gosselin, Verneuil ont opposé la théorie mécanique; Gosselin[1] surtout en fut l'ardent défenseur et nous a laissé sur ce sujet des leçons devenues classiques.

De nos jours, les recherches ont porté principalement sur deux points : l'anatomie pathologique et le traitement. Grâce aux injections cadavériques et aux examens microscopiques,

[1] Gosselin. Leçons sur les hémorrhoïdes. Paris, 1866.

Quénu [1] a précisé le siège exact des hémorrhoïdes, leur structure, les désordres anatomiques qu'elles entraînent. Ces travaux ont été complétés en Allemagne par Reinbach [2] bien qu'avec une interprétation différente des lésions.

Enfin la question de thérapeutique tient aujourd'hui une large place dans une étude sur les hémorrhoïdes, grâce aux progrès modernes de la chirurgie. A la dilatation de l'anus, préconisée par Verneuil et Trélat, à la cautérisation ignée de Richet, est venue s'adjoindre l'exérèse au bistouri suivie de réunion par première intention; le nom de Whitehead reste attaché à cette méthode, son procédé opératoire étant de beaucoup le plus employé tout en ayant subi un certain nombre de modifications.

Anatomie normale. — L'anatomie pathologique des hémorrhoïdes ne peut se bien comprendre dans ses détails, que si l'on connaît la disposition des veines ano-rectales, et nous rappellerons tout d'abord ce point d'anatomie, que Quénu a bien déterminé. Ces veines sont de trois ordres et se distinguent en hémorrhoïdales supérieures, moyennes et inférieures; les premières sont tributaires du système porte, les autres du système des veines iliaques. Les hémorrhoïdales supérieures naissent d'un plexus sous-muqueux, situé au niveau des valvules de Morgagni, par des troncules qui se collectent dans les colonnes de Morgagni; de là ces petits troncs au nombre de dix à douze remontent sous la muqueuse rectale, puis perforent la musculeuse bien au-dessus de l'anus pour se réunir à l'une ou l'autre des deux veines hémorrhoïdales supérieures. Chez le nouveau-né ce système veineux ne présente aucune dilatation; mais chez l'adulte il est constant de rencontrer au niveau des valvules de Morgagni de petites ampoules grosses comme un grain de blé, au point que Duret les regardait comme des origines normales; Quénu a démontré que ces petits lacs sanguins étaient pathologiques et

[1] Quénu. Études sur les hémorrhoïdes. *Revue de Chirurgie*, 1893. — Quénu et Hartmann. Chirurgie du rectum, Paris, 1895.

[2] Reinbach. Pathologisch-anatomische Beiträge zur Lehre von den Hämorrhoïden. *Beiträge zur Klin. Chirurg.*, 1897, t. XIX.

constituaient des « hémorrhoïdes en miniature ». C'est en effet le premier degré de la lésion qui nous occupe, et l'on peut dire qu'à ce stade, l'hémorrhoïde est d'une extrême fréquence, sinon constante.

Les veines hémorrhoïdales moyennes naissent d'un réseau qui occupe les faces antérieure et latérales du rectum au-dessus du releveur de l'anus; elles peuvent gagner isolément la veine iliaque interne, mais plus souvent on les voit s'unir aux plexus veineux des vésicules séminales et de la prostate chez l'homme, à ceux du vagin chez la femme.

Enfin les hémorrhoïdales inférieures collectent le sang issu du réseau veineux de l'anus; Duret les distinguait en sous-sphinctériennes et péri-sphinctériennes; les premières rejoignent en arrière les veines de la région coccygienne, en avant celles du scrotum ou de la vulve, sur les côtés au delà de l'ischion les veines musculaires de la cuisse; les secondes, plus profondes, traversent l'espace ischio-rectal et se jettent dans les honteuses internes.

Des anastomoses nombreuses réunissent ces différents systèmes, non seulement entre eux, mais encore avec les groupes veineux de la prostate ou du vagin. Les ramuscules qui unissent les hémorrhoïdales supérieures aux inférieures traversent le sphincter externe, ou contournent son bord inférieur; mais quels que soient leurs rapports avec le muscle, on ne peut observer ces étranglements par les faisceaux charnus, qui jouent un rôle si important dans la théorie mécanique. Enfin les veines du système porte sont dépourvues de valvules; celles du système cave en présentent, qui sont orientées vers les troncs de terminaison, de manière à faciliter le dégorgement de la veine mésentérique.

Anatomie pathologique. — De tout temps on a distingué les hémorrhoïdes en *internes* et *externes*, suivant qu'elles sont apparentes ou non à l'extérieur d'une manière constante; les premières se développent sur les ramuscules d'origine des hémorrhoïdales supérieures, les secondes sur ceux des hémorrhoïdales inférieures. Dans l'immense majorité des cas, les hémorrhoïdes internes apparaissent d'abord, et la petite lésion primitive occupe comme nous l'avons dit, les colonnes de MORGAGNI; puis la dilatation s'étend vers le bas, mais peut aussi remonter le long des parois rectales vers les branches de l'hémorrhoïdale supérieure ou s'étendre par les anastomoses aux veines de la prostate ou du vagin, et même jusqu'au territoire de l'ischiatique par les veines du grand fessier.

Telles sont les localisations des hémorrhoïdes et leurs irradiations. Ajoutons que l'existence d'hémorrhoïdes externes isolées a été observée, mais surtout chez des femmes qui présentaient une dilatation variqueuse des veines vulvo-vaginales.

La lésion hémorrhoïdaire elle-même doit être décrite suivant le degré de son développement. Réduite à son minimum, elle se montre comme une dilatation serpentine ou ampullaire, du volume d'un grain de chènevis ou de blé; plusieurs veinules, au niveau des valvules de MORGAGNI, sont atteintes, et sur chacune d'elles, la dilatation est unique, ou multiple et en chapelet. Bientôt les petites ampoules voisines arrivent à se rapprocher, à se fusionner entre elles, et l'aspect extérieur est celui d'une tumeur vasculaire, molle, bosselée, dont le volume atteint parfois celui d'un œuf de pigeon. C'est la *tumeur hémorrhoïdaire* proprement dite; en la disséquant, on la voit appendue à une ou deux veines assez grosses, remontant dans la paroi rectale; en la dissociant, on constate que ce n'est qu'une agglomération de petites ampoules et de veinules.

A un stade plus avancé les tumeurs hémorrhoïdaires se fusionnent bord à bord et forment un bourrelet annulaire complet, siégeant à 12 ou 15 millimètres au-dessus de l'orifice anal, mais ayant toujours tendance à descendre dans le canal anal et à se montrer au dehors; en effet les tumeurs hémorrhoïdaires siègent dans la couche celluleuse sous-muqueuse, dont la laxité est si remarquable. En dehors des modifications inflammatoires, elles se laissent donc décoller aisément d'avec la musculeuse, assez difficilement d'avec la muqueuse elle-même; cette dernière n'est d'ailleurs pas indemne, on y trouve des varicosités très fines ayant parfois une coloration rouge vif. Nous savons aussi que des dilatations s'observent sur les veines de la paroi musculaire du rectum.

Enfin lorsque la lésion s'est étendue par les anastomoses aux origines des hémorrhoïdales inférieures, on voit se constituer les hémorrhoïdes externes. Celles-ci se présentent avec les caractères des varices sous-cutanées; elles peuvent former une seule tumeur

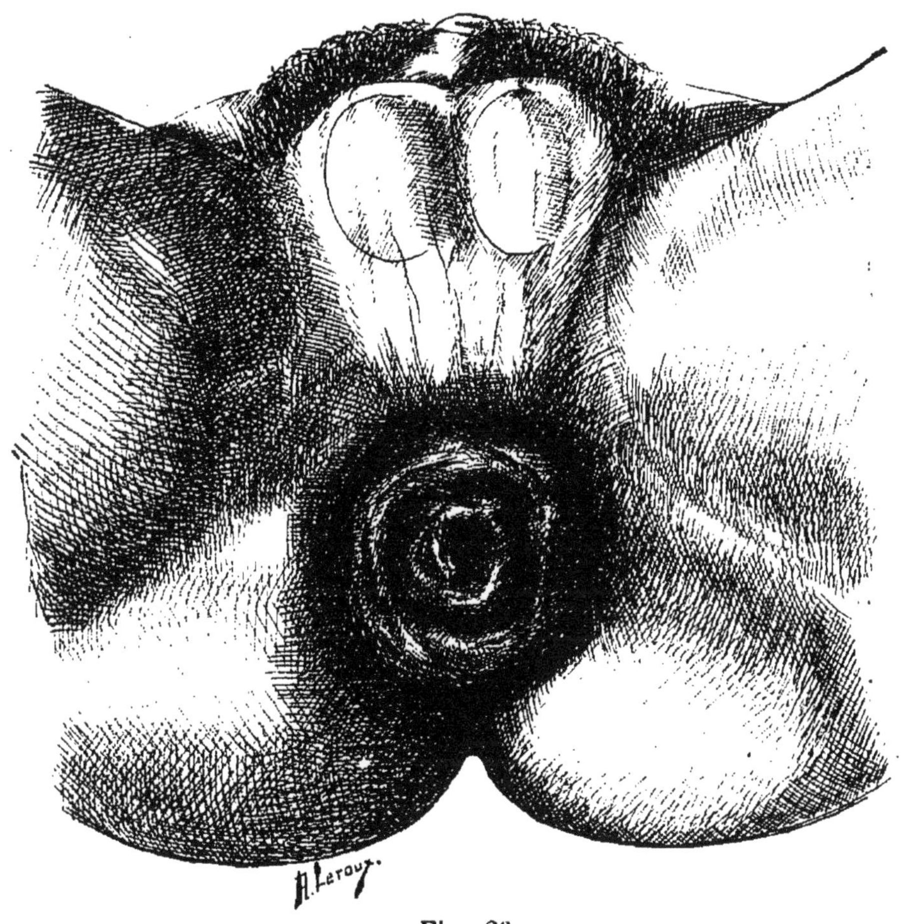

Fig. 23.
Hémorrhoïdes. Après dilatation on voit le double bourrelet hémorrhoïdaire faisant saillie hors de l'anus. (GÉRARD-MARCHANT.)

isolée, ou au contraire apparaître comme un bourrelet occupant l'anus; ce bourrelet est toujours incomplet et divisé par des sillons qui sont généralement médian et antéro-postérieur et transversaux. Aussi compte-t-on le plus souvent quatre paquets d'hémorrhoïdes externes. Leur siège est plus ou moins rapproché de l'anus et l'on a pu les diviser en hémorrhoïdes sous-muqueuses, sous-cutanéo-muqueuses et sous-cutanées. La section d'une tumeur hémorrhoïdaire externe ouvre une cavité assez grande, véritable renflement ou ampoule ayant comme dimension moyenne un diamètre de 6 à 8 millimètres ; il ne s'agit donc plus de petites dilatations agglomérées ; d'autres cavités aussi grandes sont voisines ou mêmes accolées ; le revêtement muqueux et même cutané est aminci, adhérent et nous en verrons les altérations. Nous savons que du côté périphérique, la dilatation, les bosselures peuvent s'étendre loin, le long des troncs veineux.

Les *lésions histologiques*, très intéressantes, ont été bien précisées par QUÉNU. Les veines ont une paroi le plus souvent épaissie, dans quelques cas par hyperplasie musculaire, mais d'habitude par transformation des tuniques en une sorte de tissu muqueux très abondant infiltré de cellules embryonnaires. Sur les grosses dilatations on observe au contraire l'amincissement de la paroi veineuse qui prend l'aspect du tissu fibreux ; cette paroi peut rester indépendante du tissu environnant, ou au contraire se fusionner avec lui ou avec d'autres veines dilatées voisines. De là cette disposition qui rappelle le tissu caverneux et où l'on voit des cavités multiples limitées par des bandes fibreuses, et creusées dans une gangue homogène, scléreuse. Le point de départ de ces diverses altérations est l'endoveine, dont l'irritation se manifeste par un véritable bourgeonnement avec production de tissu muqueux.

Du côté de la muqueuse, le maximum des lésions s'observe dans la région anale, mais peut se propager très haut dans le rectum. Il s'agit surtout de la dilatation des vaisseaux capillaires avec épaississement hyalin de leur paroi ; puis de la prolifération abondante des cellules rondes ; le tissu environnant prend l'apparence d'une gaine fibroïde ; à un stade plus avancé on voit des cavités lacunaires irrégulières creusées dans le chorion ; la muqueuse devenue fibreuse ne se distingue plus de la sous-muqueuse ; la couche musculaire est atrophiée ; c'est un acheminement vers la transformation caverneuse.

Telles sont les lésions essentielles frappant les veines et les capillaires, le tissu qui les entoure, la muqueuse et la sous-muqueuse. Il est remarquable de constater que jamais les artères ne présentent d'altérations ; elles ont leur volume, leur distribution normale ; histologiquement elles sont saines ; ALLINGHAM se trompait donc, en croyant à l'existence d'hémorrhoïdes artérielles. Les glandes ne présentent pas de lésions épithéliales ; les nerfs sont atteints de péri-névrite, quand ils traversent des tissus sclérosés. Les muscles lisses enfin sont d'habitude en voie d'atrophie. Voilà pour les lésions accessoires.

Au cours de l'évolution des hémorrhoïdes, l'aspect anatomique peut être modifié par une complication très fréquente et très banale, *la phlébite*, et celle-ci peut laisser des reliquats, à titre de modifications définitives. Laissant ici de côté tout ce qui relève de l'observation clinique seule, nous exposerons seulement les altérations anatomiques engendrées par l'infection des varices ano-rectales.

La phlébite se caractérise macroscopiquement par la coagulation du sang dans les ampoules variqueuses. Cette thrombose peut se limiter à des petites ampoules, autour desquelles des dilatations plus grandes restent perméables au sang. En sorte qu'à un examen superficiel, on peut ne voir que les phénomènes de congestion, de fluxion, occupant la grosse masse d'hémorrhoïdes, et méconnaître la petite lésion profonde de thrombophlébite qui en est la cause (QUÉNU). D'autres fois, la phlébite, plus étendue, occupe un amas hémorrhoïdaire, tout un bourrelet ; ou encore elle envahit à la fois les hémorrhoïdes externes et internes ; les tumeurs, au lieu d'être molles, souples, réductibles, sont dures, tendues, et complètement irréductibles ; à la coupe, on les trouve remplies de coagulations.

Les recherches bactériologiques de HARTMANN et LIEFFRING[1]. de QUÉNU[2], ont démontré que ces caillots cultivent facilement ; l'agent infectieux trouvé le plus souvent est le bacterium coli, seul ou associé au staphylocoque ; le streptocoque a été quelquefois rencontré. Aussi comprend-on les suites possibles de la phlébite hémorrhoïdaire, suivant le degré de virulence de ces microbes :

[1] HARTMANN et LIEFFRING. *Bull. de la Soc. anat.*, janvier-mars 1893.

[2] QUÉNU. *Bull. de la Soc. anat.*, février 1893.

une infection atténuée se traduit par la coagulation qui isole la varice du reste de la circulation ; la paroi veineuse bourgeonne, et bientôt la cavité se comble ; le noyau fibreux qui en résulte se confond avec le tissu péri vasculaire des hémorrhoïdes internes ; au niveau des hémorrhoïdes externes, il se produit une *marisque* c'est-à-dire un repli cutané aplati et flasque. BODENHAMER a observé la production de phlébolithes.

Si au contraire l'infection variqueuse est plus intense, elle conduit à la *suppuration* et au *sphacèle*. Les abcès sont parfois microscopiques ou localisés à la muqueuse même ; plus souvent ils sont assez gros et se collectent dans la couche sous-muqueuse, ou sous-cutanée. Leur ouverture spontanée donne lieu à une fistule sous-muqueuse, sous-cutanée ou sous cutanéo-muqueuse La gangrène est le résultat de l'infection phlébitique et de la procidence irréductible des bourrelets ; dans ce cas en effet, l'irritation nerveuse occasionne par réflexe, la contracture du sphincter qui devient un agent d'étranglement pour les hémorrhoïdes prolabées ; comme conséquence du sphacèle, on observe parfois des suppurations à distance. Et il faut ajouter que l'infection hémorrhoïdaire peut être le point de départ de complications générales ; c'est ainsi qu'on a vu autrefois, à la suite d'opérations l'infection purulente et l'endocardite infectieuse.

Par leur répétition les poussées de phlébite déterminent du côté de la muqueuse des altérations prononcées ; au microscope on reconnait la transformation caverneuse de la muqueuse avec infiltration de cellules rondes ; de là des ulcérations occasionnées par l'inflammation de la muqueuse, par les traumatismes dus au passage des matières fécales, et entretenues par la septicité du contenu rectal. L'érosion fissuraire siège au niveau du sphincter ; l'ulcération proprement dite, au niveau de l'anus ou du rectum, et parfois très haut sur ce dernier. Enfin quand l'altération de la muqueuse rectale est très étendue, chez les vieux hémorrhoïdaires en particulier, on observe une véritable rectite chronique. Les lésions histologiques de la phlébite hémorrhoïdaire ne nous arrêteront pas car elles ne présentent rien de spécial, mais sont identiques à celles de toute phlébite variqueuse.

Étiologie. — On a tout dit sur l'étiologie des hémorrhoïdes, et les causes invoquées sont aussi nombreuses que contradictoires. Cependant certains faits méritent d'être retenus. Cette affection se développe de préférence à l'âge adulte, de trente à quarante ans ; ou du moins, si anatomiquement la lésion existe de bonne heure, ce n'est guère qu'à l'âge moyen de la vie que les malades ressentent des troubles sérieux. Cependant on a vu les hémorrhoïdes dans le jeune âge (ALLINGHAM, trois ans ; QUÉNU, treize mois ; OGSTON, LANNELONGUE, à la naissance). BALL [1] les observe plus fréquemment chez l'homme que chez la femme, mais GRISOLLE [2] constatait l'inverse, et QUÉNU croit la proportion la même dans les deux sexes.

Parmi les causes proprement dites, il faut citer l'état général en particulier la diathèse herpétique, les excès d'alimentation, la vie sédentaire, la station assise et surtout la constipation ; il est vrai que l'on a aussi invoqué la diarrhée et l'abus des purgatifs la station debout, etc.

Plus importantes peut-être sont les *irritations de la région anale* entretenues par la malpropreté et le défaut de lavages, source continuelle d'infection dont nous verrons tout à l'heure le rôle dans la pathogénie des hémorrhoïdes. Au même titre d'ailleurs agit *la constipation*, dont l'influence est incontestée, et qui occasionne mécaniquement des éraillures de la muqueuse anale, en même temps que, par les efforts, elle amène des perturbations dans la circulation veineuse. Il y a donc là un premier facteur étiologique d'une réelle valeur.

Nous en trouvons un deuxième du côté de l'état général : il n'est pas rare de rencontrer des hémorrhoïdaires présentant d'autres altérations variqueuses, varicocèle, varices des membres inférieurs, varices des veines prostato-vésicales etc. Les lésions si multiples et si étendues sont sous la dépendance d'un trouble général de la nutrition, d'une dyscrasie à laquelle LOBSTEIN, le premier, aurait donné le nom de *phlébo-sclérose*. Cette sclérose comparable à l'artério-sclérose, rattachée comme elle à l'arthri-

[1] BALL. *The rectum and anus*, 1887.

[2] GRISOLLE. *Trait de Pathol. int.*, 1879.

tisme et coexistant souvent avec elle, n'est pas forcément généralisée; bien plus souvent elle se contente d'atteindre un ou deux territoires veineux. Mais chez de tels malades l'influence de la diathèse arthritique se manifeste par une foule de petits accidents qui surviennent peu à peu : l'eczéma et d'autres dermatoses, les bronchites, l'asthme, les migraines, la dyspepsie ; ou d'autres plus sérieux, coliques néphrétiques et hépatiques, enfin les attaques de goutte. Et il y a de telles analogies entre ces dernières et les poussées congestives d'hémorrhoïdes que Trousseau faisait de la crise hémorrhoïdaire, une attaque de goutte larvée; enfin depuis Stahl, nombre de médecins ont signalé la suppléance que peuvent présenter les uns vis-à-vis des autres, les accidents hémorrhoïdaires et goutteux. Et voilà comment en considérant la question d'un point un peu plus élevé, on arrive à la conception d'une *maladie hémorrhoïdaire*[1] étroitement liée à la goutte et à d'autres manifestations, dont l'étiologie commune est une maladie par ralentissement de la nutrition, l'arthritisme.

Mais ce ne sont pas là toutes les hémorrhoïdes. Il en est d'autres, appelées *symptomatiques*, qui surviennent à titre d'accident ou de complication au cours d'une maladie.

Les affections du rectum sont les premières à signaler, en particulier le cancer, toutes les variétés de rectites, les rétrécissements. Puis ce sont les affections des organes génito-urinaires pelviens : la vessie (calculs) la prostate (hypertrophie) l'utérus et ses annexes (métrites, salpingo-ovarites), etc. ; enfin, toutes les tumeurs pelviennes, amenant des troubles circulatoires par leur vascularisation ou par compression. Par contre, Quénu se demande jusqu'à quel point les hémorrhoïdes peuvent retentir sur les organes pelviens ; nous avons vu les varices rectales susceptibles de se propager vers la prostate et la vessie, le vagin et l'utérus ; la sclérose veineuse ne peut-elle être le point de départ d'une sclérose vésico-prostatique, d'une inflammation chronique utéro-annexielle ?

[1] E. Dupré. Leçon d'agrégation. *Écho médical du Nord*, février 1899.

A côté de ces faits, il faut signaler *la grossesse* dont l'importance étiologique est incontestable. Plus d'un tiers des femmes enceintes sont atteintes d'hémorrhoïdes, d'après BUDIN[1] ; on ne peut pas incriminer seulement la compression, mais encore les modifications de la circulation pelvienne, sous l'influence de la gestation ; car si certaines varices se développent peu à peu en même temps que la grossesse, d'autres surviennent brusquement, d'une façon précoce, dans le cours du premier mois.

On a invoqué encore l'action des maladies d'organes plus éloignés, le cœur, les poumons, et surtout le foie ; il semblerait en effet que les cirrhoses hépatiques et surtout la cirrhose atrophique avec ses altérations du système porte, dût fatalement retentir sur les origines de la mésentérique inférieure et cependant MONNERET concluait à la rareté des hémorrhoïdes dans cette affection. Son opinion a été tantôt combattue, tantôt confirmée.

Pathogénie. — Tous les détails dans lesquels nous venons d'entrer nous permettront d'être plus bref dans l'exposé de la pathogénie des hémorrhoïdes. Jusqu'à notre époque, deux théories ont été proposées : celle de la *congestion* avec STAHL et la *théorie mécanique* avec J.-L. PETIT, GOSSELIN, VERNEUIL, DURET. Dans ces dernières années, QUÉNU édifia sur des bases scientifiques la théorie de l'*infection veineuse*; plus récemment encore REINBACH, faisant table rase des données précédentes regarde les hémorrhoïdes comme des tumeurs et les identifie aux *angiômes*. Recherchons quelle part de vérité il faut accorder à ces diverses conceptions.

STAHL et son école expliquaient la formation des hémorrhoïdes par une *congestion active* résultant de la pléthore abdominale ; cette congestion est susceptible d'ailleurs de frapper d'autres viscères, d'autres régions de l'organisme, de s'éteindre ou de revenir suivant l'état de santé générale ou l'apparition de causes occasionnelles. De là les poussées successives de fluxions hémorrhoïdaires, leur alternance avec les crises de goutte, d'asthme, etc.,

[1] BUDIN. Les varices chez la femme enceinte. *Thèse d'agrégation*, 1880.

l'influence réputée salutaire du flux hémorrhoïdal. La réalité de ces congestions actives ano-rectales n'est pas contestable; mais la théorie ne prouve pas qu'elles suffisent, même souvent répétées, à engendrer la lésion hémorrhoïde; elle n'explique pas la fréquence si remarquable de cette localisation ano-rectale, alors que le reste de l'intestin soumis aux mêmes congestions, est indemne. Enfin elle semble trouver un appui dans la découverte des vaso-moteurs et des actions nerveuses vaso-dilatatrices, mais alors la congestion devient secondaire; il nous suffit de dire que les hémorrhoïdes sont une affection congestive comme toutes les manifestations de la diathèse arthritique, ce qui ne jette aucune lumière sur leur mode de production. D'autre part cette théorie ne tient pas compte du fait démontré par Quénu, que toute congestion hémorrhoïdaire est le résultat d'une infection, d'une phlébite.

La *théorie mécanique* prétend que la circulation est entravée dans les veines hémorrhoïdales supérieures, par l'absence de valvules, le passage des veines à travers la musculeuse de l'intestin, et par la progression des matières fécales qui refoulent le sang vers l'anus. Rien, dans tout cela, n'explique la localisation anale de la maladie. Duret[1] crut trouver cette explication dans la disposition anatomique des anastomoses qui relient à travers le sphincter les circulations porte et cave; il admettait en effet l'existence de canaux de dérivation grêles, passant au milieu des fibres musculaires du sphincter, surtout près de son bord supérieur, enserrés par de véritables boutonnières contractiles. En sorte que dans la défécation pénible chez un constipé, le sphincter ne se dilatant pas, les canaux resteraient fermés, et le sang accumulé par l'effort dans les hémorrhoïdales supérieures ne pourrait s'en échapper; d'où la dilatation. Mais cette interprétation repose sur une erreur; nous avons vu que les anastomoses entre les veines du rectum et les tributaires des veines iliaques sont larges et nombreuses, et qu'aucun obstacle ne peut s'opposer de ce fait, à la circulation. Enfin la conception de Duret ne peut expliquer l'existence d'hémorrhoïdes externes

[1] Duret. *Archiv. gén. de méd.*, 1879.

isolées. Un autre argument peut encore être invoqué contre cette théorie : les compressions du système hémorrhoïdal supérieur (tumeurs pelviennes, cirrhose atrophique, etc.) n'entraînent pas fatalement l'existence d'hémorrhoïdes.

Tout en admettant la réalité des congestions hémorrhoïdaires et l'influence de tout effort, mais surtout des efforts d'expulsion abdominale, pour produire la dilatation des veines ano-rectales, QUÉNU considère que l'altération préalable des parois veineuses est indispensable pour que cette dilatation devienne permanente et que la varice hémorrhoïdale soit créée. *Cette phlébite* peut dépendre de l'état général, de la phlébo-sclérose ; bien plus souvent elle reconnaît comme cause une infection locale par inoculation : ce n'est pas étonnant dans une région soumise à des contacts septiques répétés et qui est le siège fréquent d'éruptions, d'éraillures, de petits traumatismes dus à la défécation laborieuse. Suivant la remarque de QUÉNU, l'hypertension vasculaire due aux efforts, qui intervient secondairement pour dilater les veines malades, s'exerce aussi bien sur le système des hémorrhoïdales inférieures et moyennes que sur les veines rectales ; la pression est en effet accrue à la fois dans le système porte et dans le système cave inférieur.

La dernière théorie édifiée par REINBACH repose sur l'examen histologique de 15 cas ; il constate que dans les hémorrhoïdes, il y a constamment une augmentation considérable dans le nombre des capillaires, comme un véritable bourgeonnement, et une hypertrophie du tissu conjonctif environnant qui prend les caractères du tissu caverneux ; cette néoformation est-elle d'origine inflammatoire, ou constitue-t-elle une tumeur proprement dite ? REINBACH repousse l'origine inflammatoire comme étant inconstante et par suite non essentielle, et parce qu'il n'a pas observé sur certaines pièces de modifications des capillaires à la suite de thrombose veineuse ; il croit donc à l'existence d'une vraie tumeur, avec néoformation de capillaires, ayant par conséquent tous les caractères *d'un angiome*. L'engorgement veineux peut amener des modifications inflammatoires ; elles sont secondaires et n'ont rien de commun avec l'essence même des hémorrhoïdes. Enfin pour expliquer la fréquence de la localisation anale des angiomes Reinbach pense que cette région présente une prédisposition (?).

On peut aisément admettre la nature angiomateuse des hémorrhoïdes, d'ailleurs rares, de tous jeunes enfants, chez lesquels on ne saurait invoquer de phlébite antérieure ; mais nous ne pouvons rejeter à l'heure actuelle les importants résultats des recherches de Quénu sur les hémorrhoïdes des adultes. Si la phlébite n'est pas constante au moment de l'observation, elle est trop fréquente au début de la lésion et dans tout le cours de la maladie, pour ne se voir attribuer qu'un rôle accessoire. L'explication pathogénique de l'inflammation cadre mieux que toute autre avec la fréquence extrême des hémorrhoïdes, et les causes multiples et variées qui leur donnent naissance.

Symptômes. — La symptomatologie des hémorrhoïdes est nulle ou insignifiante pendant une longue période de temps ; le début passe donc inaperçu des malades, et la lésion se révèle un beau jour par des phénomènes douloureux, une procidence, une hémorragie, une poussée phlébitique légère et localisée, ou enfin une vraie crise fluxionnaire. Ce sont là des accidents ; ils surviennent tôt ou tard au cours de la lésion, et le médecin appelé constate une petite tumeur hémorrhoïdaire encore jeune, ou bien un volumineux bourrelet, datant sans doute de plusieurs années. Cependant dans quelques cas, la lésion se révèle plus tôt, par des démangeaisons au niveau de l'anus ; quand elles sont prononcées elles sont absolument impérieuses, et causent de véritables tourments au malade ; celui-ci peut d'ailleurs sentir quelques petites bosselures au pourtour de l'anus, lorsqu'il est atteint d'hémorrhoïdes externes.

L'*hémorragie* est un accident si fréquent que la maladie lui a emprunté son nom. Très légère, l'hémorragie se traduit par la présence de filets de sang rouge à la surface des matières, chez les constipés ; mais elle peut être plus abondante, et au moment de la défécation, le malade expulse la valeur de une ou deux cuillerées de sang rutilant, et toujours avec force, car le sang est projeté sur les parois du vase. Enfin l'écoulement peut être tel que le sang s'accumule dans l'ampoule rectale, provoque un besoin d'aller à la selle, et est rejeté sans matières. Il est quelquefois possible de se rendre compte de la source de l'hémorragie par l'examen du rectum à l'aide de valves : le plus souvent la muqueuse saigne en nappe, à cause de ses altérations, de sa friabilité; ou bien elle est ulcérée en un point, soit à peine érodée, soit profondément entamée; enfin une ampoule veineuse a pu se rompre, le sang s'est diffusé sous la muqueuse, puis s'est échappé par une perforation que l'on découvre en enlevant un petit caillot. Dans bien des cas, on observe un jet de sang rouge non que l'hémorragie soit artérielle, mais à cause de l'excès de pression et de l'activité de la circulation, qui résulte de la dilatation des capillaires.

On connaît quelques exemples d'hémorragies rapidement mortelles par l'abondance de la perte de sang. D'habitude cet accident ne devient inquiétant que par sa répétition; on comprend en effet qu'une hémorragie se reproduisant chaque jour, même en petite quantité, finisse par altérer l'état général; une anémie grave s'établit, avec diminution énorme des globules rouges; le malade maigrit, perd ses forces, et présente toutes les apparences de la cachexie cancéreuse. Heureusement, la répétition des hémorragies n'est pas constante ; après avoir duré quelques jours, quelques semaines, elles cessent, permettant au malade de réparer ses forces; elles peuvent reparaître à des intervalles plus ou moins éloignés. On a même cru voir quelquefois une certaine périodicité dans ces écoulements ; ou bien le flux hémorrhoïdal alterne avec des crises de goutte, d'asthme, etc.

Les hémorrhoïdes internes qui habitent le rectum, deviennent *procidentes* lorsqu'elles sortent au dehors, à travers l'anus. En effet toute production anormale de la muqueuse rectale a tendance à descendre en entraînant cette muqueuse à cause de la laxité de la celluleuse sous-jacente. C'est donc pendant l'acte de défécation que les hémorrhoïdes internes s'extériorisent; puis elles rentrent spontanément, ou sous l'influence d'une légère pression. Le phénomène n'est pas douloureux par lui-même. mais il occasionne de fausses envies; le malade fait de vains efforts qui augmentent encore cette procidence. Peu à peu le sphincter se relâche, et l'issue des paquets hémorrhoïdaires, plus facile, se reproduit à tout instant, pendant la miction, la marche, au moindre effort. Un véritable prolapsus de la muqueuse peut accompagner la chute des hémorrhoïdes. Cette muqueuse herniée est plus exposée à l'irritation par frottements, aux traumatismes que lui fait subir, en passant, le bol fécal. A ce titre la procidence intervient dans la genèse de la phlébite, mais elle n'en est pas la condition nécessaire.

Les *poussées de phlébite* sont extrêmement fréquentes. L'inflammation très localisée se traduit par une douleur vive, éveillée d'habitude au moment de la défécation; mais cette douleur persiste, cuisante, gênant le malade pour s'asseoir, pour marcher; la constipation s'exagère, et les selles, très pénibles, sont infructueuses ou insuffisantes. Le malade peut sentir lui-même son hémorrhoïde thrombosée, sous forme d'une petite tumeur grosse comme un pois ou une noisette, sur le côté de l'anus; elle est dure, extrêmement sensible au toucher. Il s'agit d'une hémorrhoïde externe, ou d'une hémorrhoïde interne procidente et irréductible spontanément. Après quatre à cinq jours elle s'affaisse, se flétrit sur place ou rentre d'elle-même, et tout phénomène douloureux disparaît. Ces petites phlébites reviennent à intervalles variables.

Une poussée inflammatoire plus intense constitue la *crise hémorrhoïdaire*. Celle-ci s'annonce par quelques signes prodromiques tels que pesanteur pelvienne, sensation de tension du côté du rectum, et des phénomènes généraux, céphalalgie, fièvre légère, soif, inappétence. Bientôt la douleur se précise et augmente; les fausses envies d'aller à la selle apparaissent, en même temps que du prurit anal, des irradiations névralgiques du côté de la vessie, du bas-ventre. La marche, la station assise sont impossibles; même le séjour au lit devient insupportable. Le malade ne sait plus quelle position prendre; il est en proie à une douleur atroce, lancinante, à des épreintes continuelles; il cherche en vain un soulagement par tous les moyens possibles, il s'accroupit, se lève, se couche en chien de fusil; il recourt à des ablutions chaudes ou froides, à des applications calmantes. Parfois la rupture d'une hémorrhoïde avec issue d'un caillot et de sang, lui procure une amélioration momentanée. La fluxion se termine au bout d'une huitaine de jours par résolution, à moins qu'une complication ne survienne. Exceptionnellement ces complications sont d'ordre général, et résultent de la propagation de la phlébite aux veines voisines, avec septicémie ou infection purulente; d'habitude elles sont purement locales et perceptibles seulement à l'examen physique.

Celui-ci donne des résultats bien différents suivant l'âge des hémorrhoïdes et suivant qu'il y a ou non une poussée fluxionnaire.

Signes physiques. — Ici il convient de distinguer les hémorrhoïdes externes et internes. En dehors de tout accident inflammatoire, les premières se montrent sous forme de replis de la muqueuse anale, susceptibles de se gonfler pendant les efforts, pour prendre l'aspect de bosselures bleuâtres et molles; ces bosselures siègent sur les côtés de l'anus, jamais sur la ligne médiane; on en compte un nombre variable. Le plus souvent, quand on a constaté leur existence, il faut s'attendre à trouver des hémorrhoïdes internes; pour les voir, il faut déplisser fortement l'anus avec les doigts et prier le malade de pousser; elles apparaissent alors comme de petites bosselures recouvertes d'une muqueuse rouge ou bleuâtre, quelquefois ulcérée et saignante. Y a-t-il prolapsus ? Le malade en poussant fait sortir alors un gros bourrelet circulaire ou presque, mais irrégulier et bosselé, qui reste hernié à travers l'anus; cette tumeur est tendue mais mollasse, réductible par pression.

Enfin nous avons dit que dans les hémorrhoïdes saignantes la source de l'hémorragie peut quelquefois être découverte par l'examen rectoscopique avec des valves. Le toucher rectal par contre n'offre pas de renseignements de valeur : les hémorrhoïdes internes simples ne fournissent pas au doigt de sensation spéciale; tout au plus un gros bourrelet réduit dans le rectum est-il perceptible comme un épaississement mollasse de la muqueuse.

Une lésion de phlébite profonde, très limitée n'est pas toujours reconnue par l'examen physique. Lorsqu'une tumeur hémorrhoïdaire externe est trombosée, elle constitue une petite masse arrondie, dure; la peau ou la muqueuse est tendue à sa surface, lisse et brillante, de couleur violacée; l'affaissement n'en est plus possible. Si c'est une hémorrhoïde interne, elle se pédiculise et sort par l'anus pour présenter les mêmes caractères; ou bien reste dans le rectum, et l'induration ne peut être sentie que par le toucher; en introduisant le doigt, on éveille de très vives douleurs, et on reconnaît un fait important, la contracture plus ou moins marquée du sphincter.

Enfin si la phlébite hémorrhoïdaire est totale, et la crise douloureuse très intense, on observe au niveau de l'anus, deux bourrelets concentriques, indurés, formés par les deux variétés d'hémorrhoïdes. La tumeur peut alors être énorme, comme une mandarine et même davantage; la tension de la muqueuse et de la peau est extrême; il y a de l'œdème périphérique; la coloration des tumeurs passe du violet au brun, puis au noir. Le simple attouchement arrache des cris au malade, et si l'on veut quand même introduire le doigt par l'anus, au centre des cercles bosselés, il n'est pas rare que la contracture du sphincter s'y oppose absolument.

Si la crise se termine par résolution, la tumeur diminue, s'affaisse peu à peu, ou vide une partie de ses caillots par une déchirure; la contracture du sphincter disparait et bientôt tout rentre dans l'ordre jusqu'à la crise suivante. Mais des complications modifient souvent cette marche de la maladie; ce sont l'*irréductibilité*, la *gangrène* et les *suppurations*.

Certains bourrelets internes, thrombosés sont cependant susceptibles d'être réduits, après anesthésie locale à la vaseline cocaïnée; il faut admettre alors que les hémorrhoïdes n'étaient que partiellement coagulées, que l'infiltration œdémateuse a pu en être chassée par pression prolongée; enfin que le sphincter était faiblement contracturé. Mais l'inflammation d'une part, la contracture musculaire de l'autre, agissent simultanément pour « étrangler » l'hémorrhoïde herniée, et l'irréductibilité est ainsi obtenue. Les douleurs spontanées avec ténesme atteignent alors leur maximum d'intensité, il y a souvent rétention d'urine. Lorsque l'étranglement se prolonge au delà de quelques jours, le sphacèle apparait : des escarres noirâtres se dessinent puis se détachent, en même temps que les phénomènes douloureux se calment. La gangrène peut être très superficielle, limitée à quelques points de la muqueuse, ou frapper une hémorrhoïde seulement; elle peut être totale, et faire tomber le bourrelet en entier. La plaie résultant de la chute de l'eschare se réunit très lentement, et la cicatrice reste longtemps indurée. Si la plaie fait le tour de l'anus, elle peut devenir l'origine d'un rétrécissement de cet orifice.

Les hémorrhoïdes suppurent souvent; l'abcès est comme elles sous-muqueux ou sous-cutané, et s'ouvre spontanément d'habitude. Le décollement peut s'étendre assez loin ; mais en somme, rien n'est à décrire de particulier à propos de ces abcès de la marge de l'anus; ils deviennent volontiers fistuleux de même que tous les autres abcès de cette région. Des suppurations plus éloignées se voient quelquefois, abcès de la fosse ischio-rectale, abcès de la prostate etc.

Enfin nous signalons en passant une dernière complication des hémorrhoïdes, l'ulcération de la muqueuse. C'est le plus souvent une érosion fissuraire de l'anus avec son cortège douloureux symptomatique ; ou bien il s'agit de véritables ulcères variqueux de l'anus ou du rectum, qui seront décrits plus loin.

Pronostic. — L'évolution de la maladie hémorrhoïdaire est des plus variables ; chez certains malades elle est supportée aisément pendant toute l'existence, avec de temps à autre une petite crise inflammatoire légère. Chez d'autres les hémorragies sont rares, peu abondantes, quelquefois même considérées comme un flux bienfaisant. Quelques-uns guérissent spontanément après un sphacèle total du bourrelet. Par contre les crises peuvent se répéter si souvent qu'elles deviennent un vrai tourment ; le malade ne peut plus se permettre le moindre excès, le moindre écart de régime sans s'exposer à la phlébite. L'hémorragie, par son abondance, et surtout par sa répétition, amène la *cachexie hémorrhoïdaire* et la mort. Enfin localement, les hémorrhoïdes entraînent des altérations graves de la muqueuse rectale ; une véritable rectite se développe, avec constipation opiniâtre, troubles dyspeptiques, coliques sèches dites coliques hémorrhoïdaires ; l'anus, dont le sphincter se relâche peu à peu, donne issue à des écoulements glaireux, à de la sérosité louche, à du muco-pus ; ce sont les « hémorrhoïdes blanches » de Richet. Ces liquides irritent l'anus, les fesses, les cuisses qui deviennent le siège d'érythèmes, d'érosions. Au toucher, on reconnaît l'induration des parois rectales ; on peut même observer le rétrécissement consécutif (Quénu).

L'avenir des hémorrhoïdaires n'est donc pas des plus rassurants ; nous ne pensons plus comme Hippocrate ou de Montègre que la maladie assure la conservation de la santé, est utile pour les mélancoliques et les aliénés, et préserve de la pleurésie et de la péripneumonie. En dehors de tout accident, les hémorrhoïdes constituent au moins une infirmité et nous en avons montré toutes les complications. Aussi est-il de règle aujourd'hui d'en débarrasser les malades qui le désirent ou quand on se trouve en présence d'une indication opératoire ; nous pouvons dire en effet que les interventions pour hémorrhoïdes sont essentiellement bénignes ; la plupart des chirurgiens n'ont jamais vu au cours d'une longue pratique, de complications post-opératoires. Les règles thérapeutiques doivent d'ailleurs reposer sur un diagnostic anatomique et étiologique minutieux.

Diagnostic. — Le diagnostic différentiel ne présente guère de difficulté, mais il faut se méfier de la tendance des malades à rapporter à de soi-disantes hémorrhoïdes tous les troubles qu'ils ressentent au niveau de l'anus et du rectum ; on doit toujours examiner la région anale et explorer le rectum par le toucher ; il faut encore demander au malade de faire effort, comme pour aller à la selle et entr'ouvrir l'anus pour apercevoir les bosselures saillantes des hémorrhoïdes internes. Pour cet examen le décubitus latéral est de beaucoup préférable. Enfin, mais très rarement, il sera bon d'utiliser la rectoscopie avec des valves, ou même la dilatation de l'anus sous chloroforme.

On peut confondre des hémorrhoïdes externes indurées, devenues fibreuses, avec des *condylomes* de l'anus ; ceux-ci siègent de préférence en avant et en arrière de l'anus ; ils sont uniques ou multiples, assez nettement pédiculés et font partie intégrante de la peau, qu'on ne peut plisser à leur surface ; dans leur développement, ils augmentent progressivement de volume ; enfin ils sont parfaitement indolents et toujours irréductibles.

Un *épithélioma ano-rectal* simule parfois des tumeurs hémorrhoïdaires indurées et ulcérées ; ou bien il s'accompagne de bourgeons secondaires disséminés dans la peau de l'anus. La distinction avec les tumeurs variqueuses repose sur la non-limitation du cancer, les infiltrations à distance, la dureté ligneuse de la tumeur. Il faut bien savoir que les hémorragies répétées dues aux varices ano-rectales conduisent les malades à un degré d'anémie rappelant de très près la cachexie cancéreuse.

Les hémorrhoïdes internes simplement procidentes ne ressemblent pas au *prolapsus de la muqueuse,* pour peu que l'examen de la lésion soit fait attentivement ; le prolapsus en effet est régulièremeni circulaire avec un orifice à son sommet ; il présente partout la même épaisseur ; il n'est pas constitué par des tumeurs arrondies inégalement volumineuses, séparées par des sillons.

Enfin une hémorrhoïde interne pédiculisée, peut être prise pour un *polype* ; elle n'en a pas il est vrai la forme régulière ; mais il faut surtout rechercher s'il n'y a pas d'autres hémorrhoïdes soit externes, soit internes, car il est bien rare de trouver une tumeur hémorrhoïdaire unique.

Le chirurgien doit en outre s'assurer que la maladie hémorrhoïdaire n'est pas symptomatique d'une autre affection. C'est pourquoi le rectum sera exploré dans toute son étendue ; il faudra examiner la cavité pelvienne, l'abdomen, le foie, etc. On cherchera enfin dans les antécédents du malade des renseignements sur son état général afin d'établir les relations possibles des hémorrhoïdes avec des attaques de goutte ou de rhumatisme chronique, ou avec la sclérose générale des veines. En un mot on s'efforcera de découvrir la cause des hémorrhoïdes, générale ou locale.

En dernier lieu un diagnostic anatomique exact doit être posé ; il est aisé de distinguer les hémorrhoïdes externes et internes ; mais il faut encore se rendre compte de l'état de la muqueuse, des érosions ou ulcérations qu'elle peut présenter ; il faut reconnaître les fistules, les abcès, toutes les complications inflammatoires, phlébite limitée ou générale, étranglement et sphacèle, etc. La thérapeutique chirurgicale doit être basée sur ce diagnostic.

Traitement. — Le traitement des hémorrhoïdes peut être prophylactique, et avoir pour but de s'opposer à leur développement, que nous avons vu si commun à l'âge adulte. C'est ce que Quénu appelle « l'hygiène du rectum ». Elle consiste à combattre la constipation, par un régime spécial, le massage abdominal, au besoin l'usage de laxatifs, et à assurer une propreté minutieuse de l'anus par des lavages répétés, spécialement après les garde-robes ; de même il faut éviter toute irritation ou lésion de la peau et de la muqueuse de l'anus. On a conseillé de remplacer le papier de toilette trop rude, par du papier de soie, des serviettes. Le malade ne doit pas se gratter lorsqu'il a des démangeaisons, mais faire des lotions boriquées, ou même appliquer un pansement humide boriqué sur l'anus.

Le traitement palliatif s'adresse aux hémorragies et aux accidents inflammatoires. Contre les premières, on peut recourir aux irrigations très chaudes, à l'introduction de suppositoires au tanin, au sulfate de fer, à l'iodoforme ; le tamponnement du rectum, et la cautérisation à l'anse galvanique ont été employés. Les complications septiques sont avantageusement traitées par les pansements humides chauds en permanence et par les pulvérisations chaudes ; on peut encore user des applications de calomel, de glycérine iodo-iodurée, de pommade à la morphine, à l'antipyrine, etc. La procidence simple d'hémorrhoïdes internes doit être réduite, si faire se peut après anesthésie avec la solution de cocaïne, ou mieux avec la vaseline cocaïnée.

Ces divers moyens ne méritent guère d'être conservés que si une contre-indication s'oppose à l'intervention chirurgicale ; ils échouent le plus souvent et on ne saurait avoir grande confiance en eux, de même que dans le traitement médical par l'extrait de capsicum, l'hamamelis virginica, etc. L'opération est contre-indiquée lorsque les hémorrhoïdes dépendent d'une affection de voisinage, cancer du rectum, tumeur pelvienne, lésion de la prostate ou de l'utérus, ou d'un viscère éloigné tel que le cœur, le foie ; il faut alors ou s'abstenir ou traiter la maladie causale. Et cependant des accidents menaçant la vie peuvent forcer la main au chirurgien, comme une hémorrhagie grave, une gangrène avec suppuration, ou infection générale. De même la grossesse est une contre-indication car après l'accouchement il est de règle que les hémorrhoïdes diminuent ou même disparaissent; mais là encore des complications pressantes obligent à opérer comme l'a fait une fois QUÉNU. Aujourd'hui d'ailleurs on redoute moins l'influence des opérations sur l'évolution de la grossesse, et l'on peut même se demander si les douleurs intenses et constantes causées par des hémorrhoïdes ne détermineraient pas plus facilement l'avortement que l'opération elle-même ; et nous allons montrer qu'on peut alors choisir un des procédés les plus simples.

Ces contre-indications étant exposées, nous devons nous demander si tous les hémorrhoïdaires méritent d'être traités chirurgicalement. Nous ne le pensons pas, car beaucoup d'entre eux vivent fort bien avec leurs hémorrhoïdes; certains pléthoriques se trouvent même soulagés par de petites saignées spontanées, au niveau de leur anus. Les véritables indications opératoires sont fournies par les accidents des hémorrhoïdes, et les malades ne songent vraiment à se faire soigner que le jour où un fait nouveau est apparu dans le cours de leur affection. De ces accidents, les uns sont graves et réclament l'intervention d'urgence, par exemple les hémorragies abondantes, les atroces douleurs des fissures intolérantes, les inflammations aiguës avec gangrène, les suppurations ; les autres sont assez sérieux par eux-mêmes ou par leur réapparition fréquente, pour gêner le malade, l'entraver dans ses occupations ou altérer profondément son état général. Et l'opération qu'on doit alors leur proposer, est d'ordinaire facilement acceptée par ces malades.

Les divers procédés opératoires, leur technique, leurs indications respectives, sont longuement exposés dans le traité de QUÉNU et HARTMANN, la thèse de VÉRON[1], et les Bulletins de la

[1] VÉRON. La cure sanglante des hémorrhoïdes. *Thèse de Paris*, 1899.

Société de chirurgie[1] où la question a été discutée en 1899. Nous les décrirons d'une façon succinte, en retenant surtout les modes opératoires en honneur actuellement, c'est-à-dire la dilatation de l'anus, la destruction partielle par le cautère actuel, et l'exérèse totale ou partielle au bistouri.

Nous voulons en effet laisser de côté les anciennès méthodes modificatrices et destructives, suivant lesquelles on appliquait des caustiques (pâte de Vienne, potasse, acide nitrique, acide phénique) sur les hémorrhoïdes, on injectait dans leur masse du sulfate de fer, du chlorure de zinc, du perchlorure de fer, de la glycérine phéniquée, etc. Le serre-nœuds de Maisonneuve, l'écraseur de Chassaignac, sont tombés dans un juste oubli aujourd'hui, et ne sauraient être utilisés contre les hémorrhoïdes. Le massage autrefois employé par Récamier, de nouveau mis en pratique de nos jours, n'est qu'une sorte de dilatation lente et progressive de l'anus. Enfin l'électrolyse qui a joui d'une certaine vogue, mériterait peut-être d'être conservée contre des varices anales avec altérations profondes et étendues de la muqueuse, entraînant des hémorragies profuses, si l'état général s'opposait à une intervention plus sérieuse. Étudions d'abord le traitement des hémorrhoïdes internes.

La *dilatation forcée de l'anus*, imaginée par Maisonneuve, préconisée par Fontan, Verneuil, Panas, a été regardée comme capable de guérir radicalement les hémorrhoïdes. Reclus a montré qu'il n'en était rien, et tous les chirurgiens connaissent des exemples de récidive, ou plutôt de continuation de l'affection hémorrhoïdaire après la dilatation simple; c'est le plus gros reproche à lui adresser. Elle peut rendre cependant de grands services : d'abord c'est le premier temps de toute intervention sur les hémorrhoïdes ; en relâchant le sphincter elle permet la procidence spontanée des paquets variqueux internes. Elle combat avec succès les hémorragies, tous les phénomènes douloureux, c'est-à-dire d'ordre nerveux, liés à l'évolution des hémorrhoïdes : les douleurs de la fissure, et la contracture du sphincter ; de

[1] *Bulletins et Mémoires de la Société de Chirurgie* de Paris, 899.

celle-ci peut résulter une vraie rétention stercorale qui s'oppose à une intervention complète.

D'autre part la dilatation nécessite l'anesthésie générale, et l'on a dit qu'il valait mieux en profiter pour curer du même coup les hémorrhoïdes. L'objection est juste, mais la dilatation seule n'en garde pas moins sa valeur si pour une raison ou une autre, le chirurgien préfère recourir à une intervention courte et simple (grossesse, état général précaire, développement insignifiant des hémorrhoïdes, etc.).

La dilatation agit comme le prouvent les expériences de Quénu[1] non en déchirant le sphincter, mais en diminuant sa tonicité, pour un nombre d'heures variable mais ne dépassant pas quarante-huit heures ; et cette action paraît se porter sur le centre médullaire de l'anus, par les filets sensitifs fortement impressionnés ou distendus. Disons enfin que la dilatation peut être manuelle ou instrumentale ; cette dernière à l'aide du spéculum de Trélat, est plus considérable ; la dilatation avec les deux pouces suffit parfois au début d'une opération.

La deuxième méthode, de *destruction partielle au moyen du fer rouge* est pratiquée de bien des manières. Les uns, avec Tillaux, Pozzi font l'ignipuncture ; après dilatation, le thermocautère porté au rouge sombre est plongé successivement dans chaque tumeur hémorrhoïdaire. D'autres comme Berger emploient la méthode de Richet et « volatilisent » les hémorrhoïdes avec la pince cautère écrasante, après limitation de la tumeur et traction sur elle avec un fil métallique. Ou bien on a recours à des méthodes combinées : l'écrasement avec un clamp, la ligature (Routier) puis l'ablation ou l'incision au thermo-cautère. Ces derniers procédés auraient pour but d'éviter les hémorragies consécutives et secondaires. Bien des reproches ont été adressés au cautère, surtout par Delbet et Poirier qui considèrent que l'instrument était bon lorsqu'on redoutait les hémorragies et les accidents septiques, mais ne l'est plus aujourd'hui. La cautérisation cause des douleurs parfois très vives pendant les jours qui suivent l'opération ; elle détermine des escarres

[1] Quénu. *Gazette médicale*, 16 janvier 1895.

avec réunion par seconde intention, de durée forcément un peu longue ; des hémorragies secondaires peuvent être observées au moment de la chute des escarres. Enfin dans le procédé de la volatilisation, la brûlure de la peau n'est pas toujours évitée, et le rétrécissement de l'anus peut en être la conséquence ; il est incontestable en effet que la destruction du revêtement cutané d'une part, la réunion par seconde intention de la plaie, d'autre part, sont les deux facteurs essentiels dans la genèse de ces rétrécissements.

Le cautère trouve son indication toutes les fois que la réunion primitive ne saurait être recherchée, par suite de l'infection de la région anale : lorsque les hémorrhoïdes sont gangrénées, et qu'il y a des suppurations plus ou moins étendues. Quénu et Delbet lui-même reconnaissent que son emploi est justifié dans de pareils cas, où l'asepsie de la plaie est impossible ; et comme il faut détruire toute la masse sphacélée, c'est à la volatilisation de Richet, que Quénu donne la préférence.

Du manuel opératoire de la cautérisation, nous dirons peu de chose car il est bien connu. Pour l'ignipuncture, il faut après dilatation éteindre dans l'hémorrhoïde un cautère chauffé au rouge sombre, sans quoi on s'expose à l'hémorragie ; il s'agit de véritables pointes de feu interstitielles, qu'on répète autant de fois qu'il y a de paquets variqueux. La volatilisation se fait au contraire avec les pinces portées au rouge blanc ; on isole en trois ou quatre paquets les hémorrhoïdes, à l'aide d'un fil métallique ou même de soie qui traverse à sa base chaque paquet, puis en fait le tour ; et on « frise » avec la pince tout ce qui est au-dessus du fil, après protection des parties voisines par des compresses humides. L'essentiel est de laisser des points muqueux intacts entre les surfaces cautérisées et de ne pas intéresser du tout la peau. Cette double précaution met à l'abri du rétrécissement consécutif. Berger considère qu'il est préférable de ne pas introduire de mèche dans le rectum après cette opération ; je recommande un gros drain entouré d'une mèche de gaze iodoformée. On applique donc un pansement humide sur l'anus. On pourrait dire que la destruction des hémorrhoïdes n'est pas complète ; on laisse, il est vrai, des intervalles de muqueuse certainement altérée; en fait on enlève les plus gros paquets variqueux, et pratiquement cette ablation qui n'est pas totale, se montre suffisante.

Avant de discuter la troisième méthode, l'exérèse au bistouri, nous devons mentionner *la ligature des hémorrhoïdes :* c'est un procédé bien ancien, actuellement en honneur en Angleterre et en Amérique, et défendu surtout par ALLINGHAM. Lorsque la tumeur est pédiculisée, comme un polype, il suffit de tirer un peu sur elle et de nouer un fil à sa base, puis d'attendre la chute de ce fil et de la petite tumeur.

Mais ce n'est pas là la véritable méthode de la ligature, qui consiste à inciser entre peau et muqueuse au niveau de chaque tumeur, puis à décoller la face externe de celle-ci, enfin à lier au-dessus; puis on fait rentrer dans le canal anal les hémorrhoïdes ainsi ligaturées. QUÉNU, redoutant de laisser une plaie ouverte, a suturé muqueuse et peau en extériorisant le pédicule de l'hémorrhoïde. N'est-il pas encore plus simple d'en faire la section aux ciseaux ou au thermo-cautère comme LEJARS et POTHERAT? Nous avons dit que ROUTIER incisait en quatre l'hémorrhoïde au thermo-cautère. Bref cette méthode participe de la cure au bistouri et de ses difficultés; elle ne se comprend guère sans suture muco-cutanée ou sans excision de la tumeur. Il faut donc la réserver aux cas assez rares où une hémorrhoïde unique, bien pédiculisée, et facilement accessible, ne justifierait pas une opération plus sérieuse.

L'*ablation du bistouri* peut être partielle ou totale, et dans les ablations totales il faut faire rentrer les opérations qui conservent la muqueuse en deux ou trois points à titre de repères, Le premier procédé est celui de C. MONOD[1]; après dilatation, chaque tumeur hémorrhoïdaire est attirée au dehors, limitée à sa base par un petit clamp et excisée; la suture, qui n'intéresse, comme la section, que la muqueuse, est faite bord à bord suivant l'axe du rectum, et non en abaissant la muqueuse vers la peau de l'anus. Cette manière de faire est extrêmement simple, sans la moindre difficulté; elle a l'avantage d'enlever les grosses

[1] *Bull. et Mém. de la Soc. de Chir.*, 1899.

lésions seules, et même en cas d'infection secondaire et de suppuration, elle n'expose pas au rétrécissement. On ne pourrait donc lui reprocher que de laisser des segments étendus de muqueuse assez altérée pour favoriser le développement ultérieur de nouvelles hémorrhoïdes.

L'ablation totale se fait suivant le procédé de WHITEHEAD, plus ou moins modifié par ses partisans DELORME, QUÉNU, RECLUS, LEJARS, DELBET, PICQUÉ, etc. L'opération comprend les temps suivants : Dilatation; incision circulaire de la muqueuse à son union avec la peau; décollement de la face externe de la muqueuse hémorrhoïdaire, d'avec le sphincter externe qu'il faut voir; section circulaire du manchon muqueux abaissé, au-dessus des hémorrhoïdes, et suture à la peau. L'opération est très élégante; si elle est bien faite, si l'asepsie est bien observée, les suites sont très simples, le résultat esthétique remarquable, la guérison rapide en dix à douze jours. Le malade doit être maintenu au lit de dix-huit à vingt jours, et surveillé, de peur qu'une selle laborieuse ne vienne désunir partiellement la cicatrice. Mais c'est une opération délicate, et qui demande de l'expérience. Un opérateur maladroit passant en dehors du sphincter, a pu couper le nerf anal, d'où paralysie et incontinence; cet accident est heureusement rare. Mais bien souvent on suit de trop près les hémorrhoïdes, ou bien on chemine dans les fibres du sphincter, et la dissection s'accompagne d'une hémorragie très gênante, alors qu'elle devrait être presque nulle.

La suture muco-cutanée est assez difficile à faire, la circonférence de la muqueuse étant plus grande que celle de la peau, et obligeant à faire des fronces. On a donc conseillé de prendre des repères. RECLUS dissèque la moitié antérieure du manchon, et la suture au fur et à mesure: il laisse au besoin les parties latérales intactes, et passe ensuite à la demi-circonférence postérieure. WHITEHEAD fendait en quatre segments le manchon muqueux, par des incisions longitudinales, puis excisait et suturait successivement chaque segment. LEJARS se contente d'une incision médiane antérieure. QUÉNU coupe peu à peu au delà des hémorrhoïdes et suture aussitôt à la peau le fragment divisé de la muqueuse, en ayant soin de ne pas appliquer sur elle de pinces, mais en se servant des hémorrhoïdes même, ou des fils comme moyen de traction; la suture se trouve ainsi terminée quand le bourrelet est détaché. Pour éviter la rétraction de la muqueuse, capable de couper les fils, PICQUÉ conseille de pousser très loin dans le rectum la dissection de cette muqueuse, tout en ne réséquant que la partie variqueuse.

Enfin dans le même but, QUÉNU, avait imaginé de ne pas réséquer du tout la muqueuse, mais après dissection de la face externe des varices, de les séparer aussi sur leur face interne, de la muqueuse; celle-ci s'adapte alors naturellement à la peau de l'anus. Pour une telle opération, la condition indispensable est que la muqueuse soit saine; le fait est si rare que QUÉNU a abandonné son procédé.

Nous passons sur d'autres modifications. Mais nous devons faire remarquer que leur nombre seul prouve que l'opération de WHITEHEAD est délicate. Elle est incontestablement avantageuse, car elle fait bénéficier l'opéré de l'asepsie et de la réunion par première intention; pour atteindre ce résultat elle nécessite la préparation du malade, la désinfection exacte du rectum, la constipation pendant une dizaine de jours, et une surveillance étroite de deux à trois semaines. Faute de prendre ces précautions, on observe la désunion de la plaie, la suppuration, le rétrécissement de l'anus, des abcès locaux, l'infection générale même.

Les résultats de ces diverses opérations pour hémorrhoïdes internes sont tous bons, et c'est pour cela que chaque chirurgien vante les avantages de son propre procédé et s'en tient à lui.

Les suites opératoires mêmes sont simples; la rétention d'urine est fréquente, quel que soit le mode opératoire, et se voit après la simple dilatation. Les douleurs post-opératoires sont quelquefois vives, surtout après les cautérisations; on les calme en enlevant tout pansement intra-rectal, en ne laissant qu'un pansement humide ou vaseliné sur l'anus. La guérison est constante, mais doit être surveillée pour éviter le rétrécissement possible; depuis l'application régulière de l'asepsie, on n'a jamais constaté de mort après une opération.

En résumé, toute hémorrhoïde interne qui occasionne des accidents, douleurs, hémorragie, procidence, inflammation, doit, en dehors des exceptions signalées, être traitée chirurgicalement. L'ablation totale au bistouri est pour certains chirurgiens, le procédé de choix; si on a quelques raisons de douter de l'asepsie opératoire, l'ablation partielle de Monod est à recommander. Les hémorrhoïdes envahies par une phlébite aiguë avec procidence irréductible ou gangrène, sont justiciables du fer rouge. La dilatation simple s'adresse aux hémorrhoïdes peu développées avec accidents douloureux hémorragiques, ou avec fissure; enfin une tumeur hémorrhoïdaire unique et pédiculée peut être traitée par la simple ligature. C'est dire que tous les procédés sont bons quand ils sont bien appliqués; dans cette question de thérapeutique, il faut être éclectique comme Quénu, Schwartz, Bazy, Tuffier.

Les hémorrhoïdes externes réclament moins l'intervention chirurgicale, car elles sont d'habitude bien tolérées; elles peuvent devenir gênantes par leur saillie exagérée, ou s'enflammer et occasionner de vives douleurs. Dans le premier cas, on sectionne aux ciseaux l'hémorrhoïde à sa base, et l'on suture les deux lèvres de l'incision; on agit de même pour les marisques si le malade désire en être débarrassé. En cas de phlébite, la petite tumeur est incisée, le caillot évacué et la plaie tamponnée; Quénu a pu suturer de telles plaies et obtenir la réunion par première intention. Enfin l'ignipuncture est à recommander pour les bourrelets phlébitiques; ici on ne songerait pas à détruire la grosse masse des hémorrhoïdes à cause de la rétraction ultérieure de la cicatrice cutanée.

XVIII

PROLAPSUS DU RECTUM

Définition. — La meilleure ou la moins mauvaise des définitions du prolapsus rectal est encore celle qu'en donne CRUVEILHIER dans son *Anatomie pathologique*, lorsqu'il dit : « C'est ce déplacement dans lequel l'intestin rectum s'échappe par l'anus » ; elle a du moins ce mérite d'être très large et compréhensive, et, en effet, on réunit sous le nom de *prolapsus du rectum* des affections qui sont peut-être assez voisines au point de vue anatomique, mais qui diffèrent beaucoup par leurs causes, leurs caractères cliniques et le traitement qu'elles réclament.

Anatomie pathologique : Classification. — CRUVEILHIER distinguait les quatre variétés suivantes de prolapsus du rectum :

1° L'invagination de la muqueuse ;

2° L'invagination de la partie la plus inférieure du rectum à travers l'anus ;

3° L'invagination de la partie supérieure du rectum dans l'inférieure ;

4° La précipitation à travers l'anus d'une invagination de la continuité de l'intestin.

I. L'INVAGINATION DE LA MUQUEUSE, plus ordinairement appelée aujourd'hui *prolapsus muqueux* ou *prolapsus partiel, prolapsus ani* des auteurs allemands, est une *éversion* de la muqueuse, un ectropion, un chémosis de cette tunique, a-t-on dit. C'est, suivant l'expression de GOSSELIN, la doublure qui dépasse l'habit. Chez le cheval cette éversion est normale à chaque défécation ; elle est pathologique chez l'homme. Elle forme un bourrelet circulaire assez régulier, sauf s'il est d'origine hémorrhoïdaire. La muqueuse à sa base se continue avec la peau de la région anale ; l'orifice est au centre. Rarement ce bourrelet atteint de

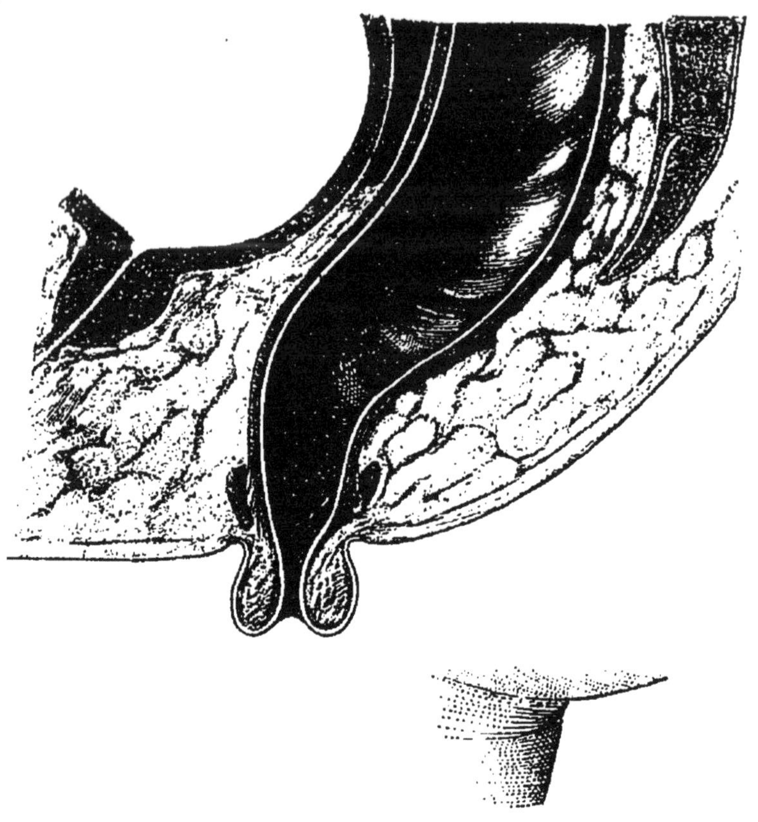

Fig. 24.
Prolapsus partiel (Faure et Rieffel). — La muqueuse seule fait issue au dehors.

bien grandes dimensions : de 2 centimètres en moyenne, on en a vu de 5 à 6 centimètres et plus, mais était-ce bien des prolapsus muqueux?

II. Le vrai prolapsus du rectum, total et complet, ce que les allemands appellent *prolapsus ani et recti*, correspond à la deuxième variété de Cruveilhier. C'est exactement le retournement de l'ampoule rectale ; toutes les tuniques de l'intestin y prennent part. Plus volumineux que la simple éversion mu-

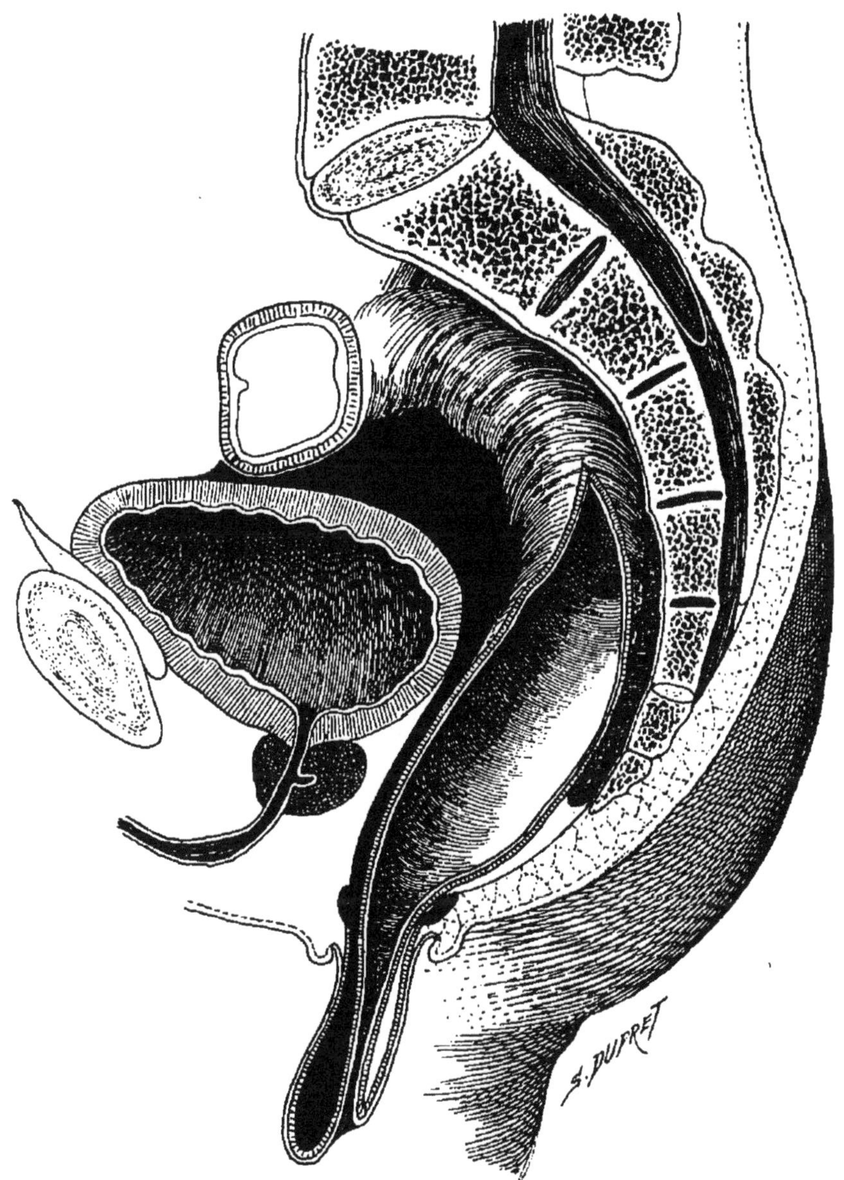

Fig. 25.
Prolapsus ano-rectal complet ou prolapsus à deux cylindres (FAURE et RIEFFEL). Modifiée.

queuse, il a la forme d'une sorte de tronc de cône à base supérieure anale, à sommet tronqué inférieur. Sa forme l'a fait comparer à une massue, à une quille ou encore à une ruche d'abeilles. Bien rarement il reste régulièrement cylindrique, conservant le même calibre à sa base comme à son extrémité. Nous verrons à quoi tiennent ces différences.

Sa longueur est de 8, 10, 12 centimètres, rarement plus ; les cas de prolapsus de 20, 25 et 30 centimètres se rapportent à des invaginations du côlon.

Son orifice reporté en arrière du côté du coccyx, laisse d'ordinaire passer l'index ; il n'est pas rond, mais ovale, et souvent il est rétréci sur un des côtés par une sorte de repli valvulaire. Boeckel avait vu que ce rétrécissement n'était pas cicatriciel comme on le prétendait et il lui attribuait une origine congénitale qui est loin d'être démontrée ; nous verrons plus loin que des travaux récents font de ce rétrécissement le repli valvulaire normal qui marque la limite supérieure de l'ampoule (pli transversal de Kohlrausch) et que double le sphincter de Nélaton.

Sa base, comme celle du prolapsus muqueux, n'est marquée par aucun sillon ; la muqueuse du segment intestinal prolabé se continue sans inflexion, directement avec la peau de l'anus.

La paroi antérieure bombe, se déplisse et forme la majeure partie de la masse.

La paroi postérieure au contraire est incurvée, rétractée, entraînant l'orifice vers le coccyx.

Voyons la disposition *quand on regarde par l'abdomen*. Le petit bassin paraît avoir des dimensions exagérées. Chez l'homme, après avoir attiré les anses d'intestin grêle qui remplissent le cul-de-sac de Douglas, on peut voir le plus souvent ce cul-de-sac se prolonger très bas dans la partie antérieure du prolapsus. L'ensemble constitue une véritable hernie à laquelle on donne, depuis Uhde, le nom d'*hédrocèle*.

Chez la femme, l'ovaire prolabé, l'utérus rétrofléchi peuvent venir s'y loger.

Le sac n'existe qu'à la partie antérieure ; en arrière, le méso s'interpose et c'est à sa résistance qu'est due la forme incurvée du prolapsus.

Il est des cas pourtant où le cul-de-sac péritonéal ne descend pas dans le prolapsus. Voici en effet ce que dit DURET[1] dans une

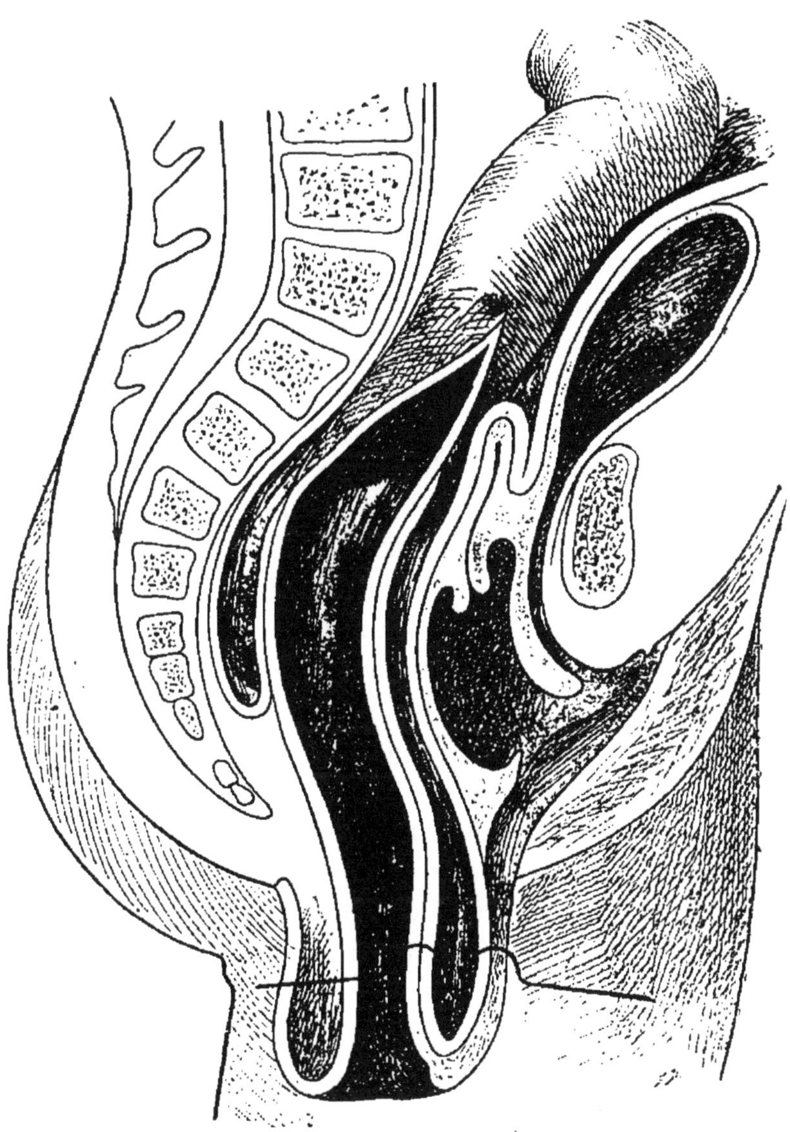

Fig. 26.
Prolapsus ano-rectal (d'après VON ESMARCH). — On voit la cavité de l'hédrocèle dont les érignes écartent les deux parois.

de ses observations : « Chez notre sujet nous avons trouvé un

[1] DURET. Sur la pathogénie et le traitement des prolapsus rectaux. *Bull. et Mém. de la Soc. de Chir.*, 8 mai 1900, p. 470.

« cul-de-sac péritonéal d'une profondeur de 12 à 13 centimètres, « arrivant au contact du périnée, mais ne descendant pas dans « le prolapsus. Le sphincter anal atrophié, graisseux, admettait « quatre doigts. La masse prolabée, d'une hauteur de 8 centimètres « environ, était formée par la muqueuse de l'ampoule, très « élargie, très dilatée, très hypertrophiée, formée d'une série « de replis qui se recouvraient de larges valvules conniventes. »

Certaines *lésions pathologiques* ne tardent pas à se produire au niveau des parties qui prennent part au prolapsus.

La muqueuse, soumise aux contacts extérieurs, irritée, froissée, se congestionne, puis s'enflamme et présente toutes les altérations de la rectite, soit aiguë avec œdème, ulcération, etc..., soit chronique avec épaississement, sclérose.

L'épithélium cylindrique du cylindre externe se transforme par places en épithélium pavimenteux stratifié.

Les fibres musculaires sont distendues, dégénérées, ce qui explique la dilatation énorme de l'ampoule, cause et résultat tout à la fois du prolapsus. Souvent la couche musculaire devenue fibro-graisseuse est à peine visible ; pourtant elle conserve toujours une certaine épaisseur en deux points : au voisinage de l'anus (sphincter interne), à 8 ou 10 centimètres plus haut en général, au sommet du prolapsus par conséquent (sphincter de Nélaton).

Dans *le cylindre invaginé* les fibres musculaires sont encore pâles, atrophiées, ce qui contraste avec l'aspect rouge, charnu des fibres musculaires supérieures du rectum avec lesquelles elles étaient en continuité.

La couche cellulaire est parfois très lâche, infiltrée, permettant le glissement facile sur les tissus sous-jacents, mais dans les prolapsus anciens elle est considérablement épaissie et indurée ; son épaisseur peut atteindre 10, 12 millimètres et plus. On comprend que dans ces cas, le retournement de l'intestin soit absolument impossible ; il n'y a d'autre traitement alors que la résection.

De plus, lorsque les tuniques sont ainsi épaissies, l'intestin qui remplissait le cul-de-sac péritonéal antérieur arrive à n'y plus pouvoir descendre. Dans l'observation de Carlier, il exis-

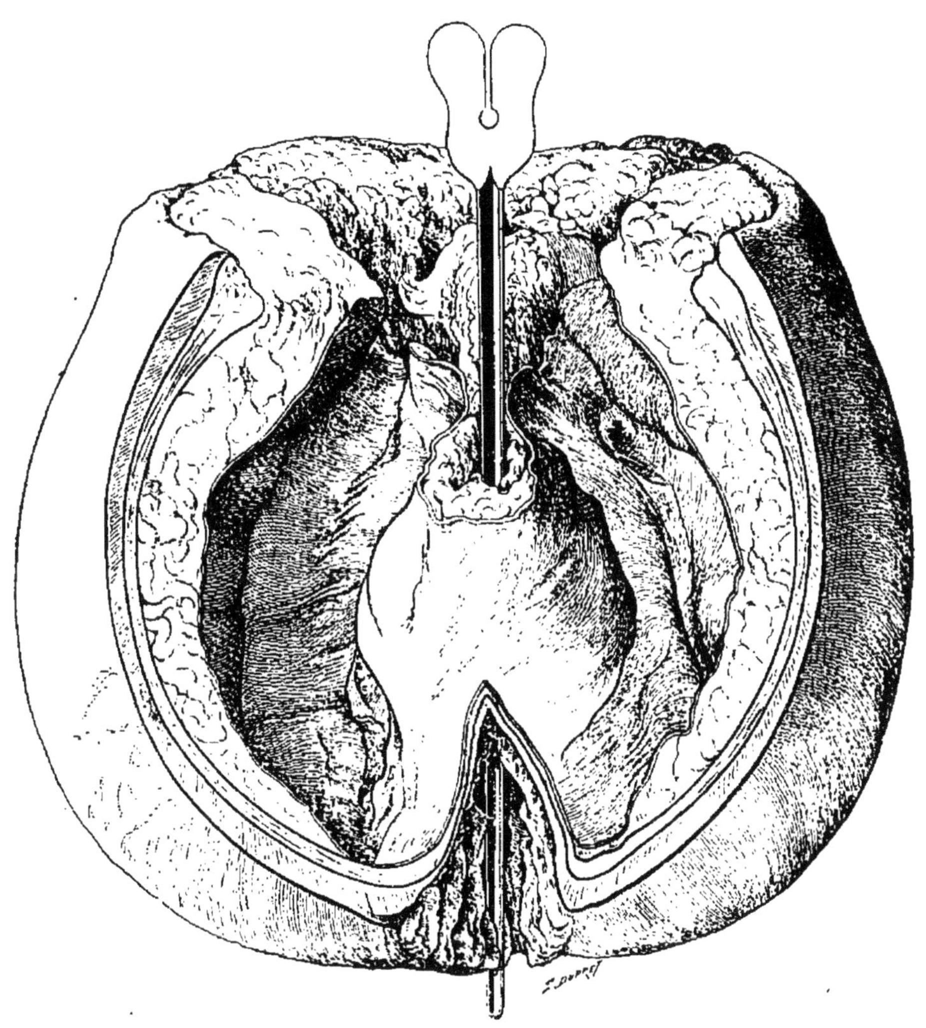

Fig. 27.

Prolapsus du rectum extirpé chirurgicalement (pièce de M. Carlier). — C'est un prolapsus à deux cylindres : le cylindre externe ouvert sur la ligne médiane antérieure se continue avec le cylindre interne dans lequel est engagée une sonde cannelée. Au niveau du point de réflexion existe un pli de la muqueuse (valvule de Houston). Le prolapsus a été réséqué circulairement à sa base : on peut juger de l'épaississement des parois, cause de l'irréductibilité. On voit en avant la cavité de l'hédrocèle, en arrière la tranche de section du méso-côlon pelvien.

tait un large et profond cul-de-sac péritonéal qui avait dû certainement contenir autrefois de l'intestin, mais qui par suite de l'épaississement des tuniques rectales communiquait à peine avec la grande cavité péritonéale au niveau du sphincter anal. On peut se rendre compte de cette disposition sur la figure 27.

Le *méso* est épais, graisseux ; il renferme de nombreux vaisseaux artériels et veineux dont l'hémostase est parfois assez pénible à faire quand on pratique la résection du prolapsus.

Quant au *sphincter externe*, on le trouve normal et même épaissi, résistant dans ce que nous appellerons tout à l'heure les prolapsus de force; il est au contraire flasque, distendu, dégénéré, ayant perdu toute tonicité, dans les prolapsus anciens et surtout dans les prolapsus de faiblesse.

Les *releveurs de l'anus* forment un entonnoir très allongé, qui soutient encore le rectum dans une certaine mesure, mais qui à la longue ne tarde pas, lui aussi, à se laisser distendre.

III. L'INVAGINATION DE LA PARTIE SUPÉRIEURE DU RECTUM DANS L'INFÉRIEURE (troisième variété de CRUVEILHIER, *prolapsus recti* des Allemands), est certainement beaucoup plus rare et moins bien connue que la précédente. Beaucoup de nos classiques la confondent dans une même description que la variété suivante : c'est le *prolapsus invaginé* de GOSSELIN, l'*invagination procidente* de P. DELBET; en réalité le prolapsus recti, affection purement rectale, et le prolapsus coli invaginati dont le point de départ est à l'S iliaque ou plus haut, doivent être distingués; aussi avons-nous conservé la division de CRUVEILHIER.

Les figures indiquent clairement comment se constitue la variété qui nous occupe et par quelles particularités anatomiques elle se distingue des autres.

Au début, cette invagination est complètement intrarectale et ne fait pas saillie à l'anus; c'est une invagination intestinale ordinaire à 3 cylindres. CRIPPS et J.-P. TUTTLE ont fait de ce prolapsus larvé la cause de troubles sérieux, non seulement locaux, mais aussi réflexes sur l'appareil gastro-intestinal et l'appareil génito-urinaire, troubles qui cesseraient par la remise en place du rectum.

Bientôt d'ailleurs, le cylindre interne sort par l'anus sous forme d'un boudin cylindrique; la portion extérieure ne com-

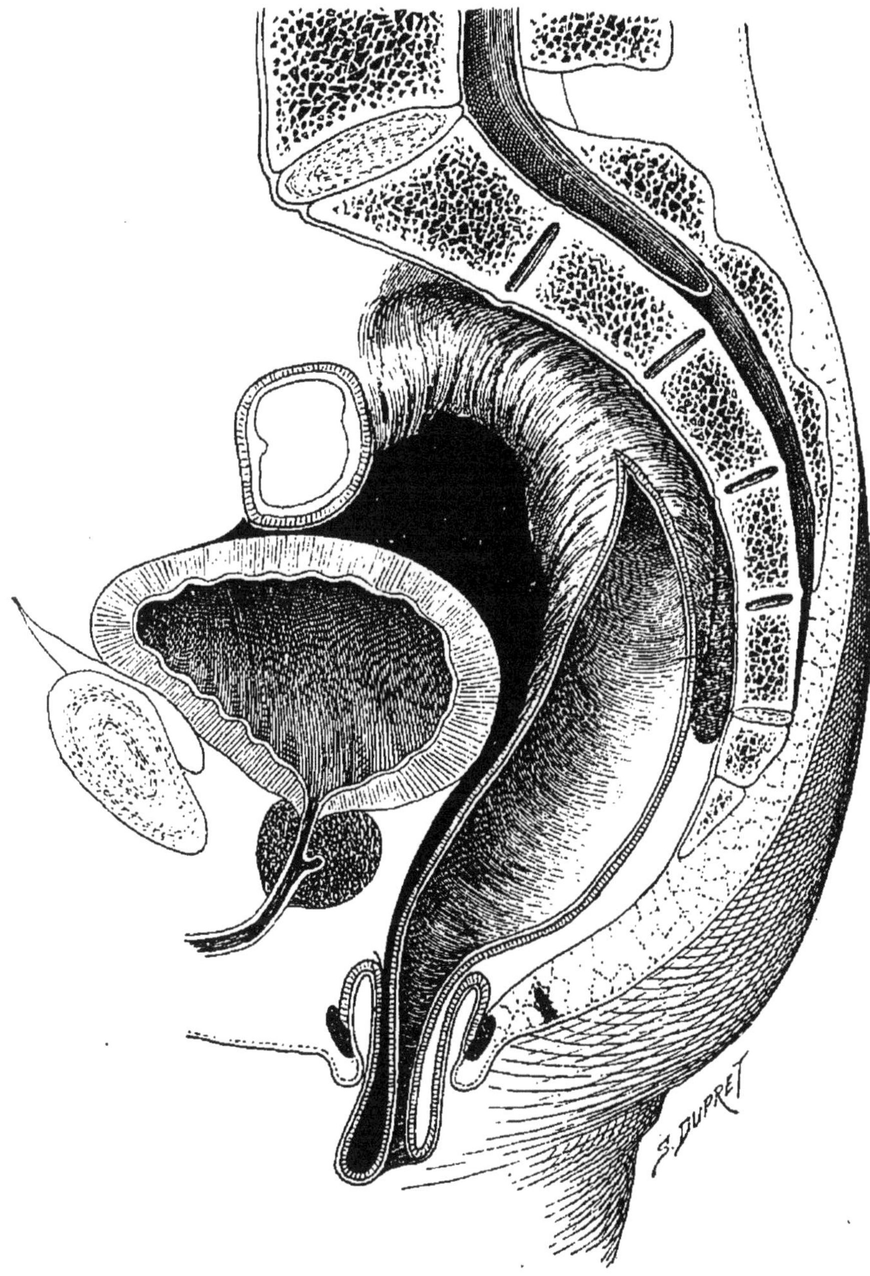

Fig. 28.

Prolapsus rectal incomplet ou prolapsus à trois cylindres (FAURE et RIEFFEL). Modifiée.

prend que deux cylindres. Elle se distingue des variétés précédentes de prolapsus par l'existence, entre l'orifice anal et les parties déplacées, d'un sillon circulaire où peut s'enfoncer le doigt ou un stylet, jusqu'à ce qu'il rencontre, à quelques centimètres de l'anus, au fond de cette rigole, le collier de l'invagination.

On comprend que, peu à peu, le rectum puisse achever de se retourner, que le collier s'abaisse jusqu'à l'anus et que par suite le sillon s'efface ; on aura alors un prolapsus de la deuxième variété. Cette transformation du prolapsus recti en prolapsus ani et recti serait un mode de développement fréquent, le seul pour Ludloff, du prolapsus ordinaire.

IV. Enfin la quatrième variété, c'est-à-dire la précipitation a travers l'anus d'une invagination de la continuité de l'intestin, le *prolapsus coli invaginati* des Allemands, est suffisamment définie par ces deux noms ; ce n'est pas à proprement parler une affection du rectum et son histoire rentre plutôt dans celle, déjà étudiée, des invaginations intestinales, que dans celle du prolapsus rectal.

Observée à tous les âges, c'est une tumeur le plus souvent très étendue : 15 centimètres chez de très jeunes enfants, 25 à 50 chez les adultes. Sa base présente un sillon comme le prolapsus recti, mais bien plus profond, le collier de l'invagination restant d'ordinaire inaccessible à toute exploration.

Étiologie. — « Le prolapsus rectal est très analogue dans son mode de production à une hernie. Comme pour les hernies, la condition nécessaire à son développement, le fait qui domine son étiologie, c'est l'*effort*, effort qui devra être très violent s'il s'agit d'un sujet normalement constitué, mais qui pourra être minime, surtout s'il est répété, chez un prédisposé » (Lenormant).

Bien que cet effort puisse être dû à la toux, à une miction difficile (chez les enfants calculeux en particulier), il relève dans l'immense majorité des cas de troubles de la défécation, soit qu'il s'agisse de constipation opiniâtre, soit qu'il s'agisse de diarrhée répétée avec ténesme.

Il faut d'ailleurs distinguer, au point de vue étiologique, le prolapsus des enfants et celui de l'adulte.

1° Prolapsus de l'enfant. — Le prolapsus, d'ordinaire muqueux, parfois total, est extrêmement fréquent dans les trois ou quatre premières années de la vie, beaucoup plus qu'à toute autre période. A cet âge, il y a une prédominance très nette chez les garçons : 39 garçons contre 25 filles (Lenormant).

Hartmann et son élève Soulier[1], Broca, en France, Schmey, en Allemagne, ont établi que ce prolapsus infantile est en rapport avec le rachitisme des sujets qui en sont porteurs. C'est par les troubles digestifs si fréquents dont il est la cause qu'agit le rachitisme et, fait sur lequel ont insisté Ludlow et Lenormant, les enfants ainsi atteints sont, dans plus des trois quarts des cas, des diarrhéiques.

Ajoutez à cela la déplorable habitude de laisser trop longtemps les enfants sur le vase, pousser, pleurer et crier jusqu'à ce qu'ils aient expulsé leur muqueuse !

Ce prolapsus infantile guérit d'ordinaire, spontanément ou par des moyens hygiéniques simples, mais il n'est pas certain que la guérison soit toujours définitive et Lenormant a relevé 25 cas dans lesquels il avait persisté jusqu'à l'âge adulte sans jamais disparaitre, ou dans lesquels il s'était reproduit après quelques années de guérison apparente.

2° Prolapsus de l'adulte. — Chez l'adulte, le prolapsus est fréquent à la période de grande activité physique et il le reste, bien qu'un peu moins, au début de la vieillesse quand les tissus commencent leur évolution sénile.

Ici encore ce sont les troubles de la défécation, et spécialement la constipation chronique, qui jouent le rôle principal.

On comprend aussi que l'existence de bourrelets hémorrhoïdaires, de polypes du rectum, d'un rétrécissement congénital, puisse gêner la défécation et être cause de prolapsus. Les matières repoussent ces obstacles, et, après des efforts violents et réitérés, le tout finit par être expulsé.

[1] Soulier. *Th. de Paris*, 1897.

Les deux sexes paraissent atteints avec une fréquence sensiblement égale : dans une statistique qui ne comprend que des cas opérés chirurgicalement, LENORMANT trouve 119 hommes et 102 femmes. Si l'homme en effet est plus exposé aux efforts professionnels, chez la femme, l'*accouchement*, les *déchirures consécutives du périnée*, en détruisant le plancher pelvien, créent des causes prédisposantes qu'ont indiquées TRENDELENBURG et son élève GECK, de Ott, et que démontrent l'association souvent observée du prolapsus rectal et du prolapsus génital et la fréquence de la chute du rectum chez les grandes multipares.

Signalons encore l'influence quelquefois constatée de l'*hérédité*, et le fait, observé par MIKULICZ, LUDLOW, BAKES, de la fréquence du prolapsus chez les israélites russes chez qui la défécation chaque matin, même en dehors de tout besoin, est une prescription rituelle.

Nous venons d'envisager comment et dans quelles conditions agit l'*effort*, dans la production du prolapsus rectal ; à côté de lui, il faut faire une place non moins importante au *relâchement des moyens de fixité*.

Rappelons d'un mot les dispositions anatomiques. Le rectum, formé de trois tuniques solidement unies entre elles, est soutenu par le plancher périnéal (muscles du périnée, sphincter, releveur), suspendu par son méso, et maintenu pour ainsi dire par le tissu cellulo-graisseux péri-rectal. Toutes ces parties peuvent être modifiées.

a) *Tuniques rectales*. — *La muqueuse* enflammée glisse et se sépare de la musculaire.

La musculaire se relâche sous l'influence soit d'un état local (rectite, parésie des fibres musculaires sous-jacentes à une muqueuse enflammée), soit d'un état général (rachitisme, faiblesse générale des tissus). Ce relâchement permet la dilatation de l'ampoule, d'où son retournement plus facile.

La séreuse adhère à la tunique musculaire et la suit dans ses déplacements.

b) *Les moyens de suspension* peuvent être relâchés et permettre la ptose du rectum comme ils permettent la ptose d'autres organes (intestin, rein, etc.).

Mais c'est à l'insuffisance des *moyens de soutien*, sphincter externe et surtout releveurs de l'anus et aponévroses sacro-recto-génitales, à l'insuffisance de tout le plancher pelvien en un mot, qu'il faut, à notre avis, faire jouer le rôle capital. C'est une loi de l'anatomie des viscères pelviens qu'ils sont « soutenus par en bas beaucoup plus que suspendus par en haut » et que leurs connexions périnéales sont leur moyen de fixité essentiel ; cette loi s'applique au rectum comme à l'utérus. Dans le cas particulier, on peut donner comme preuves de cette importance des moyens de soutien, les cas nombreux de prolapsus rectal observés chez les femmes atteintes de déchirure du périnée, après les incisions étendues de fistule ayant détruit le sphincter (cas de Nélaton, Vallas, Reynier, Boiffin), dans les anus périnéaux ou sacrés établis après ablation du rectum cancéreux. C'est encore par l'insuffisance des moyens de soutien, par la paralysie du sphincter et des releveurs qu'on peut expliquer les *prolapsus traumatiques* observés par Bell et par Hirschberg après des chutes sur la région lombo-sacrée et accompagnés d'incontinence fécale, les cas de Pérignon (de Sedan) et de Schrader où le prolapsus existait chez des nouveau-nés porteurs de spina-bifida ; c'est encore ce mode pathogénique que nous croyons en cause chez un malade que nous avons opéré avec succès et qui était atteint en même temps de paralysie infantile.

Le coussinet graisseux qui entoure le rectum de toute part, le maintenant dans sa position et empêchant ses déplacements, peut disparaître par suite de l'amaigrissement. Nous n'avons pas remarqué d'une façon bien nette cette influence de l'amaigrissement mais Ludlow[1] y insiste et lui fait jouer un certain rôle dans la pathogénie.

Mais pourquoi tous ces moyens de fixité sont-ils faibles et relâchés ? C'est ici qu'apparaît l'importance de l'état général

[1] Ludlow. Veitere Beiträge zur Pathogenese und Therapie des Rectumprolapses. *Arch. f. Kl. Chir.*, Bd. 60, S. 717.

qui prédispose à l'atonie des éléments musculaires de l'organisme, d'où les ptoses diverses, les dilatations, les hernies.

Pathogénie. — POUR LE PROLAPSUS MUQUEUX l'explication est facile. Le tissu cellulaire sous-muqueux est lâche, surtout chez l'enfant; il permet à la muqueuse de glisser en formant un bourrelet que les défécations exagèrent. L'effort expulse la muqueuse.

POUR LE PROLAPSUS TOTAL, deux grandes théories sont en présence : le prolapsus d'abord muqueux se ferait de bas en haut pour les uns, le prolapsus d'emblée total se ferait de haut en bas pour les autres.

1° *Théorie du prolapsus muqueux initial.* — Le bourrelet muqueux, primitivement seul prolabé, fait obstacle aux matières et les efforts considérables de défécation chassent le tout, bol fécal et bourrelet. La muqueuse ne tarde pas à se tendre et ne peut continuer son mouvement de descente qu'en entraînant à sa suite la tunique musculaire, puis la séreuse péritonéale. C'est la théorie admise par CRUVEILHIER, ERMARCH, et qui répond bien à la réalité dans certains cas. Nous pouvons citer comme type l'observation rapportée par DURET[1].

Nous avons eu l'occasion, dit-il, en 1891, de faire avec le Dr Vallin, la dissection attentive d'un prolapsus rectal du volume du poing, chez un homme de soixante ans, mort d'une affection des voies urinaires.

La masse prolabée d'une hauteur de 8 centimètres environ, était formée par *la muqueuse* de l'ampoule très élargie et très hypertrophiée, le cul-de-sac péritonéal arrivait au contact du périnée, mais ne descendait pas dans le prolapsus.

C'est évidemment par ce même mécanisme que se produit la descente quand un polype à large pédicule est expulsé hors de l'anus et qu'il entraîne à sa suite la paroi sur laquelle il s'implante.

Pour FISCHL[2] le prolapsus serait toujours précédé par le

[1] DURET. *Journ. des Soc. médic. de Lille*, oct. 1891.

[2] FISCHL. *Zeitsch. f. Heilkunde*, 1889, t. IX, p. 163.

catarrhe du rectum ; il y a œdème de la sous-muqueuse et la contraction de la musculeuse de la muqueuse chasse cette muqueuse qui entraîne les autres parois de l'intestin.

Sans nier l'influence de l'inflammation rectale et des efforts de défécation qu'elle provoque, nous considérons, en France, ce catarrhe muqueux comme le plus souvent secondaire, non primitif et nous faisons jouer un rôle important à l'affaiblissement de la musculature du rectum.

2° *Le prolapsus se produit de haut en bas,* disent d'autres auteurs contrairement à l'opinion classique.

Pour JEANNEL [1] ce sont les moyens de fixité supérieurs du rectum (le méso-côlon et le méso-rectum) dont la faiblesse est surtout en jeu, car on peut voir disparaître par un traumatisme les sphincters inférieurs sans que le prolapsus se produise. Il emploie pour présenter sa théorie une comparaison fort ingénieuse : le rectum, dit-il, est un prisonnier enchaîné dans sa cellule; même la porte ouverte, il ne peut sortir. Mais que la chaîne se brise, ou qu'elle s'allonge (ligaments rectaux) il suffit d'une occasion, c'est-à-dire de la porte ouverte un instant pour que le prisonnier s'échappe et la porte anale sphinctérienne sera forcée un jour ou l'autre !

De plus, JEANNEL, comme FISCHL, regarde la rectite comme « la lésion principale, primordiale dans la genèse du prolapsus », non seulement par le ténesme et les efforts incessants qu'elle détermine, mais encore parce qu'elle fait dégénérer à la fois les moyens de suspension et les moyens de soutien du rectum. D'où cette conclusion que toute tentative thérapeutique devra, sous peine d'échec, s'adresser d'abord à la rectite.

3° *Théorie de la hernie périnéale primitive.*

Dans ces derniers temps ZUCKERKANDL puis LUDLOW [2] ont rapporté à la *hernie périnéale primitive* la cause de tous les prolapsus du rectum.

[1] JEANNEL. Rapport sur une observation de Jeannel. Verneuil. *Bull. Acad. de Méd.*, 1889. — De la colopexie. *Gaz. des Hôp.*, 1892.

[2] LUDLOW. *Arch. f. Kl. Chir.*, 1899, Bd. LX.

Ceci mérite quelques explications[1]. Le cul-de-sac péritonéal recto-vésical qui, dans les premières phases de la vie embryonnaire[2] descendait jusqu'au voisinage du périnée, constituant le canal de Douglas[3], s'est replié au niveau du tiers supérieur des vésicules séminales.

Dans sa portion rectale, le péritoine est fusionné avec la paroi antérieure du rectum, formant corps avec lui, et il n'est pas possible de concevoir son déplacement sans entraînement péritonéal et réciproquement.

Or dans ce cul-de-sac vésico-rectal, dans ce ballon péritonéal, comme dit LUDLOW, que trouve-t-on ? Des anses intestinales ; que sous l'influence d'une poussée continue, d'un effort répété (constipation), de l'affaiblissement de la paroi rectale[4], et peut-

[1] GÉRARD MARCHANT. Sur le prolapsus du rectum. *Bull. et mém. de la Soc. de Chir.* 17 avril 1900, p. 427.

[2] CRUVEILHIER a beaucoup insisté sur la présence du cul-de-sac péritonéal dans la partie antérieure du prolapsus vrai, dès que le prolapsus atteint un certain volume, et ce cul-de-sac abaissé est merveilleusement figuré dans une des planches de son atlas (t. II, 21e livraison, pl. VI, fig. 3). Il ne lui répugne pas d'admettre que des anses intestinales peuvent pénétrer dans ce cul-de-sac.

GOSSELIN professait que dans tout prolapsus de cinq à six ans, il existe toujours une hédrocèle, mais cette hédrocèle est secondaire tandis que pour LUDLOW elle est primitive, et l'origine de tous les accidents.

[3] Voici d'après WALDEYER les variations de hauteurs de ce cul-de-sac péritonéal :

Chez l'embryon mâle, il descend jusqu'à la racine de la partie membraneuse de l'urètre ; chez l'embryon femelle, sur deux tiers de la paroi vaginale postérieure.

Nouveau-né mâle, jusqu'à base de la prostate ; femelle tiers supérieur du vagin.

Adulte mâle, à 2 centimètres environ de la base de la prostate ; femelle, à 3 centimètres au-dessous de l'insertion du vagin.

Distance de l'anus : homme, 5 à 7 centimètres : femme, 5 à 6 centimètres, variable.

[4] Le rectum, par sa musculature et ses moyens de fixité, résiste d'abord à cette poussée qu'exagère la constipation ; mais si par l'amaigrissement disparaît le coussinet graisseux, si une diarrhée chronique a affaibli la musculature du rectum, ce sont autant de conditions favorables pour l'efficacité de la pression du ballon péritonéal.

Lorsque, dans cet angle, c'est-à-dire dans ce cul-de-sac, il s'est

être d'une malformation congénitale de ce cul-de-sac, la paroi

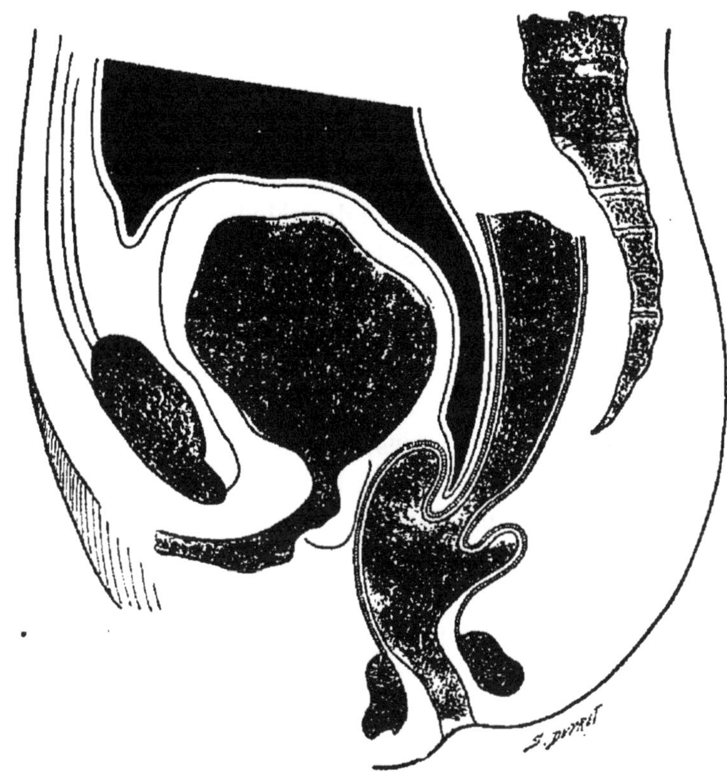

Fig. 29.

Prolapsus du rectum. Figure schématique (d'après P. Delbet) modifiée. — Le cul-de-sac péritonéal et la paroi antérieure du rectum sont refoulés dans la cavité de l'ampoule rectale. La paroi postérieure est entraînée secondairement.

antérieure soit refoulée, elle cède, s'allonge, étire ses moyens

formé une fois une *disjonction*, une *séparation*, des anses intestinales viennent se loger dans ce diverticule et elles agissent comme un coin, partie en détachant l'intestin, partie en repoussant sa paroi.

Il est facile de se rendre compte par le toucher rectal de la pression qui s'exerce à ce niveau, et, au cours d'opérations, le volet sacré permet de voir l'excursion de l'intestin dans la séreuse péritonéale.

La hernie périnéale est donc pour Ludlow la cause essentielle de tout prolapsus. Dans le sac de cette hernie rentre la paroi antérieure de l'intestin. Waldeyer dans son anatomie du bassin, fait jouer aussi à la hernie périnéale le principal rôle.

d'union et s'invagine dans la lumière rectale. La paroi antérieure est suivie dans ce déplacement de la paroi latérale, de la paroi postérieure sans grands moyens de fixité, et le prolapsus est constitué.

Ludlow a trouvé la hernie périnéale primitive, 8 fois sur 13 cas, et il n'est pas prouvé que dans les 5 autres cas elle n'existait pas !

Si ce mécanisme est exact, si l'hédrocèle primitive précède toujours le prolapsus en invaginant le rectum à la même hauteur, quelles sont les conséquences anatomiques d'un pareil déplacement ?

Notez bien que la réflexion du cul-de-sac péritonéal correspond presque mathématiquement au repli muqueux valvulaire du rectum doublé de fibres musculaires, que nous appelons le troisième sphincter ou sphincter de Nélaton. Cette corrélation est constante ; elle est figurée dans l'Atlas de Cruveilhier, dans les livres récents d'anatomie, et, sur plusieurs coupes antéro-postérieures du bassin, faites par mon ami le Dr Herbet, j'ai pu en contrôler la parfaite exactitude. — Eh bien, dans cette variété de prolapsus la plus fréquente, ce repli valvulaire descend, il se retrouve à la partie inférieure du prolapsus, il en borde l'orifice, commande sa forme ovalaire, et vous le retrouverez nettement sur des figures congelées empruntées au travail de Ludlow (fig. 30).

On ne peut objecter que c'est la muqueuse seule qui descend puisque la valvule n'est pas constituée par un simple repli muqueux, qu'elle est doublée de fibres musculaires circulaires, et qu'il est facile de voir ces fibres musculaires formant le sphincter.

Les fibres musculaires, si développées chez certains sujets et notamment dans une planche de Bardeleben (fig. 31), ne témoignent-elles pas de l'effort que la poussée abdominale exerce et réalise au niveau du cul-de-sac vésico-rectal ?

Cette constante est une preuve d'un mécanisme toujours le même, et vient donner un sérieux appui à la théorie de Ludlow.

Ainsi s'expliquent la *longueur* du prolapsus, *sa forme*, et la *disposition de son orifice*.

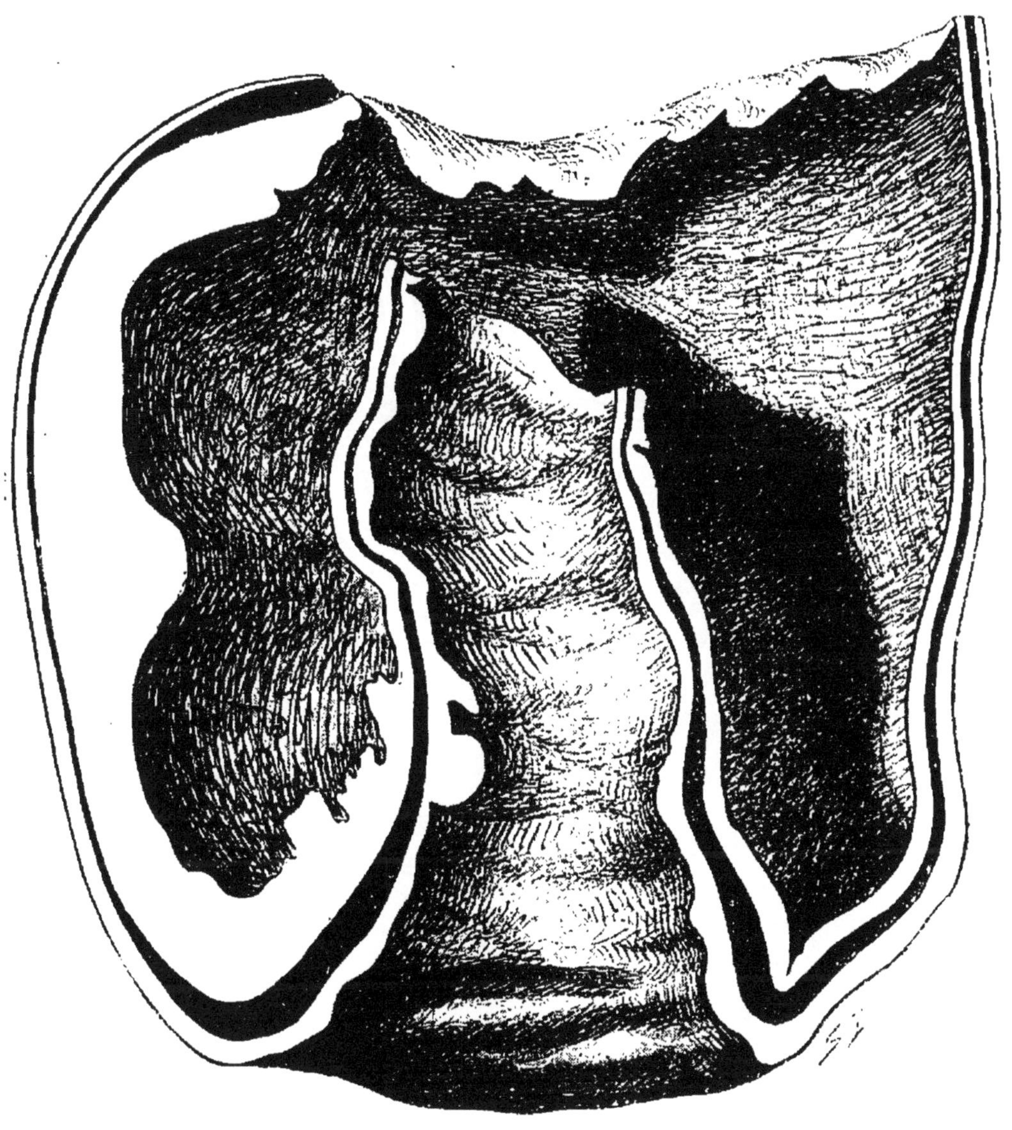

Fig. 30.
Coupe sagittale d'un prolapsus ano-rectal extirpé chirurgicalement (Ludlow). — On voit le sac de l'hédrocèle, la valvule qui se trouve à l'orifice du prolapsus, la couche musculaire du rectum épaissie à la base (sphincter interne) ainsi qu'au sommet du prolapsus (sphincter de Nélaton).

Sa hauteur, disent les observations, varie de 8 à 10, 12 et 15 cen-

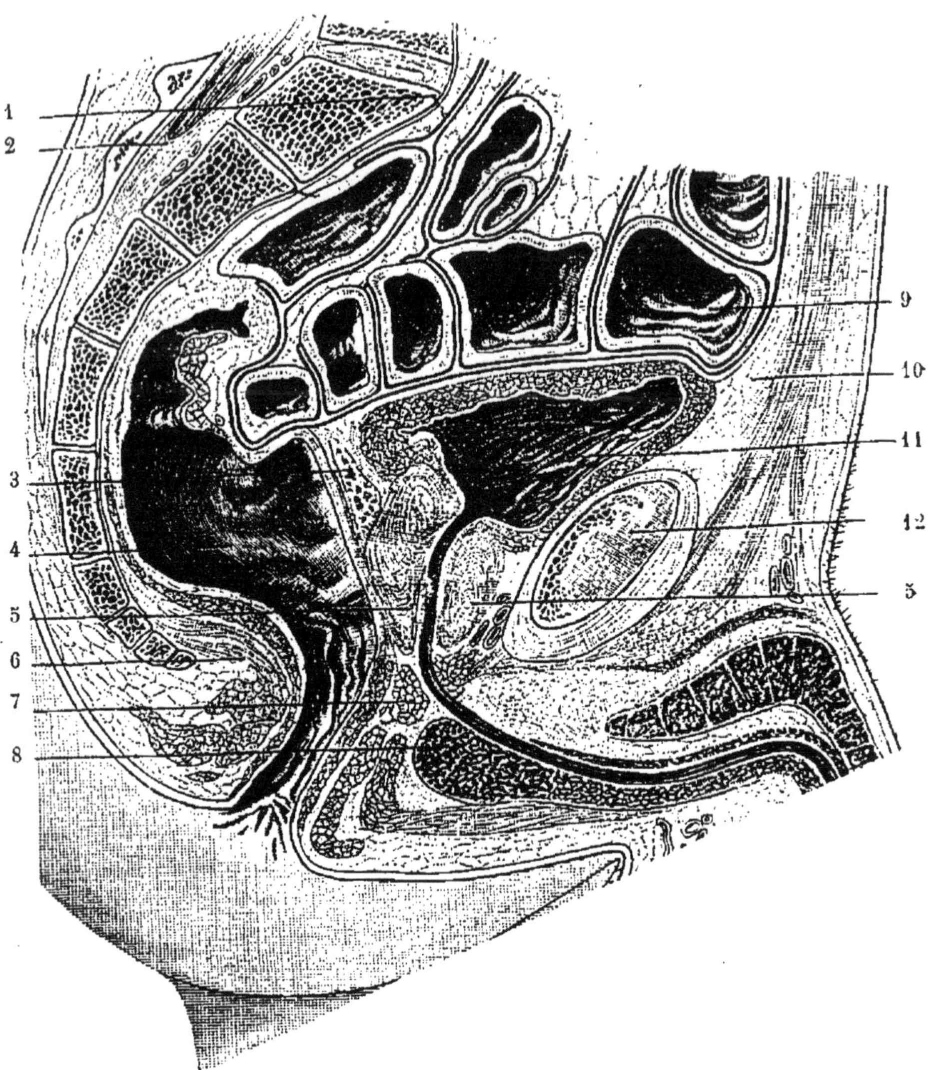

Fig. 31.

Coupe sagittale d'un bassin d'homme (d'après Bardeleben. Anat. topog.). — Le cul-de-sac de Douglas, plus accusé que normalement, renferme des anses d'intestin grêle. On peut remarquer l'hypertrophie des fibres musculaires à ce niveau, constituant le sphincter de Nélaton.

1, promontoire — 2, cul-de-sac dural. — 3, vésicule séminale. — 4, ampoule rectale. — 5, prostate. — 6, releveur de l'anus. — 7, transverse profond du périnée. — 8, bulbe de l'urèthre. — 9, intestin grêle. — 10, cavité de Retzius. — 11, vessie. — 12, symphyse.

timètres ; ce sont justement les différences de hauteur, variables par conséquent, auxquelles correspond[1] sur un rectum le sphincter de Nélaton.

La forme en est spéciale ; on la compare à une *massue*, à une *quille*, à une *ruche d'abeilles*. La base de la quille est au niveau de l'orifice anal.

L'orifice du prolapsus qui laisse passer l'index n'est pas rond ; il est ovale et bordé sur l'un des côtés par la saillie musculo-muqueuse dont je viens de parler. Il regarde en arrière, la présence de la hernie à la partie antérieure repoussant en arrière l'ensemble du prolapsus.

J'avais toujours été frappé de la brusquerie avec laquelle, sous l'influence de la volonté, se reproduisait chez un homme *jeune, bien musclé*, à *sphincter continent*, le prolapsus rectal. Au commandement, pour ainsi dire et en une seule ou deux poussées, ne voit-on pas ce cylindre rectal forcer le sphincter et émerger de l'anus ?

Lorsque j'employais l'expression du *prolapsus de force* pour caractériser cette issue brusque de l'intestin, je ne me doutais pas que j'étais si près de la vérité. Avec la théorie de LUDLOW, ces particularités s'expliquent !

Un autre point sur lequel je veux insister est le moment d'apparition de ces prolapsus ; il se montre dans le jeune âge, à quatre ans dans l'observation de PAUCHET, à trois ans dans une observation personnelle.

Puisqu'il s'agit le plus souvent d'une affection de l'enfance, ne pourrait-on pas se demander s'il n'existe pas une disposition congénitale du péritoine (persistance du canal de Douglas, abaissement, longueur du cul-de-sac) qui favorise la production du prolapsus ?

Mais cette hypothèse toute personnelle a besoin d'être vérifiée.

La théorie de LUDLOW cadre donc bien avec toutes les diffé-

[1] Voici d'après WALDEYER le siège de ces valvules : il existe ordinairement deux valvules latérales, demi-circulaires ; une inférieure gauche à 7-8 centimètres de l'anus ; une supérieure droite à 9-10 centimètres ; parfois on n'en trouve qu'une seule à 6 cent. 1/2, mais il y a de nombreuses variations.

rentes particularités, jusqu'ici laissées dans l'ombre, du prolapsus rectal.

A l'appui de cette théorie, on peut citer un cas de W. STOCKES qui observa une femme de quarante-cinq ans atteinte d'un prolapsus causé par un kyste de l'ovaire tombé dans le cul-de-sac de Douglas et qui guérit par la simple ablation de son kyste sans qu'on ait touché au prolapsus, et un cas de PONCET (rapporté par LENORMANT), concernant une malade atteinte d'un commencement d'invagination de la paroi antérieure de l'ampoule sous l'influence d'une forte rétroversion utérine : tous les phénomènes du côté du rectum disparurent après l'hystérectomie.

Cette conception nouvelle de la pathogénie du prolapsus est peut-être applicable, sinon à tous, du moins à certains prolapsus utérins. Depuis que mon attention est attirée sur ce point, j'ai vu dans un cas de précipitation utérine et sous l'influence de la toux, l'utérus être projeté au dehors comme une véritable hernie et au-dessus de lui j'ai nettement senti les anses intestinales.

Les deux théories semblent devoir être admises. La théorie de LUDLOW a pour elle un certain nombre de faits anatomiques ; elle est à n'en pas douter exacte dans beaucoup de cas. Mais il existe aussi des faits bien observés, où nous voyons pour ainsi dire le prolapsus évoluer sous nos yeux ; d'abord simple bourrelet muqueux, il devient progressivement un prolapsus total parfaitement caractérisé. Il faut donc se garder d'être par trop exclusif.

Symptômes. — CHEZ L'ENFANT le prolapsus de la muqueuse représente un bourrelet circulaire qui au début n'apparaît qu'au moment de la défécation. La mère, en faisant la toilette de l'enfant, constate cette saillie qui se réduit d'ailleurs spontanément. Peu à peu le bourrelet s'accuse, il devient une véritable tumeur formée d'une série de plis transversaux.

La muqueuse rouge, congestionnée, saignante, se continue directement avec la peau de la région anale sans qu'il existe au pourtour de l'anus de sillon de séparation explorable au stylet. Au centre se voit l'orifice anal.

Tel est le prolapsus ordinaire de l'enfant, qui jamais pour ainsi dire n'atteint des dimensions bien considérables. Il a de grandes tendances à la guérison spontanée. Exceptionnellement pourtant, on rencontre dans le jeune âge des prolapsus complets absolument analogues à ceux de l'adulte que nous allons maintenant décrire.

Chez l'adulte, le prolapsus peut débuter de deux façons différentes.

Parfois c'est tout d'abord un simple prolapsus muqueux, facilement réductible, mais se reproduisant aussitôt, ce qu'explique la faiblesse du sphincter. A la longue il se transforme, se développe, s'incurve. C'est un *prolapsus de faiblesse.* Comme il a débuté au niveau de l'anus, la muqueuse se continue directement avec la peau de la région sans qu'il existe de sillon intermédiaire. Quand le prolapsus a 7 ou 8 centimètres, on peut admettre d'une façon générale l'existence d'un cul-de-sac péritonéal antérieur.

Le plus souvent on voit sortir à travers l'orifice anal distendu une sorte de boudin cylindrique dont la base est séparée de l'anus par un sillon plus ou moins profond, suivant la longueur de la partie prolabée. C'est ce qu'on appelle le prolapsus à trois cylindres. S'il s'y surajoute un peu de glissement, d'éversion de la muqueuse anale, on observe alors un aspect un peu particulier. Il semble qu'il existe deux tumeurs : l'une, circulaire, se continue directement avec la peau de la région anale et semble laisser échapper la seconde qui, plus volumineuse, est comme engainée, étranglée par la précédente. Au sommet de cette seconde tumeur se trouve l'orifice du prolapsus. Entre les deux existe un sillon plus ou moins profond.

Ce prolapsus peut se produire brusquement à l'occasion d'un effort chez un individu jeune, bien musclé, à sphincter solide. Réduit, il peut ne plus se reproduire ou ne se reformer que sous l'influence d'un nouvel effort, mais toujours tout d'une poussée, complètement. C'est ce que nous avons appelé *le prolapsus de force.*

A mesure que la tumeur augmente, le sillon tend à disparaître et quel qu'ait été son mode d'origine, le prolapsus arrive à se constituer complètement. C'est une tumeur non plus cylindrique mais conique à base supérieure, qui ressemble assez bien en effet à une *ruche d'abeilles renversée*. Son volume est variable; elle peut avoir les dimensions d'une mandarine, d'une grosse orange ou même d'une tête de fœtus; mais, comme le fait remarquer P. Delbet, *elle tend plutôt à s'étaler qu'à s'allonger*. L'augmentation de volume se fait en effet aux dépens de la partie antérieure de ce sac herniaire que distendent de plus en plus les anses intestinales qui s'y logent. Aussi la paroi antérieure du prolapsus est-elle tendue; elle bombe dans l'effort, elle est sonore à la chiquenaude et réductible à la pression avec ou sans gargouillement.

La partie postérieure est toute différente, la présence du méso lui donne une forme incurvée bien spéciale et provoque le plissement de la muqueuse.

Nous avons insisté déjà sur la situation de l'orifice qui regarde en arrière, sa forme ovalaire, la valvule qui le borde, etc.

La muqueuse exposée aux frottements est rouge, congestionnée si la chute est récente, enflammée, recouverte de mucosités et de stries glaireuses, si elle est plus ancienne. Elle forme une série de plis transversaux qui s'emboîtent assez irrégulièrement.

Par le toucher, il est facile de se rendre compte de la constitution et de l'épaisseur des parois. L'index vaseliné est introduit dans l'orifice du prolapsus, le pouce palpe la tumeur dans toute sa circonférence, et fait glisser l'un sur l'autre les deux cylindres. Ils sont minces, souples, s'ils sont uniquement muqueux; la consistance est plus grande, l'épaisseur plus considérable, quand ils sont formés par la double épaisseur des tuniques rectales.

A la partie antérieure on peut parfois sentir que le cul-de-sac antérieur est rempli, qu'il se tend sous l'effort, se réduit avec gargouillement. Ce sont les signes d'une hédrocèle. Si on ne les constate pas plus souvent c'est que l'intestin libre dans sa cavité se réduit facilement sous la moindre pression du doigt explorateur. On trouverait d'ailleurs plus fréquemment l'hédrocèle si on la cherchait de parti pris dans tous les cas.

Au début le prolapsus se réduit facilement par simple pression ou même spontanément après la défécation pour se reproduire à la défécation suivante. Le prolapsus brusque, prolapsus de force, est plus difficile à réduire, mais une fois réduit il peut ne plus se reproduire.

Plus tard le volume augmente, l'issue se fait plus facilement, la réduction est plus difficile. Au moindre effort on voit s'échapper hors de l'anus une série de plis transversaux, par une sorte de déroulement que la tension du méso à la partie postérieure vient bientôt limiter, d'où la forme incurvée de la tumeur.

A chaque garde-robe surviennent de vives douleurs qui durent quinze, vingt minutes et plus, et ne diminuent qu'une fois le prolapsus réduit. Aussi, pour obtenir cette réduction, les malades emploient-ils tous les moyens ; la plupart cherchent avec les doigts à repousser la partie prolabée, ils prennent pour cela des positions bizarres, l'expérience leur ayant appris que la réduction se fait plus facilement dans telle ou telle position. Pour éviter les douleurs ou tout au moins les rendre moins fréquentes, il n'est pas rare de les voir retarder le moment où ils doivent aller à la garde-robe, se constiper ainsi volontairement et même se priver de nourriture.

L'état général se ressent de ces multiples causes d'affaiblissement et d'intoxication ; les malades deviennent tristes, neurasthéniques, certains ont des idées de suicide.

Le prolapsus de l'adulte n'a aucune tendance à guérir, mais plutôt à s'accroître ; d'abord intermittent, il devient plus tard permanent et peut présenter certaines complications.

Complications. — La muqueuse rectale sous l'influence des contacts, des pressions extérieures, se congestionne, s'enflamme, il se fait à sa surface un suintement abondant qui oblige les malades à porter continuellement un pansement. Malgré toutes les précautions, de véritables ulcérations ne tardent pas à se produire ; les plaies s'infectent, suppurent et le moindre frottement à leur niveau provoque des douleurs extrêmement vives.

On conçoit avec quelle appréhension les malades redoutent le moment de la défécation qui renouvelle leurs douleurs et occasionne souvent des hémorragies. Ces pertes de sang se répètent et en raison de la congestion intense qui existe, elles peuvent être considérables.

A la longue la rectite devient chronique. Le travail inflammatoire produit lentement ces lésions d'épaississement chronique qui envahissent non seulement la muqueuse, mais toutes les tuniques du rectum, le méso et le tissu cellulaire voisin. La paroi intestinale doublée et triplée de volume a perdu sa souplesse, c'est une lame cartonnée qu'il est impossible de retourner ; le prolapsus est alors irréductible.

Nous parlerons peu des adhérences qui peuvent exister entre les deux cylindres ; d'ordinaire la séreuse se défend et ne participe guère au travail inflammatoire sous-jacent.

Outre la rectite, le malade est exposé à d'autres complications qui dépendent cette fois de l'état du sphincter.

Le sphincter est-il relâché, flasque, distendu, comme on le voit chez l'enfant ou chez le vieillard, il est impuissant à remplir son rôle de contention, l'*incontinence* se produit. Le prolapsus est incoercible, mais ce ne sont pas ces prolapsus-là qui s'étranglent.

Le sphincter est-il au contraire solide, chez un individu robuste, il se contracture sous l'influence de l'irritation causée par la rectite et il occasionne des phénomènes d'*étranglement* portant soit sur le prolapsus seul, soit en même temps sur l'intestin contenu dans l'hédrocèle.

Voici comment les choses se passent. A l'occasion d'un effort quelconque, le plus souvent d'une défécation pénible, la tumeur se produit brusquement, volumineuse. Le malade essaie de la réduire, comme il a l'habitude de le faire, mais en vain. Les pressions réitérées irritent la muqueuse qui sous l'influence de la striction sphinctérienne, s'œdématie, devient plus volumineuse et de plus en plus irréductible. La douleur est vive, elle provoque d'une façon réflexe la contracture du sphincter et c'est alors une sorte de cercle vicieux, le gonflement et la douleur entretenant la contracture du sphincter et réciproquement. Cette douleur irradie vers les régions voisines, en particulier vers les lombes, les organes génitaux ; elle provoque presque toujours de la rétention d'urine.

Si vous êtes appelés à ce moment, vous constatez la présence d'une tumeur plus ou moins volumineuse mais qui toujours apparaît comme étranglée à sa base ; elle est tendue, douloureuse à la pression, sonore parfois et absolument irréductible. Son aspect est violacé, bleuâtre, puis, au bout de quelque temps elle se marbre de plaques noires plus ou moins étendues. Ce sont des plaques de sphacèle qui bientôt vont s'éliminer, laissant des ulcérations qui s'infectent et peuvent être le point de départ d'accidents graves. La gangrène peut même être totale dans certains cas ; un sillon d'élimination se produit à la base du prolapsus et toute la partie sous-jacente s'élimine.

Le malade est alors exposé à des hémorragies graves et à tous les dangers de l'infection ; il ne faut pas plus escompter une guérison spontanée par ce processus qu'il ne faut compter sur la guérison spontanée des hernies étranglées par phlegmon stercoral et anus contre nature.

Le nom d'*étranglement* sous lequel on a l'habitude de désigner les accidents que nous venons de décrire, est assez impropre et peut prêter à confusion. Il faut, en tout cas, bien savoir que jamais cette gangrène du prolapsus ne s'accompagne d'arrêt stercoral.

En revanche, il existe une autre classe d'accidents rares, mais qu'il faut bien connaître en raison de leur extrême gravité et du traitement d'urgence qu'ils réclament. Parfois, le prolapsus rectal se complique des signes d'une *occlusion intestinale* des plus nettes. Il est exceptionnel, même dans le prolapsus coli invaginati, que l'agent de l'étranglement soit au collet de l'invagination, et la complication dont il s'agit s'observe surtout dans le prolapsus ordinaire. C'est un véritable étranglement du côlon pelvien ou plus souvent d'une anse grêle dans la hernie prérectale, dans l'hédrocèle.

Cet accident a été observé autrefois par BURGER, et récemment par BOGDANIK [1], P. BARBARIN [2], LAUWERS [3] (de Courtrai).

[1] BOGDANIK. Veber Mastdarmresektion wegen Vorfall. *Arch. f. kl. Chir.*, XLVIII, 4, 1894.

[2] P. BARBARIN. Prolapsus du rectum avec hédrocèle. *Bull. de la Soc. Anat.*, juillet 1899, p. 757.

[3] LAUWERS (de Courtrai). Invagination procidente du rectum avec

Outre les symptômes ordinaires de tout étranglement herniaire, il se caractérise par la tension de la partie antérieure du prolapsus qui devient dure, douloureuse, irréductible ; la terminaison par ouverture dans le rectum d'une portion sus-jacente de l'intestin et création d'un « anus contre nature in ano » (ESMARCH), est exceptionnelle et la mort survient rapidement, sauf intervention.

Enfin, la *rupture* du prolapsus, survenant spontanément ou plutôt dans des tentatives de réduction forcée, est signalée dans des cas de LEVENTAUER, ROCHÉ[1] (de Strasbourg), LUDWIG[2], WEINLECHNER[3]. Nous renvoyons à ce qui a été dit plus haut des ruptures du rectum.

Pronostic. — Le pronostic de cette affection, s'il est bénin chez l'enfant où la guérison spontanée s'obtient facilement, est grave chez l'adulte à cause des complications que nous venons d'énumérer. A part certains cas de prolapsus de force, la guérison spontanée s'obtient rarement et l'on est obligé de recourir au traitement chirurgical.

Nous verrons tout à l'heure que ce traitement lui-même n'arrive pas toujours à triompher de la maladie.

Diagnostic. — Le diagnostic est ordinairement facile en présence d'un prolapsus ano-rectal bien caractérisé.

Le *prolapsus muqueux* s'en différencie nettement par son volume d'ordinaire beaucoup moins considérable, par sa forme en bourrelet circulaire, par l'épaisseur minime de ses parois.

Quand le prolapsus accompagne des *hémorrhoïdes*, on reconnaît ces dernières à leur forme irrégulière. La couronne hémorrhoïdaire est en effet composée d'une série de petites masses vio-

étranglement et gangrène de l'intestin grêle engagé dans le cul-de-sac prérectal. *Soc. belge de Chirurgie*, 22 décembre 1900.

[1] ROCHÉ (de Strasbourg). *Revue médico-chirurgic.*, 1853.

[2] LUDWIG. *Würtenberg med. Correspondenzblätt*, 1885, n° 38.

[3] WEINLECHNER. *Verhandl. der k. k. Gesellsch. der Aerzte zu Wien*, 1883 et 1886.

lacées, dures à la pression, réductibles, et non par une masse rouge et souple comme l'est le bourrelet muqueux.

Le *polype* est encore plus nettement différent avec son pédicule dont le doigt fait le tour, sa surface lisse ou grenue, sa consistance ferme. C'est une tumeur qui sort de l'orifice anal ; la simple inspection en montre la nature; pour plus de facilité, un lavement provoquant une garde-robe en rend l'exploration plus facile.

Discuterons-nous le *diagnostic des variétés ?* Non. Que le prolapsus ait deux ou trois cylindres, que le sillon soit plus ou moins profond ou n'existe pas, ce ne sont que des différences de degrés. Mais il faut distinguer nettement l'invagination véritable portant sur le côlon et même sur l'angle iléo-cæcal et descendant hors de l'anus. C'est à elle qu'il faut rapporter ces prolapsus d'une longueur considérable, observés par AUFFRET[1], MIKULICZ[2], NÉLATON[3]. La distinction est d'importance au point de vue du traitement.

Traitement. — Il faut, au point de vue thérapeutique, distinguer complètement le prolapsus muqueux de l'enfance, affection bénigne qui guérit par des moyens hygiéniques simples et ne nécessite jamais une intervention chirurgicale active, et toutes les autres variétés de chute du rectum : prolapsus total, invagination procidente chez l'enfant comme chez l'adulte, grands prolapsus muqueux invétérés de l'adulte. Toutes ces affections n'ont aucune tendance à la guérison spontanée et relèvent d'un traitement opératoire.

I. — TRAITEMENT DU PROLAPSUS MUQUEUX

Les prolapsus muqueux de l'enfance, et probablement aussi les chutes totales du rectum observées à cet âge et qui souvent ne

[1] AUFFRET. Prolapsus recto-côlique de 45 centimètres de long. Résection. Mort. In *Progrès méd.*, 1882, p. 650.

[2] MIKULICZ. *Congrès de la Soc. allem. de Chirurgie*, 7 avril 1888.

[3] NÉLATON. Excision du prolapsus rectal. *Bull. et Mém. de la Soc. de Chir.*, t. XV, 1890.

sont pas diagnostiquées, tendent à disparaître spontanément, au moins pour un temps, dès que cessent les conditions anormales, diarrhée ou rarement constipation, qui les ont produites. Depuis les travaux récents qui ont établi les rapports intimes du prolapsus infantile et du rachitisme, on a proposé de s'adresser à la cause par un traitement fortifiant : bains salés, frictions sèches et à l'alcool sur tout le corps, etc., et par des médicaments antirachitiques ; Schmey a préconisé à cet effet l'huile de foie de morue phosphatée. Ce sont là, certainement, des pratiques excellentes au point de vue de l'hygiène générale de ces enfants ; mais, comme on l'a dit plus haut, c'est par ses troubles digestifs qu'agit le rachitisme dans la pathogénie du prolapsus, c'est donc à l'intestin qu'on s'adressera par une alimentation réglée et par une médication capable de faire disparaître le trouble fonctionnel, presque toujours la diarrhée, qui est, en fin de compte, la cause de l'issue du rectum.

La disparition de l'entérite, de ses selles répétées et de son ténesme est la condition essentielle de la guérison du prolapsus. Mais cette guérison ne se produira pas d'un coup parce que le rectum continuera à sortir à chaque garde-robe, si l'on ne règle pas d'une façon très soigneuse la défécation de l'enfant. S'il faut supprimer la diarrhée, il faut éviter aussi la constipation : des suppositoires, des lavements assureront une garde-robe facile, chaque jour, à une heure régulière. On rejettera formellement la position accroupie et les stations prolongées sur le vase de nuit ; jusqu'à guérison complète, l'enfant ira à la selle, couché sur le côté, et les matières seront recueillies dans une serviette ; la mère surveillera la défécation, écartant les fesses de l'enfant et prête à maintenir la muqueuse avec des compresses, si elle tendait à sortir.

Malgré toutes ces précautions, le prolapsus se reproduit au moment des garde-robes ; il faut savoir le réduire, puis le maintenir réduit. La *réduction* est d'ordinaire facile. L'enfant est couché sur le côté ; après lavage à l'eau tiède, une main soulève la fesse supérieure tandis que les cinq doigts de l'autre entourant le prolapsus cherchent par une pression égale et continue à réduire lentement les parties prolabées, en commençant par le centre, c'est-à-dire par celles qui sont sorties les dernières. Malgré les efforts et les cris du sujet, une partie du prolapsus se réduit lentement tout d'abord, puis brusquement tout le reste suit. Si l'on prend soin de serrer immédiatement l'une contre l'autre les fesses de l'enfant, le prolapsus ne se reproduit pas (Broca).

La réduction une fois obtenue *se maintiendra* jusqu'à la prochaine selle et si la mère prend soin de surveiller le malade, de ne pas le laisser trop longtemps sur le vase, de réduire la tumeur après chaque garde-robe et d'empêcher sa reproduction immédiate en maintenant l'enfant au lit pendant une demi-heure ou une heure, la guérison s'obtiendra presque à coup sûr.

Lorsque, pour quelque raison, cette surveillance attentive est impossible à réaliser, on pourra, jusqu'à un certain point, empêcher le prolapsus au moment des garde-robes par un moyen artificiel. C'est ce que cherchait déjà à réaliser Dionis lorsqu'il recommandait à ses malades « de déféquer entre deux ais de bois serrés » ; c'est ce qu'on réalise en maintenant les fesses rapprochées par le bandage agglutinatif que recommandent beaucoup les chirurgiens anglais et américains.

Ces simples moyens d'hygiène qui se résument à obtenir chaque jour une selle facile, sans issue de la muqueuse, sont suffisants à guérir tous les prolapsus muqueux de l'enfance. Il est donc inutile d'employer les cautérisations en si grand honneur autrefois. Malgré les succès d'Allingham, de Delens, de Phocas, il ne saurait s'agir des caustiques chimiques (nitrate d'argent, acide nitrique) dont les inconvénients sont multiples, mais beaucoup d'auteurs recommandent les pointes de feu profondes faites aux quatre points cardinaux de l'anus, à la manière de Guersant, ou les raies de feu préconisées par Bryant.

Sous l'influence de la rétraction cicatricielle, l'ampoule diminue de largeur ; de plus, ces pointes de feu créent entre la muqueuse et les tuniques sous-jacentes, des adhérences qui s'opposent à la reproduction du prolapsus. L'action produite est double, et en fait, des observations nombreuses, celles de Routier, de Schwartz en particulier, montrent quels succès on peut obtenir ainsi. C'est donc là un bon procédé qu'il ne faut pas dédaigner. On peut encore recourir à deux autres agents sur lesquels nous aurons à revenir et qui ont donné, à l'étranger, des résultats intéressants : le massage et l'électrisation.

Mais, nous le répétons, la guérison des troubles intestinaux et la surveillance attentive de la défécation viendront rapidement à bout de tous les prolapsus de l'enfant, sauf, bien entendu, de l'invagination procidente, à condition d'entreprendre le traitement d'une façon précoce.

II. — Traitement palliatif

Toutes les autres variétés de prolapsus du rectum et spécialement le prolapsus total de l'adulte, constituant une infirmité rebelle et qui, on l'a vu plus haut, expose à de graves complications, capables même, à un moment donné, de mettre en jeu l'existence, à toutes on doit opposer un traitement opératoire énergique. Nous croyons qu'il n'y a pas, si mauvais que soit le cas, de contre-indication absolue à l'intervention chirurgicale ; celle-ci apportera toujours une amélioration considérable, sinon une guérison complète, à condition d'être basée sur des données cliniques soigneusement étudiées.

Si cependant l'âge du malade, une affection générale coexistante, un refus formel de la part du patient, faisaient rejeter l'opération, il faudrait avoir recours au *traitement palliatif* du prolapsus. Il consiste dans le port d'appareils ou de bandages, qui ont pour but de maintenir le prolapsus réduit, tout en laissant libre passage aux gaz ; ils ont leur origine dans l'éponge imbibée d'un liquide astringent qu'employait Hippocrate et dans le gésier de dindon que Blégni laissait dans le rectum après l'avoir insufflé ; ce sont, pour la plupart, des pessaires canaliculés supportés par un bandage de forme variée ; en Allemagne, l'appareil de Vogt est très recommandé.

Le moindre inconvénient de tous ces appareils est de se déplacer facilement et de laisser sortir ce qu'ils devraient maintenir.

En réalité, il y a mieux à faire, même en dehors de tout traitement sanglant, contre la chute du rectum ; si, comme nous espérons l'avoir établi, elle est due pour beaucoup à l'affaiblissement du plancher pelvien musculaire, on peut rendre à ce dernier sa tonicité par des agents qui s'adressent à la fibre striée.

L'*électricité*, que DUCHENNE de Boulogne en France, ROSENTHAL, MADER, EHRLICH, à l'étranger, ont essayée autrefois, a été employée récemment par MITCHELL chez trois aliénés qui ont tous guéri en quatre à six mois.

Le *massage* a été plus souvent mis en usage comme traitement unique du prolapsus ; KUMPF [1] (de Vienne) et CZILLAG [2] auraient obtenu d'excellents résultats par le massage, surtout chez les enfants. Leur méthode se compose d'une série de manipulations : massage circulaire de l'anus, refoulements rythmés de l'anus et du rectum vers le sacrum et le coccyx, massage de l'abdomen et refoulement du rectum et du côlon en enfonçant les poings vers le bassin, contractions du rectum comme pour s'opposer à la défécation, tapotements rapides, les poings légèrement fermés, sur la région sacrée, etc. BRANDT dans quatre cas, KUMPF dans deux, CZILLAG dans quatre et LUDLOW dans trois, ont obtenu des guérisons qui paraissent avoir quelque valeur ; les manœuvres de massage de la région anale et sacrée, du sphincter, du périnée, seront combinées au massage général de l'abdomen pour combattre la constipation. Seule ou complétée par l'électrisation, la méthode est très recommandable.

III. — TRAITEMENT OPÉRATOIRE

Les procédés opératoires proposés sont extrêmement nombreux [3], richesse apparente d'ailleurs, parce que beaucoup n'ont qu'un intérêt historique et sont insuffisants et abandonnés. Dans cet ouvrage, avant tout pratique, nous n'étudierons que les opérations actuellement en usage et d'une efficacité reconnue.

[1] KUMPF. Prolapsus recti. Heilung durch Gymnastik. *Wien. Klin. Wochens.*, 1889, nos 36-37.

[2] CZILLAG. Behandlung des prolapsus recti nach Thure Brandt. *Archiv f. Kinderheilk.*, 1891, Bd. XIV, 5, 59.

[3] Voir LYOT. Traitement des prolapsus du rectum. *Th. de Paris*, 1890.

« Il y a deux façons d'envisager le rectum prolabé : on peut le considérer comme *quelque chose en trop*, comme quelque chose qui a perdu définitivement sa situation et sa fonction, dont la structure normale s'est modifiée, qui ne peut plus qu'être la cause d'ennuis et de dangers, presque comme un néoplasme, et alors, on le supprimera ; ou bien, c'est un organe encore utile, qu'il faut replacer dans des conditions normales, et on fera de la chirurgie conservatrice en s'efforçant de le réduire et de le maintenir réduit » (LENORMANT).

A. RÉSECTION TOTALE

L'*exérèse* du prolapsus a été faite par le fer rouge (MARC AURÈLE, SÉVERIN, KLUYKENS, BURGRAVE), le galvano-cautère (VON DITTEL), l'écraseur (CHASSAIGNAC, VERNEUIL, KADE, SIMON, DONAVAN), la ligature élastique (BLANDIN, MARCHAL DE CALVI, ALLINGHAM, WEINLECHNER, HOFMOKL et tout récemment BAKÈS). On attribue d'ordinaire à SABATIER la priorité de la *résection au bistouri*, seule méthode en usage aujourd'hui, bien qu'en réalité les observations de ce chirurgien paraissent se rapporter à des prolapsus hémorrhoïdaux.

Malgré les opérations de COOPER, RICORD, DIEFFENBACH, VON HEGGEZPEN, etc., l'emploi de l'instrument tranchant ne se vulgarisa que sous le couvert de l'antisepsie. En France, la première opération est celle d'AUFFRET en 1881 ; mais ce sont surtout les travaux de MIKULICZ, qui, de 1883 à 1888, ont fait connaitre la méthode ; jusqu'à ces dernières années, elle a été le seul traitement chirurgical du prolapsus dans les pays de langue allemande.

La technique employée par MIKULICZ [1] est, sans contredit, la plus sûre et la meilleure, ce qui explique le très grand nombre de cas où elle a été mise en usage ; on incise, couche par couche, la moitié antérieure du cylindre externe, en pinçant et liant au fur et à mesure tout ce qui saigne ; on ouvre ainsi le sac de l'hé-

[1] MIKULICZ. Zur operativen Behandlung des prolapsus recti et coli invaginati. *Arch. f. Klin. Chir.*, 1888, v. XXXVIII, p. 74.

drocèle et on aperçoit la surface péritonéale du cylindre interne; si le cul-de-sac renferme une anse grêle, on la réduit, puis on fait une suture séro-séreuse des deux cylindres fermant complètement le péritoine; on sectionne alors la moitié antérieure du cylindre interne et on suture ensemble très soigneusement la musculeuse et la muqueuse des deux cylindres. On traite ensuite de la même façon la moitié postérieure du prolapsus; sauf le cas d'invagination procidente, on ne trouve pas de péritoine à ce niveau, mais on rencontre le pédicule vasculaire hémorrhoïdal supérieur dont il faut faire attentivement l'hémostase.

Les modifications qu'on a proposées à cette manière de faire sont peu importantes et n'ont aucun avantage réel sur l'opération primitive de Mikulicz. Parmi elles, il faut cependant signaler la pratique de Raye, de Wolkmann et d'Helferich qui font la suture des deux cylindres, sur le doigt introduit dans le prolapsus, avant de pratiquer l'excision.

La résection est toujours une opération très sanglante, et c'est pour éviter l'hémorrhagie qu'ont été imaginés divers procédés qui nous semblent, en réalité, inférieurs à celui de Mikulicz. On peut faire l'hémostase préventive par la ligature élastique sur un cylindre de bois ou une bougie dure, comme le faisait, dès 1879, Kleeberg (d'Odessa) après avoir ouvert le sac de l'hédrocèle pour s'assurer de sa vacuité; c'est un procédé analogue que recommande Esmarch et qui a été employé par Krönlein à Zurich, Krajewski à Varsovie et Ewald à Vienne; on peut encore faire l'hémostase au moyen de broches, comme l'a fait récemment Dembowski (de Wilna) dans un cas de prolapsus causé par une tumeur maligne.

Mais on peut également faire l'hémostase préventive par des pinces; Segond, Trélat, Nélaton, Périer ont, chacun dans un cas, employé la technique que voici[1]: deux incisions latérales faites entre des pinces à longs mors partagent le prolapsus en deux valves antérieure et postérieure. Une pince est placée transversalement à la base de chacune de ces valves, elle étreint les deux cylindres prolabés. On retire alors cette pince centi-

[1] Segond-Nélaton. *Bull. de la Soc. de Chir.*, 27 nov. 1889.

mètre par centimètre, en coupant au fur et à mesure transversalement et en suturant les surfaces sectionnées. L'opération est rapide, l'hémorragie réduite à son minimum; mais il y a un écueil. Nous avons insisté sur la présence possible des anses intestinales dans la partie antérieure du prolapsus; on peut les refouler avant de placer la pince transversale, mais le procédé

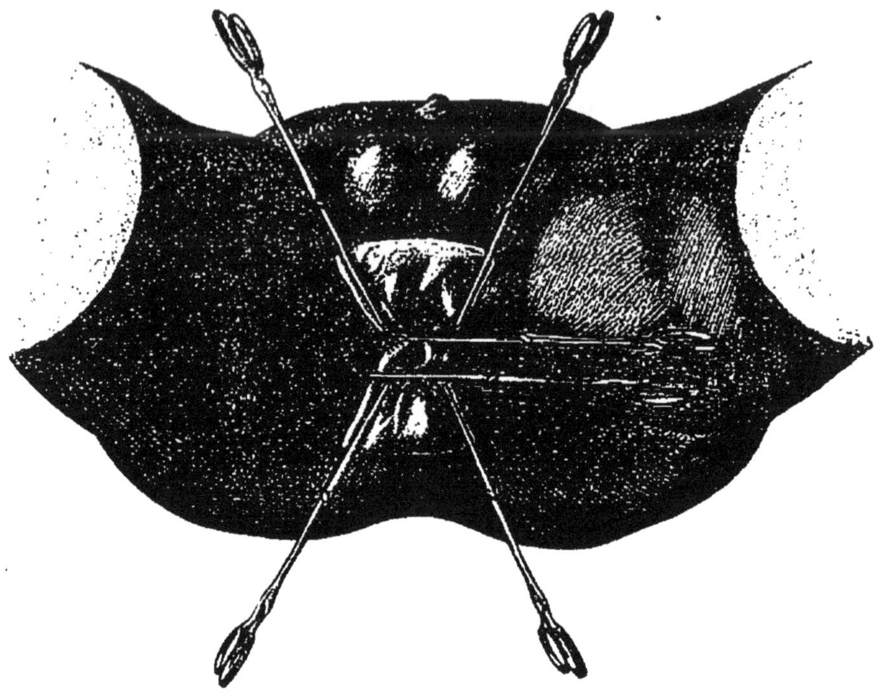

Fig. 32.
Extirpation du prolapsus. Procédé de Segond-Nélaton.

n'en reste pas moins quelque peu aveugle, ce qui le fait repousser par beaucoup de chirurgiens. Il expose parfois au rétrécissement consécutif (Trélat), et ne met pas de plus à l'abri de la récidive (Segond, Nélaton). Dans un cas (Périer), il se fit consécutivement une rupture de la cicatrice avec hernie de l'intestin.

Bien que n'étant pas une opération très grave, la résection au bistouri a une proportion de morts qui n'est pas insignifiante : Lenormant a réuni 98 cas avec 11 morts, soit 11,2 p. 100, et, si les opérés de BOGDANIK, de TRENDELENBURG et de FRANK ont succombé à la variole, à l'urémie, à une invagination iléo-cæcale, tous les autres sont morts de septicémie ou de péritonite.

Les récidives paraissent rares et LENORMANT n'en relève que six cas, mais plus de la moitié des malades ont été perdus de vue dès leur sortie de l'hôpital.

La récidive est facile à expliquer; après l'opération de MIKULICZ il reste un cul-de-sac péritonéal anté-rectal qui descend jusqu'à l'anus. C'est une amorce pour une nouvelle hernie; les anses intestinales continueront à venir s'y loger, le déprimeront de plus en plus et le prolapsus se reformera. La résection n'est donc pas l'opération de choix.

Il est juste pourtant de dire que quelques guérisons ont été constatées à une date éloignée (huit ans chez une opérée de KRÖNLEIN).

Le plus grand reproche qu'il faille faire à la résection, ce qui crée son infériorité par rapport aux opérations conservatrices, c'est la suture qu'on laisse dans le rectum exposée à l'infection et aux tiraillements mécaniques, d'où désunion, ascension du bout supérieur et plus tard *rétrécissement*. LENORMANT a trouvé 14 cas de sténose consécutive plus ou moins accentuée (soit une proportion de 14,3 p. 100), et, chez 5 de ces malades, le chirurgien a dû intervenir ultérieurement par la rectotomie ou la colostomie pour des accident urgents d'occlusion (cas de BOGDANICK, CHAPUT, CARLIER, KRAJEWSKI, et un cas personnel).

Nous croyons, pour toutes ces raisons, que sauf certaines complications dont nous reparlerons, la résection doit céder le pas dans le traitement du prolapsus aux opérations conservatrices et qu'on peut conclure qu'elle est parfois une méthode de nécessité, mais jamais une méthode de choix.

NÉLATON, pour prévenir la récidive, a réséqué non seulement l'intestin prolabé, mais encore toute l'anse du côlon pelvien susceptible de descendre ultérieurement et de causer une récidive. Par la laparotomie on sectionne d'abord le méso de l'anse sigmoïde. Le ventre est alors fermé et l'intestin libéré est

[1] NÉLATON. *Bull. et Mém. de la Soc. de Chir.*, 1890, t. XV.

réséqué au ras de l'anus et suturé à la peau. Nélaton réséqua 26 centimètres d'intestin, mais son malade mourut. Ce procédé n'en est pas moins capable de rendre service ; il convient surtout aux invaginations.

B. Résection de la muqueuse

De la résection totale du prolapsus il convient de rapprocher le procédé que Delorme[1] a imaginé en 1898 et qu'il a décrit à la Société de chirurgie en mai 1900. Ce procédé consiste essentiellement dans *l'excision étendue de la muqueuse rectale ou recto-côlique*. C'est l'ablation pure et simple de la muqueuse, réservée jusqu'ici au traitement des prolapsus muqueux, par Trèves, Tesson (d'Angers), etc., appliquée à la cure du prolapsus total. L'opération de Delorme consiste dans la dissection toujours très sanglante et parfois difficile, d'un manchon muqueux long de 15, 20 et même 30 centimètres (dans un cas Delorme alla jusqu'à réséquer 80 centimètres de muqueuse). Lorsque le manchon muqueux ne peut plus être attiré sans effort, on s'arrête dans la dénudation et l'on procède à l'excision et à la suture. Cette suture consiste en 4 points en U, points de soutien placés aux points cardinaux, complétés par une suture fine intermédiaire.

Juvarra[2] (de Bucarest) ajoute à la résection de la muqueuse le *plissement transversal de la tunique musculaire* mise à nu ; il la transforme ainsi en un anneau épais qui est réduit et fixé dans l'épaisseur du périnée au-dessus du sphincter externe.

Dans ses dernières opérations Delorme lui aussi a pratiqué ce plissement musculaire.

Sept malades ont été opérés par ce procédé, et sur ces sept malades deux sont morts, tous deux d'infection. Le malade de Delorme a succombé à une péritonite et celui de Poirier à un adéno-phlegmon iliaque. Chez les deux, les sutures avaient lâché et la muqueuse était remontée, chez l'un à 6 centimètres, chez

[1] Delorme. Sur le traitement des prolapsus du rectum totaux par l'excision de la muqueuse rectale ou recto-côlique. *Bull. et Mém. de la Soc. de Chir.*, 9 mai 1900, p. 499.

[2] Juvarra. *Bull. de la Soc. Chir.*, 19 juin 1901, p. 723.

l'autre à 10 centimètres de l'anus. On juge du « formidable rétrécissement » qui se serait produit si les malades avaient survécu.

Dans les autres cas le résultat a été bon et la guérison s'est maintenue, jusqu'à présent du moins.

La méthode ne nous en paraît pas moins aléatoire; si le succès, comme le pense DELORME, est dû à ce que « après le sacrifice d'un grand manchon de muqueuse celle qui reste plus ou moins tendue forme une sangle élastique capable de résister aux pressions abdominales », le danger est, comme le dit fort bien P. DELBET [1], « d'escompter la résistance d'une muqueuse qui n'est pas résistante ». Cette muqueuse tendue se coupera sur les fils, elle remontera, et « s'il ne se fait pas d'infection mortelle, il se produira infailliblement un rétrécissement ou même une atrésie effroyable ». Aussi bien n'est-ce pas ainsi qu'agit l'opération de DELORME. C'est beaucoup plutôt par le tassement, la plicature des fibres musculaires mises à nu par l'ablation de la muqueuse. Mais ce tassement, n'est-il pas aussi facile et moins dangereux de le réaliser par une rectorrhaphie externe que l'on peut d'ailleurs combiner à la pexie comme dans le procédé que j'ai proposé? Si l'on m'objecte qu'après la rectococcypexie, la muqueuse reste exubérante, je répondrai que ce léger prolapsus muqueux n'a d'ordinaire aucun inconvénient et qu'il est facile d'ailleurs de le faire disparaître.

C. OPÉRATIONS CONSERVATRICES

« C'est en partant d'idées théoriques qu'ont été imaginées toutes les opérations conservatrices dans la cure du prolapsus rectal : ceux qui croient qu'il y a primitivement insuffisance du plancher pelvien, essaient de reconstituer le périnée; — ceux qui incriminent la largeur du rectum et la faiblesse de ses parois s'efforcent de le rétrécir et de le tonifier; — ceux enfin qui attribuent le prolapsus au relâchement des moyens de fixité supérieurs du

[1] P. DELBET. Rapport sur le mémoire de Juvarra. *Bull. de la Soc. de Chir.*, 19 juin 1901, p. 723.

rectum, le suspendent, soit au squelette pelvien, soit à la paroi abdominale » (Lenormant).

Voyons successivement les moyens qui réalisent ces désiderata théoriques.

a. *Opérations qui rétrécissent l'anus et reconstituent le plancher pelvien.*

Nous rangeons dans le même groupe les procédés qui ont pour but de reconstituer le plancher ano-périnéal et ceux qui cherchent à diminuer le calibre de l'ampoule, car en pratique, on les associe toujours. Tous ces procédés d'ailleurs ne sont que l'adaptation au prolapsus du rectum des diverses méthodes employées dans le traitement des prolapsus vaginaux. Un rectum dilaté se retourne facilement et se prolabe à travers un anus dilaté, un rectum étroit à parois épaisses, ne pourra descendre à travers un orifice anal étroit.

Frappés de la béance de l'anus et de l'insuffisance sphinctérienne, les chirurgiens se sont efforcés d'y remédier, soit en réveillant la contractilité musculaire, soit en obtenant le rétrécissement artificiel de l'orifice anal.

On a cherché à agir sur la fibre musculaire par des *médicaments* (strychnine, ergotine qui aurait donné à Langenbeck 10 guérisons sur 13 cas), par le *massage*, l'*électrisation*, les *pointes de feu profondes* de Guersant atteignant le sphincter. Ce sont là des adjuvants parfois utiles, mais ils ne sont pas capables à eux seuls de donner la guérison.

On cherchait autrefois à obtenir le rétrécissement de l'anus par de larges *cautérisations circonférentielles* (Dieffenbach); on n'arrivait ainsi qu'à produire un anus cicatriciel inextensible. Encore était-ce le moindre des accidents ; un malade de Fischl est mort d'érysipèle à la chute des eschares. Mieux vaut la méthode sanglante.

Dupuytren, de quelques coups de ciseaux courbes, excisait quelques plis rayonnés de l'anus ; c'était loin d'être suffisant.

Roux et Robert firent davantage et réséquèrent un triangle cutané à base anale, à sommet coccygien. Les surfaces ainsi avivées étaient réunies par des sutures profondes comme dans une périnéorrhaphie. Comme résultat ils obtenaient un périnée postérieur plus résistant et un anus légèrement rétréci.

DURET[1] fit avec succès une recto-périnéorrhaphie tout à fait comparable à la colpo-périnéorrhaphie des prolapsus vaginaux. Il y a ajouté la recto-périnéorrhaphie antérieure de SCHWARTZ[2]. Son procédé est exposé en détail dans la thèse de son élève MASSON[3] : « On enlève sur les faces antérieure et postérieure du prolapsus laissé au dehors, *des lambeaux elliptiques de muqueuse*, s'étendant souvent du sommet à la base. On supprime le *trop d'étoffe* et la muqueuse de l'ampoule n'est plus représentée que par *deux bandes latérales*.

« On oblitère ensuite les pertes de substance par une *double suture* continue à la soie. La *suture profonde* plisse longitudinalement la couche fibro-musculaire, comme le ferait en dehors la suture de GÉRARD MARCHANT. La *suture superficielle* affronte les bords de la muqueuse. Au fur et à mesure que les sutures avancent, le prolapsus se réduit et bientôt toute la cavité de l'ampoule est transformée en un *cylindre régulier* et de *petit calibre* comme le vagin après la colporrhaphie.

« Nous faisons ensuite après excision de *lambeaux triangulaires des téguments* du périnée très élargi, une périnéorrhaphie antérieure et postérieure selon des procédés connus. Nous remédions ainsi à l'élargissement toujours considérable du sphincter anal. »

La *proctectomie* de ROBERTS[4] est une opération analogue, mais au lieu de se contenter d'un avivement comme DURET, ROBERTS préfère après dénudation de la face postérieure du rectum faire l'excision d'un lambeau triangulaire comprenant toute l'épaisseur de cette paroi. On diminue ainsi l'ampoule rectale en même temps qu'on rétrécit l'orifice anal. Ce procédé est surtout indiqué lorsque le prolapsus est accompagné d'un ulcère incurable.

[1] DURET. *Journ. des Sc. méd. de Lille*, 21 janvier 1887. — *Bull. et Mém. de la Soc. Chir.*, 8 mai 1900, p. 472.

[2] SCHWARTZ. *Congrès français de Chirurgie*, 1889.

[3] MASSON. Essai sur la pathogénie et le traitement du prolapsus du rectum. *Thèse de Paris*, 1894.

[4] ROBERTS. *Annals of Surgery*, 1890 ; *Americ. Journ. med. Sc.*, Philadelphia, 1893, p. 539.

Kehrer a réalisé deux fois le rétrécissement sphinctérien par un procédé original qui consiste, après mise à nu du sphincter, à attirer en anse une partie de la circonférence du muscle et à suturer les deux branches de l'anse ; le sphincter se trouve raccourci d'autant. C'est, en somme, une *exclusion par plicature* d'un segment de l'anneau musculaire.

Wreden a eu l'idée d'appliquer au rectum prolabé la *torsion spiroïde* que Gersuny pratique après l'amputation du rectum. Ce procédé, mauvais parce qu'il énerve complètement le sphincter et le condamne à une atrophie définitive, n'a été employé, en dehors de son auteur, que par Ludlow qui a eu un insuccès; mais après résection du prolapsus, Chaput et Liermann l'ont mis en usage et Kummer (de Genève) l'a exécuté avec succès pour guérir un prolapsus survenu dans un anus sacré.

Il faut étudier plus complètement la méthode que Thiersh a proposée en 1891 au congrès de Halle. L'opération fort simple et ne nécessitant ni l'anesthésie générale, ni l'hospitalisation consécutive, consiste à placer au pourtour de l'anus une *suture perdue au fil d'argent* qu'on serre sur l'index. Pratiquée par Lücke, von Bramann, Benissovic, Rotter, cette méthode a été très chaudement défendue par ces chirurgiens qui en font le procédé de choix dans la cure de tous les prolapsus rectaux; c'est aussi l'avis de Platt qui, aux Etats-Unis, a opéré d'une façon très analogue.

Goldmann[1] (de Strasbourg) et Hohlfeld[2] (de Halle) ont aussi obtenu par cette méthode quelques bons résultats immédiats.

En fait, il semble qu'il y ait dans cet enthousiasme quelque exagération ; réunissant les observations des auteurs précédents, Lenormant trouve 20 cas avec 4 récidives (20 p. 100); mais de plus, la moitié des opérés (9) sont des enfants de moins de cinq ans, c'est-à-dire des malades qui auraient très probablement guéri sans intervention sanglante, et, toutes les fois que le fil a

[1] Goldmann. Ueber Mastdarmvorfall mit Besonderer Berücksichtigung der Thiersch'schen Operation. *Inaug. Diss.*, Strassburg, 1892.

[2] Hohlfeld. Die Behandlung des prolapsus recti mit Veröffentlichung von 6 Fallen. *Inaug. Diss.* Halle, 1896.

été enlevé, la récidive est survenue. Il faut donc le laisser indéfiniment à demeure, ce qui ne va pas toujours sans inconvénient ; un opéré de Lücke eut de l'occlusion intestinale consécutive et il fallut enlever le fil. Il faut donc attendre de nouveaux cas avant d'admettre l'efficacité de l'opération de Thiersch.

Le relâchement du sphincter, nous l'avons vu, n'est que peu de chose comparativement à l'insuffisance du périnée dans la pathogénie du prolapsus, et ceci nous explique que les reconstitutions du plancher pelvien donnent de meilleurs résultats que les opérations précédentes. Bien qu'on ait d'ordinaire combiné cette reconstitution au rétrécissement de l'ampoule et fait, comme nous le verrons, des rectopérinéorrhaphies, quelques chirurgiens ont exécuté avec succès des *périnéorrhaphies* isolées, surtout chez des femmes atteintes de déchirures du périnée ou de prolapsus génital. A la *périnéorrhaphie postérieure* faite par Tuffier, nous préférerions, avec Albert (de Vienne), Schwartz, Weil (de Teplitz), de Ott, la *périnéorrhaphie antérieure* qui a l'avantage, sur lequel ont insisté Delbet et Lenormant, de rendre au canal anal son obliquité normale en arrière et de mettre l'anus dans un axe différent de celui de l'ampoule.

Il s'agit là de périnéorrhaphies par avivement et suture; on a pratiqué également des *périnéoplasties à lambeaux* (Duret, Schwartz).

Simpson (d'Edimbourg) décolle la muqueuse rectale, et suture ensuite les surfaces cruentées, faisant ainsi une opération absolument calquée sur la *périnéorrhaphie par dédoublement* de Lawson Tait.

La plus récente des opérations qui aient été proposées pour reconstituer le plancher pelvien a été imaginée par Napalkoff (Congrès de Moscou, 1900). Elle n'a été exécutée que sur le cadavre et attend encore la sanction clinique ; nous disions, dans une discussion récente de la Société de chirurgie, que « la cure radicale de la hernie périnéale est encore à trouver et est peut-être l'opération de l'avenir » ; c'est cette cure radicale que pratique le chirurgien russe en la complétant par une myorraphie soignée des releveurs de l'anus. Une incision curviligne, à 1 centimètre en avant de l'anus, met à nu la face inférieure de ces muscles et découvre, entre eux, le sac de la hernie périnéale (hédrocèle) ; on isole ce sac, comme dans toute cure radicale, on l'ouvre et on réduit son contenu; on le ferme par une ligature, s'il se laisse pédiculiser, sinon par une suture, on le sectionne et on rentre le moignon dans le bassin. Il ne reste plus qu'à fermer l'anneau herniaire, c'est-à-dire la porte médiane intermédiaire aux releveurs ; pour cela, on tasse le tissu musculaire de chaque côté par des points en U qui raccourcissent longitudinalement les releveurs, puis on suture sur la ligne médiane le bord interne des deux muscles. — C'est une intervention très rationnelle et qui vaudrait la peine d'être essayée.

b. *Opérations qui rétrécissent l'ampoule rectale.*

On peut rétrécir l'ampoule en même temps qu'on intervient sur le périnée, et nous avons étudié plus haut les procédés de rectopérinéorrhaphie de Duret et de Roberts. *Les rectorrhaphies internes* ont un inconvénient majeur. La suture exposée au contact des matières fécales peut s'infecter, d'où désunion, suppurations péri-rectales plus ou moins étendues et finalement production de tissu cicatriciel.

C'est pour éviter ce danger que Lange[1] (de New-York) a proposé de réaliser le rétrécissement de l'ampoule par *voie extra-rectale,* de faire en un mot une *rectorrhaphie externe.* Après incision postérieure et résection du coccyx, il fait sur la face postérieure du rectum une série de sutures au catgut disposées en étage sur la ligne médiane et comprenant toute l'épaisseur du rectum sauf la muqueuse. En serrant les fils, il obtient un repli muqueux faisant saillie à l'intérieur de l'intestin et diminuant ainsi le calibre de ce dernier. Il réunit ensuite, par d'autres sutures, les fibres musculaires du releveur de l'anus et celles du sphincter qui ont été avivées, puis les lèvres de l'incision tégumentaire.

Par ce procédé le danger d'infection par le contenu intestinal est supprimé; c'est ce qui fait l'avantage de l'opération de Lange et des pexies que nous allons étudier maintenant.

[1] Lange. *New-York med. Journ.*, 19 février 1887.

c. *Opérations qui suspendent le rectum après réduction du prolapsus.*

La suspension peut porter directement sur le rectum qu'on fixe aux parois pelviennes ou se faire indirectement par l'intermédiaire de l'anse pelvienne du côlon qu'on amarre à la paroi abdominale antérieure ; les deux opérations *rectopexie* et *colopexie* sont nées simultanément en France; c'est en 1889, en effet, que Jeannel exécuta la première colopexie et Verneuil la première rectopexie.

1° Rectopexie

Verneuil découvrait la paroi postérieure du rectum par excision d'un lambeau losangique ano-coccygien; dans cette paroi postérieure, il passait transversalement 3 ou 4 crins de Florence non perforants dont les chefs passaient dans chacune des lèvres de la plaie cutanée; ces crins étaient tendus et noués deux à deux de chaque côté de la ligne médiane et la paroi postérieure de l'ampoule se trouvait ainsi remontée et attirée en arrière. Ce procédé, qui laissait au rectum élargi toute son ampleur et qui ne fixait l'intestin qu'à la peau rétro-anale, était manifestement insuffisant et, à côté de quelques beaux succès, il donna à son auteur d'assez nombreux échecs.

L'année suivante [1] (1890), opérant un cas de prolapsus à la manière de Verneuil, je fus frappé du bombement de l'ampoule trop large dans la plaie et j'eus l'idée de la raccourcir en hauteur par une série de plicatures horizontales assurées par des catguts perdus; de plus, pour donner un point d'appui plus solide au rectum, je fis passer les fils fixateurs dans le tissu fibreux très dense péricoccygien : l'opération devenait donc une *rectococcypexie avec rectorrhaphie horizontale*. Je l'ai pratiquée un certain nombre de fois et cette manière de faire a trouvé des imitateurs nombreux; elle a donné des succès de trois ans, de cinq ans (Jeannel, Bazy), de sept ans (Latouche), de neuf ans (Lejars).

Depuis, j'ai été amené à modifier quelques points de détail à

[1] Gérard Marchant. *Bull. de la Soc. de Chir.* 31 décembre 1890.

cette technique primitive, telle qu'elle avait été exposée par Soulié (thèse de Paris, 1891). Voici comment j'opère maintenant :

Je fais sur la ligne médiane post-anale une incision longitudinale qui commence à environ 2 ou 3 centimètres de l'anus et

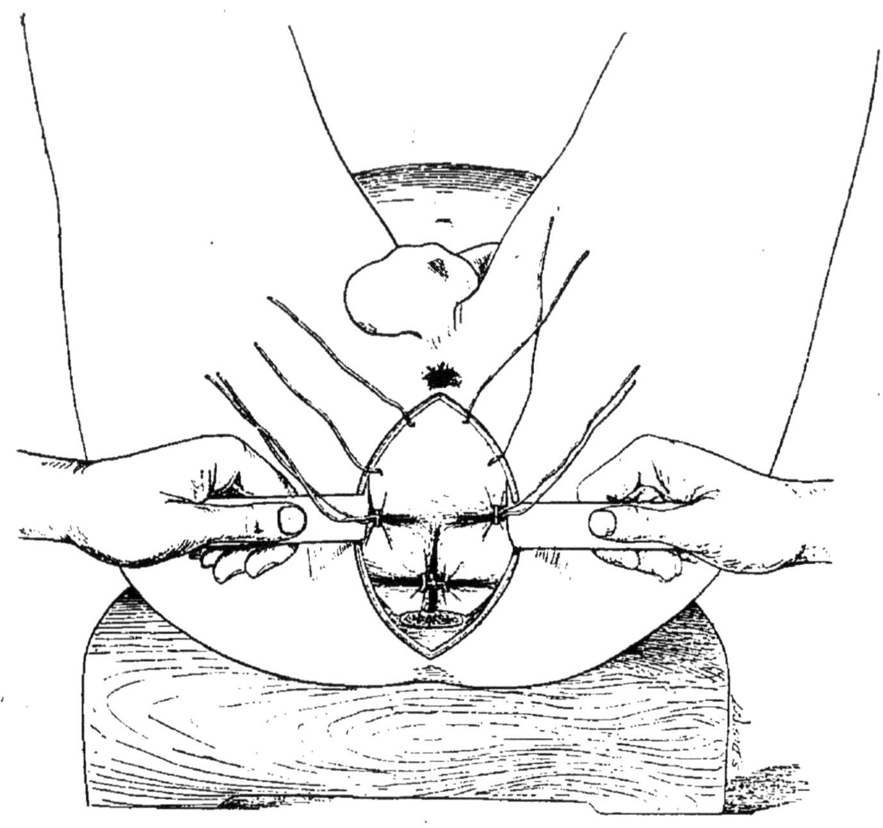

Fig. 33.

Recto-coccypexie. — Placement des fils destinés à réaliser le plissement du rectum en hauteur et en largeur. (Gérard Marchant.)

se termine à peu près au niveau de l'articulation sacro-coccygienne[1].

Cette incision respecte le sphincter anal mais met à nu l'am-

[1] Quand le périnée est très distendu on peut, comme je l'ai indiqué primitivement, faire une incision losangique et exciser le segment cutané circonscrit par cette incision.

poule et la face postérieure du coccyx, dont j'ai coutume de réséquer l'extrémité pour augmenter l'étendue du champ opératoire.

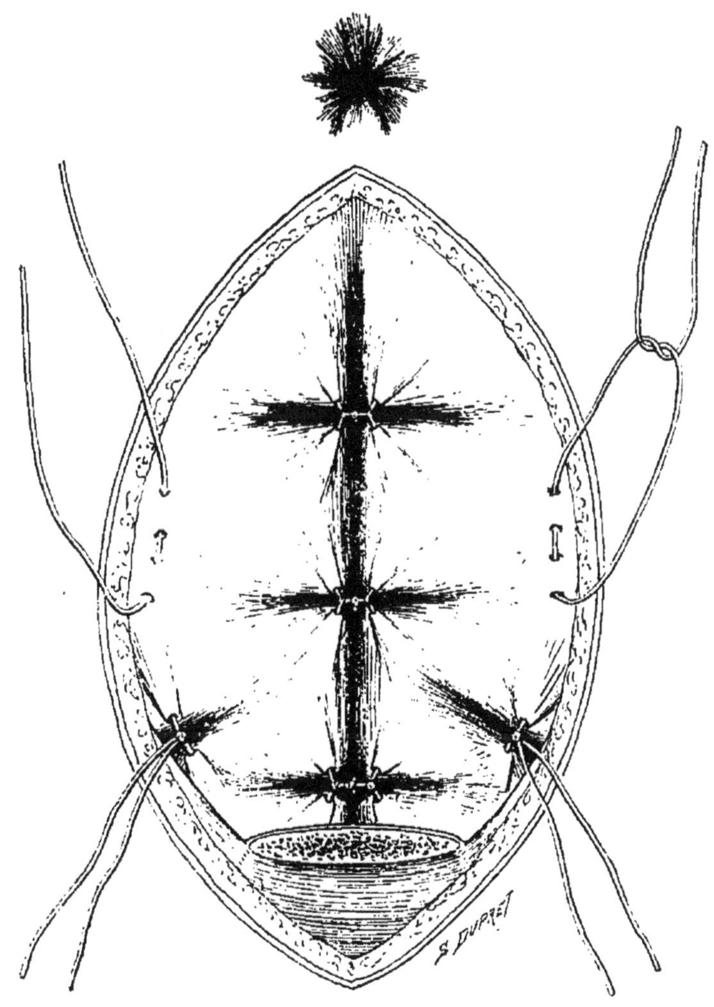

Fig. 34.

Recto-coccypexie. — Deux autres fils placés latéralement le plus loin possible, permettent de rétrécir encore le calibre du rectum et vont servir de fils fixateurs. (GÉRARD MARCHANT.)

J'ai ainsi largement exposée la face postérieure du rectum. Je réalise tout d'abord le plissement transversal, en « lanterne vénitienne », par une série d'anses placées verticalement de chaque côté de la ligne médiane.

Ces anses sont ensuite nouées l'une à l'autre de manière à produire un nouveau plissement, mais dans le sens longitudinal

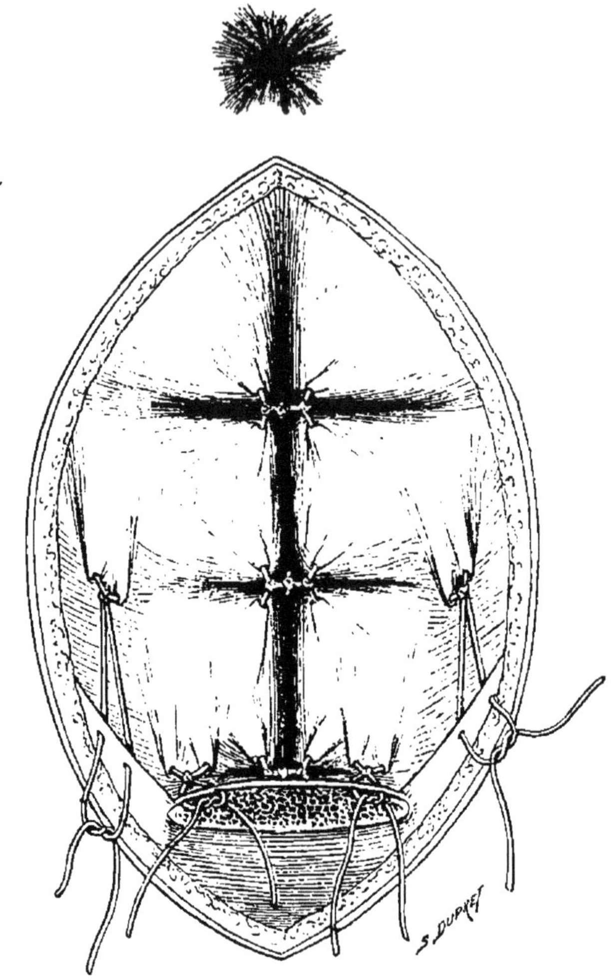

Fig. 35.

Recto-coccypexie. — Le rectum va se trouver fixé aux tissus fibreux précoccygiens et latéralement aux ligaments sciatiques. (Gérard Marchant.)

cette fois. Cette manœuvre a de plus pour autre résultat de me rendre accessibles les faces latérales de l'ampoule et de me permettre de placer très loin sur le côté une nouvelle série d'anses verticales. qui une fois nouées vont me servir de fils fixateurs.

Cette fixation je la fais en partie aux plans fibreux présacrés ou précoccygiens et en partie aux bords inférieurs des grands ligaments sacro-sciatiques, comme le conseille Quénu.

On peut arriver au même résultat par la technique un peu différente que Gludini (de Ferrare) a proposée sous le nom de *rectopexie latérale* au Congrès italien de chirurgie (1898), et qui lui a donné un beau succès : un lambeau triangulaire à sommet inférieur tronqué est relevé et découvre, avec le sommet du sacrum et du coccyx, les insertions des muscles grands fessiers et ischiococcygiens ; ces muscles sont rejetés latéralement et on met à nu les ligaments sacrosciatiques. La partie postérieure des releveurs est sectionnée et, en se rétractant, elle laisse voir la face postérieure de l'aponévrose pelvienne ; on incise celle-ci sur une hauteur de 4 centimètres environ et on arrive enfin sur l'intestin dont on libère complètement les faces postérieure et latérales. Alors, pinçant l'une des parois latérales de l'ampoule entre l'index dans le rectum et le pouce dans la plaie, on lui imprime un mouvement de torsion en arrière aussi accentué que possible, qui l'amène dans l'incision : c'est sur cette paroi latérale qu'on place 2 ou 3 soies déterminant son plissement horizontal et dont les chefs sont ensuite passés dans les ligaments sacrosciatiques ; on traite de même l'autre face latérale et on ferme la plaie en reconstituant les divers plans qui ont été divisés.

Enfin König a cherché à réaliser une fixation encore plus solide du rectum en passant les fils suspenseurs, au moyen d'un perforateur, dans l'épaisseur du sacrum ; il a exécuté 6 fois cette *rectopexie sacrée*, en la complétant 4 fois par une excision cunéiforme de l'anus ; il en a eu 2 récidives et 4 guérisons.

On a reproché à la rectopexie, quel que soit le procédé employé, de ne fixer que la paroi postérieure du rectum, mais notre technique actuelle ou celle de Gludini évite ce reproche. On lui a reproché le nombre des échecs qui serait considérable ; mais ici il faut distinguer : il y a souvent, après la rectopexie, persistance d'un léger degré de prolapsus muqueux, peu gênant et facilement curable par quelques raies de feu ou une excision muqueuse ; ce n'est donc pas une vraie récidive ; d'autre part il y a des cas malheureux, où le prolapsus total est réapparu au bout d'un temps plus ou moins long. Le nombre de ces échecs n'est pas si considérable qu'il ne puisse être mis en comparaison avec celui des insuccès des autres méthodes : LENORMANT, en effet, réunissant des cas opérés par tous les procédés, arrive à 7 récidives sur 44 cas, soit 16,9 p. 100, et, en ne tenant compte que des opérations de rectococcypexie suivant notre technique, il ne trouve que 3 récidives sur 30 cas, soit 10 p. 100.

D'autre part, la rectopexie, *opération complètement extrarectale* et, partant, échappant aux risques d'infection, a cet avantage d'être absolument bénigne, non seulement au point de vue vital, puisqu'elle n'a jamais entraîné la mort, mais encore en ce sens qu'elle ne peut amener aucun accident, aucune complication. Le pire qui puisse arriver, c'est la récidive ; l'opération n'expose « ni au rétrécissement comme la résection, ni à l'éventration comme la colopexie » (LENORMANT).

Nous croyons donc que, dans les prolapsus qui ne dépassent pas 8 à 10 centimètres chez l'enfant, 10 à 12 chez l'adulte, c'est-à-dire dans tous les *prolapsus ani et recti*, la rectopexie est une excellente opération qui doit être employée en raison de sa simplicité, de sa bénignité, du nombre et de la durée des succès qu'elle a donnés jusqu'à ce jour.

2° COLOPEXIE

Chez sa première malade, JEANNEL[1] avait affaire à un cas grave, invétéré, compliqué de rectite rebelle ; pour agir efficacement contre ce facteur auquel il fait jouer, nous l'avons vu, un rôle capital, il fixa le côlon à la paroi abdominale après avoir réduit par traction le prolapsus ; il fit sur cette anse fixée un anus artificiel, qu'il ferma plus tard. C'est la *colopexie avec ouverture de l'intestin* ou *colopexotomie*. Mais, dans le plus grand nombre de cas, on peut éviter l'infirmité que crée l'anus iliaque, même momentané, et les difficultés opératoires de sa fermeture ultérieure ; il suffit de fixer à la paroi abdominale par quelques soies non perforantes l'intestin et

[1] JEANNEL. *Bull. Ac. méd.*, 1889, et *Gaz. des Hôp.*, 1892.

son méso : c'est la *colopexie simple* que Verneuil fut le premier à pratiquer, sans succès d'ailleurs. Si la paroi abdominale, flasque et relâchée, paraissait donner peu de garanties pour une fixation solide, on imiterait l'exemple de Berg et de Jeannel et l'on attacherait le côlon au plan résistant formé par l'arcade crurale où le fascia iliaca. Nous n'insisterons pas sur la technique fort simple de ces opérations, non plus que sur la *colopexie lombaire* imaginée par Tuffier et qui donna un échec à ce chirurgien.

Les résultats de la *colopexie simple* sont bons; ils sont cependant quelque peu inférieurs à ceux de la rectococcypexie, mais il faut tenir compte de ce fait que certains cas concernaient des prolapsus particulièrement rebelles, ayant résisté à diverses opérations : 55 cas réunis par Lenormant donnent 10 récidives, soit 18,1 p. 100, et il y a des guérisons de trois ans (Berg, Boiffin), quatre ans (Jaboulay), cinq ans (Jeannel), sept ans et dix ans (Poncet).

On a reproché à la colopexie d'être une opération grave et difficile, ce qui est insoutenable, car elle n'a jamais donné de mort et elle a la même bénignité que l'établissement d'un anus iliaque. On a craint que la coudure consécutive du gros intestin n'amenât des accidents d'occlusion, mais ce fait n'a jamais été observé en clinique. Le seul accident consécutif est l'*éventration* qui a été signalée 7 fois (Jeannel, Jaboulay, Poncet, Bryant). On a proposé, pour éviter cette complication ennuyeuse, d'étaler le muscle droit sur la suture péritonéale (von Eischberg), de dissocier les fibres des muscles larges de l'abdomen sans les couper (Meyer, Kisck), de faire une incision médiane et non latérale (Ewald, Bakès), la reconstitution de la paroi étant plus facile au niveau de la ligne blanche.

Toujours est-il que la laparotomie médiane est nettement indiquée lorsqu'il y a coexistence de prolapsus rectal et de prolapsus génital et qu'il faut faire à la fois la colopexie et l'hystéropexie : on pourra fixer les deux viscères, l'un au-dessus de l'autre à la paroi (Ewald), ou fixer l'utérus à la paroi et le côlon à l'utérus (Defontaine, W. Bovée).

La *colopexie avec ouverture de l'intestin* n'a été pratiquée que

4 fois (JEANNEL (2 cas), RICHELOT, BERGER) et toujours dans des cas graves. Les résultats immédiats sont parfaits, tant pour le prolapsus que pour la rectite ; mais le traitement consécutif, c'est-à-dire la fermeture de l'anus iliaque par des applications d'entérotome et une autoplastie, est long et aléatoire : à Toulouse, on le commence un mois après la colopexie et on espère pouvoir le mener à bien dans le même laps de temps ; mais jusqu'ici il a toujours fallu cinq et six mois pour obtenir un résultat complet. Il faudra, dans cette opération consécutive, éviter soigneusement d'ouvrir le péritoine, sinon on détruirait les adhérences et la récidive serait fatale : c'est ce qui est arrivé au malade de BERGER.

IV. — INDICATIONS OPÉRATOIRES

Que conclure de cet exposé ? « Tous les procédés et toutes les méthodes ont donné des succès, tous les procédés et toutes les méthodes ont eu des revers. C'est qu'il n'y a pas un traitement infaillible, unique, universel du prolapsus rectal, et cela parce qu'il y a des variétés diverses de prolapsus, et au point de vue clinique, et au point de vue pathogénique » (LENORMANT).

Examinons donc les principales éventualités qui peuvent se présenter en clinique : laissant de côté les prolapsus symptomatiques dans lesquels la cause, d'ordinaire accessible, crée des indications spéciales et qui le plus souvent relèvent de la résection (prolapsus des tumeurs malignes et rétrécissements du rectum), on peut se trouver en présence d'un grand prolapsus muqueux ou d'un prolapsus total, ce dernier pouvant être lui-même un prolapsus de force ou un prolapsus de faiblesse.

α. Le *prolapsus muqueux* invétéré et incurable par les moyens hygiéniques habituels peut être traité par les raies de feu, mais l'excision de la muqueuse exubérante, telle que l'ont pratiquée TRÈVES et TESSON (d'Angers), constitue une méthode plus rapide, moins douloureuse, plus sûre : elle est une opération aussi facile, et qui donnera d'aussi bons résultats que l'opération de WHITEHEAD dans la cure des hémorrhoïdes.

β. Le *prolapsus de force*, cette luxation extrapelvienne du rectum, chez des sujets jeunes et vigoureux, avec intégrité du plancher pelvien, a été jusqu'à présent traitée par nous et par d'autres chirurgiens, au moyen de la rectococcypexie qui a donné, dans ce cas, de très bons résultats. Si, comme nous avons tendance à le penser, c'est à ces formes surtout que s'applique la théorie pathogénique de LUDLOW, il faudrait essayer de s'adresser à la hernie péritonéale primitive et on tenterait l'opération de NAPALKOFF.

c. *Dans le prolapsus de faiblesse*, c'est-à-dire dans la très grande majorité des cas, chez les gens âgés et les grandes multipares par exemple, la destruction du plancher pelvien crée une première indication, absolument formelle, et qu'on ne saurait négliger sans aller au-devant d'un échec certain : *il faut, chez ces sujets, reconstituer un périnée solide et résistant et rendre au canal anal sa longueur, sa tonicité et son obliquité naturelles* (LENORMANT). Cette nécessité d'une bonne périnéorrhaphie est admise par tous comme un élément capital dans le traitement du prolapsus génital; pourquoi n'en serait-il pas de même dans le cas de chute du rectum ?

C'est une opération indispensable, mais nous ne croyons pas que d'ordinaire elle suffise à assurer le succès ; elle néglige en effet un facteur également important qui est l'élargissement de l'ampoule rectale. On peut combattre cet élargissement soit par une rectopérinéorrhaphie antérieure et postérieure à la manière de DURET, soit par une plicature transversale et verticale, comme celle que nous faisons dans la rectococcypexie ; cette seconde pratique nous paraît préférable parce qu'elle a l'avantage d'agir complètement en dehors du milieu infecté du rectum. En présence donc d'un prolapsus ano-rectal de faiblesse, ne dépassant pas 10 à 12 centimètres de long, nous conseillons donc la rectococcypexie avec plissement du rectum et fixation aussi latérale que possible, suivie d'une périnéorrhaphie antérieure et postérieure très soignée.

Mais si le cas paraissait mauvais, si les dimensions trop considérables de la tumeur montraient qu'elle sort des limites accessibles à la rectococcypexie, si surtout il s'agissait d'une invagination procidente, il faudrait d'emblée faire la colopexie simple ;

c'est encore le traitement à mettre en usage en cas d'échec de la rectococcypexie. La colopexie sera, d'ailleurs, également suivie d'une réfection du périnée.

d. *Restent enfin des cas tout à fait graves* et qui paraissent échapper à l'action du chirurgien.

Tantôt ce sont des prolapsus étendus coexistant avec des ptoses multiples, génitale, rénale, etc., chez des sujets à ventre flasque, ayant ce que les Allemands appellent du diastasis des muscles droits ; il faut chez ces sujets tenter de remédier au moins aux ptoses les plus gênantes, parmi lesquelles la chute du rectum ; on fixera l'utérus à la paroi s'il est déplacé, on réduira le prolapsus et on fixera le côlon au plan résistant de l'arcade crurale, on fera une véritable autoplastie à lambeaux du périnée.

Tantôt ce sont des accidents locaux, rectite rebelle et ulcérations, qui entretiennent le prolapsus et en aggravent le pronostic. Si le rectum a des parois très épaissies ou s'il est trop altéré pour qu'on puisse en espérer la conservation, on fera la résection d'après Mikulicz ; sinon ces cas de prolapsus avec rectite trouveront dans la colopexie avec ouverture de l'intestin un traitement qu'on peut considérer comme infaillible.

V. — Traitement des complications

L'irréductibilité, ce qu'on appelle très improprement l'*étranglement* du prolapsus, est au début très facile à guérir : une réduction méthodique, en commençant par les parties qui sont sorties les dernières, en s'aidant d'une grande quantité de vaseline cocaïnée (Delbet) et de la position en plan incliné, en viendra presque toujours à bout ; en cas d'échec il suffirait de faire cesser par le chloroforme la contracture du sphincter.

Si l'on n'est pas intervenu et si le prolapsus non réduit est devenu le siège d'*accidents de gangrène ou d'infection*, on peut attendre, sous un pansement, la détente spontanée, la chute des escarres superficielles, l'ouverture des abcès. Il nous semble cependant plus certain de recourir dans ce cas à l'ablation des parties malades par la résection à la Mikulicz qui donnera presque toujours de fort bons résultats.

Restent enfin ces accidents rares, mais très redoutables, dont nous avons parlé, qui sont des étranglements vrais ou de l'*occlusion intestinale*. Inutile d'insister sur ce qu'ils réclament une intervention d'extrême urgence. S'il s'agit d'une invagination et si l'obstacle siège au collet, on fera la laparotomie et on suivra la conduite indiquée à propos des *invaginations intestinales*. Si l'on a affaire à une hédrocèle étranglée on pourra faire la résection à la Mikulicz et, une fois le cul-de-sac péritonéal ouvert, examiner l'anse étranglée, la réduire si elle est saine, la réséquer si elle est gangrenée : c'est ce que fit Bogdanick dans un cas où il dut réséquer 48 centimètres d'intestin. Mais on peut également faire la laparotomie et dégager par en haut l'anse enclavée dans le cul-de-sac de Douglas : Lauwers (de Courtrai) a eu récemment un très beau succès par une opération de ce genre.

XIX

NÉOPLASMES DE LA RÉGION ANO-RECTALE

Les tumeurs de cette région peuvent être bénignes ou malignes. Parmi les premières, nous n'étudierons guère que les végétations, les condylomes, les polypes ; les lipomes, les angiomes, les fibromes, etc., méritent seulement d'être signalés.

De même parmi les tumeurs malignes, le cancer par son importance doit nous arrêter presque exclusivement.

ARTICLE PREMIER

TUMEURS BÉNIGNES

§ 1. — Tumeurs bénignes de l'anus

Nous avons surtout en vue ici les végétations et les condylomes. A vrai dire ce ne sont pas à proprement parler des tumeurs ; elles sont un des principaux symptômes d'un travail d'inflammation chronique dont il est parfois difficile de déterminer la cause. Mais comme, en somme, le fait principal est la production néoplasique, c'est elle surtout qu'on considère, et cliniquement végétations et condylomes sont rangés dans le groupe des tumeurs bénignes dont la région anale peut être le siège.

VÉGÉTATIONS

Anatomie pathologique. — Ce sont de petites tumeurs papillaires, plus ou moins allongées, rameuses, qui se développent ordinairement en grand nombre au pourtour de l'orifice anal. Elles débutent par de petites verrues, assez semblables à celles qu'on observe au niveau des doigts. Elles augmentent progressivement de volume et à mesure qu'elles se développent elles se bifurquent et prennent un aspect arborescent ; elles s'accompagnent alors d'un suintement blanchâtre ou séro-sanguinolent, abondant, d'odeur infecte, qui amène une irritation intense des téguments voisins. Quand les végétations sont nombreuses, elles s'imbriquent, deviennent confluentes, formant comme une sorte de tapis ; ces tumeurs larges et plates ne sont cependant implantées sur la peau que par d'innombrables petits pédicules. Aussi n'est-ce pas sans surprise que le chirurgien qui en pratique l'excision trouve, au lieu d'une vaste plaie, une surface cutanée normale mais percée d'une multitude infinie de petits pertuis qui correspondent aux points d'implantation des papilles.

Structure. — Une coupe longitudinale de ces végétations examinée à un faible grossissement montre nettement leur structure. Le centre est formé de tissu conjonctif, prolongement du derme, ou pour mieux dire, du sommet des papilles du derme. Les vaisseaux forment, comme dans les papilles normales, des anses qui mettent en communication les artères avec les veines. Le revêtement épithélial présente une et plus souvent plusieurs couches de cellules extrêmement variables de forme et de volume.

Étiologie. — *Quelle est l'origine de ces végétations?* Les recherches bactériologiques faites pour trouver un agent spécifique n'ont donné que des résultats négatifs.

De même actuellement personne ne soutient plus leur origine syphilitique ou tout au moins leur spécificité. La blennorragie, qu'on retrouve si souvent dans les antécédents, n'en est pas davantage la cause immédiate ; les inoculations négatives de Melchior Robert sur lui-même ont contribué à prouver ces deux faits aujourd'hui bien établis. Est-ce à dire que ni la blennorragie, ni la syphilis ne jouent un rôle dans la production des végétations ? Non certes ; mais leur rôle est banal et non spécifique. Toutes les causes d'irritation, d'inflammation chronique agissent de même ; toutes les maladies du rectum et de l'anus qui s'accompagnent d'écoulements, les vaginites, les métrites chez la femme peuvent se compliquer de végétations. On a remarqué leur fréquence chez les femmes enceintes, leur prolifération rapide pendant la grossesse, mais aussi leur diminution de volume et même leur disparition complète après l'accouchement.

Diday admet enfin une prédisposition spéciale de certains sujets qui en même temps que des végétations anales porteraient fréquemment, dit-il, des verrues aux mains. N'est-il pas plus probable qu'il y a dans ces cas inoculation directe ? Delbet[1] a rapporté un cas de contagiosité indiscutable de tumeurs papillaires.

Symptômes. — Les végétations ne causent au début qu'une gêne légère et quelques démangeaisons, puis peu à peu elles augmentent de volume, de nombre, d'étendue, l'écoulement devient plus abondant, plus irritant et les malades souffrent alors véritablement. Chaque mouvement, en provoquant le frottement des végétations les unes sur les autres, produit une sensation de brûlure ; la marche est presque impossible, s'accompagne de suintement séro-sanguinolent et même d'hémorragies. La défécation est particulièrement pénible ; les soins de propreté étant très difficiles à prendre dans cette région, des phénomènes inflammatoires aigus aggravent encore l'état local.

Certaines végétations sont encore plus gênantes quand, par leur siège au niveau de la marge de l'anus, au milieu des plis radiés, elles provoquent les douleurs intolérables de la fissure. Quand ces tumeurs restent sèches et laissent indemne la région marginale, elles sont au contraire absolument indolentes et c'est seulement quand les soins de propreté deviennent difficiles que les malades consultent.

Diagnostic. — Le diagnostic est aisé ; seul un examen

[1] Delbet. *Traité de Chirurgie clinique et opératoire*, Paris, 1896. t. I, p. 490.

superficiel pourrait faire attribuer à un cancer végétant de l'anus ces masses papillomateuses qui, nous l'avons dit, reposent sur une peau saine et non sur une tumeur comme dans tout cancer.

Les condylomes n'ont pas non plus le même aspect; moins nombreux, ils sont toujours plus ou moins pédiculés, leur corps au lieu d'être frangé est plutôt arrondi, renflé en massue. La structure enfin est différente.

La tuberculose verruqueuse de l'anus est une affection rare, dont nous avons étudié plus haut les symptômes ; elle ne peut être confondue avec des végétations inflammatoires simples.

Traitement. — Le traitement consiste dans l'excision ; on a abandonné les anciens procédés, la ligature, la dessiccation. Avec des ciseaux courbes sur le plat, on sectionne les végétations les plus volumineuses à leur base, en enlevant même au besoin un peu de la peau sous-jacente : on se contentera de gratter les plus petites avec la cuiller tranchante. Une légère cautérisation suffit pour obtenir l'hémostase de la rosée sanguinolente abondante qui suit l'excision. L'anesthésie est nécessaire si les végétations sont nombreuses et surtout si leur siège intra-anal commande la dilatation sphinctérienne.

CONDYLOMES

On décrit sous le nom de condylomes de petites tumeurs dures, fibreuses, de forme arrondie et d'aspect plus ou moins rugueux qui siègent au voisinage de l'anus. Ce sont des productions inflammatoires, nées sous l'influence d'un travail d'irritation chronique. On ne confondra donc pas sous cette dénomination toutes les tumeurs plus ou moins pédiculées de l'anus, comme les végétations, les marisques, restes d'hémorrhoïdes externes enflammées, ou encore les plaques muqueuses papulo-hypertrophiques.

Anatomie pathologique. — Le siège des condylomes est d'ordinaire au niveau des plis radiés de l'anus ; leur base d'implantation est assez large; leur volume, variable d'ailleurs, peut atteindre la grosseur d'une noisette ou d'une petite noix. A la coupe on les trouve formés par un tissu dur, comme de véritables fibromes. Le microscope montre qu'ils sont constitués par l'hypertrophie de tout le derme et non pas seulement du corps papillaire comme le sont les végétations. La couche épidermique, par contre, est ici très mince.

Symptômes. — Uniques ou tout au moins peu nombreux, ils sont absolument indolents d'ordinaire. Ils ne gênent le sujet qui les porte que par leur volume qui parfois peut devenir assez considérable ou sous l'influence des phénomènes d'irritation causée par les frottements. La région s'enflamme, devient le siège d'un suintement abondant, les démangeaisons sont vives. et même dans certains cas, des ulcérations se creusent à la base de la tumeur. Le condylome par lui-même n'a aucune tendance à la régression, même après la disparition des causes qui l'ont engendré; mais contrairement encore aux végétations, il n'a aucune tendance à la récidive, de sorte que le pronostic est en somme assez favorable.

Diagnostic. — Le diagnostic est facile. Les *syphilides secondaires papulo-hypertrophiques*, outre la notion étiologique, ont un aspect un peu spécial. Ce sont des plaques plus ou moins surélevées (d'où leur nom de *condylomes plats*), dont la surface chagrinée est souvent recouverte d'une pellicule blanche, d'aspect porcelanique; elles s'accompagnent parfois d'hypertrophie radiée des plis de l'anus.

La peau ne se plisse pas à la surface des condylomes; ce caractère joint à leur consistance, à leur non-réductibilité, permet de les distinguer des *marisques*.

Quand sous l'influence de l'inflammation les tumeurs ulcérées sont devenues fétides et douloureuses, leur aspect éveille l'idée d'une *dégénérescence maligne*. Un examen très attentif est nécessaire pour établir le diagnostic : l'évolution est d'ailleurs bien différente dans les deux cas.

Enfin et bien que la chose ne soit pas toujours facile, il faut, en présence de condylomes, chercher à en déterminer la cause. VERCHÈRE[1] après GOSSELIN a insisté sur la valeur symptomatique de ces tumeurs dans la période prémonitoire du rétrécissement rectal. Le condylome pourtant n'est pas un symptôme du rétrécissement, mais une manifestation de la rectite qui amènera à la longue la coarctation rectale ; aussi sa présence doit-elle éveiller l'attention. Le toucher rectal s'impose ; il révélera la coexistence d'ulcérations anales non apparentes et peut-être le début d'un rétrécissement.

Traitement. — Le seul traitement est l'ablation des condylomes, surtout s'ils ont tendance à s'enflammer ou s'ulcérer ; nous avons déjà dit qu'ils ne récidivaient pas.

§ 2. — TUMEURS BÉNIGNES DU RECTUM

Les *végétations* que l'on rencontre dans le rectum au-dessus du sphincter sont de nature conjonctive ou de nature glandulaire ; nous les avons étudiées plus haut[2] avec les rectites dont elles sont la conséquence. Nous ne décrirons ici que les tumeurs bénignes pédiculisées, les *polypes*. Ce sont les plus importantes.

Les autres tumeurs bénignes sont en effet exceptionnelles[3]. On a signalé des *myxomes* (CRUVEILHIER, HULKE), des *enchondromes* (DOLBEAU), des *myomes* ou des *fibromyomes* (TÉDENAT, CARLIER, HEURTAUX, BERG, SENN et WEEKLY, de WESTERMARK, MAC COSH). Les polypes fibreux ne sont pas très rares, mais l'existence de *fibromes purs* du rectum n'est pas encore prouvée. Par contre les *lipomes* existent bien ; ils forment de véritables polypes à pédicules assez longs qui peuvent amener l'invagination du côlon pelvien et le prolapsus du rectum. Certains sont extra-

[1] VERCHÈRE. Sur la période prémonitoire du rétrécissement du rectum. Rapport par M. Gérard Marchant. *Bull. de Soc. Chir.*, 1897. p. 186.

[2] Voy. p. 32.

[3] Voy. LONGUET. Des tumeurs bénignes du rectum. *Progrès médical,* 27 août et 3 septembre 1898, nos 35 et 36.

rectaux et se développent soit dans la fosse ischio-rectale, soit dans la cloison recto-vaginale.

On niait naguère encore les *lymphadénomes* du rectum ; mais BALL, FÉLIZET et BRANCA [1], QUÉNU et HARTMANN [2], SCHWAB, SHATTOCK en ont publié des exemples indiscutables. Ils se présentent souvent comme des polypes, mais le microscope montre la présence :

1° D'un réticulum délicat que le pinceautage met en évidence ;

2° De leucocytes de tailles variées, coulés dans le réticulum ;

3° De vaisseaux surtout nets dans le noyau central (BRANCA).

Les *angiomes* sont extrêmement rares ; il n'en existe que 2 observations (MARSH, BARKER).

Les *kystes dermoïdes* qui siègent dans le rectum sont tout à fait exceptionnels. Nous ne parlons pas des tumeurs congénitales de la région sacro-coccygienne, kystes rétro-rectaux qui adhèrent au rectum et peuvent s'ouvrir dans sa cavité [3], ni des kystes dermoïdes développés entre le rectum et le vagin. LONGUET rapporte 3 observations de kystes dermoïdes rectaux (DANZEL, PORT, CLUTTON) ; ils renfermaient de la matière sébacée, des cheveux et même des dents. Ils peuvent passer longtemps inaperçus jusqu'à ce que, sous l'influence des frottements ils s'enflamment et prennent brusquement une marche plus rapide. Le seul traitement à proposer est l'ablation.

POLYPES DU RECTUM

Toutes les tumeurs qui se développent dans l'épaisseur des tuniques rectales ont une tendance remarquable à s'isoler de leur point de départ, à faire saillie dans l'intérieur du rectum,

[1] FELIZET et BRANCA. *Traité des maladies de l'enfance*, 1897, t. II, p. 747. — BRANCA. Lymphadénome polypiforme du rectum. *Bull. de la Soc. Anat.*, Paris, 1897, p. 158.

[2] QUÉNU et HARTMANN. *Chirurgie du rectum*, Paris, 1899, t. II, p. 361.

[3] CALBET. Tumeurs congénitales d'origine parasitaire, etc. *Thèse de Paris*, 1893.

à se pédiculiser en un mot. Cela tient à l'influence des efforts de défécation. La tumeur placée au milieu des fibres qui se contractent est exprimée pour ainsi dire et chassée du côté où la pression est moindre. Dès qu'elle fait saillie à la surface de la muqueuse le passage des matières agit mécaniquement sur elle pour l'entraîner et la pédiculiser de plus en plus.

Toutes les tumeurs du rectum peuvent d'une façon générale subir cette évolution. On réserve cependant le nom de polypes à certaines tumeurs bénignes pédiculisées. Toutes n'ont pas la même structure microscopique et ne sont par conséquent pas de même nature. Mais si au point de vue histologique nous devons étudier séparément les différents polypes, il y a intérêt, au point de vue clinique, à les réunir dans une seule étude, car ils se présentent tous avec les mêmes symptômes, ils ont la même évolution bénigne, ils relèvent du même traitement, et souvent en pratique le chirurgien est incapable de diagnostiquer leur nature. Seul l'examen histologique fait après l'intervention permet d'étiqueter ces tumeurs et de les ranger dans les groupes auxquels elles appartiennent.

Anatomie pathologique. Caractères macroscopiques. — Les polypes du rectum acquièrent rarement un *volume* considérable. Exceptionnellement on les voit présenter la grosseur d'une pomme de reinette (Gosselin) ou encore arriver à remplir toute la cavité du rectum et peser quatre livres (cas de Kæmm cité par Esmarch). D'ordinaire ils ont le volume d'une cerise, d'une noix, d'une mandarine au plus.

En général, ils sont *uniques*, mais on peut en rencontrer plusieurs. Lorsqu'on en compte 20 comme dans le cas de Lebert, ou plusieurs centaines comme dans le cas de Fochier, on peut se demander s'il est juste de conserver à cette affection le nom de polypes. Nous avons vu plus haut que ces végétations multiples relevaient d'une infection de la muqueuse, qu'elles appartenaient soit à la *rectite proliférante*, soit à la *polypose recto-côlique*.

La *forme* des polypes est irrégulière ; arrondis assez rarement à la façon d'une bille, on les trouve plus souvent allongés, un peu incurvés.

Leur *surface* peut être *lisse*, *granitée* ou *mûriforme*, suivant les cas; d'une façon générale le polype a tendance à se creuser de vacuoles, ce qui, suivant la comparaison très juste d'A. NÉLATON, lui donne l'aspect d'une amygdale avec ses lacunes. Cette disposition s'exagère-t-elle encore, la masse polypeuse se partage en lobes et en lobules et prend l'aspect d'une grappe de raisin (LEDRAN).

La *couleur* rappelle assez celle de la muqueuse qui recouvre des hémorrhoïdes internes et varie suivant la vascularisation. D'un rouge violacé quand il est examiné *in situ*, surtout quand sous l'influence d'un effort d'expulsion il devient turgescent, le polype est blanc pâle après extirpation quand il s'est vidé du sang qu'il contenait.

La *muqueuse* ne présente que peu de lésions : on la trouve parfois enflammée, légèrement ulcérée ; dans le voisinage elle a ses caractères normaux. Mais ce qui caractérise le polype, c'est le *pédicule* qui lui amène ses vaisseaux et ses nerfs. Ce pédicule varie d'aspect, d'ailleurs, suivant l'ancienneté de la tumeur, le stade de son évolution. Large, à peine indiqué, quand au début la tumeur est presque sessile, il s'effile ensuite progressivement et arrive à atteindre une certaine longueur. Il peut alors se rompre. Quand on exerce sur le pédicule une traction un peu forte, il se sépare de la tumeur « comme se détache la queue d'un fruit mûr », en laissant à sa place une petite cavité en forme de cratère. D'ordinaire c'est sur la paroi postérieure du rectum qu'il s'implante, à une faible distance de l'orifice anal. Le siège de prédilection est immédiatement au-dessus du sphincter à 3, 4 ou 5 centimètres; on peut en voir cependant siéger beaucoup plus haut, à 15 centimètres (GROSS), 16 centimètres (DESAULT).

Sans attacher plus d'importance qu'il ne convient à la notion de *consistance*, nous devons, avec la plupart des auteurs, distinguer deux sortes de polypes : les *polypes mous*, peu volumineux, à pédicule grêle, et les *polypes durs* à base large, et de volume plus considérable.

Cette différence de consistance correspond d'ailleurs le plus souvent à une différence réelle de structure, les polypes mous étant des polypes glandulaires, les durs étant des polypes fibreux. Les premiers se rencontrent surtout chez l'enfant, les seconds chez l'adulte, bien qu'il n'y ait en tout cela rien d'absolu.

Les polypes durs ou fibreux sont rares. Ils semblent naître dans l'épaisseur de la paroi rectale et ne font que soulever la muqueuse dont ils se coiffent. Ils peuvent même se développer en dehors du rectum, soit dans la cavité abdominale, soit dans l'excavation sacrée suivant que leur implantation est pré ou rétro-rectale. La muqueuse enlevée, on se trouve en présence d'un tissu dur qui crie sous le scalpel et dont l'aspect est tantôt celui d'un tissu lardacé, tantôt d'un véritable fibrome à fibres irrégulièrement distribuées et entrecroisées, maisb ien rarement stratifiées comme dans les myomes utérins. Ce sont ces polypes fibreux qui présentent parfois un siège un peu élevé et peuvent entraîner le péritoine. On cite plusieurs cas de polypes dans le pédicule desquels se trouvait un cul-de-sac péritonéal et dont l'ablation a entraîné la mort par péritonite.

L'élément vasculaire y est toujours très développé ; on voit à la surface ramper de gros vaisseaux adhérents aux tissus ; ils restent béants s'ils ont été ouverts, d'où l'importance des hémorragies.

Les polypes mous ou muqueux appelés encore glandulaires, folliculaires (Allingham), adénoïdes (Gross), correspondent histologiquement à *l'adénome*. Ce sont les plus fréquents, ceux auxquels correspond notre description générale. Ils peuvent devenir *kystiques*, les kystes petits étant susceptibles de prendre à un moment donné un volume assez considérable.

Nous signalerons enfin d'autres variétés plus rares :

Les *polypes papillaires*, polypes granuleux de Gosselin.

Les *polypes villeux* (Villous tumors des Anglais).

Ces dernières ont une structure et une évolution toutes particulières : leur étude fera l'objet d'un chapitre spécial (voy. *Tumeurs villeuses*, p. 361).

Caractères microscopiques. — Si le polype au point de vue clinique correspond dans la grande majorité des cas à un type bien défini, au point de vue histologique, comme le dit très bien Quénu, le polype n'existe pas. Il y a des adénomes, des fibromes, des carcinomes, etc., qui peuvent se pédiculiser.

Nous laisserons de côté à dessein les tumeurs pédiculées liées à la rectite (végétations, condylomes), les hémorrhoïdes modifiées que nous avons étudiées ailleurs, et d'autres tumeurs rares comme les sarcomes, les lipomes, les myxomes, les angiomes, les lymphadénomes, etc...

Pratiquement, on peut diviser les polypes en deux grandes classes, au point de vue microscopique :

Les uns sont développés aux dépens de l'appareil glandulaire, d'origine endodermique, ce sont des adénomes. Les autres proviennent des tissus mésodermiques qui forment le stroma de la muqueuse ou de la musculature du rectum, ce sont des tumeurs conjonctives [1].

Adénomes. — Leur structure a été étudiée par Cornil et Ranvier [2], par Luschka [3]. Quénu et Landel [4] ont consacré à leur étude un important mémoire; de même Félizet et Branca [5] dans le traité des maladies de l'enfance.

Les tubes glandulaires sont élargis, allongés, d'où leur forme sinueuse, irrégulière ; presque tous sont clos. Disposés par petits groupes, ils prolifèrent, se segmentent par division ou par bourgeonnement. Ce bourgeonnement peut même se faire à l'intérieur du tube qui se trouve tapissé de végétations à la façon d'un kyste proligère.

L'épithélium est formé de cellules cylindriques, plus longues

[1] On peut rapprocher cette division de celle que nous avons établie plus haut à propos des rectites, en rectites glandulaires ou adénomateuses, et rectites conjonctives ou interstitielles. Le polype relève-t-il des mêmes causes? Pourquoi n'observons-nous d'ordinaire qu'un seul polype? Des recherches intéressantes pourraient être faites sur ces points.

[2] Cornil et Ranvier. *Histol. pathol.*, 1881, p. 341.

[3] Luschka. *Wirchow's Archiv.*, 1860, Bd. XX, p. 139.

[4] Quénu et Landel. *Revue de Gynécologie et de Chirurgie abdominale*, n° 3, juin 1898, p. 487.

[5] Félizet et Branca. *Traité des maladies de l'enfance*, 1897, t. II, p. 736.

qu'à l'état normal, sauf dans le kyste où elles peuvent devenir cubiques, pavimenteuses, ou même disparaître.

La *membrane propre* est très inconstante.

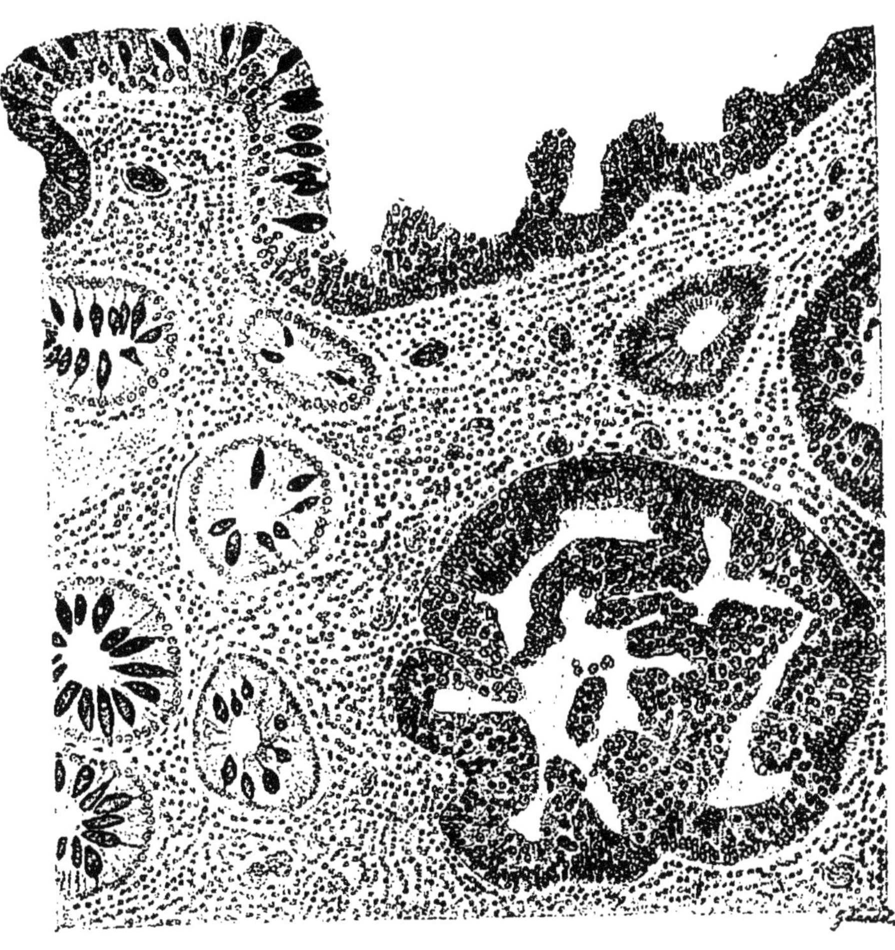

Fig. 36.

Coupe transversale d'un gros polype. Gross. 230 diamètres. — A gauche, adénome; à droite, épithélioma cylindrique. (Quénu et Landel.)

Le *stroma* est fibreux dans les parties les plus anciennement développées, embryonnaire, lâche, imprégné de lymphe dans les endroits où la glande bourgeonne (Cornil et Ranvier).

La *muqueuse rectale* se présente comme un épithélium normal;

celui-ci ne tarde pas à se modifier; ses éléments deviennent petits, polymorphes et leur noyau se colore mal.

Quant au *pédicule*, il est formé de vaisseaux, de fibres conjonctives et de fibres musculaires lisses.

Tumeurs conjonctives. — L'analyse histologique d'un de ces polypes durs les montre formés de faisceaux conjonctifs parsemés d'un plus ou moins grand nombre de cellules fixes. La muqueuse qui les recouvre est normale, amincie, mais aussi parfois hypertrophiée et vasculaire. Il existe plusieurs observations de myomes ou fibro-myomes du rectum ayant revêtu la forme de polypes; le microscope montre leur richesse en fibres lisses (Malassez) irrégulièrement disposées ; on y trouverait aussi des faisceaux élastiques (Billroth).

Étiologie. — Nous ne savons rien de bien précis à cet égard, sinon que *l'âge* joue un rôle important : c'est en effet une affection de l'enfance que l'on observe surtout entre trois et quinze ans, mais qui est assez rare chez l'adulte.

Peut-être les polypes se rencontrent-ils un peu plus fréquemment dans le sexe masculin.

Quant aux maladies constitutionnelles la scrofule, la syphilis, l'arthritisme, leur influence semble très problématique. Nous n'en dirons pas de même des causes d'irritation locale, bien que leur action ne soit pas encore bien déterminée. On tend actuellement à faire jouer un grand rôle à l'infection dans la pathogénie des adénomes, qu'on incrimine des hématozoaires, comme le fait Belleli[1], ou des staphylocoques, comme le pense P. Delbet.

Symptômes. — Le polype au début ne manifeste sa présence que par des symptômes assez vagues, de sorte qu'il peut passer inaperçu, surtout chez le jeune enfant. Ce sont des démangeaisons, des envies fréquentes d'aller à la selle, les défécations sont très pénibles, il se fait par l'anus un suintement muco-sanguinolent.

[1] Belleli a trouvé dans un polype des œufs et des embryons de *Bilharzia hœmatobia*.

Plus tard apparaissent des signes plus constants et plus nets, ce sont les rectorrhagies, les troubles de la défécation, l'issue du polype.

Les *rectorrhagies* s'observent fréquemment. Au début elles consistent en quelques gouttes de sang tachant la chemise, ou en des glaires sanguinolentes qui recouvrent les matières expulsées. Puis les hémorragies qui ne se produisaient qu'en petite quantité et ne survenaient qu'à d'assez longs intervalles, deviennent plus fréquentes et plus abondantes (un demi-verre chez un malade de Gosselin) ; elles vont jusqu'à anémier considérablement le malade.

Les *troubles de la défécation* sont dus à la sensation de corps étranger que provoque la présence du polype ; ils consistent en *faux besoins* de défécation que malgré leurs efforts les malades ne peuvent arriver à satisfaire. Ces efforts sont accompagnés d'épreintes au niveau de l'anus, de douleurs plus sourdes dans le bas-ventre et dans la région des reins. Ils peuvent, chez les sujets prédisposés, amener l'apparition de hernies inguinales ou autres.

Les *matières expulsées* lors de ces défécations, présentent parfois une *rainure correspondant au polype*, mais ce symptôme n'a pas l'importance qu'on a voulu lui donner, toute tumeur limitée au rectum pouvant le produire.

Les symptômes fonctionnels sont souvent si peu nets que c'est l'*issue du polype* qui constitue le premier phénomène de la maladie. A l'occasion d'une garde-robe un peu difficile, l'enfant fait un effort plus violent et expulse au dehors de l'orifice anal le polype. La réduction se fait spontanément au bout de quelques minutes, mais peu à peu, la tumeur sort plus facilement, à la moindre poussée, et la réduction en devient de plus en plus difficile.

Tels sont les symptômes ordinaires. L'irritation due au polype peut pourtant occasionner certains phénomènes réflexes qui en l'absence de tout signe physique, peuvent induire le praticien en erreur.

Félizet et Branca[1] insistent sur les troubles du côté des *voies*

[1] Félizet et Branca. *Loco cit.*

urinaires : « A maintes reprises, nous avons constaté de la rétention d'urine ; une fois même, nous nous sommes trouvés en présence d'un complexus symptomatique qui nous fit croire un instant à un calcul vésical : rétention d'urine, douleurs de la miction, interruptions brusques du jet se trouvaient associées depuis plusieurs mois. Tous ces phénomènes disparurent avec l'ablation du polype. »

Pozzi a observé des symptômes de congestion utérine liés à la présence d'un polype et cessant après son ablation.

Il y a quelques années, j'ai opéré d'un polype glandulaire une fillette de dix ans. Ce polype s'engageait d'une façon intermittente à travers l'anus sous l'influence des efforts de défécation et provoquait du ténesme, des écoulements de glaires sanguinolentes pour lesquels je fus appelé. Cette enfant présentait de plus une toux incessante. L'extirpation du polype fut des plus simples : son pédicule relativement long et grêle expliquait son apparition intermittente. *La toux opiniâtre cessa complètement* après cette exérése comme si le polype était le point de départ d'un réflexe laryngé.

Évolution. — Le polype est une tumeur bénigne à évolution ordinairement lente. Il est le plus souvent impossible de préciser l'époque à laquelle il a débuté à cause du peu de symptômes fonctionnels qu'il présente alors. Quelle que soit d'ailleurs la *durée* de son évolution, celle-ci est toujours la même. *Sessile tout d'abord,* la masse adénomateuse ou autre, sous l'influence soit des efforts, soit du passage des matières fécales, se pédiculise peu à peu. Le *pédicule* est large, puis il s'amincit, s'effile; si la longueur du pédicule le lui permet, le polype devient *procident,* d'abord d'une façon intermittente, au moment des défécations, plus tard d'une façon presque continuelle à l'occasion du moindre effort, de la marche, de la toux [1]. Le pédicule peut se rompre et c'est là un mode de guérison spontanée qui d'ailleurs n'est pas très rare.

Le polype peut-il récidiver ? Il n'y a jamais de récidive au sens

[1] Peraire. Des polypes fibreux intermittents du rectum. *Rev. de Chir.*, 10 juin 1900, p. 7-13.

propre du mot, c'est-à-dire que le polype de nature bénigne ne se reproduit pas quand il a été extirpé complètement; mais le pédicule d'un polype dont l'extrémité seule a été entraînée peut, s'il est large, augmenter de volume et reproduire un nouveau polype.

Complications. — Les unes sont mécaniques, les autres inflammatoires.

1° Complications mécaniques. — *Prolapsus du rectum.* — S'il est inexact de considérer le polype comme constitué par la muqueuse prolabée et épaissie, on ne peut nier que bien souvent le prolapsus accompagne le polype. Mais c'est une *lésion secondaire* due à la traction qu'exerce le pédicule sur la paroi rectale. Le prolapsus est d'ordinaire *incomplet*, limité au point d'implantation, *partiel*, si la muqueuse se décollant des plans sous-jacents est seule entraînée, *total*, si toutes les tuniques du rectum suivent le mouvement de descente. C'est dans ces cas qu'un polype un peu haut situé sur la paroi antérieure du rectum peut entraîner à sa suite un petit cul-de-sac péritonéal au centre de son pédicule. La simple section du pédicule ouvre la cavité péritonéale et peut être suivie de graves complications infectieuses.

Rarement *le prolapsus est complet;* peut-être existe-t-il dans ce cas une prédisposition spéciale à la ptose.

Les hémorrhoïdes sont si fréquentes qu'elles sont presque la règle dans le polype, mais elles peuvent s'accompagner d'hémorragie ou d'autres symptômes fonctionnels, et acquérir un degré de développement tel qu'elles peuvent être considérées comme une véritable complication. L'hémorragie a parfois sa source dans le polype lui-même, mais le plus souvent c'est la muqueuse rectale qui saigne; il s'agit, comme on l'a dit, de véritables épistaxis rectales.

2° Complications inflammatoires. — *La rectite* se développe facilement au niveau de la muqueuse prolabée, congestionnée, mise en état de moindre résistance. C'est à elle qu'il faut rapporter les écoulements glaireux, muco-purulents, d'odeur fétide, ainsi que le ténesme, les épreintes, les douleurs brûlantes au moment de la défécation.

Ces douleurs peuvent durer et acquérir leur intensité maxima après la défécation, prenant ainsi le caractère des douleurs dues au spasme et caractéristiques de la *fissure*. Gosselin a insisté sur ces fissures liées au polype.

Si la rectite est intense, le polype peut se sphacéler; il existe sur la muqueuse des ulcérations plus ou moins profondes, portes d'entrée ouvertes à l'infection et qui expliquent le développement possible d'*abcès de la marge de l'anus ou de la fosse ischio-rectale*.

Diagnostic. — La notion d'*âge* est ici d'une importance capitale. Un enfant au-dessous de sept ans qui présente des troubles de la défécation, des hémorragies par le rectum, ne peut guère être atteint que d'un polype.

Ce diagnostic rationnel il faut le confirmer par l'examen physique. Le *toucher rectal* est pour cela absolument nécessaire. Il faut naturellement, chez l'enfant surtout, le pratiquer avec une grande douceur pour éviter au petit malade des souffrances inutiles et pour obtenir de lui qu'il se laisse bien examiner. Après avoir exploré le rectum en enfonçant l'index aussi profondément que possible et en lui imprimant des mouvements de rotation pour tout examiner, il faut refaire cette exploration en sens inverse, en revenant, de façon à ramener vers l'anus le polype s'il existe. On risquerait autrement de laisser passer inaperçue une masse même volumineuse qu'en raison de sa mollesse on prendrait pour la muqueuse et qu'on repousserait vers le rectum.

Si la tumeur est bas située et bien pédiculée, le doigt peut la ramener à l'extérieur et permettre ainsi de l'explorer directement. On y arriverait de même et peut-être plus facilement encore par une large irrigation du rectum. Par le toucher il est facile de reconnaître les tumeurs fibreuses extra-rectales développées en avant ou en arrière du rectum, ou celles qui siègent encore dans l'épaisseur des parois.

L'*examen au speculum* ne se pratique guère que si le toucher rectal ne donne que des renseignements insuffisants. Seul il permet l'examen direct pour un polype haut situé et ne se laissant pas amener au dehors. Le speculum à deux valves est enfoncé profondément, puis ouvert modérément; en imprimant alors un lent mouvement de rotation à l'instrument, le chirurgien examine le segment de muqueuse resté libre entre les deux valves; à un moment donné le polype vient se placer de lui-même dans cet intervalle, on peut alors l'étudier facilement.

Le *rectoscope* peut donner aussi de très bons renseignements à condition qu'on l'enfonce lentement, par un mouvement de rotation, de manière à bien déplisser la muqueuse et à ne pas laisser passer inaperçue une petite tumeur.

Diagnostic différentiel. — *Le polype sort* spontanément ou artificiellement et son diagnostic est facile. Son aspect, sa forme, son pédicule le font immédiatement reconnaître et le différencient facilement des *végétations* inflammatoires dont la région anale est souvent le siège, des *hémorrhoïdes* multiples, molles, réductibles, formant un bourrelet et non une tumeur unique et pédiculée.

Le *prolapsus* accompagne, complique le polype, mais ne saurait être confondu avec lui.

Si le *polype ne sort pas*, le toucher rectal donnant des renseignements moins précis que la vue; on conçoit que le diagnostic soit d'autant plus difficile que la tumeur siège plus haut.

L'*invagination*, bien qu'elle ait une forme circulaire assez caractéristique et s'accompagne de symptômes fonctionnels bien plus sérieux, donne parfois au toucher la même sensation qu'un polype. L'examen au speculum ou au rectoscope ne doit jamais être négligé dans ces cas pour arriver à un diagnostic exact.

Il est rare qu'un angiome, qu'un lipome, qu'un cancer, puisse donner le change. En dehors des symptômes particuliers qui les caractérisent, ils n'ont pas de pédicule et cela suffit à les différencier du polype.

Mais il existe des tumeurs du rectum pouvant devenir pédiculées et celles-là cliniquement sont presque impossibles à diagnostiquer d'un polype. Ainsi par exemple, le sarcome du rectum, affection rare d'ailleurs, est ordinairement pris pour un polype et c'est l'examen histologique qui en démontre la nature. On est pourtant parfois mis en éveil par un volume plus considérable, une consistance plus grande, un pédicule moins net, l'existence de ganglions, une évolution plus rapide, etc...

Le diagnostic, pour être complet, doit s'attacher à étudier la forme — le lieu d'implantation du polype, — la longueur, l'épaisseur de son pédicule, — l'état de la muqueuse voisine qui à côté d'un polype, peut présenter des petits noyaux d'adénome.

Il doit aussi dépister les complications qu'entraine la tumeur, mais surtout savoir, dans les formes atypiques se manifestant par un prolapsus, des hémorrhoïdes, une fissure, remonter à la véritable cause de ces troubles et reconnaitre l'existence du polype.

Pronostic. — Le pronostic n'est pas grave, l'affection n'entrainant pas de dangers sérieux pour l'existence. Le polype peut guérir spontanément (par rupture du pédicule), mais dans tous les cas, on peut attendre les meilleurs résultats du traitement chirurgical, d'ailleurs très simple.

Traitement. — Il consiste dans la cure radicale, l'extirpation complète de la tumeur avec son pédicule.

Le pédicule est-il mince, on peut se permettre de l'arracher ou de le tordre jusqu'à ce qu'il cède ; s'il a une certaine épaisseur et qu'il présente quelque résistance, mieux vaut en faire la ligature, puis la section. On n'emploie plus l'écrasement linéaire, ni la cautérisation, ni la pince à demeure que laissait ALLINGHAM pendant vingt-quatre heures. Voici comment on procède :

Le malade est préparé pendant plusieurs jours par de grands lavages du rectum et une ou deux purgations. La veille de l'opération on le met à la diète lactée et l'on commence la constipation. Pour opérer, l'anesthésie générale est préférable surtout chez les enfants.

Le malade est placé dans la position de la taille ; après la dilation, l'orifice anal est béant, la muqueuse éversée et le polype visible à l'extérieur. Une ligature est appliquée sur le pédicule aussi près de la base que possible ; ce n'est pas toujours chose facile, car le polype recouvert en quelque sorte d'un enduit visqueux, glisse et échappe aux doigts qui cherchent à le saisir. On peut avant de poser la ligature tordre préalablement le polype pour en réduire le pédicule ; on fait alors la section soit au bistouri, soit avec des ciseaux, soit encore au thermo-cautère. On tamponne le rectum avec une mèche de gaze iodoformée, mais en ayant bien soin de laisser au milieu du pansement un tube pour permettre l'évacuation des gaz.

Le tamponnement n'est pas de rigueur, il suffit de constiper le malade pendant cinq ou six jours, mais c'est une précaution utile et qui permet d'éviter l'hémorragie qui suit parfois l'ablation du polype. Cette hémorragie est due à ce que la ligature placée sur le pédicule glisse ; si la perte de sang est abondante, comme elle ne se manifeste pas à l'extérieur, elle n'est annoncée que par la pâleur de l'opéré, son pouls petit et rapide, la sensation de soif, bref les signes d'une hémorragie interne qui s'accusent plus nettement encore chez les enfants. Une défécation sanglante vient souvent compléter ce tableau clinique. Il faut alors se mettre en demeure de faire une exploration attentive du rectum ; un spéculum est bien placé et l'on fait avec de l'eau très chaude ou un liquide hémostatique quelconque un grand lavage. Le rectum étant débarrassé des caillots qui l'encombraient on peut apercevoir le point qui saigne, le toucher au thermocautère ou simplement faire un tamponnement sérieux qu'on enlèvera sans inconvénients dès le quatrième jour.

Le meilleur traitement des complications que peut occasionner le polype, est, après avoir répondu aux indications urgentes s'il en existe, l'ablation du polype. Ce dernier enlevé les hémorrhoïdes diminuent, le prolapsus disparait sans qu'il soit nécessaire d'instituer d'autre traitement.

TUMEURS VILLEUSES

Définition. — On désigne sous ce nom de petites tumeurs, d'aspect frangé, irrégulier, de consistance molle, qui présentent ce caractère essentiel de se « développer dans la cavité intestinale à la surface de la muqueuse et non dans ses couches sous-jacentes ». Elles doivent être rangées entre les adénomes bénins pédiculés ou polypes et les tumeurs malignes du rectum, car elles peuvent rester longtemps stationnaires ou évoluer vers l'épithélioma.

Rares et mal connues, ces tumeurs ont été surtout observées par les chirurgiens anglais, Cripps, Allingham, Symes, Mackay.

En France, l'important mémoire de Quénu et Landel[1] renferme tout ce que nous connaissons sur ce sujet; il se base sur une cinquantaine d'observations.

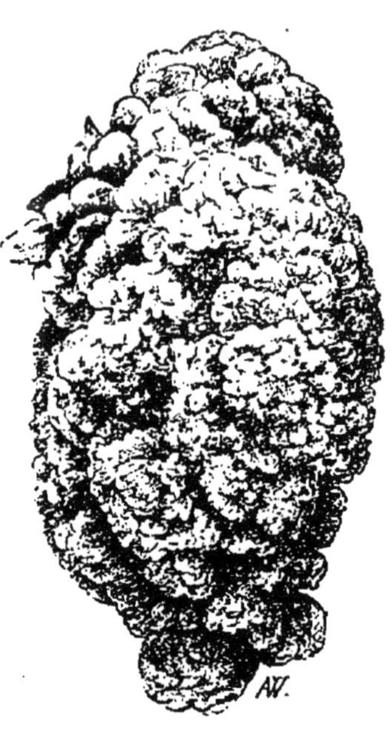

Fig. 37.
Tumeur villeuse (Quénu et Landel). *Revue de gyn. et de chir. abdominale.* Février 1899, n° 1.

Anatomie pathologique. — Presque toujours unique, la tumeur villeuse siège à la partie inférieure du rectum, au-dessus du canal anal le plus souvent. Son volume ordinaire varie de la grosseur d'un pois à celle d'un œuf de pigeon, mais on en voit de beaucoup plus volumineuses, telle celle observée par Allingham qui atteignait la grosseur d'une tête de fœtus à terme. Le plus souvent, pour Curling du moins, elle serait sessile. Mais elle a tendance

[1] Quénu et Landel. — Des tumeurs villeuses ou épithéliomas superficiels végétants du rectum. *Revue de Gynécologie et de chirurgie abdominale.* Février 1899, n° 1.

à se pédiculiser et on la rencontre fréquemment munie d'un pédicule large et court.

Sa forme est irrégulière, mais pour bien l'étudier, il faut l'examiner sous l'eau ; on voit alors la tumeur se décomposer en lobes et en lobules, dont la surface hérissée d'une série de villosités bien distinctes, prend un aspect frangé très caractéristique.

La consistance est molle, la coloration rougeâtre. *Consistance*, *aspect frangé* et *superficialité*, tels sont les trois caractères macroscopiques importants de ces tumeurs.

Au *microscope* le pédicule et la partie centrale de la tumeur sont formés de petits vaisseaux, de fibres musculaires lisses et surtout de fibres conjonctives.

La *zone superficielle* est constituée par du tissu interstitiel renfermant des tubes glandulaires.

Le *tissu interstitiel* est composé d'un réticulum de fibrilles lâches, infiltré de cellules migratrices et de cellules conjonctives jeunes.

Les *tubes glandulaires* sont très rapprochés ; les plus grands sont sinueux, ramifiés et présentent exceptionnellement des cavités kystiques. A la base du lobule néoplasique, les tubes sont tapissés d'un épithélium à cellules mucipares, à cupule ouverte dans l'intérieur. Vers la périphérie, les cellules mucipares tendent à disparaître et sont remplacées par des cellules cylindriques à plateau. Ces cellules sont hautes, à protoplasma plus granuleux, à noyaux plus anfractueux ; elles peuvent se superposer sur plusieurs couches et former des cylindres pleins au milieu du tissu conjonctif.

En résumé, ce sont des épithéliomes cylindriques présentant une remarquable tendance à garder, à un degré plus ou moins marqué, les caractères primitifs des éléments dont ils dérivent.

Les métastases doivent exister comme dans tout épithéliome. On n'en connaît pas d'observation bien établie.

Les relations entre l'adénome et la tumeur villeuse sont loin d'être élucidées. Y a-t-il des adénomes à structure villeuse, y a-t-il transformation ou y a-t-il des épithéliomes d'emblée villeux superficiels ? Nous ne pouvons le dire.

Certains auteurs mentionnent l'existence de petits adénomes à côté de tumeurs villeuses, avec des formes papillomateuses établissant plus ou moins la transition, mais c'est l'exception. Nombreux sont les cas où la tumeur villeuse existe seule ; elle se développe à un âge avancé qui n'est pas celui de l'adénome.

Nous inclinons à penser avec QUÉNU et LANDEL qu'il s'agit d'une variété spéciale d'épithéliomes comparables par leur superficialité, la lenteur de leur développement et l'intégrité habituelle du système lymphatique, à certains cancroïdes de la face observés principalement chez les vieillards.

Étiologie. — Rares avant quarante ans, c'est d'ordinaire à un âge assez avancé qu'on les observe. Aussi fréquentes chez l'homme que chez la femme, nous sommes dans l'ignorance la plus complète au point de vue des causes qui les produisent. QUÉNU insiste sur la constipation habituelle qu'il a observée chez ses quatre malades, sans qu'on puisse en tirer d'ailleurs de conclusions. L'existence de polypes dans l'enfance serait très intéressante à rechercher pour les partisans de la transformation.

Symptômes. — Le malade porteur d'une de ces tumeurs ne souffre guère ; ce qu'il ressent c'est un peu de pesanteur, une sensation de corps étranger donnant de faux besoins de défécation, comme s'il s'agissait d'un polype. L'écoulement de mucus et de glaires n'a rien de bien particulier, mais les hémorragies sont plus considérables. Rares et abondantes dans certains cas, elles sont le plus souvent fréquentes, se répétant presque à chaque défécation.

Elles sont constituées par un sang rouge, ce que leur origine permet de s'expliquer facilement.

La défécation peut être gênée mécaniquement, et dans des efforts violents le malade expulse sa tumeur.

La réduction en est d'ordinaire facile et le malade l'opère lui-même ; elle exagère l'hémorragie.

Ces hémorragies, la diarrhée, tout cela contribue à affaiblir le malade qui se cachectise et meurt dans le marasme. Le pronostic est donc sérieux (le malade supporte mal une intervention).

Diagnostic. — C'est par le toucher rectal qu'on peut faire le diagnostic; on tombe sur une masse molle, dont le doigt repousse les franges mobiles, et qui est rattachée à la paroi par une surface très large ou par un pédicule.

Si elle est bas située on peut l'attirer au dehors pour mieux l'examiner. On pourrait employer la rectoscopie pour une tumeur haut située.

Les *polypes* qui d'ordinaire se voient chez l'enfant, ont bien rarement cet aspect villeux ; ils sont parfois hérissés de petites papilles, mais la dissociation ne va jamais jusqu'à former des franges.

Le *cancer végétant* expose plus à l'erreur, mais le cancer repose sur une base indurée; c'est une véritable tumeur envahissant la muqueuse et les autres tuniques, et bien différente en cela de la tumeur villeuse qui repose sur une muqueuse molle, souple et saine, à moins que la tumeur villeuse n'ait subi la dégénérescence épithéliale.

Le *sarcome* lisse et ferme n'a pas du tout la même consistance.

La *polypose* est multiple, disséminée, et n'a pas le même aspect.

Traitement. — Le traitement consiste dans l'ablation. On peut se contenter comme pour un polype de lier le pédicule et de le sectionner; mais eu égard à la nature maligne de l'affection, il vaut mieux réséquer la muqueuse au niveau de la base d'implantation et réunir par une suture. On poursuivra les récidives locales qui pourront se présenter.

Si la tumeur s'est étendue au rectum, si sa base d'implantation reste indurée, il faut la traiter comme un cancer du rectum et la réséquer largement.

Ces opérations donnent de bons résultats ; il faut savoir pourtant que le malade, parfois très affaibli, est incapable de supporter même une petite intervention, comme cela se produisit pour un malade de QUÉNU.

ARTICLE II

TUMEURS MALIGNES

Presque toutes sont des épithéliomes : nous ne dirons que quelques mots des sarcomes, avant de passer à l'étude plus détaillée du cancer ano-rectal.

SARCOME

Étiologie. — C'est une question encore bien peu connue que celle du sarcome du rectum. Nous en possédons à peu près une vingtaine d'observations, encore certaines ne présentent-elles pas une garantie absolue au point de vue histologique.

D'après ces observations (thèse de GRENET) il semble que le sarcome, ici comme dans le reste du tube digestif, puisse être *primitif* ou *secondaire*.

Du sarcome secondaire nous ne parlerons guère. GRENET n'en rapporte que deux observations (celles d'HAMMONIC) et nous trouvons avec QUÉNU qu'elles ne sont pas absolument démonstratives.

Le *sarcome primitif* est une affection de l'âge mûr, de quarante à soixante ans. Le sexe semble n'avoir aucune importance.

Anatomie pathologique. — Le siège du sarcome est d'ordinaire peu élevé ; la tumeur peut être sessile ou pédiculée et dans ce dernier cas on s'explique qu'on ait pu la confondre avec certains polypes du rectum (polypes malins).

D'ordinaire elle est unique ; des sarcomes multiples peuvent donner l'impression d'une rectite proliférante envahie par la mélanose. D'un volume variable de celui d'une noix à celui d'une orange, ces tumeurs ont ordinairement une surface irrégulière assez comparable à celle d'une amygdale hypertrophiée.

La muqueuse qui les recouvre a souvent conservé sa coloration normale et ce n'est qu'à la coupe que l'on reconnait la mélanose.

Histologiquement ce sont tantôt des sarcomes, tantôt des fibrosarcomes à point de départ sous-muqueux (observation de Tédenat[1]).

Le plus souvent c'est le sarcome mélanique qui a été observé. Quénu a pu en réunir une vingtaine d'observations. Il n'en existe que quatre de sarcomes non mélaniques.

Ces néoplasmes ont une marche envahissante, infectent les ganglions prévertébraux (Meunier) ou inguinaux (Tuffier) et se généralisent à distance : foie, pancréas, poumons, plèvre, reins.

Symptômes. — *Cliniquement,* rien de bien caractéristique ; les symptômes fonctionnels sont ceux du cancer : hémorragies, ténesme, sensation de corps étranger, fausses envies de défécation.

Au toucher, on trouve un polype et la confusion avec le polype adénomateux est de règle. Pourtant l'âge du malade éveillera les soupçons, le polype étant une affection de l'enfance, le sarcome apparaissant à l'âge mûr.

Tuffier insiste sur l'adénopathie inguinale, qui lorsqu'elle existe est un signe de haute valeur. Si l'on pense au sarcome, on ne manquera évidemment pas non plus d'examiner toute la surface tégumentaire, les gencives, etc. Si l'on peut amener les tumeurs végétantes hors de l'anus, leur aspect frangé, dit Quénu, est caractéristique.

Quand on a affaire à des sarcomes multiples, l'embarras peut être très grand. On se trouve en présence d'un rectum rempli par une masse fongueuse dont le doigt arrive à peine à reconnaître les connexions anatomiques. Cette masse est molle, œdémateuse, saigne au contact, se laisse parfois entamer par l'ongle et fait songer à un épithélioma, bien que d'allures un peu anormales. Le jeune âge du malade ne suffit pas pour faire rejeter *a priori* l'idée de cancer, puisque ce dernier a été observé à treize, quinze et dix-huit ans. On pense parfois à une rectite proliférante, à une tuberculose végétante ; bref seul l'examen microscopique semble pouvoir trancher le diagnostic. Encore n'est-il

[1] Tédenat. *Montpellier médical,* 1885.

pas toujours facile de distinguer histologiquement le sarcome des bourgeons charnus inflammatoires simples.

Le *pronostic* de ces tumeurs est très grave, surtout pour ce qui est des sarcomes mélaniques.

Traitement. — Le traitement consiste dans l'extirpation large ; il ne faut pas considérer la tumeur comme un polype dont on sectionne le pédicule, mais comme un cancer pour lequel il sera souvent indiqué de réséquer un segment du rectum sinon de l'extirper complètement.

Les succès d'Esmarch et de Ball montrent l'importance du traitement chirurgical.

ÉPITHÉLIOMES

Le *cancer ano-rectal* a été l'objet de nombreuses recherches ; nous ne retiendrons que le nom de Lisfranc qui a eu le grand mérite de limiter et de préciser cette question, et celui de Quénu qui s'est attaché à en étudier l'anatomie pathologique. Dans le courant de cet article nous citerons les travaux importants parus sur cette question spécialement au point de vue du traitement.

Etiologie. — Nous ne savons rien sur les causes réelles du cancer du rectum. Allingham, comparant sa *fréquence* à celle des autres affections de la région, en compte 105 cas sur 4 000 malades, soit une moyenne de 2,6 p. 100.

Il est beaucoup plus instructif, comme on le fait dans les statistiques les plus récentes, de comparer sa fréquence à celle des autres localisations cancéreuses. D'ailleurs, toutes ces statistiques sont remarquablement concordantes. D'après les chiffres de Leichtenstern [1], il existe sur 100 cancers en général, 3 cancers du rectum et sur 100 cancers de l'intestin 80 cancers du rectum.

Les chiffres donnés par Wiliams [2], par Ball [3], sont à peu près

[1] Leichtenstern. *Ziemssen Cyclopædia of the practica of medecine*, édit. anglaise, 1877, vol. VII, p. 635.

[2] Wiliams. *The Lancet*. London, 1884, t. I, p. 234.

[3] Ball. The Rectum and anus. London, 1894.

les mêmes. STIERLIN[1] donne la proportion de 8 p. 100, KRÖNLEIN[2] celle de 7,4 p. 100.

C'est de cinquante à soixante-dix ans qu'on l'observe avec la plus grande fréquence, un peu plus tard chez l'homme que chez la femme. Mais on le rencontre chez des sujets beaucoup plus jeunes; je citerai les observations de Czerny, de Lobstein (13 ans), de Schœning (17 ans), de Czesch (18 ans), de Heuck (19 ans), de Quénu (21-28 et 30 ans). Certaines de ces observations sont complètes, avec autopsie et examen histologique. Le diagnostic d'épithélioma était par conséquent indiscutable[3]. On ne signale pas de cancer du rectum avant l'âge de treize ans; de vingt à trente ans sa fréquence serait d'environ 8 p. 100 (Christen).

Il y a une prédominance très nette pour le *sexe masculin*, sans qu'on puisse donner de ce fait des raisons acceptables. Hildebrand[4], Quénu[5] donnent comme moyenne 66 p. 100 environ. C'est à peu près le chiffre que donnent les statistiques réunies de Krönlein $\frac{1,26}{1}$, Kraske $\frac{1,1}{1}$, Stierlin $\frac{2}{1}$, Heuck $\frac{1,8}{1}$.

On n'est pas d'accord sur l'influence de *l'hérédité*. Il semble pourtant qu'on doive l'admettre puisqu'on la trouve notée dans 4,6 p. 100 des cas par Heuck, par Czesch, — dans 11 à 12 p. 100 même pour Stierlin, Löwinsohn et Krönlein.

Le rôle des *influences locales* semble beaucoup mieux établi : toutes les causes d'irritation prolongée prédisposent au cancer, et Volkmann insiste surtout sur les hémorrhoïdes et la constipation chronique,

On rencontre les hémorrhoïdes dans 15 à 20 p. 100 des cas (Krönlein 17,6 p. 100, Czesch 7,3 p. 100, Heuck 13,9 p. 100, Stier-

[1] STIERLIN. Ueber die operation Behandlung des rectum carcinoms und deren Erfolg. *Beitr. z. Klin. chir.*, Tubingen, 1889.

[2] W. CHRISTEN. Beitr. zur statistik und operativen Behandlung des Mastdarmkrebses. *Beitr. z. Klin. chir.*, 1900, v. XXVII, p. 411.

[3] Il faut insister sur l'importance de l'examen histologique nécessaire pour éviter la confusion avec le sarcome qui, lui, s'observe surtout chez les sujets jeunes.

[4] HILDEBRAND. Zur Statistik des Rect. Carcinom. *Deutsch. Zeitsch. f. Chir.*, 1888, t. XXVII.

[5] QUÉNU et HARTMANN. *Chirurgie du rectum*, t. II, 1899, p. 117.

lin 15 p. 100, Löwinsohn 25,9 p. 100). Certains chirurgiens (Stierlin, Quénu) ont pu même voir le cancer se développer au niveau d'anciennes hémorrhoïdes.

La *constipation chronique* est un antécédent que l'on relève assez fréquemment chez les malades et dont on comprend facilement le rôle irritatif. Krönlein la trouve dans 8,8 p. 100 des cas, Stierlin dans 10 p. 100.

Je n'insiste pas sur les faits exceptionnels où l'on voit le cancer se greffer sur une vieille ulcération rectale ou se développer à la surface d'un prolapsus (Volkmann), mais je veux faire remarquer avec Christen[1] la fréquence de la *tuberculose* dans les antécédents des cancéreux. La proportion que donne Christen (26,5 p. 100 des cas) est certainement beaucoup trop élevée comme proportion moyenne, mais cette coexistence est assez fréquente pour mériter d'être signalée. Quelle est l'action de la tuberculose dans ces cas? Affaiblit-elle simplement l'état général ou prédispose-t-elle aux affections irritatives locales? Ce serait une question à étudier de plus près.

Le *traumatisme* est bien rarement incriminé pour les néoplasmes de cette région. Il semble pourtant avoir joué un certain rôle dans les observations de Löwenthal (2 cas), de Göckel (3 cas), d'Arnclt (1 cas). J'ai parlé ailleurs des relations qui existent entre la *polypose* et le cancer. C'est ordinairement dans le segment inférieur de l'intestin malade que commence la dégénérescence cancéreuse, au voisinage du rectum par conséquent. Prutz[2] rapporte deux cas de cancers du rectum développés sur une polypose, et au point de vue de la fréquence de cette dégénérescence cancéreuse je rappelle que d'après Rotter[3], sur dix-huit cas de polypose bien observés jusqu'ici, on note six malades morts de cancer.

Sans entrer dans l'étude de la pathogénie du cancer, je veux

[1] CHRISTEN. Beitr. zur statistik und operativen Behandlung des Mastdarmkrebses, *Beitr. z. Kl. chir.*, 1900, XXVII, p. 411.

[2] W. PRUTZ. Beitr. zur operativen Behandlung des Mastdarmkrebses. *Arch. f. Kl. chir.*, 1901, LXIII, p. 891.

[3] ROTTER. *Handb. der pract. chirurgie.*

cependant, en terminant cet exposé étiologique, faire remarquer l'influence manifeste de toutes les causes d'irritation sur la localisation du cancer dans toute l'étendue du tube intestinal. On ne peut ne pas être frappé de la fréquence du cancer du rectum (8 p. 100) comparée à la rareté du cancer de tout le reste de l'intestin (2,8 p. 100). La structure est pourtant restée la même et la muqueuse a partout les mêmes caractères.

Il faut donc chercher d'autres causes.

C'est la stase, le séjour plus ou moins prolongé des matières, c'est leur consistance de plus en plus solide, qui me paraissent expliquer la plus grande fréquence du cancer en certains points du tube digestif et particulièrement au niveau du rectum.

Où se localise de préférence le cancer?

Au niveau du cæcum, de la valvule de Bauhin, des coudes du côlon, de l'ampoule vitale, partout en un mot où il y a stase.

La *théorie de l'irritation* de Volkmann, admise pour les cancers de la langue, pour les cancers de l'estomac, me semble devoir conserver sa valeur pour les autres localisations cancéreuses du tube digestif.

Anatomie pathologique. — Quand le cancer est encore limité on peut, au point de vue du siège, établir une division qui a une grande importance et distinguer trois variétés.

1° Une *variété basse, cancer anal*, développé dans la région sphinctérienne.

2° Une *variété moyenne, cancer ampullaire*, développé entre le sphincter qu'elle laisse libre et le péritoine qu'elle n'atteint pas.

3° Une *variété haute*, siégeant sur la partie péritonéale du rectum et envahissant plus ou moins la partie inférieure du côlon pelvien ou anse sigmoïde. C'est le *cancer sus-ampullaire* ou *recto-sigmoïde*.

Plus tard, la marche extensive du néoplasme fait qu'il envahit le rectum tout entier. C'est alors le *cancer total*.

La variété la plus commune est de beaucoup le cancer de l'ampoule (45 à 50 p. 100); elle est à elle seule à peu près aussi fréquemment observée que toutes les autres réunies[1].

Comme *étendue*, on note de grandes différences suivant que le cancer est plus ou moins avancé dans son évolution. La *hauteur* varie de 3 à 12, 15 centimètres et plus (cancer total). Dans le sens de la *largeur* le cancer primitivement limité à une des parois postérieure, antérieure (2/3 des cas), rarement latérales, ne tarde pas à se développer dans le sens horizontal, prenant la forme d'un croissant, puis d'un anneau. Le cancer serait annulaire dans 70 p. 100 des cas d'après la statistique de STIERLIN, moins souvent pour QUÉNU ; la chose a peu d'importance et dépend de l'âge de la lésion.

FORME ET ASPECT MACROSCOPIQUE

Le néoplasme peut dans son évolution affecter deux tendances bien différentes. Tantôt il bourgeonne, prolifère à l'extérieur : c'est la *forme végétante*. Tantôt la prolifération est interstitielle, diffuse, avec tendance parfois à la rétraction et à l'atrophie : c'est la *forme infiltrée*.

1° FORME VÉGÉTANTE. — Au début, à la période *pré-ulcéreuse* le néoplasme est constitué par une tumeur du volume d'une noix ou d'une châtaigne. C'est une masse de consistance ferme, mal limitée à la périphérie et faisant saillie au-dessous de la muqueuse. Bientôt d'ailleurs cette muqueuse primitivement saine ne tarde pas à être envahie et l'ulcération se produit.

L'*ulcération* existe tout d'abord au centre de la tumeur qui se présente sous forme d'un cratère irrégulier, anfractueux, à fond noirâtre, à bords indurés. Elle s'étend horizontalement suivant la direction des lymphatiques et tend à devenir annulaire. Elle s'étend aussi en hauteur. Sa limite supérieure est tantôt nette, tantôt irrégulière ; sa limite inférieure est en général moins bien marquée.

Les *végétations* ne tardent pas à couvrir le fond de l'ulcéra-

[1] Le cancer du côlon pelvien, qui ne s'étend pas au rectum, est un cancer du gros intestin ; nous n'avons pas à nous en occuper ici.

tion. Ce sont d'abord de petits bourgeons, qui peu à peu s'accroissent jusqu'à former de grosses masses en chou-fleur rem-

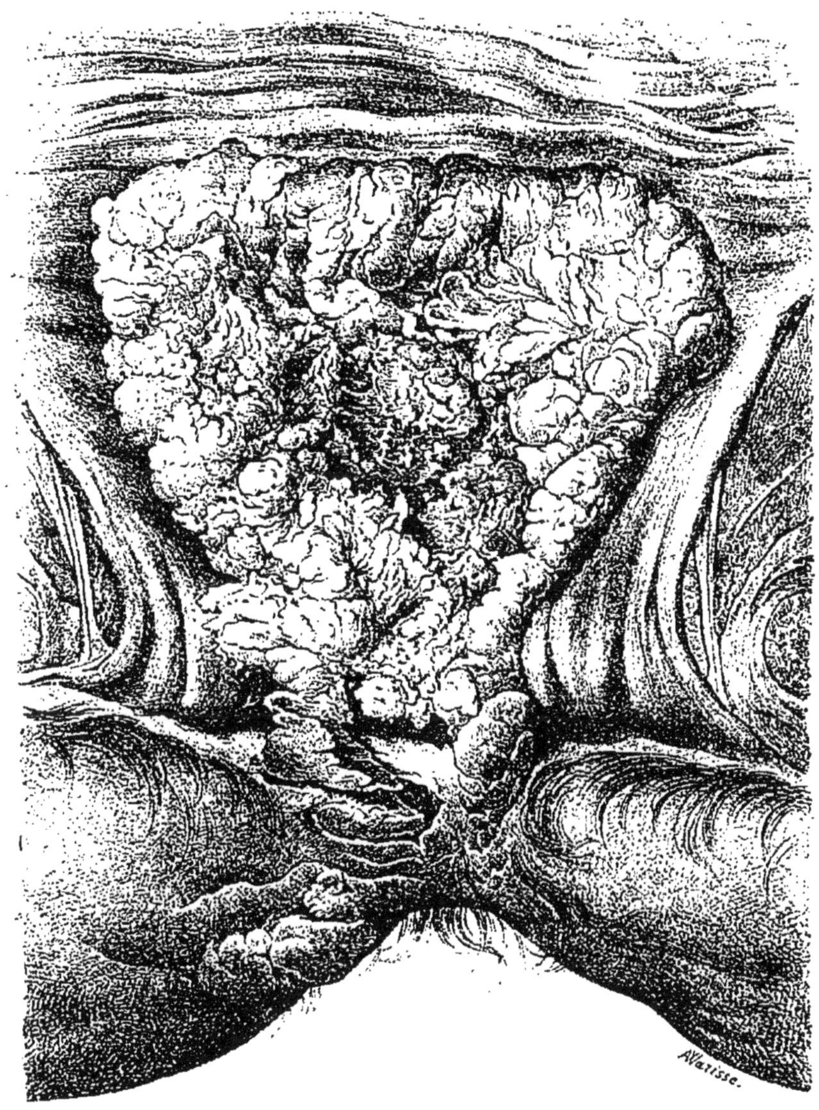

Fig. 38.
Cancer du rectum à forme bourgeonnante (Quénu et Hartmann).

plissant plus ou moins le calibre de l'intestin. Molles, se laissant pénétrer par l'ongle, elles saignent au moindre contact ; il se produit à leur surface une sorte de suintement qui les recouvre d'un enduit fétide ; certaines même se sphacèlent, prennent une teinte noirâtre et tombent en putrilage. Les végétations pâles, œdémateuses, peu vasculaires, appartiennent à l'épithéliome colloïde.

2° Forme infiltrée. — Ici il n'existe pas de tumeur saillante préulcéreuse ; c'est plutôt une induration en nappe, qui envahit les tuniques du rectum, sans qu'on puisse exactement en sentir les limites précises. La surface présente parfois un aspect lisse, mais le plus souvent elle est creusée de fissures, de sillons anfractueux. L'ulcération débute au fond de ces sillons ; des granulations apparaissent, mais il est exceptionnel de les voir se développer en véritables bourgeons, comme dans la forme précédente.

Ce travail d'infiltration progressive envahit toutes les tuniques du rectum et même le tissu cellulaire voisin. Il s'y joint un travail d'inflammation chronique qui augmente encore l'épaississement des parois. Le rectum se trouve transformé en un cylindre rigide et fixe, présentant à peine au centre un étroit canal perméable. C'est le *cancer massif*. Quand il envahit la région sphinctérienne, l'anus ne pouvant plus se dilater ni se fermer, il en résulte qu'il existe à la fois de l'incontinence et de la rétention.

Dans certains cas, à la prolifération interstitielle fait suite la sclérose, amenant la rétraction, la diminution de volume des tissus ; c'est la *forme atrophique* de Vidal de Cassis, analogue au squirrhe du sein ; elle est parfois difficile à distinguer d'un rétrécissement syphilitique du rectum. La confusion est encore plus aisée quand ce cancer atrophique n'existe que sur une faible hauteur. Le nom de *cancer en virole* caractérise bien cette variété d'ailleurs exceptionnelle.

ÉVOLUTION

L'extension peut être locale, se faisant de proche en proche ; elle peut être discontinue, le cancer se propageant à distance et se généralisant.

A. Extension locale. — Elle se fait à la fois en surface et en profondeur.

En *surface*, nous avons montré comment s'étend l'ulcération, sa tendance à devenir circulaire ; nous avons insisté également sur l'infiltration de la sous-muqueuse.

Un mode d'extension un peu particulier se voit parfois : à distance de la tumeur ou de l'ulcération principale, se développent un ou plusieurs noyaux de petites dimensions siégeant sous la muqueuse ; ces noyaux deviendront des ulcérations qui plus tard, se réunissant à l'ulcération primitive, en augmenteront les dimensions. Sont-ce des greffes par contact des végétations avec la muqueuse de la paroi opposée ? se produisent-ils par propagation lymphatique ? Les deux hypothèses peuvent être soutenues suivant les cas.

En *profondeur* le cancer se propage progressivement à toutes les tuniques du rectum. De la sous-muqueuse il envahit la musculaire, qui hypertrophiée en certains points, se trouve détruite en d'autres, laissant ainsi des brèches par lesquelles se fait la propagation au tissu péri-rectal. Nous devons étudier cette extension dans les trois variétés anatomiques précédemment décrites :

1° Le cancer de la région anale se propage soit du côté de la peau, soit du côté des fosses ischio-rectales.

Du *côté de la peau*, on peut voir les bords de l'orifice anal se prendre par extension progressive de la tumeur bourgeonnante qui remplit le rectum. Mais on observe aussi un autre processus : la propagation se fait par les lymphatiques. Elle se manifeste ou par des traînées, par de petits cordons indurés qu'on suit par la palpation quand la lymphangite est continue, ou seulement par des noyaux distincts disséminés, enchâssés dans la peau quand l'infection est discontinue.

C'est aussi par la voie lymphatique que peut se faire l'*envahissement du creux ischio-rectal ;* mais, dans d'autres cas, la propagation est directe. Il n'est pas rare de voir le cancer du rectum se compliquer de phlegmons ischio-rectaux, de suppurations péri-anales dont la pathogénie s'explique facilement par la présence des ulcérations. Ces abcès se vident et les parois de la cavité, les trajets fistuleux sont alors envahis par le néoplasme ; ils se cancérisent, pourrait-on dire, secondairement.

2° Le cancer de l'ampoule peut envahir de nombreux organes voisins :

En *arrière*, c'est le squelette constitué par le sacrum, auquel il se propage, soit directement, s'étendant de proche en proche, soit indirectement par l'intermédiaire des ganglions sacrés.

En *avant*, chez la *femme*, c'est la *cloison recto-vaginale* qui s'infiltre, puis se perfore ; c'est beaucoup plus rarement l'utérus lui-même qui est envahi.

Chez l'*homme*, l'aponévrose prostato-péritonéale défend un certain temps la *prostate* contre l'extension du néoplasme ; la glande se prend ensuite ainsi que les *vésicules séminales*. L'infiltration peut s'étendre à la vessie, à l'urèthre, aux uretères, amenant des lésions secondaires de cystite et de pyélo-néphrite ascendante.

Latéralement, la dégénérescence gagne le tissu cellulaire de l'échancrure sciatique, le plexus sacré et même les parois latérales du bassin. On cite une observation de coxalgie suppurée par perforation du cotyle (H. Smith).

3° Le cancer recto-sigmoïde envahit le *péritoine*. Rarement une perforation brusque amène l'irruption de matières septiques dans un péritoine sain. D'ordinaire, des adhérences protectrices se forment ; elles effacent le cul-de-sac de Douglas ou tout au moins en diminuent la profondeur ; mais elles peuvent aussi amener la fusion du rectum avec une autre anse intestinale, disposition singulièrement fâcheuse au point de vue de l'intervention.

B. Extension discontinue. — *L'infection ganglionnaire* est fréquente ; elle existerait dans la moitié des cas pour Hildebrand, bien qu'elle soit beaucoup plus rarement appréciable en clinique.

Rappelons en quelques mots la *disposition des lymphatiques du rectum*. Ils nous sont aujourd'hui bien connus, grâce aux recherches de Quénu [1] et à celles de Gerota [2].

[1] Quénu. Vaisseaux lymphatiques de l'anus. *Bull. de la Soc. Anat.* Paris 1893, p. 399.

[2] Gerota. Der ano-rectale Lymphapparat. *Berlin*, *Ak. Wissensch.*, 1895, XII, p. 256.

Cette disposition est à peu près calquée sur celle des vaisseaux sanguins : de même qu'il existe pour le rectum trois artères hémorrhoïdales, il y a trois courants lymphatiques bien nets aboutissant à trois groupes de ganglions distincts.

Nous ne parlons que des lymphatiques de la muqueuse, les seuls qu'on ait pu injecter chez l'homme. Les lymphatiques qui naissent de la musculaire sont, dit Gérota, très faciles à injecter complètement chez le chien. Ils suivent le même parcours et aboutissent aux mêmes ganglions que les troncs lymphatiques d'origine muqueuse; il n'est donc pas nécessaire d'en faire une étude spéciale.

1° *Les lymphatiques de la région ano-cutanée* communiquent d'une part avec ceux des téguments voisins et d'autre part avec ceux de la muqueuse anale. Ils vont, suivant le pli génito-crural, aboutir aux ganglions inguinaux internes et au groupe des ganglions cruraux. Ce sont *les lymphatiques hémorrhoïdaux inférieurs*.

2° *Les lymphatiques de la muqueuse anale* forment des troncs qui suivent les vaisseaux hémorrhoïdaux moyens et vont aux ganglions situés à la bifurcation de l'artère hypogastrique. Ce sont *les lymphatiques hémorrhoïdaux moyens*. Quénu signale quelques lymphatiques allant aux ganglions pelviens latéraux au niveau de l'échancrure sciatique.

3° *Les lymphatiques de la muqueuse rectale* ou *lymphatiques hémorrhoïdaux supérieurs* forment des troncs qui suivent les branches terminales des vaisseaux hémorrhoïdaux supérieurs ; ils aboutissent à des ganglions échelonnés le long des vaisseaux, en particulier des veines du méso-rectum. Gerota les a très soigneusement étudiés et nous pouvons affirmer l'exactitude de sa description. Il existe sur les parties latérales du rectum, dans la partie non recouverte du péritoine, un certain nombre de ganglions ; on en compte deux, six, huit depuis la hauteur de la pointe du coccyx jusqu'au point de réflexion du péritoine. Ils sont échelonnés le long des branches des vaisseaux hémorrhoïdaux supérieurs et compris entre la gaine fibreuse du rectum et les fibres musculaires de cet organe auxquelles ils adhèrent. Ce ne sont pas des ganglions sacrés puisqu'ils sont à distance du sacrum.

Gerota n'a jamais trouvé sur la face antérieure du sacrum de ganglions recevant des lymphatiques des parois rectales ; il est vrai de dire que les ganglions hémorrhoïdaux supérieurs les plus élevés arrivent au contact du sacrum et peuvent être appelés ganglions sacrés ; mais il n'en est pas de même en bas au niveau du coccyx, et là il n'existe aucun ganglion d'origine rectale appliqué dans la concavité sacro-coccygienne qui mérite le nom de ganglion sacré.

Mon ami le Dr Herbet a fait, cet été, à l'amphithéâtre des hôpitaux, des recherches nombreuses qui lui ont permis de contrôler la parfaite exactitude des descriptions de Quénu et de Gerota. Il insiste sur la richesse du réseau lymphatique qui au niveau des colonnes de Morgagni fait communiquer le réseau du territoire ano-cutané avec celui du territoire rectal. La communication est si facile qu'une seule piqûre faite au niveau de la marge de l'anus permet d'injecter non seulement les lymphatiques hémorrhoïdaux inférieurs, mais aussi ceux de l'ampoule avec les ganglions correspondants. Ces ganglions sont d'une part quelques ganglions hypogastriques, inconstants, mais surtout les ganglions latéraux, ceux qui suivent les terminaisons des vaisseaux hémorrhoïdaux supérieurs et que Gerota propose d'appeler *ganglions ano-rectaux.* Si l'infection cancéreuse suit la même marche, ces ganglions doivent être les premiers et les principaux atteints dans le cancer de l'ampoule.

Il est facile de comprendre maintenant comment se fait l'infection ganglionnaire dans le cancer du rectum.

Les *ganglions inguinaux* ne sont guère pris qu'en cas d'envahissement de la région anale, surtout dans les épithéliomes pavimenteux par conséquent[1]. Ils sont tantôt petits, d'une dureté spéciale, tantôt au contraire volumineux, ramollis, quand une infection secondaire vient leur donner l'aspecte ancéro-inflammatoire.

Dans le cancer de l'ampoule on trouve fréquemment des ganglions fixés entre le rectum et la face antérieure du sacrum. Ce

[1] Ch. Viannay. De l'adénopathie inguinale dans le cancer du rectum. *Gaz. hebd. de méd. et de chir.*, 1901, p. 181.

sont les ganglions qui suivent les branches hémorrhoïdales supérieures, et sous la réserve que nous avons faite précédemment on peut les appeler ganglions sacrés. C'est que cliniquement la barrière anatomique représentée par l'aponévrose sacro-recto-génitale n'existe guère. Bientôt cette aponévrose est envahie et par son intermédiaire les ganglions adhèrent à la concavité sacrée. La masse ganglionnaire peut être énorme, soudant pour ainsi dire la face postérieure du rectum au sacrum ; elle peut remonter jusqu'au niveau du promontoire ; on rencontre même parfois des ganglions dans la région lombaire.

Les *ganglions latéraux* ou hémorrhoïdaux moyens se prennent tardivement ; on ne les rencontre qu'exceptionnellement.

On a constaté des *adénopathies éloignées* dans le creux sus-claviculaire (Rousseau, Hartmann), dans l'aisselle (Ball), mais elles relèvent déjà d'une généralisation.

La *généralisation* est assez rare dans le cancer du rectum. On l'observe surtout au niveau du *foie*, qui tantôt est petit, avec des noyaux secondaires nombreux, plus rarement gros, infitré dans sa totalité — au niveau du *péritoine* où les lésions peuvent être localisées ou généralisées. On l'a vue se produire encore dans le pancréas, la rate, les poumons, les reins, les capsules surrénales, les ovaires, dans le système osseux (Fritzmann, Hochenegg). Quénu a constaté la généralisation cutanée.

ÉTUDE HISTOLOGIQUE

Au point de vue histologique, on distingue deux grandes variétés d'épithéliomes du rectum : les *épithéliomes pavimenteux*, et *les épithéliomes cylindriques*. Quénu et Landel[1] ont décrit récemment une troisième variété, plus rare, qui comprend les *épithéliomes à cellules muqueuses*.

I. Épithéliomes pavimenteux. — L'épithélium pavimenteux de la région anale en est le point de départ ordinaire, bien qu'ils puissent se développer aux dépens de l'épithélium rectal devenu anormalement pavimenteux par suite d'un travail d'inflammation chronique.

Ils peuvent être *lobulés* (à globes épidermiques) ou *tubulés* (sans globes épidermiques). Ils ont tendance à s'étendre en surface, sur les limites de la tumeur, tandis que de l'épithélium pavimenteux on passe très progressivement au tissu néoplasique, sans qu'on puisse déterminer facilement à quel point exact débute l'altération. « Jamais, disent Quénu et Landel[1], nous n'avons observé l'évolution cancéreuse de l'épithélium cylindrique au contact de l'épithélium pavimenteux. »

Les ganglions lymphatiques infectés reproduisent la structure de la tumeur initiale.

Pilliet et Pasteau[2] ont présenté à la Société anatomique un cas *d'épithéliome de la muqueuse anale*.

II. Épithéliomes cylindriques. — Ce sont les plus fréquents ; on en distingue deux variétés :

1° *Les épithéliomes typiques glandulaires* où la prolifération se fait à l'intérieur des glandes en tubes du rectum, d'où le nom de *cancers adénomateux* que leur a donné Hauser. Les tubes sont

[1] Quénu et Landel. Étude d'un cancer du rectum à cellules muqueuses. *Annales de micrographie*, avril 1897, p. 145, et *Revue de Chirurgie*, 10 janvier 1898.

[2] « Il s'agissait d'un épithélioma à globes épidermiques spéciaux, mous, s'étant propagé aux ganglions, et s'étant même généralisé dans le foie. Ce n'est pas le cancroïde à globes épidermiques cornés de la marge de l'anus ; c'est encore moins l'épithélioma des glandes en tube de la dernière portion du rectum. C'est une variété spéciale de tumeur qui a pour analogue l'épithélioma à cellules du type malpighien de la dermo-muqueuse de la portion vaginale du col utérin. Là se retrouvent les globes épidermiques mous par défaut de kératinisation, dans une tumeur qui n'est pas développée sur de la peau mais sur une muqueuse dermo-papillaire.

Le point de départ de cet épithéliome doit être placé dans la portion de tégument intermédiaire à la peau et au rectum, dans la *muqueuse anale*, qui présente précisément les caractères des dermo-muqueuses, avec un épithélium du type malpighien sans tendance à la kératinisation, ce qui explique la présence des globes épidermiques mous, avec des cryptes latérales qui expliquent la diffusion latérale dans le sphincter musculaire strié, des cellules épithéliomateuses dont elles sont l'origine. » (Pilliet et Pasteau. Épithélioma de la muqueuse anale. *Bull. de la Soc. Anat.*, nov. 1897, p. 768.)

revêtus d'une ou plusieurs rangées de cellules restées cylindriques, et la distinction entre ces épithéliomes et les adénomes vrais est très délicate.

Quénu et Landel se sont appliqués à les différencier. Le moins grand nombre de cellules mucipares, la multiplication des noyaux plus abondante et plus rapide, l'hypertrophie de ces noyaux et de la substance chromatique, l'irrégularité des cellules, telles sont les particularités qui caractérisent plus spécialement les épithéliomes. La destruction de la membrane basilaire, permettant la migration des cellules épithéliales dans le tissu conjonctif voisin, est un signe de malignité et n'appartient qu'aux épithéliomes. On voit alors les tubes irréguliers pousser des prolongements qui s'anastomosent entre eux et former parfois de petits kystes.

2° *Les épithéliomes atypiques* sont constitués par des alvéoles mésodermiques renfermant des cellules épithéliales, qui cette fois ne sont plus régulières, cylindriques, typiques, mais au contraire atypiques, de formes et de dimensions extrêmement variées. C'est le véritable carcinome qui suivant la prédominance de l'élément épithélial ou de l'élément conjonctif se présentera sous l'une de ses deux formes, *encéphaloïde*, cancer mou à marche rapide, ou *squirrhe*, cancer dur, à marche plus lente.

III. Les épithéliomes a cellules muqueuses étaient regardés comme des cancers dont les cellules cylindriques auraient subi la dégénérescence *colloïde*. Quénu et Landel ont montré que les cellules muqueuses n'étaient pas des cellules de régression et qu'on pouvait les retrouver avec les mêmes caractères dans les ganglions envahis. L'épithélium pavimenteux aussi bien que l'épithélium cylindrique pourrait donner naisssance au cancer à cellules muqueuses.

Symptômes. — Période de début. — Rarement il nous est donné d'observer un cancer du rectum au *début*. Les symptômes de cette première période sont d'ordinaire si vagues, si peu accentués, que bien souvent le malade ne s'en inquiète pas. Il ne se plaint guère que de troubles dyspeptiques, digestions plus ou moins pénibles, répugnance pour certains aliments, etc. De temps à autre la constipation, le ballonnement du ventre, les coliques, des éructations fétides ébauchent de légères crises d'obstruction qui se terminent par de petites débâcles; avec cela un amaigrissement lent il est vrai, mais persistant, continu, telle est la *forme dyspeptique* qui, on le voit, ne présente rien de bien caractéristique.

Ailleurs certains symptômes fonctionnels attirent plus directement l'attention du côté du rectum; ce sont des hémorragies, des sensations anormales, des troubles de la défécation.

Les *hémorragies* se manifestent différemment suivant les cas.

Tantôt brusques, abondantes, constituées par du sang rouge, elles rappellent absolument les pertes du sang des hémorrhoïdaires, et trop souvent à un examen superficiel, elles sont interprétées comme telles.

Tantôt beaucoup moins importantes, elles consistent seulement en quelques gouttes de sang pur tachant le bol fécal.

Parfois enfin, le sang en partie digéré se mélange aux matières fécales et le malade rend des selles noirâtres, épaisses, qu'il compare volontiers à de la suie, du goudron ou du marc de café.

Certains malades souffrent véritablement; d'autres ont des *sensations anormales* au niveau de l'anus. C'est une sorte *d'insensibilité* de la région sphinctérienne qui ne leur permet plus de distinguer les matières solides des gaz et qui est l'occasion d'une grande gêne. C'est encore la *sensation de corps étranger* provoquant un besoin de défécation que les efforts réitérés et violents ne peuvent arriver à satisfaire; tout au plus le malade arrive-t-il à expulser quelques glaires sanguinolentes.

Parfois, comme chez un malade de QUÉNU, ce sont des *crises hémorrhoïdaires* avec turgescence, procidence, douleurs vives à l'anus, qui ouvrent la scène, véritables poussées de phlébites survenant dans des hémorrhoïdes symptomatiques, sous-jacentes à un carcinome du rectum.

Sans présenter de symptômes de localisation aussi manifestes, la plupart des malades accusent des *troubles de la défécation*. La constipation, légère au début, ne tarde pas à devenir opiniâtre; elle s'accompagne de sensation de pesanteur dans le bas-ventre, de gène au niveau du rectum. Bientôt la défécation devient douloureuse, la miction l'est parfois aussi. Il est rare qu'au lieu de la constipation, il y ait de la diarrhée, mais d'ordinaire les périodes de constipation plus ou moins longues sont suivies de débâcles. Les *diarrhées tenaces* et les *hémorragies abondantes* appartiennent spécialement à ce que nous avons étudié plus haut sous le nom de *polypose recto-côlique.*

Dans quelques cas enfin, surtout pour les cancers bas situés où le sphincter infiltré a perdu sa contractilité parfaite, bien que l'anus soit resté perméable, on observe de *l'incontinence des matières fécales*, un écoulement séro-sanguinolent tachant la chemise et forçant les malades à se garnir.

A cette forme de début pour ainsi dire locale, nous opposerons volontiers la *forme latente,* dans laquelle aucun symptôme n'attire l'attention du côté du rectum et où le mal ne se manifeste que par des symptômes généraux. C'est un amaigrissement que rien n'explique, un affaiblissement général, une sorte de dépression, de diminution de l'énergie physique qu'on met le plus souvent sur le compte de la neurasthénie jusqu'à ce que l'apparition d'un symptôme positif permette d'en fixer la cause.

Quel que soit le mode du début, quel qu'ait été le symptôme initial qui a donné l'éveil, bientôt la maladie s'affirme, le diagnostic s'impose, trop tard bien souvent au point de vue thérapeutique.

PÉRIODE D'ÉTAT. — Anatomiquement, elle correspond à l'ulcération du néoplasme à l'intérieur du rectum, à sa propagation aux tissus voisins à l'extérieur.

Parmi les troubles fonctionnels, la douleur devient un des plus importants. Tantôt c'est une sorte de pesanteur s'exagérant à certains moments pour prendre la forme d'élancements, comparés à des « coups de baïonnette ». Tantôt c'est une sensation continuelle de déchirement, de brûlure atroce particulièrement dans le cancer de l'anus. Elle siège au niveau de la partie inférieure du rectum, au niveau du périnée, mais elle présente des irradiations fréquentes soit vers la vessie, les organes génitaux, soit à plus longue distance vers la fosse iliaque gauche ou les membres inférieurs.

La défécation l'exagère, il en est de même de tous les efforts; la marche, la position assise surtout deviennent intolérables et l'on s'explique que de malheureux malades, ne pouvant supporter une vie aussi pénible, cherchent par le suicide à mettre un terme à leurs maux.

Ces phénomènes douloureux relèvent de plusieurs causes : de l'irritation produite par le contact des matières au niveau d'une ulcération — de la rectite concomitante — enfin et surtout de l'infiltration néoplasique du tissu cellulaire péri-rectal, infiltration qui s'étend aux organes voisins et aux branches du plexus sacré.

A part la douleur qui à la période d'état est constante, les autres signes fonctionnels sont assez variables. D'une façon générale pourtant, on peut, comme nous l'avons dit en étudiant l'anatomie pathologique, distinguer deux sortes de cancers au point de vue de leur évolution. Les uns prolifèrent, bourgeonnent, les autres tendent au contraire vers la sténose. Sans vouloir établir ici de distinctions absolues qui n'existent pas en réalité, on peut dire que les premiers répondent plutôt à la forme ichoreuse, les seconds à la forme sténosante.

Forme ichoreuse. — Les *écoulements* qui se font au niveau de l'anus sont constitués par du sang, du pus ou des glaires.

Le *sang*, nous l'avons déjà dit plus haut, est émis en abondance ou en petite quantité, au moment des selles ou en dehors de tout effort de défécation, il est rutilant ou d'autres fois noirâtre et poisseux, suivant les conditions dans lesquelles se fait l'hémorragie. Quand les pertes de sang sont abondantes, ou encore faibles, mais répétées, elles contribuent puissamment à affaiblir le malade et à lui donner ce teint jaune paille caractéristique de la cachexie cancéreuse [1].

L'*écoulement de pus* est moins fréquent et d'ordinaire peu abondant; c'est alors du pus véritable, épais, visqueux, enro-

[1] L'hémorragie peut même se produire chez des malades porteurs d'anus contre nature, et QUÉNU rapporte un cas de ce genre.

bant plus ou moins les matières fécales. Mais bien plus souvent c'est une sérosité sanguinolente mélangée *de glaires*. Plus abondante dans les formes infiltrées ou massives, cette sécrétion se trouve sous la dépendance de la rectite secondaire au cancer. Le sphincter, s'il est envahi, laisse échapper continuellement un liquide jaunâtre, d'odeur infecte, qui oblige les malades à porter de véritables pansements.

Forme sténosante. — Dans cette forme une crise aiguë *d'obstruction intestinale* peut être le *signal-symptôme* du cancer du rectum, mais le plus souvent, c'est l'obstruction chronique qu'on observe. Les matières expulsées avec peine sont dures et de forme particulière, tantôt rubannées et comme passées à la filière, tantôt arrondies comme des billes et comparées à des crottins de chèvre. Le malade fait des tentatives réitérées de défécation, use et abuse des purgatifs ; les efforts, la pression des matières sur la tumeur poussent celle-ci vers l'anus et il peut en résulter de véritables prolapsus symptomatiques. Malgré cela, l'évacuation ne se fait que d'une façon incomplète, les matières s'accumulent et finissent par provoquer des phénomènes d'occlusion. Comme le fait remarquer QUÉNU, ce n'est pas à proprement parler de l'occlusion véritable, mais plutôt de l'obstruction, car les gaz continuent à filtrer et rarement l'occlusion est complète. Pourtant, pendant ces crises il y a du ballonnement du ventre, des éructations fétides, des vomissements, symptômes parfois si inquiétants qu'on songe à intervenir d'urgence. Les purgatifs, les lavements arrivent-ils à conjurer les accidents, c'est une débâcle plus ou moins complète de matières demi-liquides, mélangées de sang et de pus, qui se produit.

A cette période, la diarrhée rare au début devient fréquente ; elle est due non à la stercorémie comme on l'a prétendu, mais à l'irritation de la muqueuse rectale, irritation qui par action réflexe agit à la fois et sur la sécrétion de l'intestin grêle et sur la contraction musculaire (QUÉNU). L'anus contre nature supprime cette diarrhée.

Ces troubles fonctionnels amènent rapidement des modifications de l'état général. L'amaigrissement, la cachexie s'accusent sous l'influence de causes multiples : troubles dyspeptiques, diète volontaire à laquelle se soumettent les malades pour éviter la défécation, intoxication par résorption putride, hémorragies, douleurs, tout contribue à diminuer la résistance physique et à augmenter la dépression nerveuse.

Période terminale. Complications. — Ces complications résultent, d'une part, de la propagation du cancer aux tissus et aux organes voisins, d'autre part, de l'infection qui se produit au niveau des surfaces ulcérées. Les deux processus en réalité marchent souvent de pair.

Aux complications d'ordre septique, se rattachent les abcès péri-anaux et les fistules qui leur font suite — les phlegmons de la fosse ischio-rectale avec leur tendance au sphacèle, à la gangrène des parois — l'adénite cancéro-inflammatoire des ganglions de la région. La phlébite des membres inférieurs n'est pas rare : c'est une thrombose cachectique que favorise ici la communication facile entre les veines hémorrhoïdales inférieures et les veines des membres inférieurs.

D'autres complications sont dues à la propagation du cancer aux organes voisins. — *Chez l'homme* la propagation se fait surtout du côté des voies urinaires. A l'irritation de voisinage du début succède un véritable envahissement de la face postérieure de la vessie, de la prostate, de l'urèthre. Le processus va même jusqu'à l'ulcération et il en résulte des communications anormales entre le rectum et ces organes. Sans arriver à ces lésions graves, on voit souvent survenir des infections secondaires au niveau de ces viscères, mis ainsi en état de moindre résistance, cystite, pyélite, etc., qui viennent encore assombrir le pronostic.

Chez la femme, c'est l'extension à l'utérus, au vagin, que l'on observe avec ou sans perforation de la cloison.

Dans les deux sexes, les uretères peuvent se trouver lésés, soit par une infiltration véritable de leurs parois, soit par la compression qu'exerce sur eux une grosse masse ganglionnaire voisine. — Le même engorgement ganglionnaire explique l'œdème des membres inférieurs et les douleurs vives dont les malades se plaignent. Enfin l'extension au cul-de-sac péritonéal est une complication grave. Elle peut ne pas se manifester bruyamment lorsque des adhérences protectrices ont le temps de se former, mais il se déclare parfois de véritables péritonites causées soit par propagation, soit surtout par une rupture qui succède à l'ulcération ou que provoque le météorisme (QUÉNU).

En arrière, la propagation au sacrum et à la colonne vertébrale n'est en somme pas très fréquente.

Nous ne ferons que signaler les *complications à distance*, plus rares, les escarres sacrées, les localisations secondaires au niveau du foie, de l'estomac, de la colonne vertébrale, etc.

ÉVOLUTION. FORMES. — Au point de vue des symptômes nous avons insisté sur la forme latente, la forme ichoreuse, la forme sténosante.

Au point de vue de la marche, le cancer du rectum est loin d'avoir toujours une évolution régulière dans les diverses phases de son évolution. A côté des *formes lentes* qui pendant longtemps présentent une tolérance remarquable, il y a des formes qui d'emblée ont une *évolution rapide* : ce sont celles qui correspondent aux cancers végétants ou épithéliomes mous. Il y a aussi les cancers sténosants dont la première manifestation peut être une crise aiguë d'obstruction intestinale.

Il est assez difficile de fixer *la durée* de la maladie, durée qui varie d'ailleurs encore avec le siège du néoplasme, le cancer de l'anus évoluant d'ordinaire moins vite que celui du rectum. De plus, comme le fait remarquer QUÉNU, ce que nous évaluons n'est pas la durée du mal, mais la durée de la période symptomatique. Elle varie comme limites extrêmes entre dix mois et cinq à six ans. Plus courte chez les sujets jeunes, elle est en moyenne de un an et demi à deux ans à partir des premiers symptômes jusqu'à la terminaison fatale. KRASKE (16 mois); STIERLIN (12 mois); HEUCK (19 mois); QUÉNU (18 mois).

La mort survient soit lentement par suite des progrès de la cachexie, soit plus rapidement quand une complication, hémorragie, péritonite, occlusion intestinale, urémie, ou encore une complication pulmonaire intercurrente, pleurésie ou pneumonie, vient hâter le dénouement.

Diagnostic. — *A la période de début*, lorsqu'il n'existe que des troubles fonctionnels vagues, le cancer est souvent méconnu. *Il faut penser au cancer du rectum*, chez un malade de cinquante à soixante ans, qui s'affaiblit et qui se plaint de constipation opiniâtre, surtout s'il se produit de temps en temps des débâcles accompagnées de pertes sanglantes ou glaireuses.

La simple *inspection* de l'abdomen montre du météorisme, les anses intestinales apparaissent mobiles, se dessinant sous la paroi. La *palpation* permet quelquefois de sentir une tumeur abdominale ou tout simplement des matières accumulées dans le côlon. Toutes ces données peuvent être utiles, mais les seuls renseignements certains sont fournis par *le toucher rectal*. Il est inutile d'insister sur son importance. Nous avons déjà dit comment on doit pratiquer ce toucher ; insistons seulement sur la douceur plus que jamais nécessaire ici pour épargner au malade des douleurs très vives et pour éviter de fissurer ou même de rompre par des manœuvres trop brusques la paroi rectale envahie.

1° Cancer anal. — *Quand le cancer a envahi la marge de l'anus*, le diagnostic est des plus faciles ; la simple inspection suffit. On voit d'ordinaire une masse bourgeonnante, une sorte de chou-fleur dont les végétations vasculaires saignent au moindre contact. Il est impossible de confondre ces végétations avec celles que l'on rencontre chez les femmes enceintes, les vénériens ou même les gens malpropres, ou encore avec les hémorrhoïdes qui sont molles, dépressibles, réductibles. Mais elles ressemblent parfois assez à de la tuberculose verruqueuse de l'anus pour que l'examen histologique soit nécessaire pour trancher le diagnostic. C'est surtout lorsque la tumeur, au lieu d'être végétante, se présente plutôt comme une infiltration de la peau qui tôt ou tard finit par s'ulcérer.

Si la tumeur siège encore dans l'intérieur du canal anal, le toucher rectal, ordinairement très pénible pour le malade, permet de sentir une tumeur dure sous forme de plaque dont le centre ulcéré est lisse ou anfractueux. Cette plaque est de dimensions variables : la pulpe de l'index en suit facilement les bords surélevés, mamelonnés, et en reconnaît la forme. Au delà des limites, la muqueuse saine et souple contraste avec l'induration des parties néoplasiques. Cette sensation n'est guère celle que donnent les ulcérations du rectum, simples, vénériennes ou tuberculeuses, qui, à part le chancre syphilitique, ne reposent pas sur une base indurée. Comme le répétait le professeur Trélat, il n'y a pas de cancer ano-rectal sans tumeur. Dans le doute, l'examen histologique d'un fragment s'impose.

A la rigueur on pourrait confondre ce cancer au début avec une *hémorrhoïde thrombosée*, mais malgré la thrombose, les hémorrhoïdes restent plus dépressibles, elles n'ont pas la même évolution, elles sont mieux limitées, sans tendance à l'infiltration. Le diagnostic est surtout délicat lorsque le cancer débute au niveau d'une hémorrhoïde.

Le *chancre syphilitique* est induré, mais il est plus régulier, plus lisse, son évolution est rapide et bientôt surviennent des signes d'infection secondaire.

Poncet[1] rapporte plusieurs cas *d'actinomycose ano-rectale* caractérisés par du ténesme très accentué et de la tuméfaction péri-anale. L'affection siège en effet surtout dans le tissu cellulaire voisin et n'atteint pas la muqueuse rectale qui d'ordinaire est saine.

Le *polype* du rectum mieux pédiculé et de consistance plus mollasse, ne repose pas sur une base indurée.

2° Cancer de l'ampoule. — Dans ce cas, le doigt après avoir franchi le sphincter sent sur une des parois de l'ampoule, soit, au début, une érosion cupulliforme, peu profonde, à bords indurés, se continuant insensiblement avec la muqueuse elle-même envahie, soit, plus tard une véritable ulcération intéressant la moitié, les trois quarts du rectum et tendant à prendre la forme annulaire. Le fond en est souvent anfractueux, végétant, les bords

[1] Poncet. *Ac. Médecine*, 1898, t. XL, p. 168.

mamelònnés, irréguliers et durs. Le calibre de l'intestin est diminué à ce niveau ; on sent que les parois ont perdu un peu de leur souplesse (infiltration de la sous-muqueuse) et une exploration attentive permet souvent de percevoir à travers la muqueuse saine et mobile, de petites tumeurs grosses comme un grain d'avoine, un pois, incluses dans la paroi rectale elle-même. Cette constatation est importante à faire, l'opération, pour être complète, devant supprimer cette « graine de cancer » aussi bien que la tumeur principale.

Le cancer occupe-t-il toute la circonférence du rectum, le doigt pénètre alors au milieu d'une masse irrégulière, fongueuse en certains points, indurée en d'autres. Il a peine à retrouver la lumière de l'intestin au milieu de ces anfractuosités, de ces culs-de-sac, et bien souvent ce qu'il prend pour le calibre du canal n'est qu'une excavation plus profonde, un cul-de-sac plus développé. Le doigt arrive parfois à franchir le point rétréci et à dépasser les limites du néoplasme, non sans provoquer une légère hémorragie ; il revient chargé de débris sanieux, répandant une odeur infecte, caractéristique pour Allingham.

Chez la femme, le toucher vaginal peut donner de précieux renseignements ; on doit toujours le pratiquer, et combiné au toucher rectal, il permettra d'apprécier l'intégrité ou le degré d'infiltration de la paroi recto-vaginale.

Le diagnostic dans ces formes est des plus simples ; l'extrémité d'un boudin d'*invagination intestinale* ne saurait donner le change à un observateur attentif.

Dans les formes massives, infiltrées, sténosantes, le cancer se présente absolument comme un *rétrécissement inflammatoire* avec lequel il devient alors facile de le confondre. Le rectum induré forme une sorte d'entonnoir, à parois irrégulières, lisses, fissuriques par places, mamelonnées en d'autres, sur une étendue d'ailleurs variable. Le calibre peut être fortement diminué et l'index ne pas pouvoir franchir le sommet du rétrécissement. Malgré des symptômes physiques et fonctionnels à peu près semblables, le rétrécissement pourtant se distingue par sa marche plus lente, son moindre retentissement sur l'état général. Il est plus régulier comme forme, plus localisé au rectum, et n'infiltre pas aussi bien les tissus voisins. S'il se complique pourtant d'écoulements, de fistules, la confusion avec le cancer est très difficile à éviter. Les formes simulant le rétrécissement inflammatoire semblent se rencontrer surtout, dit Quénu, dans les variétés colloïdes.

3° Cancer recto-sigmoïde. — Celui-ci est presque inaccessible à l'exploration digitale. C'est à peine si l'index introduit profondément arrive à sentir l'extrémité indurée de la masse cancéreuse. Les sensations deviennent plus nettes si l'on engage le malade à pousser et surtout si l'on s'aide du palper combiné, la main abdominale repoussant la tumeur vers le doigt rectal qui déplisse et attire progressivement les parties élevées de la muqueuse.

Pour ce diagnostic des sténoses haut situées, Hochenegg donne un signe qui jusqu'ici n'avait pas encore été signalé et dont nous ne pouvons apprécier la valeur. Il a trouvé le plus souvent l'ampoule rectale vide mais non contractée ; bien au contraire les gaz la distendaient au maximum à tel point que les plis normaux de la muqueuse avaient disparu. De ce fait Hochenegg donne l'explication suivante : la sténose empêche le passage des matières, mais les gaz peuvent filtrer. Leur passage lent et continu n'excite pas assez la muqueuse de l'ampoule rectale, dont la sensibilité est d'ailleurs diminuée. La contraction réflexe ne se produisant pas, l'expulsion de ces gaz n'a pas lieu et l'ampoule se dilate de plus en plus.

Christen a cherché à contrôler la valeur de ce signe : comme Hochenegg il a trouvé parfois l'ampoule dilatée, mais non d'une façon constante. Le signe de Hochenegg est donc loin d'avoir une valeur absolue ; mais il doit éveiller l'attention et faire rechercher soigneusement un cancer haut placé.

Le cathétérisme n'a jamais donné de renseignements utiles dans le diagnostic des cancers élevés : il n'en est pas de même de la rectoscopie et nous insistons sur la nécessité qu'il y a de la pratiquer dans les cas douteux.

[1] Christen. *Beitr. z. Kl. Chir.*, 1900, v. 27, p. 411.

La tumeur est-elle inaccessible par le rectum, c'est le palper attentif de la fosse iliaque gauche, qui en provoquant de la sensibilité ou en révélant un certain empâtement, donne des éléments précieux de diagnostic. Ce sont ces caractères que l'on apprécie plus nettement encore, lorsque, le péritoine ouvert dans le premier temps de l'anus iliaque, le doigt va à la recherche des lésions.

L'*invagination chronique*, rare d'ailleurs, est souvent méconnue et prise pour un cancer. RAFINESQUE pourtant pense qu'on peut et qu'on doit la reconnaître. A part la tumeur qui existe dans 60 p. 100 des cas (TRÈVES), la douleur intermittente ou paroxystique constante, l'existence de selles muco-sanguinolentes accompagnées de ténesme, les vomissements peu abondants, le ballonnement à peu près nul complètent le tableau clinique.

Le diagnostic de tumeur maligne ne suffit pas; le chirurgien, avant de décider une intervention, doit être renseigné sur le degré d'extension du cancer, sa mobilité, l'état des organes voisins, etc...

La masse cancéreuse est-elle fixe, adhérente aux parties voisines, on se contentera d'un traitement palliatif.

Les propagations à l'appareil urinaire se révèlent par un ensemble de troubles fonctionnels. Le toucher montre que l'infiltration s'est étendue à la prostate, aux vésicules séminales, parfois même à la paroi postérieure de la vessie, réunissant ces organes en une seule masse et diminuant la mobilité du rectum qui se laisse difficilement abaisser.

L'extension au sacrum se traduit par une fixité très grande et un volume considérable de la masse néoplasique.

Les douleurs répondant aux branches du *plexus sacré* indiquent une irritation, une compression de ces nerfs par un tissu cellulaire infiltré.

Quant aux *ganglions*, s'il est facile de reconnaître l'adénopathie inguinale, il est par contre plus difficile de sentir des ganglions sacrés ou lombaires, à moins qu'ils ne soient très volumineux. Ces ganglions, et surtout les ganglions hémorrhoïdaux moyens, ne peuvent être explorés sérieusement qu'en profitant de l'incision faite dans le premier temps de l'anus iliaque.

Pronostic. — Le pronostic est grave comme l'est celui de tout cancer en général. Pour chaque cas particulier, il est basé sur les données d'une exploration attentive. Le néoplasme est-il peu étendu, mobile, on peut espérer un résultat favorable de l'intervention ; est-il propagé et fixe, le pronostic est fatal à plus ou moins brève échéance.

Traitement. — TRAITEMENT MÉDICAL. — Le traitement médical est ici, comme dans toutes les affections cancéreuses, absolument symptomatique. Il ne peut rien pour arrêter la marche extensive de la maladie, mais il peut, dans une certaine mesure, relever l'état général, éviter ou combattre les complications locales. Les toniques, l'arsenic, un régime alimentaire reconstituant sont indiqués.

Localement des soins de propreté très rigoureux doivent toujours être recommandés. Les bains fréquents, les lavages avec une solution antiseptique (permanganate de potasse, coaltar saponiné, eau oxygénée), permettront de lutter contre les infections si fréquentes qui viennent compliquer le cancer, causant des écoulements, des abcès, de la fièvre, des douleurs vives. Ces douleurs dues à l'irritation du néoplasme ulcéré seront encore diminuées par des pansements avec des substances anesthésiques (poudres composées de salol, quinquina, cocaïne, etc., pommades cocaïnées, belladonées, opiacées) ; si les douleurs très vives relèvent de la compression des branches du plexus sacré par du tissu cancéreux, la morphine sera la grande ressource. On arrive ainsi à diminuer les souffrances horribles qui rendent si pénibles les derniers jours des malheureux malades.

Les hémorragies qui se produisent parfois avec une certaine intensité cèdent aux irrigations très chaudes ou très froides, amenant la vaso-constriction. L'application d'une solution concentrée d'antipyrine peut aussi rendre de grands services.

Enfin nous ne saurions trop insister sur la nécessité de surveiller l'état de l'intestin, de combattre la constipation par les purgatifs légers, les lavements glycérinés, les suppositoires, pour éviter dans une certaine mesure les difficultés de défécation, les troubles dus à l'obstruction chronique.

Traitement chirurgical. — *Indications opératoires.* — Suivant les cas, ce traitement sera palliatif ou curatif. Nous verrons plus loin la gravité encore sérieuse des opérations curatives ; on n'a le droit d'y exposer le malade que si l'on a des chances de lui procurer sinon la guérison, tout au moins une survie notable.

Ce n'est que par un examen très sérieux de l'*état local* et de l'*état général* que l'on pourra juger de l'opportunité d'une intervention radicale et du genre d'intervention que l'on doit proposer.

Au point de vue anatomo-pathologique nous avons distingué trois types de cancers : le cancer bas situé ou anal, le cancer moyen ou ampullaire, n'atteignant pas le péritoine, et le cancer supérieur qui envahit le cul-de-sac péritonéal et la partie inférieure de l'anse sigmoïde. Nous laisserons de côté les cancers siégeant sur l'anse sigmoïde proprement dite, sur le côlon pelvien ; ils sont mobiles puisque l'anse intestinale est munie d'un méso, ce sont des cancers du gros intestin et ils relèvent de la laparotomie.

Pour en revenir aux vrais cancers du rectum, les néoplasmes intéressant l'anus ou l'ampoule sont accessibles au chirurgien ; les conditions sont moins bonnes dès que le péritoine est envahi. La hauteur du cul-de-sac péritonéal varie ; pratiquement une tige horizontale traversant le bassin au-dessous du coccyx passe toujours au-dessous du cul-de-sac recto-vésical ou recto-vaginal. On attachait autrefois une grande importance à l'étendue en hauteur du néoplasme. L'ablation de 8 à 10 centimètres de rectum ne pouvant se faire sans intéresser le péritoine, on considérait comme inopérable tout cancer dont l'index ne pouvait dépasser la limite supérieure. Nous ne nous laissons plus arrêter aujourd'hui par l'ouverture de la séreuse et nos indications sont moins limitées.

C'est ce qui ressort nettement des statistiques les plus récentes; dans celle de HOCHENEGG par exemple, publiée par LORENZ [1], le péritoine fut ouvert 79 fois au moins sur 133 opérations, soit dans 60 p. 100 des cas. La statistique de VON BERGMANN donne 50 p. 100.

En somme, à l'heure actuelle, presque tous les chirurgiens opèrent quand la propagation du cancer ne s'est faite que dans la direction axiale. Les avis diffèrent quand le cancer a dépassé les limites latérales du rectum.

Aussi la question de *mobilité* du néoplasme est-elle plus importante que celle de son extension en hauteur. L'index en crochet ayant dépassé la tumeur, l'abaisse-t-il facilement, c'est que le tissu cellulaire péri-rectal est indemne : l'opération sera plus facile et permettra d'espérer un résultat favorable. La masse cancéreuse est-elle fixe, adhérente aux organes voisins, on se contentera du traitement palliatif. Il faut savoir cependant que le toucher en dehors de l'anesthésie peut donner des résultats trompeurs : telle tumeur semblera mobile sous chloroforme qui paraissait fixe le malade éveillé.

En avant, il existe une petite loge remplie de tissu cellulaire, que limitent latéralement les aponévroses sacro-recto-génitales. C'est l'espace décollable antérieur, la loge anté-rectale. Quand le cancer l'envahit, il soude le rectum à la prostate chez l'homme, au vagin chez la femme. L'adhérence à la prostate et aux vésicules séminales est fâcheuse au point de vue opératoire, mais ce n'est pas une contre-indication absolue. On peut enlever une partie de la prostate, et ces adhérences, d'ailleurs, n'indiquent pas toujours un envahissement de la glande : elles peuvent être, QUÉNU l'a montré, d'origine purement inflammatoire.

Chez la femme, la cloison recto-vaginale est de plus en plus serrée à mesure qu'on descend vers le vagin; les propagations ont plutôt tendance à remonter et vont même jusqu'au col utérin. Certains auteurs regardent ces cas comme inopérables; chirurgicale-

[1] LORENZ. Unsere Erfolge bei der Radicalbehandlung bösartiger Mastdarmgeschwülste, *Arch. f. klin. chir.*, 1901, v. LXIII, p. 854.

ment l'opération est possible, mais le pronostic en est très grave.

La propagation à la face postérieure de la vessie est une contre-indication absolue.

En arrière, l'extension au tissu cellulaire de la loge rétro-rectale donne encore une fixité plus grande ; on sent un véritable bloc soudant les parties postérieure et latérales du rectum à la concavité sacrée. L'infiltration qui se fait suivant les vaisseaux lymphatiques est surtout importante pour le chirurgien qui veut faire une extirpation complète. Suivant les vaisseaux hémorrhoïdaux supérieurs ces lymphatiques arrivent aux ganglions sacrés et à ceux qui siègent dans la partie inférieure du mésocôlon pelvien. C'est là une condition opératoire défavorable. On peut enlever facilement les *ganglions inguinaux*, mais les traînées lymphatiques intermédiaires ? d'ailleurs ils ne sont pris qu'exceptionnellement. Quand il s'agit d'*adénopathie sacrée*, on laisse fréquemment des traînées lymphangitiques infectées qui amènent rapidement la récidive. Les ganglions latéraux sont encore moins accessibles.

L'étendue de l'envahissement ganglionnaire n'est pas toujours facile à apprécier : aussi a-t-on conseillé parfois de faire une laparotomie exploratrice. On pourrait ainsi, avant de tenter l'extirpation, juger de l'extension du cancer, reconnaître ses adhérences, en particulier celles qui peuvent le réunir à des anses d'intestin grêle, ce qu'il est presque impossible de diagnostiquer autrement. La laparotomie exploratrice, sans être grave, est cependant une intervention.

Mieux vaut suivre la pratique de Quénu : on pratique au niveau de la fosse iliaque gauche une ouverture en vue de l'établissement d'un anus contre nature. La main introduite dans l'abdomen juge de l'état des organes, et suivant les résultats de cette opération, l'opérateur basera sa conduite : s'il juge le cancer opérable, il pratiquera un anus contre nature préliminaire, qu'il pourra fermer secondairement. Si le cancer est inopérable, l'anus artificiel sera constitué pour être définitif et l'on aura recours au traitement palliatif pour tâcher d'enrayer la marche de la tumeur.

Il faut encore penser à une autre voie de propagation, la voie sanguine. Les relations du système veineux du rectum avec le système porte expliquent la possibilité des localisations secondaires au niveau du foie.

Enfin l'âge du sujet, son état général doivent être pris en considération avant de proposer une opération aussi sérieuse que l'extirpation d'un cancer du rectum.

TRAITEMENT PALLIATIF. — Il ne faut pas abandonner complètement les malheureux atteints d'un cancer du rectum inopérable, en ne leur laissant que la morphine pour les aider à diminuer leurs souffrances. Outre l'importance qu'il peut avoir au point de vue de l'état moral du sujet, le traitement palliatif chirurgical donne certainement des résultats très appréciables, en permettant de lutter contre les complications qu'entraînent le néoplasme, les douleurs, les hémorragies, les rectites, les diarrhées profuses, l'intoxication, l'obstruction intestinale.

Lorsque le cancer bourgeonne et forme une masse végétante qui remplit plus ou moins le calibre du rectum, ou lorsqu'un squirrhe ne laisse plus aux matières qu'un étroit passage, on a proposé la *dilatation* avec les bougies de Hégar. Mais les bougies contusionnent, irritent, font saigner et ne donnent guère de résultats favorables.

Le *curettage* est bien préférable : on le pratique avec une large cuiller tranchante qui abrase les végétations, absolument comme dans le cancer de l'utérus ; on cautérise la surface ainsi mise à nu et on la panse avec une poudre aseptique, celle de LUCAS-CHAMPIONNIÈRE par exemple. Le calibre de l'intestin est ainsi rétabli et l'on supprime du même coup le suintement abondant et fétide que produisent les fongosités. Malheureusement ce résultat n'est que temporaire ; le néoplasme prolifère de nouveau, et au bout de deux ou trois mois le curettage est à recommencer (KUSTER). De plus, l'opération n'est pas absolument innocente : il peut se produire des hémorragies abondantes qui amènent le collapsus (ESMARCH), des perforations du rectum suivies de phlegmons, de septicémie aiguë (ROCHER) ou de péritonite (CZERNY). N'y a-t-il pas lieu d'être réservé dans l'application de ce traitement quand on voit CZESCH perdre deux de ses malades sur dix après curettage?

La *rectotomie linéaire*, préconisée par Verneuil en 1874, consiste à sectionner sur la ligne médiane postérieure tous les tissus jusqu'au coccyx.

La cicatrisation se fait alors lentement et il en résulte souvent de l'incontinence; le néoplasme après un temps d'arrêt recommence à s'accroître.

L'anus artificiel est de beaucoup le meilleur traitement palliatif que nous possédions. Il remédie à l'obstruction intestinale et à l'intoxication qui en résulte ; en supprimant le passage des matières sur le néoplasme ulcéré, il diminue les hémorragies, les douleurs. Il permet encore de lutter efficacement contre l'infection, d'une part préventivement, en diminuant les chances d'inoculation, et d'autre part en permettant de traiter et de désinfecter le segment intestinal atteint. La dérivation des matières une fois établie, il est plus facile de faire le curage des fongosités, de pratiquer par l'orifice de l'anus artificiel de grands lavages du bout inférieur.

Où doit-on pratiquer cet anus contre nature? Si l'on a à traiter un cancer du rectum proprement dit, il suffira d'ouvrir le côlon iliaque ; on sera ainsi bien au-dessus de la limite supérieure du mal. Si le cancer remontait très haut et envahissait l'**S** iliaque, il pourrait être nécessaire d'établir un anus sur le cæcum. Mais ce ne doit être qu'une exception ; l'anus cæcal est, au point de vue du fonctionnement, bien inférieur à l'anus iliaque.

La crainte d'ouvrir le péritoine a fait préférer pendant un certain temps la *colotomie lombaire* à la colotomie iliaque. Presque tous les chirurgiens s'accordent aujourd'hui à préférer cette dernière ; au point de vue chirurgical, c'est une opération beaucoup plus simple ; en pratique c'est celle qui donne les meilleurs résultats. Le point important, sur lequel il nous faut beaucoup insister, est la *nécessité d'établir un bon éperon*, puisqu'on veut obtenir une dérivation complète.

Madelung, pour répondre à cette indication de première importance, allait jusqu'à sectionner complètement l'anse intestinale, il fixait à la plaie le bout supérieur ; quant au bout inférieur il le rentrait dans l'abdomen après l'avoir soigneusement fermé par des sutures.

On peut arriver plus simplement au même résultat; on attire à l'extérieur une anse intestinale, on la fixe à la paroi par une couronne de sutures. Verneuil, pour obtenir un bon éperon, accolait les deux bouts en canons de fusil.

La technique de l'anus artificiel est trop connue pour que nous la rappelions ici dans tous ses détails. Elle varie un peu suivant qu'on ouvre immédiatement ou non l'intestin. Si les circonstances l'exigent, s'il existe de l'obstruction intestinale, la colotomie doit être faite d'urgence. Incision de 8 à 10 centimètres à deux travers de doigt au-dessus de la partie externe de l'arcade crurale, à hauteur de l'épine iliaque antéro-supérieure.

Après avoir incisé les téguments, les fibres et l'aponévrose du grand oblique, on tombe sur la masse musculaire que constituent les muscles petit oblique et transverse. Certains opérateurs les coupent sans hésiter; puisqu'on fait un anus définitif, il vaut mieux imiter la conduite de Hartmann [1]. Au lieu de sectionner les muscles, on passe dans l'interstice de leurs fibres en écartant d'abord les faisceaux du petit oblique, puis dans une direction un peu différente ceux du transverse. Les muscles ainsi dissociés en étoile constitueront une sorte de sphincter.

Le péritoine incisé, l'index va à la recherche du côlon; il le trouve facilement si suivant la face profonde de la paroi abdominale il ramène le premier organe adhérent qu'il rencontre. C'est le côlon iliaque dont le méso est plus ou moins développé; on le distingue facilement de l'intestin grêle grâce aux trois bandes musculaires longitudinales qui courent à sa surface, grâce à ses bosselures et surtout à la présence de petits appendices graisseux épiploïques. L'intestin bien attiré au dehors est fixé par une large couronne de sutures séro-séreuses faites à la soie ou au catgut. Les points placés près du bord adhérent doivent être faits soigneusement pour constituer l'éperon.

L'intestin fixé est ouvert au thermocautère, soit par une incision, soit plutôt par une excision, sans s'approcher trop près de la ligne de sutures. Quatre derniers points fixent la muqueuse à la peau et l'opération est terminée.

[1] Quénu et Hartmann. *Congrès de Chir.*, 1897, p. 180.

Quand rien ne presse, on peut opérer en deux temps et le procédé de MAYDL-RECLUS réduit l'intervention aux conditions de simplicité les plus grandes. Il n'est même pas nécessaire d'endormir le malade, la cocaïne suffit. Le péritoine ouvert et le côlon attiré au dehors comme à l'ordinaire, on perfore le méso-côlon près du bord adhérent de l'intestin, en ayant soin de passer dans un endroit avasculaire.

Par l'orifice ainsi créé, on fait passer une petite baguette de verre, une sonde en gomme ou même tout simplement une mèche de gaze [1]; l'intestin est ainsi maintenu à l'extérieur ; il est en même temps coudé, ce qui assure la formation de l'éperon [2]. Un pansement compressif est appliqué sur l'anse intestinale ainsi herniée et en trois ou quatre jours les adhérences qui se sont établies tout autour de la plaie sont suffisamment fortes pour qu'on puisse inciser sans danger. La sonde est retirée un peu plus tard au bout d'une huitaine de jours ; la partie herniée qui au début semble très volumineuse s'affaisse et bientôt on a un anus artificiel bien constitué et fonctionnant parfaitement.

Au point de vue opératoire, la mortalité de cette intervention est pour ainsi dire nulle. Au point de vue thérapeutique les résultats en sont excellents. L'état général s'améliore rapidement et l'on obtient par ce traitement palliatif des survies relativement très longues. Un malade du professeur BERGER, qui depuis plus d'un an présentait des troubles graves d'obstruction, quand on fut forcé de pratiquer un anus contre nature pour des accidents très graves, survécut onze mois à l'intervention. Un autre de MICHAUX succomba seulement au bout de trois ans à la cachexie cancéreuse [3].

[1] Faure insiste sur la nécessité de fixer à la paroi abdominale la baguette ou la sonde par des bandelettes de gaze imbibées de collodion ; sans cette précaution on s'expose à la voir glisser ou permettre l'issue d'une plus ou moins grande longueur d'anse sous l'influence d'un effort quelconque.

[2] Il est bon pour avoir un éperon encore plus saillant de passer un ou deux fils près du méso, pour mieux accoler les deux segments de l'anse qu'on vient de couder.

[3] LARDENNOIS. Traitement chirurgical du cancer du gros intestin. *Thèse de Paris*, 1899.

Malgré ces bons résultats de la colotomie certains chirurgiens lui préfèrent encore l'opération radicale. Ils opèrent pour peu que l'intervention soit possible, même quand la récidive est certaine [1]. C'est, disent-ils, le meilleur traitement palliatif; il n'est guère plus grave que la colotomie et il permet de débarrasser le malade d'une tumeur douloureuse, suintante, cause de cachexie (GALLET [2], RHEINWALD [3]).

Cette opinion nous semble excessive, surtout si en présence du danger que présente l'opération radicale dans ces cas avancés on met en regard la survie moyenne des malades non opérés. Cette survie, KRÖNLEIN dans sa statistique l'évalue à 29 mois; HENCK donne à peu près le même temps. Ces chiffres ont pour nous une haute signification; on ne doit exposer le malade aux dangers du traitement radical que si ce traitement a des chances de lui donner une survie très appréciable, sinon une guérison définitive.

TRAITEMENT CURATIF. — Le traitement curatif est le véritable traitement chirurgical; il consiste dans l'extirpation complète de tout le néoplasme. C'est donc, quel que soit le procédé employé, une intervention sérieuse, à pratiquer dans un milieu plus ou moins infecté.

Pour obtenir la *guérison opératoire* deux précautions sont indiquées : 1° Il faut, par un traitement préliminaire, réaliser le maximum de désinfection du rectum ; 2° Il faut enlever le rectum clos, comme une poche septique, pour éviter tout danger d'inoculation de la plaie.

La *guérison éloignée* ne s'obtient que par les ablations totales qui dépassent largement les limites du mal. Quelques cancers tout à fait limités peuvent être enlevés par de petites opérations partielles ; mais il faut se méfier des opérations parcimonieuses dans le cancer, elles sont toujours suivies de récidives à plus ou moins brève échéance.

[1] GENZMER et VOIGT vont même plus loin; ils opèrent même quand il existe déjà des métastases, préférant toujours l'ablation du néoplasme à la colotomie.

[2] GALLET. *Onzième congrès de chirurgie*, 1897.

[3] RHEINWALD. *Beitr. z. Kl. Chir.*, Bd 25, H. 3.

La *restauration fonctionnelle* post-opératoire ne doit donc être qu'une considération secondaire subordonnée au siège et à l'extension des lésions.

HISTORIQUE

Ce fut LISFRANC qui en 1826 fit, par la voie périnéale, la première extirpation totale pour cancer du rectum. Il n'eut guère d'imitateurs; le danger que présentait alors l'ouverture du péritoine, la gravité des complications septiques à cette époque, firent rejeter cette intervention que des chirurgiens comme DIEFFENBACH, VELPEAU considéraient plutôt comme un exercice d'amphithéâtre. DENONVILLIERS modifia l'opération de LISFRANC en y adjoignant l'incision longitudinale postérieure; VERNEUIL fit plus encore en réséquant le coccyx. KOCHER (1874) recommanda ce dernier procédé.

Malgré tout, l'extirpation du rectum ne se faisait qu'exceptionnellement et ce fut VOLKMANN qui le premier en 1877 (*Klin. Vorträge*) vint plaider pour l'extirpation, en apportant à l'appui de sa thèse des résultats sensiblement supérieurs à ceux qu'on avait obtenus jusqu'alors. La question du traitement opératoire du cancer du rectum fut surtout discutée en 1884 au Congrès de Copenhague, à l'occasion d'un remarquable rapport dans lequel VON ESMARCH montrait à côté d'une mortalité opératoire tombée à 20 p. 100, une série de guérisons prolongées.

Les avis étaient alors très partagés et trois tendances différentes se faisaient jour : les chirurgiens français étaient partisans des opérations palliatives et à la suite de VERNEUIL préconisaient la rectotomie; les Anglais préféraient la colotomie qu'ils pratiquaient dans la région lombaire; les Allemands étaient pour l'extirpation. Ce qui faisait dire à FRANK (de DUBLIN), non sans raison, que les indications du traitement dépendaient plus de la nationalité du chirurgien que de l'état du malade.

L'année suivante (1885), au Congrès des chirurgiens allemands, KRASKE vint proposer sa méthode d'ablation par la voie sacrée. Le retentissement de sa communication fut considérable et la plupart des chirurgiens adoptèrent cette nouvelle méthode avec enthousiasme. Large voie d'accès vers le néoplasme, résection facile, résultat fonctionnel parfait, l'opération de KRASKE paraissait l'intervention idéale qui permettait de réaliser tout cela. Bientôt cependant la communication de KÖNIG[1] venait mettre une ombre à ce tableau trop beau. Elle accusait une mortalité de 33 p. 100, de très nombreuses récidives et ne se prononçait pas sur la question des résultats fonctionnels.

Au Congrès de Berlin (1890) les résultats s'améliorent. AXEL IVERSEN apporte une statistique importante basée sur 247 cas.

KÖNIG annonce que ses résultats sont meilleurs et BRYANT se déclare partisan convaincu de l'opération radicale.

Depuis, l'évolution s'est accentuée et tous les chirurgiens sont d'accord à l'heure actuelle sur ce point ; dans le cancer du rectum comme dans tout autre cancer, il faut faire l'extirpation tant qu'elle est possible. La discussion porte sur la meilleure voie qu'il convient de suivre pour aborder le néoplasme.

En France, on abandonne quelque peu l'opération de KRASKE. MORESTIN dans sa thèse[2] insiste sur les inconvénients de cette méthode si séduisante en apparence.

Au Congrès de Chirurgie de 1897, on voit cette tendance à revenir à la voie périnéale de LISFRANC, qui maintenant, mieux réglée, donne des résultats vraiment encourageants.

En Allemagne, à part HOCHENEGG et KRASKE, partisans exclusifs de la voie sacrée, tous les chirurgiens sont éclectiques. Les uns pourtant, comme CZERNY, GUSSENBAUER, MIKULICZ, ont des préférences pour la voie sacrée, les autres comme VON BERGMANN, KÜSTER, KOCHER, KRÖNLEIN, pour la voie périnéale.

Enfin pour les cancers haut situés, QUÉNU a préconisé la voie abdomino-périnéale suivie pour la première fois par CZERNY, puis par GAUDIER et CHALOT.

Traitement préparatoire. — Son importance est extrême et l'on ne doit jamais entreprendre l'extirpation du néoplasme sans

[1] KÖNIG. *Berlin. Klin. Wochens.*, 1887, p. 131.

[2] MORESTIN. Des opérations qui se pratiquent par la voie sacrée. *Thèse de Paris*, 1894.

avoir obtenu la désinfection aussi complète que possible du rectum.

Il est nécessaire de purger plusieurs fois le malade pour amener l'évacuation de toutes les matières que contient l'intestin ; KRASKE soutient qu'il faut quatre ou cinq semaines pour débarrasser complètement le rectum de son contenu par des purgations. QUÉNU et HARTMANN réclament douze à quinze jours de préparation. D'autres comme HOCHENEGG nient l'action favorable des purgations répétées qui dissocient les matières.

La diète lactée, l'antisepsie intestinale n'ont pas une action bien considérable ; il n'en est pas de même des grandes irrigations rectales que recommandent BAUDOUIN et FERRIER. On les fait avec une solution de permanganate de potasse ou avec de l'eau oxygénée à 12 volumes étendue de cinq à dix fois son volume d'eau (Pr BERGER).

Tous ces moyens sont bons et donnent des résultats, mais on ne peut parvenir à une désinfection sérieuse qu'en dérivant complètement les matières au moyen d'un anus artificiel. POLOSSON[1] et presque en même temps ADAM, DURANTE, VELJAMINOFF et IVANOFF établirent l'utilité de l'anus préliminaire. QUÉNU y insiste après eux ; de même DEMONS, JULLIARD, etc., et nous ne saurions trop nous-même en faire ressortir l'importance.

Il permet de dériver le cours des matières et met le champ opératoire à l'abri du passage de ces produits septiques à la surface de la ligne de réunion. Sans lui il est impossible de désinfecter ces masses bourgeonnantes, sanieuses, toujours baignées d'un liquide purulent extrêmement septique.

L'anus établi, on peut par le bout supérieur faire de grands lavages qui passant de haut en bas agissent beaucoup plus efficacement. Enfin si la chose est nécessaire, on peut par un curage soigneux enlever les masses putrilagineuses sphacélées et arriver ainsi à une désinfection suffisante. L'anus iliaque a cet autre avantage que si les circonstances l'exigent, il peut devenir défini-

[1] POLOSSON. *Lyon méd.*, 1884 ; et LAGUAITTE. De la déviation complète du cours des matières intestinales, appliquée au traitement du cancer du rectum. *Thèse de Lyon*, 1883-84.

tif et il est alors bien préférable à l'anus sacré. Il peut enfin servir au diagnostic; le chirurgien, profitant de l'incision iliaque comme de celle d'une laparotomie exploratrice pour se rendre compte de l'étendue du néoplasme, de sa mobilité, etc., et acquérir ainsi de précieux renseignements au point de vue de l'extirpation ultérieure.

Tous les chirurgiens ne pratiquent pas l'anus préliminaire; en Allemagne surtout, beaucoup d'opérateurs comme KRASKE le repoussent, sauf dans des cas tout à fait exceptionnels. C'est, disent-ils, une opération surajoutée, qui, si elle est sans gravité, inquiète du moins le malade, le fatigue; plus tard, si l'extirpation a donné de bons résultats, il faudra refermer cet anus, ce qui, vu la présence d'un éperon saillant, ne se fait pas toujours sans difficulté.

L'anus préliminaire a de très grands avantages; il n'est cependant pas indispensable si l'on a soin d'extirper le rectum sans l'ouvrir. Il a de plus cet inconvénient de fixer le côlon à la paroi, ce qui peut gêner plus tard l'extirpation si l'anse pelvienne est courte [1].

VOIES D'ACCÈS

On peut, d'après le siège de la tumeur, procéder différemment suivant les cas et faire l'extirpation [2] :

1° Par les voies naturelles;

2° Par la voie transvaginale;

3° Par la voie périnéale;

4° Par la voie sacrée;

[1] DOYEN (*Congrès de Chirurgie*, 1897) a proposé de faire une coprostase temporaire en attirant par l'incision iliaque une anse côlique au dehors et en la maintenant coudée grâce à une bandelette de gaze passée à travers le méso. Au bout de six à huit jours, on peut retirer la bandelette, la circulation des matières se rétablit, le côlon rentre dans l'abdomen. Nous préférons faire franchement l'anus iliaque.

[2] Nous laissons de côté les voies ischio-rectale et para-sacrée qui ne nous semblent pas présenter d'avantages sur les voies périnéale et sacrée.

5° Par la voie abdominale combinée aux voies périnéale ou sacrée.

I. Extirpation par les voies naturelles. — Elle convient à une catégorie de petits cancers, *limités, mobiles, siégeant au niveau de l'anus*, du canal anal ou de la partie tout inférieure de l'ampoule et ne présentant pas d'infiltration profonde des parois du rectum. Leur marche est lente, les ganglions restent longtemps indemnes ; on les a comparés aux cancroïdes des téguments, de la lèvre par exemple. L'intervention est alors extrêmement simple : le néoplasme se laisse attirer hors de l'anus, on l'excise et on suture au catgut la perte de substance. Si la plaque néoplasique est plus étendue, on peut suivre le procédé de Hartmann [1] : après dilatation du sphincter, on attire le cancer et l'on trace au-dessous de lui une large incision profonde, circulaire. Le bout supérieur disséqué est abaissé et sectionné au-dessus de l'anneau néoplasique. Ce bout supérieur invaginé est ensuite fixé au niveau de la marge de l'anus.

On peut obtenir par ce procédé de bons résultats, mais les indications en sont exceptionnelles, et d'une façon générale, il faut avoir recours le moins possible aux opérations limitées.

II. Voie transvaginale. — Elle peut convenir à certains cas de cancers limités à l'ampoule et n'envahissant pas la région sphinctérienne. Desguins [2] l'employa pour la première fois en 1890 : sa conduite fut imitée par toute une série de chirurgiens, Norton, Rehn, Vautrin [3], Bristow, Henry, Byford, Quénu, Winivarter. Gersuny [4] surtout la recommande, car sur 12 cas, dont 10 pour cancer, elle ne lui aurait donné qu'un seul insuccès.

[1] Hartmann. *Congrès de Chirurgie*, 1893, p. 698.

[2] Desguins. Extirpation du cancer rectal par la voie vagino-périnéale avec conservation du sphincter. *Ann. de la Société de méd. d'Anvers*, sept. 1890.

[3] Vautrin in Thouvenin. De la voie vagino-périnéale dans la résection du rectum. *Thèse de Nancy*, 1895-1896.

[4] Gersuny in J. Sternberg. Ueber den Rectovaginalschnitt bei Mastdarmoperation. *Centralb. f. Chir.*, 1897, p. 305.

Au Congrès de chirurgie de 1897, GALLET et surtout HEYDENREICH[1] la recommandèrent chaudement.

Nous ne parlons pas, bien entendu, des cas où l'envahissement du vagin nécessite la résection de la paroi recto-vaginale. Nous voulons insister seulement sur la valeur de la voie vaginale pour aborder certains cancers limités à l'ampoule et particulièrement à sa paroi antérieure. En Allemagne, REHN[2] s'est fait le défenseur convaincu de la voie vaginale. Le décollement du vagin complété au besoin par deux incisions latérales et même si besoin par une section du sphincter anal sur la ligne médiane antérieure, donne un jour assez considérable.

Rarement une incision postérieure serait nécessaire. Pourquoi dans ces cas aller réséquer le sacrum ? On pourrait à ce sujet rapporter le mot de OLSHAUSEN à propos de l'hystérectomie par voie sacrée : « A quoi bon enfoncer un mur quand nous avons une porte ouverte ? »

REHN a opéré treize malades par la voie vaginale : il n'en a perdu qu'une seule, la première.

III. VOIE SACRÉE. — Le but de l'opération de KRASKE et de toutes les modifications qu'on lui a fait subir est d'atteindre directement les néoplasmes par la voie postérieure, à travers une brèche sacrée plus ou moins considérable. Anatomiquement c'est l'opération la plus logique, celle qui permet d'aborder le plus facilement le rectum, de le dénuder sur une grande étendue et d'enlever en même temps que le cancer, les ganglions de la concavité sacrée et le tissu cellulaire péri-rectal.

La méthode paraît surtout séduisante pour les cancers de l'ampoule ne remontant pas jusqu'au péritoine, ne descendant pas jusqu'au sphincter.

Le segment intestinal malade réséqué, le bout supérieur suturé au bout inférieur, on a ainsi reconstitué un rectum normal, ayant conservé à la fois ses moyens de fixité, son calibre

[1] HEYDENREICH. *Congrès de Chirurgie*, 1897, et *Sem. médic.*, 1897, p. 321.

[2] REHN. Die Fortschritte in der Technik der Mastdarm operationen. *Arch. f. Klin. Chir.*, 1900, v. 61, p. 1009.

et son sphincter. Ce serait donc l'intervention idéale. Nous verrons plus loin qu'il n'en est pas ainsi en réalité ; aussi l'enthousiasme que suscita tout d'abord l'opération de Kraske a-t-il diminué fortement en présence des résultats obtenus, car ces résultats sont beaucoup moins brillants qu'on ne l'avait fait espérer.

Étudions tout d'abord le *manuel opératoire*. Le malade a été préparé comme nous l'avons dit et nous ne reviendrons plus sur l'importance de ces soins préliminaires. On le place dans la position dorso-sacrée ou position de la taille, après avoir pris soin de glisser sous le siège un volumineux coussin de manière à bien avoir sous les yeux toute la région périnéale [1]. On peut faire une incision médiane partant à deux ou trois centimètres en arrière de l'anus et remontant à peu près jusqu'au milieu de la face postérieure du sacrum ; mais le jour que donne une incision rectiligne est d'ordinaire insuffisant et l'on est obligé de lui adjoindre une incision transversale, ce qui, en définitive, lui donne la forme d'un **T**. Mieux vaut alors tracer une incision en **U** à concavité supérieure dont les deux branches suivent à peu près les bords latéraux du sacrum et du coccyx et dont le sommet se trouve à égale distance entre l'anus et le coccyx. Les téguments relevés on découvre à la rugine les surfaces osseuses et l'on résèque tout d'abord le coccyx. Il est rare que cette résection coccygienne donne un jour suffisant ; on peut alors augmenter l'étendue de son champ opératoire en désinsérant sur une plus ou moins grande étendue les ligaments sacro-sciatiques d'un côté, du côté gauche de préférence. Si ce débridement ne suffit pas, il faut alors créer une brèche sacrée. Le cul-de-sac dural descend, on le sait, à hauteur de la deuxième vertèbre sacrée ; on peut donc réséquer au-dessous de ce point une étendue plus ou moins considérable de substance osseuse. Le point de repère extérieur indiquant la limite de ce que l'on peut réséquer sans danger est la ligne qui réunit les troisièmes trous sacrés.

[1] Certains opérateurs préfèrent coucher le malade sur le côté gauche ; cette position latérale me semble moins commode que la position dorso-sacrée.

KRASKE[1] réséquait l'aileron gauche du sacrum en suivant une ligne courbe qui, partie du bord inférieur du troisième trou sacré gauche, allait se terminer au niveau de la corne gauche du sacrum (voy. fig. 39).

Cette résection a paru trop large aux uns, trop étroite aux autres : de là des variantes au procédé primitif.

Les uns faisant moins, comme E. ZUCKERKANDL[2], se contentent de tracer une incision parallèle au sacrum, de l'épine iliaque postéro-supérieure au creux ischio-rectal, ou même, comme WÖLFLER[3], de tracer une incision sacro-périnéale suivant d'abord le coccyx, puis se dirigeant en dehors et traversant le creux ischio-rectal, allant se terminer dans le périnée.

D'autres au contraire veulent se donner plus de jour : HOCHENEGG[4], partant comme KRASKE du bord inférieur du troisième trou sacré gauche, va rejoindre non la corne gauche, mais la corne droite du sacrum. BARDENHEUER[5] sectionne transversalement le sacrum au niveau des troisièmes trous et ROSE[6] toute la partie du sacrum sous-jacente à la ligne qui réunit la partie supérieure des deux échancrures sciatiques. Cette résection du sacrum prive malheureusement le rectum d'un de ses principaux moyens de fixité. Aussi, après l'opération de KRASKE, n'est-il pas rare de voir sous l'influence de la pression abdominale le rectum mal soutenu se prolaber. C'est pour remédier à cet inconvénient que certains chirurgiens ont proposé de remplacer les résections définitives par des *résections temporaires*.

[1] KRASKE. Zur Extirpation hochsitzender Mastdarmkrebs. *Arch. f. Kl. Chir.*, 1886, t. XXXIII, p. 562.

[2] E. ZUCKERKANDL. Ueber die Blosslegung der Beckenorgane. *Wien. Klin. Wochensch.*, 1889, p. 276.

[3] WÖLFLER. Ueber den parasacralen und pararectalen Schnitt zur Blosslegung des Rectum. *Wien. Kl. Woch.*, 1889, n° 14.

[4] HOCHENEGG. Die sacrale Methode der Extirpation von Mastdarmcarcinome. *Wien. Kl. Woch.*, 1888, n° 11, 12, 13, 14, 15, 16 ; et 1889, n°s 26, 28, 29.

[5] BARDENHEUER. Die Resektion des Mastdarmes. *Samml. Klin. Vorträge. Arch. f. Klin. Chir.*, 1891, t. I, p. 887.

[6] ROSE. Die cœliectomia postica. *Arch. f. Kl. Chir.*, 1896, t. IV, p. 379.

HEINECKE fait une fente longitudinale médiane sacro-coccy-

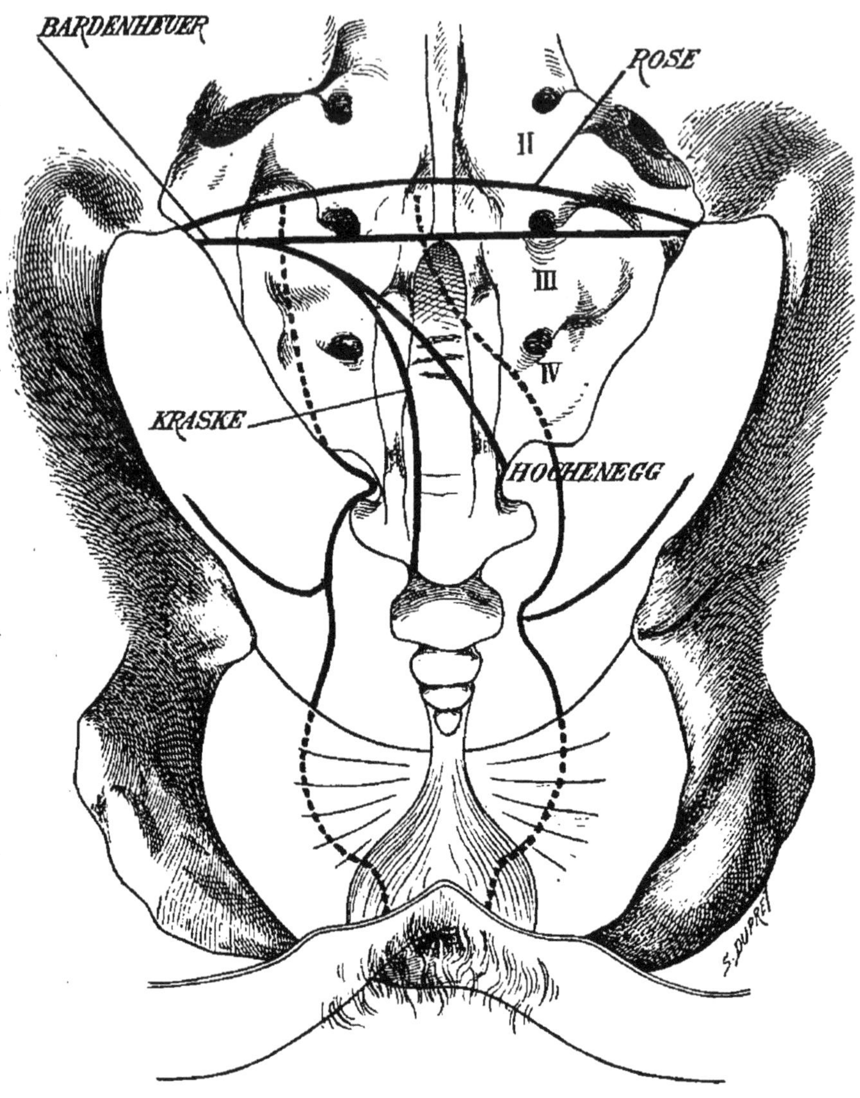

Fig. 39.
Amputation du rectum par la voie sacrée. (QUÉNU et HARTMANN, modifié.) Tracés des différentes sections du sacrum.

gienne à laquelle il ajoute une section transversale passant par les troisièmes trous sacrés. Il a ainsi deux volets qu'il écarte.

Lévy sectionne transversalement au niveau du quatrième trou sacré et rabat en bas le triangle osseux ainsi taillé. Rydigier, Billroth, Rehn, Roux, sectionnent aussi transversalement le sacrum, mais le rejettent latéralement. Ces procédés difficiles à exécuter compliquent une opération déjà longue ; ils sont parfois suivis de nécrose du segment osseux réappliqué et peu de chirurgiens les emploient à l'heure actuelle. Quel que soit le procédé choisi, le sacrum étant réséqué l'opérateur tombe sur la face postérieure du rectum. Il va régler maintenant sa conduite suivant le siège et l'étendue des lésions qu'il va rencontrer. Trois cas peuvent se présenter :

1° *Le néoplasme est de dimensions restreintes* et *limité à une des parois du rectum*. C'est une plaque indurée de la surface d'une pièce de deux francs. Si elle siège sur la paroi postérieure ou sur les parties latérales, l'excision en sera facile, la suture se fera dans d'excellentes conditions en prenant garde toutefois de ne pas rétrécir par trop le calibre du rectum. Si elle siège sur la paroi antérieure, on ne pourra l'enlever qu'après avoir préalablement fendu le rectum sur la ligne médiane postérieure. L'opération sera plus complexe et pour peu que l'infiltration soit un peu plus étendue, mieux vaut faire la résection de tout un segment intestinal. C'est actuellement l'avis de la majorité des chirurgiens qui de parti pris font toujours soit la résection soit l'amputation de tout rectum cancéreux.

2° *Le néoplasme tout en étant limité est étendu en largeur :* il tend à devenir annulaire. Ici la résection s'impose ; mais elle ne peut donner de résultats satisfaisants que si elle porte sur une faible hauteur. Théoriquement la technique en est simple : deux incisions circulaires limitent le segment à réséquer, on réunit par des sutures le bout supérieur au bout inférieur. Pratiquement cette suture est assez délicate à réaliser convenablement de manière à obtenir une réunion totale par première intention. Le principe fondamental est que la *suture doit se faire sans traction;* sinon les fils coupent, le bout supérieur remonte, de graves accidents infectieux et plus tard le rétrécissement sont à redouter. Pour éviter cet inconvénient grave, on a multiplié les procédés de suture. Hochenegg invagine le bout supérieur dans le bout inférieur et le suture à l'anus. Moulonguet fait de même, mais avive préalablement le bout inférieur en le dépouillant de sa muqueuse, ce que Hochenegg d'ailleurs fait également actuellement. Morestin[1] après avoir étudié dans sa thèse si documentée tous ces procédés, conseille de supprimer 12 millimètres de muqueuse sur le bout supérieur ; sur le bout inférieur il supprime la musculeuse; puis il emboîte les deux bouts ainsi préparés en suturant d'abord les musculeuses puis les muqueuses. On évite ainsi la concordance des deux lignes de suture. Quel que soit le procédé employé on n'oubliera pas, la suture faite, de placer dans le rectum un gros drain entouré de gaze iodoformée.

Après cette opération, quand la réunion s'est bien effectuée, la guérison devrait être complète. Le rectum a conservé son calibre et le sphincter resté intact assure la continence. En réalité ce résultat parfait ne s'obtient qu'exceptionnellement. Tout d'abord il est rare qu'on puisse obtenir une réunion absolument complète : il faut même, prévoyant une légère désunion possible, ne pas réunir complètement la plaie postérieure et laisser là une porte de sûreté qu'oblitère momentanément un tampon de gaze. D'autre part, l'opération de Kraske ne met pas toujours, tant s'en faut, à l'abri de l'incontinence; on ne supprime pas le sphincter, c'est vrai, mais on le paralyse, car la résection latérale du sacrum amène presque fatalement la section des nerfs du sphincter (Morestin). Un des grands avantages de la voie sacrée disparaît ainsi; il faudrait se contenter de sections médianes, ce qui limite beaucoup les indications de la méthode.

3° *Le néoplasme est étendu :* s'il envahit la région anale, le sacrifice du sphincter s'impose; s'il s'étend en hauteur au point de ne pas permettre l'abaissement et la suture du bout supérieur, la conservation du sphincter est inutile. L'extirpation totale est nécessaire. C'est elle que pratiquent le plus ordinairement les partisans de la voie sacrée, ne réservant la résection qu'aux

[1] Morestin. Des operations qui se pratiquent par la voie sacrée. *Thèse de Paris*, 1894.

cas où l'on peut espérer conserver un sphincter continent. Le tissu cellulaire qui entoure le rectum permet ordinairement, à moins d'infiltration très étendue, de libérer le rectum en arrière et sur les côtés; on s'assure par la palpation de la limite supérieure du néoplasme, et au-dessus de ce point, car il faut faire une ablation large, on fait une section circulaire. Il est alors facile de décoller le rectum de toutes ses adhérences, de le libérer complètement *en procédant de haut en bas*. Faure et Rieffel[1] insistent avec raison sur ce point : cette manière de faire facilite beaucoup l'opération.

L'extirpation terminée, si le segment intestinal réséqué est très long, il est impossible de l'abaisser suffisamment pour le suturer au périnée, à la place de l'anus normal. On est alors obligé d'établir un anus artificiel dans la région coccygienne ou dans la région sacrée. Mais cet anus sacré a de nombreux inconvénients. Au point de vue opératoire, il peut être difficile à pratiquer quand le bout supérieur ne se laisse pas abaisser : les sutures tiraillent, les fils coupent; il en résulte des dangers d'infection, dangers d'autant plus graves que la brèche a été plus large et que le péritoine a pu être intéressé. Si la réunion se fait dans de bonnes conditions, d'autres inconvénients sont à craindre : c'est le rétrécissement cicatriciel de l'orifice artificiellement créé, ou si cet orifice est large, le prolapsus du segment intestinal que la résection du rectum a privé d'un de ses principaux moyens de fixité. La continence n'existant plus puisqu'on a supprimé le sphincter, la situation de l'anus sacré rend difficiles les soins de propreté et gêne le port d'un appareil de contention. L'anus sacré est donc à tous points de vue inférieur à l'anus iliaque; il donne de mauvais résultats fonctionnels malgré toutes les pelotes et tous les bandages.

L'anus iliaque, préalablement établi ou non, deviendra donc dans ces cancers étendus extirpés par la voie sacrée, un anus définitif. Que faire alors de la partie de côlon pelvien sous-jacente à l'anus iliaque? Il est facile de la laisser en place, en

[1] Faure et Rieffel. *Traité de chirurgie.*

abouchant son orifice inférieur au sommet de la plaie sacrée ; il en résulte une fistule et c'est encore un inconvénient de plus. Pour éviter l'extirpation de ce segment par la voie abdominale, opération grave, QUÉNU a proposé le procédé très ingénieux *du retournement* qu'il a pratiqué trois fois déjà avec succès[1].

Après section du rectum entre deux solides ligatures et ablation complète du segment inférieur cancéreux, on introduit par l'orifice de l'anus iliaque une longue pince flexible, qui va chercher l'extrémité en cul-de-sac du segment supérieur. En retirant la pince on retourne comme un doigt de gant tout ce segment, plus ou moins facilement suivant sa longueur et le travail de libération préalable. Une pince clamp est alors appliquée à sa base et provoque en six ou huit jours le sphacèle de toute la portion extériorisée dont on peut d'ailleurs réséquer immédiatement la plus grande partie[2].

IV. VOIE PÉRINÉALE. — La voie périnéale de LISFRANC a été plus ou moins modifiée par les différents opérateurs qui tour à tour l'ont préconisée pour l'extirpation des cancers du rectum. Je citerai DENONVILLIERS, VERNEUIL, KOCHER, etc...

A part certains cas relativement exceptionnels, où le néoplasme étant limité on peut l'extirper sans intéresser le sphincter, soit par une incision médiane postérieure ano-coccygienne (VELPEAU, TERRIER), soit même par une longue incision antéro-postérieure de la fosse ischio-rectale (MICHAUX), à part ces cas, disons-nous, tous les procédés comportent l'*amputation* du rectum y compris la région sphinctérienne.

Il en est de même pour toute tumeur cancéreuse même peu étendue qui occupe la région anale. Elle est justiciable également d'une amputation haute, car nous savons avec quelle facilité les injections poussées dans les lymphatiques de l'anus

[1] QUÉNU. *Bull. Soc. Chir.*, 24 février 1897.

[2] Quénu a encore simplifié cette technique. Avant de sectionner le rectum, une sonde flexible est introduite par l'anus iliaque. Sur cette sonde, on lie fortement l'intestin, puis on sectionne le tout. Il ne reste plus qu'à tirer sur la sonde, après avoir aseptisé la surface de section pour amener le retournement.

passent dans le réseau lymphatique de la muqueuse ampullaire et gagnent les ganglions ano-rectaux.

C'est en se basant encore sur ces recherches anatomiques que nous insistons sur la nécessité *d'isoler le rectum en passant en dehors de sa gaine fibreuse.* On est certain d'enlever ainsi les troncs lymphatiques et les chaînes ganglionnaires qui suivent les branches terminales de l'artère hémorrhoïdale supérieure ; or ces ganglions doivent être les premiers et les principaux atteints lorsqu'il existe une ulcération de la région ano-rectale.

Quénu a fait beaucoup pour l'adoption de la voie périnéale en France, et dans un mémoire paru en 1898 [1] il a réglé minutieusement les différents temps de cette opération. Nous avons suffisamment insisté sur le traitement préparatoire pour n'avoir plus à y revenir ici. Au point de vue opératoire, deux préceptes doivent absolument être mis en relief, et Quénu a eu le grand mérite d'en montrer toute l'importance :

1° *Il faut enlever le rectum sans l'ouvrir en le considérant comme une poche extrêmement septique ;*

2° *Il faut disséquer méthodiquement la face antérieure ou face dangereuse du rectum.*

Le malade est placé dans la position de la taille, le siège sur un coussin ou débordant la table d'opération. On commence par fermer l'anus par une solide suture en bourse après avoir touché au thermocautère la muqueuse anale.

1er *temps. — Incision.* — Autour de l'anus, à un travers de doigt de l'orifice on trace une incision ovalaire que l'on prolonge en avant jusqu'à la racine des bourses, en arrière jusqu'à la base du coccyx [2]. On reconnaît les fibres sphinctériennes que l'on dissèque jusqu'à ce qu'on aperçoive celles des releveurs.

2e *temps.* — Il consiste dans la dénudation et la désarticulation du coccyx ; on ouvre ainsi largement l'espace décollable postérieur [3].

[1] Quénu et Baudet. *Revue de Gynécologie,* n° 4, sept.-oct. 1898.

[2] Certains font l'incision *paracoccygienne ;* la réunion se ferait mieux qu'avec l'incision médiane.

[3] Quénu préfère ouvrir d'abord l'espace antérieur. Je trouve plus facile de sectionner d'arrière en avant les muscles releveurs.

La libération de la face postérieure du rectum est poussée aussi loin que possible, en s'attachant à dénuder la *face antérieure du sacrum ;* on évite ainsi l'ouverture du rectum et l'on enlève avec le tissu cellulaire pré-sacré les ganglions lymphatiques qu'il renferme.

3° *temps.* — Section latérale des releveurs de l'anus et des aponévroses sacro-recto-génitales d'arrière en avant et de bas en haut. Pour cette section, l'aide attire le rectum en avant, le doigt charge pour ainsi dire le muscle, et sur ce doigt on sectionne à petits coups faisceaux musculaires et aponévrotiques, autant que possible assez près du rectum. On peut avant chaque section placer préalablement une pince ; la chose est loin d'être indispensable. On a respecté la partie antérieure du muscle, si bien que maintenant l'extrémité inférieure du rectum dégagée en arrière et latéralement ne tient plus que par deux faisceaux antérieurs conservés.

4° *temps.* — Incision du raphé ano-bulbaire et décollement de la face antérieure. Le rectum est attiré fortement en arrière et l'on voit se dessiner la saillie des faisceaux antérieurs des releveurs. Ils limitent latéralement la loge pré-rectale, où l'index pénètre en effondrant le tissu cellulaire et en séparant le rectum d'une part, de la prostate et des vésicules séminales ou du vagin d'autre part. Profondément on aperçoit une bosselure. C'est le cul-de-sac péritonéal. Les piliers antérieurs du releveur sont alors sectionnés et on lie latéralement les vaisseaux hémorrhoïdaux moyens.

5° *temps.* — Ouverture du péritoine, dont on pince la tranche. Le mésocôlon pelvien apparaît ; la section en est assez délicate.

Attirant le rectum alternativement à droite et à gauche on pince et l'on sectionne la lame correspondante du méso, aussi près que possible de la paroi rectale en faisant au fur et à mesure l'hémostase des branches de la mésentérique inférieure. On abaisse 15, 20, 30 centimètres d'intestin et plus jusqu'à ce qu'on dépasse la limite du mal pour que la suture puisse se faire sans tiraillement.

6° *temps.* — Le péritoine est suturé à la face antérieure de l'intestin ; on suture de même entre eux les débris des releveurs.

La plaie ayant été soigneusement bourrée de gaze, le rectum fendu de bas en haut, est vidé, lavé, puis incisé circulairement bien au delà des limites de la tumeur. On le suture un peu en avant de l'angle postérieur de la plaie ; on ferme l'incision postérieure, on rétrécit l'antérieure et on draine l'espace antérieur.

Si le cancer adhère à la prostate, après avoir introduit dans l'urèthre un cathéter on pourra, sans crainte de blesser le canal, ainsi bien mis en évidence, enlever par tranches le tissu prostatique suspect et pratiquer, si besoin, l'ablation des vésicules séminales. Cette pratique est acceptée par de nombreux chirurgiens (Kraske, Hochenegg, Mikulicz, Czerny, Quénu).

Quand la *vessie* est envahie, certains opérateurs n'hésitent pas à la réséquer (Bardenheuer, Nüssbaum, Simon), mais la plupart s'abstiennent (Verneuil, Volkmann, Quénu, Krönlein).

Chez la femme, l'extirpation du rectum cancéreux se fait suivant les mêmes règles ; la dissection de la paroi antérieure dangereuse chez l'homme, est ici beaucoup plus facile puisqu'on ne risque d'intéresser aucun organe essentiel et qu'on peut se guider sur le doigt placé dans la cavité vaginale. Quand le vagin est envahi on peut le réséquer très largement (Czesch) ; on peut même enlever l'utérus (Hochenegg). Quénu, tout en adoptant cette conduite, insiste sur la gravité du pronostic dans ces cas.

V. Voie abdomino-périnéale ou abdomino-sacrée. — Le néoplasme s'étend au côlon pelvien ; il est difficile de l'atteindre par la voie périnéale, même en s'aidant d'une résection plus ou moins étendue du sacrum. La laparotomie semble la dernière ressource que nous possédions.

Nous ne parlons pas des cancers limités au côlon pelvien ; ce sont des cancers du gros intestin qui comme tels relèvent de la laparotomie seule, il n'y a pas de discussion sur ce point. Mais pour les cancers recto-sigmoïdes, c'est à une méthode mixte, à la laparotomie combinée à la voie périnéale ou à la voie sacrée qu'il faut avoir recours. Czerny fut le premier à pratiquer cette opération, mais c'était par nécessité. Le premier qui intervint ainsi de propos délibéré fut Gaudier ; Chalot en 1896 imita son exemple et fut suivi par Bœckel et Giordano Bruno. Quénu surtout s'est attaché à perfectionner la méthode, et à la Société de chirurgie, il vint en 1896[1] préconiser « l'extirpation abdomino-périnéale du rectum cancéreux ». Il est revenu sur ce sujet dans d'autres publications[2], et voici la technique qu'il conseille de suivre, en se laissant guider par ces deux idées directrices : l'asepsie réalisable et l'hémostase parfaite.

Dans un premier temps, après laparotomie médiane, on fait la ligature préalable des deux artères hypogastriques[3]. On fait ensuite (2e temps) la libération de l'anse sigmoïde et la création d'un anus artificiel au niveau de la fosse iliaque gauche ; puis (3e temps) on amorce la libération rectale en incisant le méso-côlon pelvien et en dénudant la face antérieure du sacrum.

Le 4e temps n'a rien de spécial et consiste dans l'extirpation périnéale du bout inférieur bien clos qu'on vient de libérer. L'opération est relativement facile chez la femme, beaucoup plus laborieuse chez l'homme où les dangers d'infection sont plus nombreux (bassin plus étroit, adhérence de la prostate). Le pronostic, nous le verrons plus loin, est d'ailleurs infiniment plus grave chez ce dernier.

RÉSULTATS

Les différentes méthodes que nous venons d'examiner ont chacune leurs indications spéciales, et dans certains cas les conditions anatomiques imposent la voie à suivre. Tel cancer envahissant l'anus sera enlevé par la méthode périnéale, tel autre haut situé ne pourra être atteint que par l'abdomen ; le Kraske semble convenir à un cancer limité de l'ampoule avec intégrité de la région ano-sphinctérienne.

Mais le plus souvent ce n'est pas ainsi que la question se pose ; dans la plupart des cas le cancer peut être opéré aussi bien par

[1] Quénu. *Soc. de Chir.*, 4 nov. 1896.

[2] Quénu et Hartmann. *Congrès de Chir.*, 1897 ; et Quénu. *Bull. de Soc. Chir.*, 29 juin 1897 ; et *Congrès de Chirurgie*, 1898.

[3] Pour la technique de cette ligature voir Quénu et Duval. *Revue de Chirurgie*, 10 nov. 1898.

la voie périnéale que par la voie dorsale et c'est en somme entre ces deux méthodes qu'il faut choisir. Les difficultés opératoires ne sont pas un argument à mettre en cause ; elles sont à peu près les mêmes dans les deux cas. Il vaut beaucoup mieux nous baser sur l'étude des résultats.

I. **Résultats opératoires.** — Ces résultats sont difficiles à apprécier, tant ils sont variables suivant les cas, suivant la résistance des malades, l'habileté du chirurgien, la technique opératoire.

A. Accidents et complications de l'acte opératoire. — **Accidents locaux immédiats.** — Ils tiennent surtout à l'infection. Malgré un traitement préparatoire des plus minutieux, « on n'arrive jamais à désinfecter un rectum, on atténue sa septicité ». (Quénu.) Pendant l'opération il peut arriver, malgré tout le soin que le chirurgien apporte à enlever le rectum clos, qu'une petite fissure se produise et laisse échapper un peu du contenu septique.

Enfin il n'est pas rare, dans les jours qui suivent l'intervention, de voir l'infection se produire au niveau des sutures ou des parties qu'on avait simplement tamponnées.

Quand l'infection locale est réduite au minimum, elle consiste en un peu de *lymphangite;* au voisinage de la plaie la peau rougit, s'œdématie, quelques fils manquent, de petits foyers purulents s'ouvrent à l'extérieur, mais bientôt tout rentre dans l'ordre et la cicatrisation se fait normalement.

Parfois au contraire des *phénomènes phlegmoneux diffus* se déclarent ; le soir même de l'opération ou les quelques jours qui suivent, la température monte à 39, 40 degrés ; les douleurs, les vomissements apparaissent. La peau est tendue, d'un rouge sombre avec des marbrures bronzées ; en certains points on perçoit un peu de crépitation et la sonorité à la chiquenaude indique la présence de gaz dans le tissu sous-cutané. La plaie présente un aspect terne, grisâtre, et exhale une odeur fétide. C'est un véritable phlegmon diffus ; il se fait dans les mailles du tissu conjonctif périrectal, en particulier dans la concavité sacrée, une infiltration de liquide sanieux ou de pus concret. Il y a des phénomènes généraux graves, torpeur, abattement, somnolence, le teint est plombé, terreux, grisâtre et le malade succombe soit à la toxi-infection, soit à une complication secondaire, péritonite ou broncho-pneumonie.

Quand on voit ce mauvais aspect de la plaie, cet état général grave, il n'y a pas un instant à perdre ; sans se préoccuper de ce que sera l'avenir au point de vue fonctionnel, il faut immédiatement faire sauter les points de suture, débrider largement et laver à l'eau oxygénée. Ce n'est que par ce traitement énergique que l'on a quelque chance encore de sauver son malade. Les accidents d'infection locale n'ont pas toujours cette gravité et cette marche suraiguë. Suivant la résistance du sujet et le degré d'infection, on note tous les intermédiaires entre la lymphangite simple et la cellulite pelvienne diffuse.

La *péritonite* est une complication grave. Elle peut être *primitive*, succédant à une infection directe du péritoine ouvert pendant l'opération et se développant rapidement avec frissons, douleurs, vomissements, ballonnement du ventre.

Elle peut être *secondaire*, compliquant des accidents d'infection diffuse, elle est alors plus insidieuse, se fait sans grande réaction péritonéale, le malade étant déjà trop profondément infecté pour réagir. Enfin dans quelques cas elle succède à la gangrène de l'intestin abaissé.

La *gangrène* survient, disent Quénu et Hartmann[1], à deux époques différentes et selon deux mécanismes. La vitalité du bout intestinal étant nulle ou à peu près, son extrémité se flétrit dès les premiers jours et s'élimine tout de suite, c'est la gangrène immédiate ou primitive ; dans l'autre cas, le sphacèle est secondaire, parfois tardif ; le bout intestinal qu'on a suturé jouissait d'une vitalité suffisante dans les conditions normales, c'est-à-dire sans infection des tissus ; une infection, même légère (et elle est inévitable), survient au bout de quelques jours, les éléments anatomiques, d'une nutrition médiocre, sont impuissants à lutter et à réparer, ils succombent.

[1] Quénu et Hartmann. *Chirurgie du rectum*, t. II, p. 316.

On n'observe plus qu'exceptionnellement, à l'heure actuelle, des *hémorragies* à la chute des escarres.

Accidents locaux tardifs. — La plaie s'est désunie, la réparation va se faire ; tout d'abord elle marche vite et l'on est surpris de voir avec quelle rapidité se comblent des brèches qui semblaient énormes au début. Mais peu à peu ce travail de réparation devient plus lent, la cicatrisation complète ne se fait qu'avec une lenteur désespérante. Quénu attribue à l'infection secondaire cette *lenteur de cicatrisation*.

Nous ne parlons pas, bien entendu, des cas où la suppuration est entretenue par des *éliminations de parcelles osseuses*, comme il arrive si souvent à la suite d'opération de Kraske, ou même de lambeaux aponévrotiques dénudés et mal nourris. Les fils de soie donnent lieu également à des fistules ; aussi est-il indiqué, pour toutes ces opérations portant sur le rectum, de préférer le catgut.

Ces suppurations prolongées, ces cicatrisations lentes amènent à la longue la production de tissu fibreux plus ou moins dense et ainsi se trouve formé un *rétrécissement cicatriciel*.

Dans d'autres cas au contraire, quand les moyens de fixité, en particulier les releveurs, n'ont pu être conservés, c'est le *prolapsus* qui se produit. Il est surtout fréquent à la suite des opérations par la voie sacrée.

Complications générales. — Les complications d'ordre général qui succèdent aux opérations sur le rectum sont aussi, pour la plupart, causées par l'infection.

Nous avons parlé des phénomènes généraux graves qui accompagnent les accidents inflammatoires diffus et nous avons vu que la mort arrivait alors par suite de la toxi-infection générale. On observe parfois des phénomènes de pyohémie.

Le *collapsus cardiaque*, souvent observé, n'est bien souvent aussi qu'une manifestation de l'infection générale. Nous savons qu'il faut attribuer à la même cause la plupart des *complications respiratoires*, pneumonies, bronchites, embolies pulmonaires.

Wolff[1] signale après les opérations rectales l'apparition assez fréquente de délire. Ce *délire post-opératoire*, parfois aigu et pris pour du délirium tremens, est plus souvent un délire calme et de peu de durée (on l'a vu pourtant persister pendant deux ou trois semaines). On ne peut penser à l'intoxication iodoformée puisqu'il se produit même après emploi de gaze aseptique. Lexer, qui le premier l'a signalé, l'attribue à l'action toxique du bacterium coli et en fait une forme atténuée d'infection. Nous partageons son opinion sur ce point. Wolff pense aussi que la résorption de matériaux toxiques provenant des matières fécales peut être incriminée.

Nous n'insisterons pas sur les autres complications, cystite, pyélite, decubitus acutus, marasme, cachexie. On les trouve relatées dans toute une série d'observations. Ce sont des complications du cancer et non de l'acte opératoire lui-même.

Avant d'aborder l'étude de la mortalité opératoire, disons que dans une certaine mesure toutes ces complications peuvent être évitées et résumons en quelques mots les préceptes opératoires dont l'observation rigoureuse diminuera de plus en plus ces accidents.

1° Le traitement préparatoire a une grande importance ; le rectum doit être vide et désinfecté aussi soigneusement que possible.

2° Le rectum sera enlevé comme une poche close.

3° Il faut opérer à sec et opérer aseptiquement.

4° L'hémostase devra être aussi complète que possible, de façon à ce qu'il ne se produise aucun suintement.

5° Après l'opération, pansement sec, mais bien se garder de fermer l'intestin ; un drain entouré de gaze permettra l'écoulement facile des liquides et des gaz.

B. Mortalité opératoire. — La mortalité opératoire est énorme dans les statistiques qui se rapportent à la période pré-antiseptique.

Elle varie de 40 à 50 p. 100 (Rose, 53 p. 100 ; Billroth, 39 p. 100).

[1] H. Wolff. Ueber die Radicaloperation des Mastdarmkrebses. *Arch. f. Klin. Chir.*, 1900, v. 62, p. 232.

Actuellement elle est encore considérable, mais les résultats tendent à s'améliorer de jour en jour. Il suffit pour s'en convaincre de se reporter soit à la thèse de FINET [1], parue en 1895, soit au remarquable rapport qne KRÖNLEIN [2] a présenté l'an dernier au 29e Congrès de la Société allemande de Chirurgie. FINET a rassemblé 375 observations pour lesquelles il compte en bloc 60 morts opératoires, soit 15 à 20 p. 100 de mortalité moyenne. KRÖNLEIN a recueilli les résultats des onze cliniques allemandes dont les professeurs sont membres de la Société, et sa statistique comprend tous les cas qui y ont été observés depuis 1873 jusqu'à 1899. Elle a par suite une valeur considérable.

Au point de vue de la mortalité opératoire, voici les chiffres rapportés par KRÖNLEIN :

EXTIRPATIONS DE CANCER DU RECTUM

Résultats immédiats.

OPÉRATEURS	TEMPS	NOMBRE DE CAS OBSERVÉS	NOMBRE DE CAS OPÉRÉS	MORTALITÉ totale	MORTALITÉ p. 100
1. Kocher	1873-1899	?	35	10	28,5
2. König	1878-1890	120	96	31	32,5
3. Czerny	1878-1891	152	109	11	10,0
4. Krönlein	1881-1899	110	63	7	11,1
5. Gussenbauer	1882-1896	259	145	33	22 7
6. V. Bergmann	1883-1888	?	46	5	11,3
7. Madelung et Garré	1883-1899	115	53	10	19,0
8. Kraske	1885-1896	110	80	15	18,7
9. Küster	1885-1898	126	95	24	25,2
10. Hochenegg	1887-1897	?	93	8	8,6
11. V. Mikulicz	1890-1897	109	66	17	25,7
			881	171	19,4

[1] FINET. De la valeur palliative et curative de l'exérèse dans le cancer du rectum. *Th. de Paris*, 1895.

[2] KRÖNLEIN. Ueber die Resultate der Operation des Mastdarm-Carcinoms. *Arch. f. Klin. Chir.*, 1900, v. 61, p. 589.

Donc sur 881 opérés 171 sont morts à la suite de l'opération, soit 19,4 p. 100, ce qui est bien près de la proportion de 20 p. 100 que donnait Von Esmarch au Congrès de Copenhague.

Cette statistique comprend la mortalité *intégrale*, mortalité encore très élevée puisqu'elle atteint presque 1/5 des cas. Les chiffres varient d'ailleurs beaucoup suivant les opérateurs ; l'un (Hochenegg) a 8,6 p. 100, l'autre (König) a 32,5 p. 100. Il en est de même en France et les chiffres varient de 11 p. 100 (18 opérations, 2 morts (Quénu) à 20 p. 100 (20 opérations, 4 morts (Chaput) [1].)

A quoi tiennent ces différences ? A l'habileté du chirurgien, à la technique opératoire ? Oui certes, et nous voyons les résultats d'un même opérateur se modifier peu à peu à mesure qu'il perfectionne sa technique. Kraske fait remarquer que dans les cinq premières années de sa pratique, sur 29 opérations il eut 10 morts, soit 34,5 p. 100, tandis que dans les sept dernières, sur 51 opérations il n'eut que 5 morts, soit 9,8 p. 100, chiffre notablement inférieur.

Mais la mortalité opératoire est fonction de bien d'autres causes.

Etudions donc tout d'abord avec Krönlein les *causes de cette mortalité*.

Le tableau ci-dessous ne porte que sur 160 morts, car dans 11 cas de König la cause de la mort n'est pas spécifiée.

On voit que l'infection, quelle que soit la façon dont elle se manifeste, cause la mort dans plus de la moitié des cas (51,8 p. 100). Puis viennent les complications cardiaques (collapsus, 20 p. 100), les complications pulmonaires (13,1 p. 100). Le reste, 15 p. 100, comprend les morts survenues à la suite de marasme, cachexie cancéreuse, cystite, pyélite, etc.

Nous avons vu plus haut comment on pouvait, dans une certaine mesure, éviter ces accidents d'infection. Mais tous les chirurgiens dont nous rapportons les statistiques opèrent suivant les mêmes principes et c'est par d'autres causes qu'il faut chercher à expliquer leurs résultats différents.

Ils tiennent surtout, suivant Krönlein [2], à deux ordres de

[1] Chaput. *Bull. et mém. de la Soc. de chirurgie*, 13 mars 1901, p. 258.

[2] Krönlein. *Loc. cit.*

causes : 1° à la façon de poser les indications opératoires ; 2° à la technique employée.

EXTIRPATIONS DE CANCERS DU RECTUM

Causes de mort.

OPÉRATEURS	MORTALITÉ TOTALE	MORTALITÉ P. 100	INFECTION		COLLAPSUS CARDIAQUE	AFFECTIONS PULMONAIRES	AUTRES CAUSES DE MORT
			Septicémie.	Péritonite.			
1. Hochenegg.	8	8,6	3	1	1	2	1
2. Czerny.	11	10,0	—	8	1	2	—
3. Krönlein	7	11,1	1	2	1	1	2
4. V. Bergmann. . . .	5	11,3	2	—	1	2	—
5. Kraske.	15	18,7	3	4	3	2	3
8. Madelung et Garré .	10	19,0	4	1	2	2	1
7. Gussenbauer. . . .	33	22,7	11	9	7	2	4
8. Küster.	24	25,2	6	6	7	4	1
9. V. Mikuliez	17	25,7	1	2	2	4	8
10. Kocher.	10	28,5	5	3	1	—	1
11. König	20	32,5	10	1	6	—	3
	160		46	37	32	21	24
			83 51,8 p. 100		20,0 p. 100	13,1 p. 100	15,0 p. 100

a) *Tous les chirurgiens ne reconnaissent pas à l'acte opératoire les mêmes contre-indications.* Tandis que la plupart s'abstiennent quand le cancer a dépassé les limites latérales du rectum, d'autres, comme Mikulicz et Gussenbauer, opèrent même quand il y a propagation aux organes voisins. Ainsi s'expliquent leurs statistiques. Reste à savoir si le péril que l'on fait courir aux malades dans ces cas avancés vaut le résultat thérapeutique bien aléatoire que l'on peut obtenir.

b) *La mortalité varie aussi suivant la méthode opératoire.* La voie périnéale présente moins de dangers que la voie sacrée :

il est juste de dire qu'elle s'adresse à des cas plus limités, plus favorables; dès qu'on s'attaque en effet à des cas complexes la mortalité augmente. QUÉNU par exemple sur 15 cas a deux morts, et ces deux morts se rapportent à des cancers adhérents à la prostate. SCHNEIDER [1], comparant les résultats obtenus par le professeur GARRÉ, suivant que les interventions ont été faites sans ou avec résection osseuse, arrive à 10 p. 100 dans le premier cas et 13,5 dans le second.

KRASKE, donnant sa statistique intégrale, a pour 80 opérations 15 morts, soit 18,7 p. 100; nous avons dit que si l'on ne considère que les résultats de ces dernières années, la mortalité est bien inférieure. HOCHENEGG pour 121 interventions par la voie sacrée a 10 morts, soit 8,9 pour 100. En Allemagne, à part KRASKE et HOCHENEGG, partisans fervents de la voie sacrée, tous les chirurgiens sont éclectiques. Il en est de même en France où l'on a cependant une tendance plus marquée à revenir à l'opération de LISFRANC et DENONVILLIERS. Voici les résultats de la statistique de J. PICHLER [2], une des plus importantes et des plus récentes. 563 opérations par la voie sacrée ont donné 81 morts, soit 14,3 p. 100 de mortalité; 217 opérations par la voie périnéale ont donné 37 morts, soit 17 p. 100. La mortalité serait donc un peu plus élevée par cette dernière méthode. Cette statistique est intéressante parce qu'elle comprend les résultats d'une vingtaine de chirurgiens différents. Malheureusement plusieurs opérateurs expurgent leur statistique, ce qui enlève au résultat global une partie de sa valeur.

En somme on peut dire que quelle que soit l'une des deux méthodes employées, périnéale ou sacrée, la mortalité est d'environ 18 à 20 p. 100; pour les chirurgiens très exercés et dans les cas favorables elle est à peu près de 10 p. 100.

Quant à la *voie abdominale*, elle donne une mortalité jusqu'ici très élevée : sur 16 observations rassemblées par QUÉNU et HART-

[1] JOSEF PICHLER. Zur statistik und operativen Behandlung des Rectumcarcinoms. *Arch. f. Klin. Chir.*, 1900, v. 61, p. 229.

[2] SCHNEIDER. Die Behandlung des Rectumcarcinoms und ihre Erfolge an der Rostocker chirurgischen Klinik, *Beitr. z. Kl. Chir.*, 1900, p. 26 et p. 405.

MANN[1], 8 morts, soit 50 p. 100. Mais sur ces 16 opérations 9 ont été pratiquées chez la femme avec 8 guérisons et 1 mort; 7 ont été pratiquées chez l'homme avec 7 morts. Il ne faut pas conclure que l'opération chez l'homme doit être absolument rejetée, mais on ne la pratiquera qu'exceptionnellement, dans les cas non justiciables des autres méthodes.

II. **Résultats thérapeutiques.** — *a*) AU POINT DE VUE DES RÉCIDIVES. — Peut-on guérir le cancer du rectum? Nous ne voulons pas soulever là une question de doctrine et discuter sur la curabilité véritable du cancer en général. Mais en pratique, ne pouvons-nous pas considérer comme vraiment guéris ces malades qui survivent après sept, huit, dix, douze et même seize ans sans présenter de récidives? Ce sont des résultats appréciables et qui suffisent à justifier l'opération radicale malgré les risques qu'elle comporte.

EXTIRPATIONS DE CANCERS DU RECTUM

Résultats thérapeutiques.

OPÉRATEURS	TEMPS	OPÉRATIONS	GUÉRISONS DURABLES	
			Cas.	Pourcentage.
1. Kocher	1873-1889	35	10	28,5
2. Czerny	1878-1891	109	16	14,6
3. Krönlein	1881-1899	63	10	16,0
4. V. Bergmann	1883-1888	46	8	17,4
5. Madelung et Garré	1883-1899	53	6	11,3
6. Kraske	1885-1896	80	11	13,7
7. Küster	1885-1898	95	16	16,8
8. Hochenegg	1887-1897	93	12	12,9
9. V. Mikulicz	1890-1897	66	6	9,0
		640	95	14,8

Ces résultats d'ailleurs ne sont pas aussi exceptionnels qu'on

1 QUÉNU et HARTMANN. *Chirurgie du rectum*, t. II, p. 314, Paris, Steinheil, 1899.

pourrait le croire. On est peut-être un peu trop pessimiste pour ce qui regarde le cancer du rectum. Les recherches d'AXEL IVERSEN ont montré que ce cancer ne se généralise pas très vite, qu'il conserve pendant un certain temps les caractères d'une affection locale et qu'il est alors possible de l'enlever complètement.

Pour apprécier les résultats thérapeutiques, KRÖNLEIN compte ce qu'il appelle les *guérisons durables*, c'est-à-dire celles qui se maintiennent trois ans après l'opération. C'est donc une moyenne de 14,8 p. 100[1]. Evidemment le chiffre de trois ans n'a rien d'absolu et la loi de VOLKMANN peut ici comme ailleurs se trouver en défaut. Il faut remarquer cependant qu'après trois ans les récidives sont rares. KRÖNLEIN en compte 13 sur une statistique comprenant 640 extirpations du rectum.

RÉCIDIVES TARDIVES APRÈS 3 ANS

Kocher	3 fois.
Krönlein	2 —
Kraske	3 —
Hochenegg	1 —
V. Mikulicz	2 —
Madelung et Garré	2 —
	13 fois.

Certaines de ces récidives ne se sont produites que cinq, six, huit ans et plus après l'intervention.

Les récidives se feraient toujours, pour RHEINWALD[2], dans le tissu cellulaire péri-anal ; de là elles s'étendent dans deux directions : soit dans le sens de l'intestin, nécessitant la colotomie,

[1] Le chiffre de 14,8 p. 100 est encore inférieur à la réalité car dans les 65,8 p. 100 qui restent (65,8 + 19,4 morts + 14,8 guéris = 100) il faut compter :

1° Ceux qui sont morts de récidive avant trois ans ;

2° Ceux qui sont morts sans récidive avant les trois ans, d'une maladie intercurrente (il s'agit en effet bien souvent de gens âgés) ;

3° Les malades qui actuellement sont sans récidive, mais qui, n'ayant pas terminé leur temps d'épreuve, ne peuvent être comptés.

[2] RHEINWALD. *Beitr. z. kl. Chir.*, Bd 25, H. 3.

soit entre le sacrum et le rectum, en poussant vers l'extérieur de grosses masses néoplasiques.

La *différence des résultats* s'explique surtout par la façon de comprendre les indications opératoires. La statistique est évidemment bien meilleure si l'on n'opère que les cas favorables. La voie suivie semble avoir moins d'importance. HOCHENEGG, par la voie sacrée, n'a que 1,29 de guérisons durables; les éclectiques comme KOCHER, BERGMANN, KÜSTER, KRÖNLEIN, ont mieux.

Nous n'avons pas de statistique qui nous permette de juger les résultats éloignés de la méthode abdomino-périnéale.

Disons enfin que malgré la récidive, l'opération a au moins le mérite d'une intervention palliative; elle supprime pour un temps les douleurs, le suintement, la sténose et donne même une légère survie.

Les chiffres que nous venons de rapporter n'offrent qu'un intérêt général ; les conditions varient dans chaque cas particulier et nombre de chirurgiens ont des malades guéris depuis plus de six ans [1].

CZERNY a des guérisons de six, huit, onze et treize ans. ARND, à la Clinique de KOCH, sept, huit, dix, treize, seize ans. KRASKE, quatre, huit, neuf, douze ans. HOCHENEGG, 11 guérisons de quatre à dix ans; E. BECKEL, onze ans; RECLUS, dix ans; BERGER, neuf ans; QUÉNU, douze ans; RICHELOT, neuf ans.

b) COMMENT CES MALADES GUÉRISSENT-ILS? — Les malades que nous déclarons guéris ne le sont le plus ordinairement qu'au point de vue de leur cancer. L'amputation du rectum exige souvent les acrifice du sphincter; des troubles fonctionnels nombreux en sont la conséquence.

Nous ne parlons pas des petits néoplasmes bas situés, dont on peut faire l'extirpation par les voies naturelles. Le résultat physiologique est alors parfait, mais ces cas sont la grande exception.

Par la méthode périnéale, l'incontinence est la règle. Sans doute à la longue, elle finit par s'atténuer ; certains malades

[1] CHRISTEN. *Beitr. z. Kl. Chir.*, 1900, vol. 27, p. 411.

arrivent à retenir les matières solides, à aller à la garde-robe à des intervalles assez réguliers, mais souvent la gêne fonctionnelle est extrême. Si l'anus périnéal est trop large, il peut se compliquer de prolapsus ; trop étroit, il devient le siège d'un rétrécissement, complication plus fâcheuse encore. L'ennui est encore plus grand quand le rectum se laissant difficilement abaisser, on a été obligé de faire un anus dans la région sacrée. Nous avons dit plus haut les inconvénients de ces anus sacrés, toujours incontinents et rétrécis, difficiles à maintenir propres et très inférieurs à l'anus iliaque, qu'on est parfois obligé de leur substituer, soit qu'on retourne le bout supérieur, soit qu'on laisse une fistule sacrée.

La méthode de Kraske semblerait devoir donner des résultats beaucoup plus parfaits au point de vue fonctionnel. Elle permet en effet de ménager le sphincter, mais en réalité le sphincter qu'elle conserve est un sphincter énervé, incontinent. Souvent il persiste après l'intervention une fistule sacrée et nous avons vu enfin que bien souvent la réunion ne se fait pas dans d'excellentes conditions et qu'il en résulte la production d'un rétrécissement.

Voici les résultats que donne Kraske : sur 65 malades qui ont survécu, 39 auraient au point de vue fonctionnel un résultat parfait (16 pourtant parmi eux présentent une fistule sacrée) ; dans 7 cas il fallut faire un anus périnéal, dans 4 un anus sacré, chez les 15 autres il existe une incontinence totale par paralysie du sphincter.

Quelle que soit la méthode employée, dorsale ou périnéale, on doit toujours, dans la mesure du possible, se préoccuper du résultat fonctionnel. Il faut donc essayer de conserver le plus possible l'appareil de fermeture du rectum (sphincter et releveurs de l'anus) au moins en partie, et ne le sacrifier qu'en cas d'absolue nécessité. L'intestin abaissé à la place de l'anus normal y sera soigneusement fixé par des sutures ; car le simple tamponnement dont se contentent certains chirurgiens donne des résultats franchement mauvais. Enfin la torsion par le procédé de Gersuny peut dans certains cas rendre de véritables services. C'est en suivant ces préceptes que Krönlein arrive à obtenir la continence absolue dans 30 p. 100 des cas, une continence relative dans 60 p. 100 ; l'incontinence n'existe que dans 10 p. 100 seulement.

L'*ablation totale* laisse forcément un anus iliaque définitif, mais au point de vue fonctionnel un anus iliaque bien établi, sur lequel on peut appliquer facilement un appareil obturateur, est bien préférable à un anus périnéal incontinent.

c) QUE FAIRE LORSQUE LE RÉSULTAT FONCTIONNEL EST DÉFECTUEUX ? — On a inventé des pelotes et des bandages pour parer à l'*incontinence* ou s'opposer au *prolapsus*. Bien souvent ils ne remplissent qu'incomplètement leur office. Il est plus facile de dilater un *rétrécissement* ou de le combattre par une petite opération complémentaire.

Quant aux *opérations plastiques* destinées à fermer un anus sacré et à rétablir l'orifice à sa place normale, le mémoire de STIASSNY[1] montre qu'elles sont parfois dangereuses, toujours difficiles à réaliser et qu'elles ne donnent bien souvent qu'un résultat problématique.

RÉSUMÉ, CONCLUSIONS

Entre ces différentes méthodes, laquelle choisir ?

Nous ne revenons pas sur l'extirpation par les voies naturelles, ou par la voie vaginale quand elle est possible.

La voie abdomino-périnéale est la seule praticable pour les cancers recto-sigmoïdes, et il n'y a pas lieu de discuter sur ce point quand il s'agit d'une femme. Chez l'homme la mortalité de cette intervention est si effroyable, qu'à part des conditions tout à fait exceptionnelles, il vaut mieux s'en tenir au traitement purement palliatif.

Entre la voie périnéale et la voie sacrée le choix est parfois difficile. C'est un examen judicieux du cas particulier qui peut permettre de poser les indications.

[1] S. STIASSNY. Ueber plastiche Nachoperatione nach resectio recti. *Beitr. z. Kl. Chir.*, 1900, v, 29, p. 491.

C'est la voie périnéale qui convient naturellement aux cancers bas situés.

Pour les cancers de l'ampoule les avis sont partagés. La méthode périnéale est peut-être moins grave ; la méthode sacrée donne de meilleurs résultats fonctionnels ; mais ceci pour les cancers limités. Dès que le néoplasme s'étend en hauteur, l'opération périnéale devient de plus en plus grave, et la résection d'un assez long segment du rectum par la voie sacrée ne donne plus que des résultats défectueux.

Nous conclurons donc en disant avec Krönlein : « Les méthodes périnéale et dorsale doivent être employées d'une façon éclectique ; elles doivent se compléter et non s'exclure. »

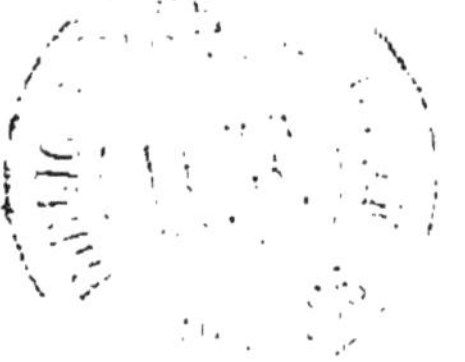

TABLE DES MATIÈRES

DEUXIÈME PARTIE

CHIRURGIE DE L'ANUS ET DU RECTUM

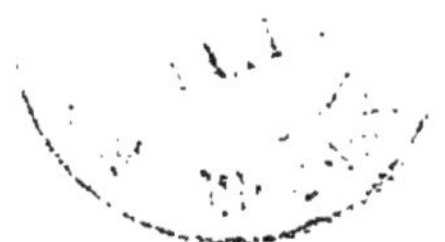

ÉVREUX, IMPRIMERIE DE CHARLES HÉRISSEY

www.ingramcontent.com/pod-product-compliance
Ingram Content Group UK Ltd.
Pitfield, Milton Keynes, MK11 3LW, UK
UKHW012004240726
13965UKWH00001B/134

9 782013 578417